中国社会科学院与福特基金会合作项目

生殖健康与伦理学

REPRODUCTIVE HEALTH AND ETHICS

第 3 卷

邱仁宗　主　编

U0224246

中国协和医科大学出版社

图书在版编目（CIP）数据

生殖健康与伦理学. 第3卷/邱仁宗主编. —北京：中国协和医科大学出版社，2012.5
中国社会科学院与福特基金会合作项目
ISBN 978-7-81136-675-4

Ⅰ. ①生… Ⅱ. ①邱… Ⅲ. ①生殖医学 Ⅳ. ①R339.2

中国版本图书馆 CIP 数据核字（2012）第 081582 号

生殖健康与伦理学（第3卷）

主　　编：邱仁宗
策划编辑：谢　阳
责任编辑：孙　兰

出版发行：**中国协和医科大学出版社**
　　　　　（北京东单三条九号　邮编100730　电话65260378）
网　　址：www. pumcp. com
经　　销：新华书店总店北京发行所
印　　刷：北京佳艺恒彩印刷有限公司

开　　本：787×1092　1/16 开
印　　张：23
字　　数：500 千字
版　　次：2012 年 7 月第一版　　2012 年 7 月第一次印刷
印　　数：1—2000
定　　价：48.00 元

ISBN 978-7-81136-675-4/R·675

（凡购本书，如有缺页、倒页、脱页及其他质量问题，由本社发行部调换）

序

星火的延续

很高兴有机会为"生殖健康与伦理学"项目的第三阶段写这个短序，因为福特基金会自 1993 年开始就连续支持这个重要项目，前后历经了三个项目官员。这个项目的主要目的是希望营造一个支持的环境，鼓励并邀请各个不同背景的学者、研究者、政策决定者、女权行动家，以及草根组织代表就社会、文化以及法律等不同背景来诠释一切与"性与生殖健康"相关的伦理议题，尤其是以性别平等与公正的视角出发。这20 年来，在中国社会科学院哲学所邱仁宗教授的领导与组织下，几乎每年都会选一个与当时社会发展阶段相关的课题，以讨论会的形式召开，并在会后提出行动建议给有关部门以推动政策的改善。这么多年来，这个聚会已成为一个大家非常盼望的活动，因为它不但提供了一个非常好的平台，让大家畅所欲言，还给所有相关人士指出了前瞻性的指导方向。

在这第三阶段，我们讨论的性与生殖健康伦理问题包括有出生性别比失调、工作场所的性骚扰、农村妇女自杀以及艾滋病检测与咨询，这些主题看似各个独立，其实是息息相关，尤其是前三者，因为他们的根源问题是两性不平等、男尊女卑，以及重男轻女的文化。这种男权至上的传统文化深深地伤害了女性的性与生殖健康，而在某种程度上也影响到了男性，更在很大程度上影响到整个社会的和谐发展，因此我们在这阶段挑了这几个议题来讨论。

近几年来，出生性别比失调现象逐渐严重，尤其是许多地区的第二胎与第三胎，虽然有很多学者已在争论失调的原因，政府也出台了一些保护与奖励措施，但是问题却没有缓解。许多研究还证明了如此的重男轻女，让许多没有男孩的农村妇女自惭形秽，间接造成了家庭失和或是妇女的自杀动机；中国农村妇女的自杀问题是个异常的例子，虽然渐被关注，但仍是个不被谈论的禁忌。根据研究结果，中国女性自杀是男性的三倍，农村妇女的自杀则是城市的三倍。这种记录与世界各地的情况都是正好相反的。男尊女卑的文化还让许多男性不尊重女性，以为就可以任意地对女性予以性的骚扰，被侵犯的女性不但没有法律保障，而且有时还得不到社会大众的谅解与支持。因此我们在推动中国的性与生殖健康时，以上的这些问题都是我们关注的焦点，因为正是这些文化、社会、法律、经济的因素影响到了人们的性与生殖健康。

艾滋病的检测与咨询问题是个更大的伦理问题。相关的医疗部门只关心艾滋病检测的人数，却忽视了检测前后的咨询，后续活动以及隐私权的保护，因此在极大程度上增加了对艾滋病人的歧视，我们很高兴这个项目也就这个问题展开了讨论。

总之，希望我们讨论的这些问题能抛砖引玉地带给大家更多的反思，因为这些问题尚未解决，今后我们还需要更多综合性的研究与干预，尤其是相关政策上的推动来改进中国的性与生殖健康状况。美国福特基金会非常有幸能连续地支持这个项目，在此，我们感谢大家多年来的积极参与与合作，尤其是邱仁宗教授执著的精神与强大的号召力将大家紧密的联系起来，也因此在中国性与生殖健康发展里程上划上一个完美的符号。

李文晶　Eve Wen-Jing Lee
福特基金会性与生殖健康项目官员
2012 年 1 月

前　言

　　1993 年初，中国社会科学院哲学研究所建立了一个生殖健康与伦理学的研究项目，这个项目的建立得到福特基金会项目官员白梅（Mary Ann Burris）博士的鼓励、支持。项目的目的是在医生、科学家、人口学家、心理学家、哲学家、伦理学家、法学家、妇女工作专家、妇女研究专家、计划生育规划管理人员、卫生行政人员、新闻工作者和其他专家之间就生殖健康中的社会、伦理、法律和政策问题开展对话，重点探讨生殖健康和计划生育政策的伦理基础，制定伦理准则或伦理原则和行动建议供决策者和立法者参考。这个规划的第一期工作是在 1993、1994 和 1995 年邀请有关学科和部门的专家分别讨论了"性传播疾病的蔓延及其防治对策：社会、伦理和法律问题"，"生育、性、伦理学和妇女权益：女权主义观点"，以及"计划生育、伦理学和人的价值"。这三次研讨会的论文及政策建议"关于性传播疾病防治对策的伦理准则"、"关于促进生育健康和保障妇女权益的伦理原则和行动建议"和"关于计划生育的伦理原则和行动建议"收集在由北京医科大学中国协和医科大学联合出版社 1996 年出版的《生育健康与伦理学》（《生殖健康与伦理学》第 1 卷）一书中。

　　本项目的第二期工作得到了项目官员高芙曼（Joan Kaufman）博士和福特基金会的支持。第二期工作是在 1996、1997、1998 年邀请有关学科和部门的专家分别讨论了"艾滋病与卖淫：伦理、法律和社会问题"，"反对家庭中对妇女的暴力：伦理、法律和社会问题"，以及"开罗/北京会议与中国生殖健康"。这三次研讨会的论文及政策建议"关于艾滋病与卖淫问题的共识和建议"、"关于预防和消除家庭中对妇女暴力的共识和行动建议"和"中国妇女健康政策建议关于计划生育的伦理原则和行动建议"收集在由中国协和医科大学出版社 2006 年出版的《生育健康与伦理学》（第 2 卷）一书中。

　　本项目的第三期工作得到了项目官员李文晶（Eve Wen-Jing Lee）女士和福特基金会的支持。第三期工作是在 2004、2005、2006、2007 年邀请有关学科和部门的专家分别讨论了"大陆出生性别比失衡：伦理、法律和社会问题"，"反对工作场所性骚扰的伦理、法律和社会问题""中国大陆妇女心理危机和干预伦理、法律和社会问题"，以及"扩大艾滋病检测伦理和政策问题"。这四次研讨会的论文及政策建议"扭转出生人口性别比失衡的行动建议"、"关于加强对妇女自杀行为的预防和救援的行动建议"、"反对工作场所性骚扰的行动建议"和"关于扩大艾滋病检测的伦理准则和行动建议"收集在本卷即《生殖健康与伦理学》（第 3 卷）中。

　　在这 3 卷的《生殖健康与伦理学》中提出的处理我国现实的生殖健康问题的理论观点、伦理原则和准则，以及政策行动建议既有历史的意义，也有现实的意义，希望这些观点、原则和准则以及行动建议能在今后的实践中进一步受到检验，并得到改进和进一步发展，以利于生殖健康问题的妥善解决，促进我国千千万万妇女和男子的生殖健康，提高生活质量，实现"以人为本"与和谐社会。

我要对所有与会者对生殖健康与伦理学项目所作的贡献以及福特基金会和白梅、高芙曼和李文晶三位项目官员的真诚支持表示衷心的感谢。本书（第3卷）的编辑过程中北京大学医学部医学伦理学和法律研究中心常务副主任胡林英副教授给予了无私的协助，特此表示衷心感谢。

邱仁宗
中国社会科学院哲学研究所研究员、教授
生殖健康与伦理学研究项目主任
中国北京
2011 年 8 月

目　录

扭转出生性别比失衡

反对性骚扰

妇女自杀的干预

扩大艾滋病检测

CONTENTS

Correcting Imbalance of Sex Ratio at Birth

Fighting against Sex Harassment

Interventions with Women's Suicide

Scaling up HIV Testing

扭转出生性别比失衡

Correcting Imbalance of Sex Ratio at Birth

中国出生性别比：国际的视角
Sex Ratios at Birth in China: An International Perspective

Elisabeth J. Croll

摘要：中国出生性别比越来越不平衡，国际上对此主要的反应就是怀疑，在一个正在现代化的发展中国家，并以关注妇女平等而声名卓著，但却存在着这种极端形式的歧视女儿的问题。对多数人而言，这种不平衡表明，女孩没有和男孩一样得到相同的尊重和相等的生存机会，因而侵犯了女孩基本的人权。这种国际上的反应一般是把中国越来越严重的不平衡和一个家庭只要一个孩子的政策联系起来，这种解释把复杂问题简单化了。从一个国际的视角来看，只有把出生性别比越来越不平衡的问题纳入到东亚和南亚的背景下才能得以更好地理解。东亚和南亚地区相似的发展趋势、解释和干预措施都利于说明中国的情况，并能提供教训。

关键词：出生性别比　歧视　平等　人权　性别需要

人口统计学的倾向

在整个东亚和南亚地区，可以说女孩是最为弱势的、最受忽视的社会人群之一。这种歧视在出生之前、出生的时候，以及出生后就立即开始了。实际上，在东亚和南亚许多国家出生儿性别比例普遍高于世界 106 男孩：100 女孩的标准。在东亚，对当代中国大陆、韩国、中国台湾、越南等国家和地区进行的人口统计学的研究一致表明，男孩的出生比例不断增加。研究还确认，实行性别鉴定和人工流产在这些国家或地区非常普遍，这就纵容了出生前性别选择的新的干预形式的出现。在中国台湾和韩国，性别比普遍提高。20 世纪 80 年代中期平均比例为 107 男孩：100 女孩，上升到中国台湾 110：100，韩国 114：100，中国大陆 118：100（Gu and Roy 1995：17－23; das Gupta and Li 1999, Census Report 2000, Banister 2004）。在每个国家或地区，出生性别比根据出生顺序呈现出急剧的增长。在中国，第一胎出生儿性别比几乎正常，第二胎实际上就增长到 122 男孩：100 女孩，而再后面几胎，性别比就保持在 130 男孩：100 女孩。在 20 世纪 90 年代，朝鲜的出生性别比在第一胎时基本正常，但到第二胎就上升到 112 男孩∶100 女孩，而第三胎和第四胎的性别比竟急剧增长到 229 男孩∶185 女孩。在台湾，第一胎的出生儿性别比也保持正常，但在第二、三、四胎就分别上升到 109 男孩∶100 女孩；119 男孩∶100 女孩；128 男孩∶100 女孩。对出生儿性别比的深层研究表明，后几胎出生性别比例受到已存活孩子性别构成的直接影响。第二个和其后的女儿就非常危险，尤其在没有儿子的家庭中更是如此。

在南亚，人口统计学家们已经注意到，由于日益增多使用胎儿性别鉴定和选择性的人工流产，出生性别比造成印度很高男性比例的重要性（Patel 1989∶2-10；Basu 1992∶188-9）。由于没有关于出生儿性别比的官方数字，人们根据报告的 0～1 岁婴儿的性别比和儿童死亡率的性别比来计算出生性别比。计算结果表明，1981 到 1991 年间，北部和西北部各邦出生儿性别比发生了极大的变化，男孩性别比例过度提高，在城市地区，从 107 男孩∶100 女孩这一正常标准上升到 118 男孩∶100 女孩和 124 男孩∶100 女孩之间（Sudha and Rajan 1999∶604）。同样，在过去的十年到二十年间，杀害女婴的现象在北部和西部各邦普遍增多，在南部人口密集地区更是如此。在这些地区，这似乎就是女婴出生数量不成比例的原因（Sabu et al 1992∶1153-6；Chinkath and Athreya 1997∶21；Sargent et al 1996∶10-16）。20 世纪 90 年代中期的一个报道认为，杀婴不仅已经遍及新的地区和农村人口中，而且也越过印度社会阶层，扩展到以前不杀婴的种姓集团中（Sudha and Rajan 1999∶595）。到 20 世纪 90 年代后期，印度 32 个省中 27 个省都报道过残杀女胎的事情。在比哈尔和拉贾斯坦邦的某些乡镇，据报道，出生性别比例已经低至 60 女孩∶100 男孩，而生产的自然性别比率是 97 女孩∶100 男孩（Haq 2000）。实际上，2001 年最近的人口普查也证实了这一趋势。它还表明，1991 年以来，6 岁之前儿童性别比例不平衡已经由 945 女孩∶1000 男孩恶化至 927 女孩∶1000 男孩。而且前述的人口普查报告表明，这种不平衡的原因在于残杀女婴、疏于照顾以及性别选择性人工流产（人口普查报告 2001）。

东亚和南亚的许多研究都表明，由于性别选择性的人工流产补充或取代了杀婴和疏于照顾，导致出生性别比进一步恶化，年幼女孩的危险"增大"（das Gupta and Bhut 1995）。人们往往更关心东亚和南亚地区"夭折"的女孩的数量，而这个数量通过比较出生的女孩人数和生存的女孩人数计算出来的，这是一种强化了的歧视。人口统计学的结论表明，中国、印度、巴基斯坦和孟加拉国女孩"夭折"的数量大约在五千万到一亿之间（Sen 1990∶61-6；Coale 1991∶517-23）。在印度，全体女性和男性之比从 1981 年的 934∶1000 降低到 1991 年的 927∶1000，总体人口中"女孩夭折"人数不断上升，这引起了人们的关注。以这些比例为基础，Agnihotri 估计，在 1961 年到 1991 年间，印度人口中女性的死亡数量从 1 千 2 百万上升到 3 千 2 百万，1981 年到 1991 年间上升趋势最为明显。其中，幼年和孩童时期过高的死亡率占据死亡人数的百分之七十以上（Agnihotri 1995∶2074-2076）。在中国，根据 1990 年人口普查的数据，人口统计学家 Ansley Coale 和 Judith Banister 估计了各组人群中女孩死亡的数目。他们的统计结果表明，20 世纪 70 年代中期出生的孩子中，女孩的死亡比例为 2%；1979 年到 1982 年，死亡比例为 3%；1982 到 1987 年间，死亡比例为 4%；1988 到 1999 年，死亡比例为 5%；1990 年出生的孩子中，女孩死亡比例为 6%。他们断定，由于在女孩出生前的干预和第一年时的疏于照顾，大量的而且是越来越多的女婴和女童从中国出生登记簿中消失，而且年龄趋势越来越小（Coale and Banister 1994∶473-477）。中国本国的人口统计学家一致认为，中国女性"死亡"的总数目将近4千万。

和统计学家对亚洲的期望相反，对儿子的偏好并没有妨碍生育率的下降，相反生育率的下降反倒加剧了对儿子的偏好。但是，几个世纪以来，大家庭都已经习惯于偏好并依靠儿子，二十世纪的统计学和实地调查都表明，小家庭也在不断地要求或希望偏好和依赖儿子，正是在这种背景下，女儿比以前更不受欢迎了。在孩子的数量和性别方面，年轻人和老人一样，想法非常清楚。当他们计划或者是建立家庭时，他们要多生几个孩子的决定在很大程度上不仅受已有孩子的数量的影响，而且还受存活下来的孩子的性别，尤其是有没有男孩等因素的影响。现在，人们除了对孩子的数量和出生间隔进行人为控制外，也越来越多地把性别纳入到"有意识控制的计算"（calculus of conscious control）当中（Coale 1973：53-72）。例如，在印度和中国，父母都非常清楚，他们想要2个或3个孩子，其中1个或2个儿子，而且会通过老经验或新科技来达到这一目的。当家庭变得越来越小却仍然保持着对儿子的偏好，那么在占据宝贵的儿童空间上，儿子和女儿之间就存在着激烈的竞争。在印度，实地的研究表明，如果父母不想要太多孩子时，那么如果没有两个儿子的话，也至少要有一个儿子，那么，尤其是较高孩次的女儿，就更被看作是"不速之客"，或在出生前就会受到歧视（Jeffery et al 1989：191；Sudha and Rajan 199：609-610）。在中国，人口控制非常严格，实行一个家庭只要一个孩子的政策，人们更加希望有个儿子，结果在没有儿子的家庭，女儿的出生，尤其是第二个女儿就意味着，如果她存活下来的话，她将"取代一个儿子"或者"失去了生儿子的机会"。较小的家庭不想要太多的孩子，这样儿子和女儿之间就存在着更为激烈的竞争。很显然，即使在发达的环境中，男孩和女孩的出生也出现了一种新的态势，人们比以前更不愿意要女孩。

社会经济学的解释

尽管人们总认为，在贫穷困苦、危机或矛盾重重的条件下，对女孩的歧视往往可能会增强，但意外的是，在某些较为富裕和发展中的地区，对男孩的偏好和特权仍然十分严重，而且日趋加剧。以前许多人认为随着经济和科技的发展，随之而来的就是人口降低和妇女教育程度和职业的改善，这将自然使偏好儿子和歧视女儿的逻辑减少。但是，在东亚和南亚较为发达的地区，对女孩的歧视却在不断增强，这向一些以前的人口统计学和发展的假定提出了挑战。和人们期望的相反，出生性别比在中国大陆、中国台湾、韩国和印度的城市、城镇和农村并没有太大的差别。在中国大陆，出生性别比在城区和某些城市仅仅是略低一些，而且出生性别比在125男孩和138男孩：100女孩的九个城市中，既包括一些最富裕的省份，也包括一些最贫穷的省份（Gu and Roy 1995：22, 24；Banister 2004）。在韩国和中国台湾，城市中的出生性别比要比农村稍微高一些（Gu and Roy 1995：24），而在印度，较高的出生性别比也往往出现在最富裕的邦和城市郊区（Sudha and Rajan 1999）。尽管0到4岁之间超量女婴死亡率在农村一直较高，但在中国大陆和印度的城市和农村都表现出了同样的趋势。（Sun et al 1993：20-25；Sudha and Rajan 1999）如果歧视女孩的问题不能仅被看作是偏远落后地区的特征而不予理会，那么它同时也不是文盲和接受较少教育者的专利。

长期以来，人们假设，随着向妇女提供教育和可选择的经济资助资源，以及独立于儿子的社会地位,对儿子的偏好将会降低。但对女儿的歧视不仅继续发生在东亚的城市中,这些地方妇女的教育、职业和社会地位都已得到了实质性的改善,而且研究也表明,较高的妇女地位和对女儿的较少歧视之间并没有直接的相关性(Muhuri and Preston 1991:417; Basu 1992:157-224; Murthi et al 1995:752-755)。例如,在印度北部农村,Monica das Gupta 发现,未受教育的母亲生的第二个和更高孩次的女儿超量女性死亡率比她们兄弟姐妹高 32%,而受教育的母亲的第二个和更高孩次的女儿超量女性死亡率比她们兄弟姐妹高 136%——而且这是日益增多的趋势(das Gupta 1987:80-92)。在中国大陆也是如此。1990 年的人口普查表明,对于没有完成小学教育的母亲,出生性别比是 112.5 男孩:100 女孩,但对于那些已经完成了小学教育的母亲,出生儿性别比为 114.2 男孩:100 女孩,而中学毕业的母亲,出生儿性别比为 116.2 男孩:100 女孩,尽管到了受过大学教育的母亲那里,出生儿性别比下降为 110.7 男孩:100 女孩。如果东亚和南亚的研究说明,提高妇女地位和对女性歧视的降低之间没有直接相关性的话,那么它还表明了生育率下降这一重要变量,经常会伴随着经济和技术发展水平的提高以及妇女地位的上升,同时也导致在较小家庭内生一个儿子的压力。

以国家为中心的研究已经确定了许多其他的变量,这些变量能够说明在许多发展的环境中仍然存在着对儿子的偏好。许多南亚和东亚国家的一个普遍特点就是,父系的家庭特征,血亲关系体制,强调男性世家、共同居住以及长期的儿子赡养,贬低女儿的存在和作用。在东亚和南亚这种以父系血亲关系为基础的社会中,家庭对女儿的态度是最底线的或边缘化的,这在很大程度上是因为她们在结构上从出生的家庭和婚姻中被排除和丧失(Krishnaraj and Chanana 1989)。但是,在血族关系制度体系更具有双向的地方,它们既无法防止过度的女性死亡率,也无法阻止这些社会中日益增强的对女儿的歧视(Kapardia 1995)。在印度,近来的许多研究已经都把普遍盛行的陪送嫁妆的行为和对女儿越来越严重的歧视联系起来,并认为,父母少生女儿的好处已经导致了过度的女性死亡率。但是,在东亚和南亚的其他地方,如印度南部,结婚的费用更加平均地由新郎新娘两家分担,而新郎一家的责任会由年轻人自己承担,陪送嫁妆不太会成为歧视女儿的因素,因而不能完全解释这些社会中女婴和女童过高的死亡率的问题(Kapardia 1995)。

对这一宏观趋势的分析大体上表明,没有一个因素可以完全解释对女儿的歧视,而且这种歧视在不同的社会政治、经济以及人口统计学的环境中普遍存在着,这突现出文化规范的重要性以及事实上对儿子偏好的认可。各大洲人口统计学的趋势和民族学的描述都表明,经济和文化因素是对儿子和女儿的具有不同期望和给予不同权利的基础,同时也成为限制国际、地方或国家采取针对女孩的发展倡议的主要因素。

经 济 因 素

在东亚和南亚地区,代际义务的观念仍然偏重于养儿防老,而且这种养老从根本上不是被看作父母-孩子的关系,而是父母-儿子的契约,这使资源只能流到男孩并从男孩流出。儿子是家庭中最稳固的成员,被公认为是老人得到赡养和保障的最重要来源,因而,父母双方对儿子在结构上、物质上以及感情上进行了投入,作为报答,儿子要在婚姻中赡养和安置父母。没有儿子的老人所要经受的孤独、贫穷以及危险是民族学报告中反复出现的问题，也是许多父母不惜花很长时间通过各种途径，也要生个儿子的主要原因。他们或者生过多的孩子，或者好好保养母亲健康，或者在生产之前或之后采取人为干预，违抗政府的计划生育政策，或者通过基于性别偏见的资源分配，对女孩疏于照顾。女儿几乎被完全排除在父母-孩子关系之外，这是以许多家庭建设策略为基础的，它影响了家庭对女儿的态度，导致了对女儿和儿子不同的期望，从而给予儿子和女儿不同的权利。

家庭对儿子抱有一种独有的养儿防老的期望，这意味着儿子是首选，他们被当作一种财富，而女儿则常常被看作是一种负担、负债或者"双倍的亏本"，养女儿要花钱，结婚还要花钱，因而不能像儿子一样，偿还父母养育他们的费用。在这种情况下，家庭成本和收益的算计认定，儿子可以赡养父母，是一种财富，而女儿则是负债，使家庭资源流失，因而女儿常常被看作是路人、外人、客人或者是别人的财产。女儿常被说成是"赔钱货"或者是"白养的"，尤其是女儿被期望的嫁妆极大地消耗了家庭资源时更是如此。但是，民族学的研究表明，无论有没有嫁妆，人们都不认为，或不期望女儿能赡养父母，这是造成父母对儿女具有不同期望的最重要的因素。实际上，依靠女儿生活会带来极大的耻辱，往往被看成是没有儿子时的最不得已的办法。然而，即使东亚和南亚社会的一个明显特征就是老年人几乎完全依赖家庭养老体制，但在东亚的城市中也存在着对女孩的歧视，那里老年人可以选择社会养老的形式，包括职业养老金，而且在那种环境下，女儿的确赡养年老的父母。

女儿同样可以赡养她们的父母，而且她们能做的甚至比父母期望的还要多，但是这种赡养没有被完全地认识到，反倒被认为是短期的、一时半会儿的，她们对父母的赡养总是不如儿子重要。尽管许多人都认为，女儿和娘家是分离的，她们本人、她们的财产、劳动力都转移到了丈夫的家里，但是南亚和东亚地区多年的研究表明，在一些地区和不同的社会经济类型中，这种分离没有人们设想的那么严重，而且女儿在婚后和娘家的继续联系可以使女儿帮助赡养父母。人们逐渐一致同意，随着生育率的下降，儿子更少，而父母更加长寿，需要更多的照料，这样女儿养老是很可能的。而且独立的核心家庭不断增多，这将更好地使女儿分担对父母和公婆的照料。在中国大陆的农村和城市，很明显，女儿将成为父母身体照料和精神支持的主要来源（Whyte 2003）。而在印度也是如此，有人已经认识到了这种向女儿养老的转变（Packiam 2002）。在韩国，人们已经认识到，女儿正在逐步补充或替代儿子承担父母赡养责任，"关于谁来照顾年老父母的转变正在发生。"（Packiam 2002）这里，Amartya Sen 对客观的赡养和感觉到的赡养的区分是很正确的（Sen 1987）。把女儿当作边缘的、无足轻重的存在，把儿子当作依靠和寄托的老观念还在掩盖着女儿对父母家庭越来越多的照顾，虽然她们的照顾比父母感觉到的还要多。即使她们的努力能被感觉到，也常常被看作是对养育之恩不稳固的或者短期的回报，从而被一笔勾销。

一旦年轻未婚妇女大量进入劳动大军，对家庭经济作出贡献，她们自己负担婚姻费用，本来期望家庭对女儿的感觉会改变。然而，甚至在东亚城市和经济特区她们在结婚前进入劳动大军与父母认为养女儿赔钱的假定以及她们自己对自身价值和贡献的感觉之间很少相关（Pun 1997；Wolf D 1997：126）。我们采取 Amartya Sen 的权利分析和讨价还价隐喻作为一个框架（Sen 1987），父母继续对她们的女儿不抱期望，即使新的就业机会和女儿的汇款是家庭收入的重要贡献，支持了父母、兄弟姐妹和家庭其他成员，尤其是在匮乏的时候。在亚洲所进行的跨文化现场调查也表明，不管是否期望女儿照料和经济上支持她们的家庭，女孩她们自己都感到有帮助家庭的强烈义务，也不管对她们自己及其未来的代价有多大。（Potter and Potter 1990：193; Chaturvedi 1998：6; Kelly and Bach 1999：41）这似乎是因为她们感觉她们是她们出生家庭的暂时成员，尤其感恩于她们的家庭，有责任偿还抚养她们的费用，尽管在家庭的短期利益与女儿的长期利益之间有矛盾。事实上，父母对儿子和女儿的期望和权利区别对待的态度和行为表明，对家庭的集体的连续的利益的关注程度会否认女儿的需要和利益，女儿继续要被认为是家庭暂时的、短期的或仅仅是二等的成员，她们对家庭资源只能有较小的要求。

文 化 因 素

民族学或现场研究告诉我们，女孩仅仅因为性别的原因而被普遍地歧视。由于父母对儿子有着明确的偏好，这种偏好在人们心目中如此常见和"自然"，如此公开而明显，以至于国家和地区统计显示的"失踪"女孩子的记录一点也不奇怪了。考察人群特别是父母是如何谈论有关孩子的信仰和行为问题，就可以发现，无论在日常聊天、串门拜访、生命周期事件还是宗教仪式中，都有着一个共同特征，这就是孩子很少被不分性别地作为一个笼统的集体对待（Jeffery and Jeffery 1996：39, 69; Croll 2000：70）。反之，他们以性别被区分，父母或家族会对他们有不同的期待，男孩和女孩也会有不同的权利，无论是在农村或城市、失业或就业、识字或文盲、富裕或贫穷，这种情况都是一样。确实男孩和女孩是被区别对待的，他们获得的注意和待遇不一样，男孩和女孩之间的差别是注定和毫无疑问的，对儿子的重视和期待在有关家庭、生计、宗教和生命周期事件的日常谈话中是中心议题。

民族学的调查和记录证实，在男人和女人们有关怀孕、出生、养老、婚姻和葬礼等议题中，性别区分和偏好尤其清晰。无一例外地，祝福、地位和财富更多地以儿子而不是孩子来定义，怀孕的最重要问题以及焦虑、压力、祷告和用药的主要原因还是孩子的性别。（Jeffery et al 1989; Croll 2000）对于出生的大多数女孩，她们在家族和社区中的受欢迎程度和她们的兄弟们大不相同。在现场采访中，不管年龄次序，儿子通常总是比女儿先得到引见，那些只有女儿没有儿子的父母总是得到褒扬最少，满意度最低，他们会感到压力，于是继续生育直到生出一个儿子。同样，给予那些没有儿子或失去儿子的父母的同情也是不平等的。

总之，跨文化的民族学共同点是对于儿子的公开的欣赏和特权，这在话语、手势、宗教上都有体现，正是性别的不同和等级持续主导了家庭构成策略、幼年和成年的劳动分工，以及对不同性别活动的不同评价。

男人的工作是生产性的、有报酬的或是技术性的和政治性的，相比而言，女人的工作则是"轻"的、家庭性的，这并不奇怪，这种差别也反映在了对男孩子和女孩子从事活动的不同评价上。假如说女人的工作在大多数社会中都因为性别和工作等级被贬低了，那么女孩子的工作成果则几乎是不可见的，因为她们的工作很大程度上被限制在"内部"或家庭，表现为短期的、非正式的或临时的，虽然有时候这可能支持了整个家庭。女孩子大多数工作劳动的不可见性表现在她们的家务劳动不被列入众多儿童劳动的定义中，也表现在女儿们的贡献在现金或家庭预算和福利中被贬低价值。

　　现场研究还证实了日常实践和工作中的分工和等级是构成性别成见的基础，这种成见总是认为女孩和男孩"适合于"不同的活动，表现为不同的性格特征和能力，具有不同的需要，应该给予不同的权利或报酬。性别期待和成见突出了女孩子不独立、优柔寡断、顺从的或能力较差的形象。此外，她们习惯于承担照顾和养育家庭成员的义务，总是从事繁重的家务劳动，并表现得非常顺从和有高度义务感，这很可能限制了她们在平等基础上发挥潜力。父母和其他人也总有这样的倾向，认为女孩子作为未来的家务劳动者、妻子或母亲，对于生长发育所需的营养和食物、教育、技能训练、职业发展都不会要求太多。

　　更重要的是，女孩子们自己也固守着这样的成见，认为自己比被偏好和享受特权的兄弟们"差劲"和"愚笨"－哪怕正是她们在供养着整个家庭和在学校里的兄弟们。这些成见限制了她们的自我期望，使她们妄自菲薄地把自己看做家庭、社区或社会的"二等"或"低等"成员。

　　然而，假如说女孩子因性别不平等而受歧视，那么正是性别（gender）的定义本身和它在传统课文和日常信念行为中表示的含义导致了极端的歧视。术语性别（gender）被普遍使用，具有解释力，仿佛它的意义已经被公认，而其意义完全来源于或牢固地根植于欧洲和北美的社会规则中。与表示雌性和雄性的生物差别的性（sex）不同，性别这个术语所指的男性和女性的差别和关系是习得的、文化和社会建构的。对儿子的偏好是性别文化最重要的属性之一，几乎没有人研究本土的性别建构是如何与对儿子和女儿的描述方法联系起来的。然而，民族学、个人叙述、采访、宗教仪式和城市与乡村的日常生活暗示，儿子独一无二地从事着女儿所不能替代的角色和活动。这种差别和不可替代性根植于对性别和性别分工的坚定而毫无疑问的信念，即认为不同性别的活动是相互分离且互补的，但中间仍然有着难以逾越的障碍。分类为男性的或女性的活动的内容可能会发生变动，但是活动领域很少有重叠；事实上，民族学家通常都能观察到，重要的活动宁愿不做，也不能让"另一"性别或"错误"性别的人来做。即使对于5到6岁的男孩和女孩的活动，也很少是不分性别的，家庭计划、理想和权利总是清楚地根植于这样的理念，即儿子和女儿习惯地被认为成年男人和女人的不同角色，这是不同、互补也不能互换的。在尽力消除性别差别的中国大陆，成年人的劳动分工和等级差异，仍然是当今社会的显而易见的特征。在其他东南亚国家，性别角色仍然是设定的、毫无疑问的，男性和女性是不能交叉的。在这样的文化情境中，性别认同的日常概念通常是围绕着作为互补而不可代替的性别分类基础的两套活动和空间来构建的，这反映了在赋予"性别"一词涵义中跨文化差异的重要性。

　　在北美和欧洲的性别观念中，普遍地强调男性和女性之间的相同点、强调共同的、重叠的活动分类或领域，所以对进步的理解包括减少性别等级观念以获得平等或至少是机会平等；为了达到这个目标，男性和女性之间的关系总是被看作是竞争或对立的。与此相反，在东亚和南亚，则强调性别差异或女性独有的特点和行为，强调按性别分类或分离的活动，强调互补，而不是平等，强调合作和和谐，而不是竞争。无论在印度还是中国，这种对性别差异、互补和和谐的一贯强调根植于古代的儒家和吠陀哲学和宗教教义中，强调宇宙互补领域的和谐，其中二分中的每一半都是互补和不可替代的。近年来，这种长期形成的对性别差异和互补的强调一直被政府、妇女运动、制造商和零售商所重申，他们强调独特的女性特征、文化上有别的价值和社会内涵。这种文化变异是很重要的，因为正是这种对差别、互补、不可替代的观念，成为在期望和权利中司空见惯的性别分工的基础，助长了许多发展中国家非常直率地表示对儿子的偏好。在这样的文化氛围中，女儿仍然不能替代儿子的家庭和社会-经济角色，在以新的方式渴望的或调控后的更小的家庭中，女儿们的风险在加大。正是这种性别限制和家庭价值观念，是任何旨在减少女孩歧视的倡议所要挑战的目标。

项目倡议/干预

在过去十年里，越来越多的国际组织和国家倡议开始关注女孩并以女孩受教育和女童为目标。国际上，1990 年举办的宗迪恩世界教育论坛（Jomtien World Education Forum）提出女孩受教育作为世界范围一个主要的议事日程项目，同年，联合国儿童基金会（UNICEF, United Nation Children's Fund）执行委员会提出女孩应得到特殊的项目关注。有关女童的新的国际关注和支持，在提升 1995 年北京第四届联合国妇女大会筹备工作中的地位发挥了重要作用。

《北京行动纲领》是首次将女孩问题单独提出来纳入国际议事日程上。以前在《消除对妇女一切形式歧视公约》（CEDAW, Conventions for the Elimination of Discrimination against Women）和《儿童权利公约》（CRC, Convention of the Rights of the Child）中几乎没有涉及女孩的特殊条款。北京会议之后，围绕这两个公约的运动也已经开始提到女孩的权利。（联合国儿童基金会/联合国妇女发展基金，UNIFEM, United Nations Development Fund for Women 1995：1）《北京行动纲领》本身需要法律的支持，189 个政府已经承诺采取具体措施"结束所有歧视女孩的行为，并促使女孩积极平等和男孩一起参与所有的社会、政治、经济和文化的领导工作"。《北京行动纲领》的 L 部分描述了 9 个目标以期有计划地消灭所有的歧视条款，负面文化态度，暴力行为和从经济上剥削女孩；保护她们在教育、健康和工作上的权利；增强关心她们需要和潜能的意识；提高她们的自我意识；加深她们对社会、经济和政治生活的参与（Grover 2000：11–12）。从这个时候开始，越来越多的国际的，政府和非政府的组织形成一些特殊联盟来关心女孩问题，比如非政府组织在纽约和日内瓦的女孩工作小组，还有专门为女孩服务的国际网络。

对女孩教育的国际性关注也促进了人们对该项目的兴趣，目前已经被发展机构（包括世界银行）广泛地认可女孩教育是人类、社会和经济发展的一块"政策宝石"，一颗"魔术子弹"或者一项"已证明最好的干预"。这被一致认为是提高收入和经济发展技能的最重要途径，同时可减少生育率，改善妇女和儿童保健的质量，减少母亲、婴儿和儿童的死亡率并推迟结婚年龄。急迫认识到女孩受教育的权利，一项新的联合国女孩教育行动（UNGEI, United Nations Girls Education Initiative）计划已经由联合国秘书长在 2000 年 4 月发起，计划持续十年提高女孩教育的质量和可得性。同时，2000 年的达喀尔世界教育论坛（Dakar World Education Forum）将女孩获得良好教育的完全平等途径作为在新国际教育框架发展中的一个主要平台。同年，在纽约召开的国际北京会议+5 国家和地区预备会议，也包括了女童问题的分会。2001 年 10 月，在美国纽约召开的联合国第二次儿童政府首脑会议的预备会议上，两个专家小组讨论之一就是关于女童问题的。

另外，在过去的十年出现了一定数量的地区倡议。南亚区域合作联盟（SAARC, The

South Asian Association for Regional Cooperation）第一次指定 1990 年作为女童年，并将 90 年代作为女童年代。在整个时期内，印度、孟加拉国、巴基斯坦和尼泊尔的众多活动和研究，旨在增强在南亚地区对女孩不平等地位的意识。MEENA 丛书的出版是一个典型的例子。在东亚已经召开了一定数目的区域性会议包括 1994 年在韩国召开的会议，与会者有来自东亚的人口统计学家和决策者，他们一起探讨了因为在出生前和出生时对女孩的歧视造成的失衡出生性别比。联合国儿童基金会很大一部分研究是针对东亚和东南亚。从国家来看，印度和中国通过法律禁止了超声波鉴定性别，采取措施实行孩子登记，以避免出生时的歧视。印度政府发起的一项重大研究和活动项目是关于女童和她们的家庭环境，这在印度大多数邦被执行并引发了一些新的研究，发表了有关女孩不平等地位的报道，引起了一些媒体和实践的关注。（Bagchi et al 1997; Poonacha 1993）中国发起了一些国家行动。1997 年，国际妇女儿童工作委员会成立了一个女童问题专家小组，承担一些相关的研究。全国妇女联合会（AC-WF, All China Women's Federation）和各政府部门一起，举办了一系列国家或国际会议：1997 年的贫困地区女童问题会议；1999 年的女孩教育问题会议；1999 到 2000 年，在北京举行了一系列由政府官员、专家和媒体参加的关注女孩的国家会议（Croll 2000：175–181）。尽管有这些被国际机构、政府和非政府组织的倡议和干预来支持教育和保护女孩，对孩子的性别和家庭资源分配等问题仍然研究不够。女孩仍是很多国际、国家、地区倡议最被忽视的社会群体。

议程上的忽略

一项国际的研究提示，在实践中，对女孩出生前后的性别歧视通常不在大多数发展议程上或在议程的边缘，纵然可能涉及性别、妇女、儿童或家庭暴力。除了一两个国家例外，在大多数女人和孩子有关性别的分析中，都是以讨论成年女性的角色、地位和权利为中心而很少提到在儿童时期的性别不平等、性别角色的早期社会化或者成年和儿童性别不平等之间的关系。同样，对妇女的赋权一直有很多的关注，但是很少将对妇女的权利及地位的关注延伸到女孩。女孩很少获得她们自己的章节，与成年妇女并列给予注意，即使女孩被包括章节标题中，内容仍然以妇女的角色、地位及赋权为中心。

同样，虽然对儿童的福利和权利一直有很多关注，但很少区分他们的性别，或者将注意力直接指向不同的需要，男孩和女孩的最佳利益和权利。尽管有越来越多的国际组织承诺取得成人因性别而异的数据，儿童的统计通常也不是以性别区分，即使在联合国儿童基金会的年刊《世界儿童状况》里。除了在入学登记以外，缺乏以性别区分的数据意味着在儿童中间性别不平等的来源、规模和趋势（包括出生性别比）资料在附文中非常少见，也很少得到分析。缺乏性别区分的可见数据成为在政策分析和项目倡议中儿童很少被性别化，女孩很少成为研究对象的主要原因。国际组织和国家文件中草率地提到了《消除对妇女一切形式歧视公约》和《儿童权益公约》对女孩地位的重要性，但是对两个公约共同促进女孩的特殊利益和权利很少讨论。也很少提到《北京行动纲领》的 L 部分，尽管一直有对女童的维权活动，特别是在联合国儿童基金会。然而，除了一两个例外，出生性别比被视为令人尴尬而最好被隐藏起来，也很少在以家庭暴力问题为焦点的项目或方案中被作为目标。

　　针对妇女权利和地位的项目仍然很少扩展到女孩。跨文化的经验显示旨在提高妇女地位的项目并不一定改善女孩的处境。没有形成顺势效应的原因之一是女儿们不同于媳妇、妻子、母亲或岳母，前者是居住在出生家庭的唯一女性类别，而不是居住在婚姻和核心家庭之中。在她们出生的家庭中，女儿是暂时或临时的成员，对于她们的父母来说，这和在丈夫家庭里具有永久生殖和生产能力的妻子和母亲的价值大不相同。当世代等级制度叠加在性别等级制度上时，发展带来的女人角色和地位的改善不能为女儿带来更平等的家庭期望和资源分配。事实上跨文化的经验表明，对于满足女孩的不同年龄和依以性别而异的需要和利益来说，针对成年女子就业的发展计划和重新定义性别关系可能是必需的，但并不充分。因此不妨认为，在逆转的跨文化相互关系中，妇女赋权以及性别平等的一个最重要决定因子，是女性的自尊，而使妇女自尊成为一个最重要的决定因子是父母、家庭和社区赋予女儿们的价值。这些发现的必然结果是，任何旨在改善妇女地位和重新定义性别关系的战略也应该始于对女儿的态度转变，以促进各年龄段妇女的自尊和权利。既然赋权妇女与女儿们自尊的直接联系已经确立，那么对妇女赋权的广泛关注却很少在分析上和实践上扩展到包括将赋予女儿的价值社会化，作为赋权妇女的重要途径，就更令人费解了。虽然现在已经有许多儿童机构更多关注儿童的生存、早期教育和发展，但是对下列方面仍很少给予关注：儿童进入性别角色的社会化、自尊的建立、出生前、出生时、出生后的歧视加给那些幸存者以及每个新一代女孩的限制。

　　最后，强调女孩受教育和忽略歧视幼女的家庭层面地位是与下列的情况相应的：某些改善妇女处境的早期发展运动，更多地关心她们进入生产的和公众的角色，而不关注那些家庭生殖、家务的角色及直接影响这些角色的职责。对女孩也是如此，更多地关注她们入学而不是那些发生在家庭里面的歧视，这种歧视普遍而直接地影响着她们教育的可及和成效。在一些方案中显而易见不愿意承认，家庭对于儿童的资源分配可能是不公平的。现场研究表明，正是日常家庭的态度和选择，以及资源和服务的可得性，决定女儿是否能生存或女儿和儿子能否平等获得食物、医疗和教育。这就是为什么强调作为女儿的女孩，以便在制订发展政策时突出歧视的家庭来源和层面这种做法的重要理由，许多发展政策目前正在谋求增强家庭和社区的赋权。这在大多数国家发展规划中已经成为了一个标识，即这些发展规划必须是关注家庭的，旨在寻求加强或赋权于家庭和社区，以改善妇女和儿童的地位。然而，很可能是，任何赋权家庭和社区的规划在资源分配上将继续歧视女孩，在家庭和社区的决策中剥夺她们的权力，否定她们在供养家庭和生殖中的贡献，甚至加强世代的和性别的分工和等级制度，除非伴有直接关注女孩的性别和世代分析。

　　任何以女童为焦点的运动主要都局限于关注女孩的教育，事实上除了教育以外，在规划中的性别中立的方法会导致一些性别盲点，无助于减轻儿童期的性别不平等。同样除了教育以外，将孩子分性别或把女孩分离出来给予特别关注仍然有一些困难。如果政策分析不将孩子分性别或不突出女童，"偏好男孩"，"'明天'的女人"，"雏妓"或"妇女和儿童的非法买卖"这些语言本身掩盖或否定了今日女孩更大的脆弱性和她们独特的需要和利益。将女孩们或女儿们继续且明显地排除在与妇女的权利及地位有关的倡议以外，已经变得势越来引人注目，因为从统计学数据和现场调查中越来越清楚，虽然在过去十年来女孩们已经得到了更多的关注，分享了在教育、健康和关注儿童权利方面的许多进步，但出生性别比一直在恶化，以及儿童期性别不平等在增加，与她们的男性同伴和兄弟相比处于严重的弱势地位。

目前的挑战

如果通过发展新的，持续有效的国家范围的倡议来维护女孩的权利，增加对歧视女孩的来源、规模和趋势方面的可见性及对它们的意识，将性别分析拓展到儿童，并确定一些解决实际问题并向家庭和性别的约束提出挑战，以减少在出生前后对女孩的歧视，这些都存在很多挑战。

首先，将注意力转移到在出生性别恶化中呈现的歧视形式上，这要求将基本的人权从成人延伸到儿童，延伸到和男孩一样有尊严的女孩身上。为了鼓励这样的转变，给予妇女的权利也应该延伸到女孩。在实现生存、发展、保护和参与方面的儿童权利时应该给予男孩和女孩平等机会。追求女孩的权利意味着男孩和女孩同样被重视，在家庭和社区内对他们重叠和分别的需要都应该给予特别的注意。

其次，按性别公布和区分所有有关儿童的数据的重要性不可能被过分地强调，因为正是数据导致的区别会确定和提高对男孩女孩的各自需要和利益的认识，并对依性别而异的规划提供一个坚实的基础。中国的现场经验显示，正是缺乏出生性别比的公开数据，是从政府到社区所有社会层次对生存率不平衡认识有限的主要原因（Croll 2000）。定量的数据已证明是政策承诺的一个最有力的教育工具，而且在数据最充分的领域，将会注意到，如就学时间，区分出女孩的需要和利益时也最少障碍。

第三个挑战是将注意力从对资源和服务的享用转移到文化标准和价值上。它们否定或限制了平等机会、报酬、参与或自尊。而且在很多情况下，掩盖了女孩的支持和贡献。在这方面，对儿童来说，采取区分实际和战略需要的办法也许是合适的，这种区分对于妇女已经广泛适用（Molyneux 1985：232-3）。女孩的实际性别需要是指从实际处境中产生的需要，这种处境是由于赋予她们在社会中的性别角色而使她们经历的。为改善她们获得教育和保健服务的运动可以包括在这一范畴，因为这些运动谋求改善女孩现存生活条件和机会。然而，对她们自己来说，她们不可能向性别角色提出挑战，也不可能在孩子中间促进性别平等，从而满足战略性性别需要。战略性性别需要是指，女孩在社会中处于二等或从属的地位，并与性别分工、等级制度或权利关系相关。女孩的战略需要的例子包括有权获得家庭资源和服务，赋予她们在协商性别关系，雇佣中安全和保障以及更多参与家庭和社会的决策的权利（Moser 1993：38-41）。在挑战文化标准，改变家庭、社区和社会对女孩的态度时，基于权利的方法可能是最适合的框架。《儿童权利公约》的权利语言已经为国际机构、政府和非政府组织采纳，因此儿童的权利现在成为政府和世界范围的援助项目中一个主要和熟悉的组成部分，而且已有国际机构来监督它的执行和违规情况。女孩权利的语言可能出现得比"女童这个术语"更晚一些，因为《儿童权利公约》的权利框架包括生存、发展、保护和参与，这为拓展现存的界定和满足女孩在出生前后权利的方法提供了一个完好有效的工具。

第四个也是直接的挑战是确定改革的方法和实践倡议或者处理女性不平等的家庭和性别层面的示范方案，这些方案如果得以执行和维持下去，就很重要。在发展机构内部，通过确定合适的创新措施，分析从基层经验学习的教训，并表明如何有效地利用公共资源来强调知识发展和能力建设，以把握和传播良好的实践，这一新的办法是正确的。然而，在确定良好的实践方面仍然存在着差距。即使对女孩教育来说，在已经给予了相当的重视来建立研究和政策框架的地方，却对确定可行干预和实际规划来减少阻碍平等入学的家庭和性别约束很少作出努力。对与儿童有关的战略和政策行动计划，更为普遍地提示是，要确定有效的目标明确的和可操作的倡议，以支持女孩的实际和实践的战略需要然有许多事情要做。

过去十年的国际发展政策和实践的经历提示：除非国际机构、政府和非政府组织采纳持续的重要的或集中的关注女孩的战略，那么在 21 世纪东亚和南亚许多国家，女孩很可能仍然是最为弱势或最受忽视的社会类别，她们生存的风险越来越大。

胡林英　译

参 考 文 献

Agnihotri, S. B. : 1995 Missing females; A disaggregated analysis, Economic and Political Review, 19 August 2074–2082.

Bagchi, J. Guha, J. and Sengupta, P: 1997 Loved and Unloved: The Girl Child in the Family, Stree Press, Calcutta.

Banister, Judith: 2004 Shortage of Girls in China Today, Journal of Population Research, Vol. 21, No. 1. 19–34.

Basu, A. M. : 1992 Culture, the Status of Women and Demographic Behaviour Clarendon Press, Oxford.

Black, Maggie: 1996 Children First: The Story of UNICEF Past and Present, Oxford University Press, Oxford.

Bulmiller, Elizabeth: 1990 May You be the Mother of a Thousand Sons: A Journey among Women in India, Penguin books, New York.

Caldwell, J. C. : 1976 Towards a restatement of demographic theory, Population and Development Review, Vol. 2, Nos. 3 and 4, 321–346.

Census Report: 2001 Financial Times, London 29 March.

Chinkath, S. R. and Athreya, V. B. : Female Infanticide in Tamil Nadu: Some Evidence, Economic and Political Weekly, 26 April 1997, WS. 21–28.

Coale, Ansley: 1973 The demographic transition, in International Population Conference(IUSSP), Liege, pp. 53–72.

Coale, Ansley: 1991 Excess female mortality and the balance of sexes in the population: An estimated number of missing females, Population and Development Review Vol. 7, No. 3. December, pp. 517–523.

Coale, Ansley and Banister, J: 1994 Five Decades of Missing Females in Asia, Demography, Vol. 31, no. 3, August 459–480.

Croll, Elisabeth: 1995 The Girl Child in China, UNICEF Beijing, China.

Croll, Elisabeth: 2000 Endangered Daughters: Discrimination and Development in Asia, Routledge, London.

Croll, Elisabeth: 2002 Fertility decline, family size and female discrimination: A study of reproductive management in East and Southeast Asia, Asia-Pacific Population Journal, June, pp. 11–38.

das Gupta, Monica: 1987 Selective discrimination against female children in rural Punjab, Population and Development Review, Vol. 9, No. 1, pp. 77–100.

das Gupta, Monica and Bhut. P. N. Mari: 1995 Intensified gender bias in India; A consequence of fertility decline, Working Paper No. 95. 02, Harvard Centre of Population and Development Studies, USA.

das Gupta, Monica, Jiang Zhenghua, Xie Zhenming and Li Bohua: 1997 The status of girls in China in Symposium on

Demography in China, Proceedings of the 23rd IU General Population Conference, Beijing, pp. 454–64.

das Gupta, Monica and S. Li: 1999 Gender bias in China, South Korea and India 1920 ~ 1990: Effects of war and famine, Development and Change, 30(3)：619–652.

Friedman, Sara Ann: 2000 Building Alliances for Girls, speech given at Beijing+5 Meeting, June, New York.

Good, S. (ed.): 1990 Violence against women, Arihant Publications, Jaipur, India.

Grover, Deepa: 2000 Today's Child, Tomorrow's Women, UNICEF East Asian and Pacific Regional Office, Bangkok.

Gu Baochang and Li Yongping: 1994 Sex Ratios at Birth and Son Preference in China, paper presented at UNFPA Symposium on Issues Related to Sex Preference for Children in the Rapidly Changing Demographic Dynbamics in Asia, Seoul Korea, 21–24 November.

Gu Baochang and Roy, Krishna: 1995 Sex Ratios at Birth in China with reference to other areas in East Asia ESCAP, United Nations, Vol. 10, No. 3, pp. 17–42.

Gu Baochang and XuYi: 1994 A general view of China's sex ratio at birth in Zhongguo Renkou Kexue(China Population Science), Vol. 3.

Haq, Mahbub Development Centre: 2000 Human Development in South Asia 2000: The Gender Question, Oxford University Press.

Heward, Christine and Bunwaree, Sheila: 1999 Gender, Education and Development: Beyond Access to Empowerment, Zed Books London and New York.

Heyer, Judith: 1992 The role of dowries and daughters'marriages in the accumulation and distribution of captial in a South Indian community Journal of International Development, Vol. 4, No. 4, pp. 419–436.

Ikels, Charlotte: 1993 Settling accounts; The inter-generational contract in the age of reform in D. Davis and S. Harrell, China's Families in the Post-Mao Era, University of California Press, Berkeley.

Jeffery, Patricia, Jeffery, Roger and Lyon, A: 1989 Labour Pains and Labour Power: Women and Child-bearing in India, Zed Books, India and London.

Jeffery, Patricia and Jeffery, Roger: 1996 Don't Marry Me to a Plowman! Women's Everyday Lives in Rural North India, Westview Press, Boulder Colorado.

Kapardia, K.: 1995 Siva and Her Sisters: Gender, Caste and Class in Rural South India, Westview Press, Boulder Colorado.

Krishnaraj, M. and Chanana, K. (eds): 1989 Gender and the Household Domain: Social and Cultural Dimensions, Sage Publications, New Delhi.

Ku, Hok-bun: 1998 Defining Zeren: Cultural Politics in a Chinese Village, Ph. D: thesis, SOAS University of London.

Li Shuzhuo and Zhu Chuzhu: 1999 Gender Differences in Child survival in Rural China: A Case Study, paper presented at the Annual Meeting of Population Association of America, New York, 25–27 March.

Malhotra, A., Vanneman, R. and Kishor, S.: 1995 Fertility, dimensions of patriarchy and development in India, Population and Development Review, Vol. 21, No. 2, pp 281–305.

Miller, Barbara D.: 1981 The Endangered Sex, Cornell University Press, Ithaca, USA.

Milwertz, C.: 1997 Accepting Population Control: Urban Chinese Women and the One-Child Family Policy, Curzon Press, London.

Molyneux, M.: 1985 Mobilisation without emancipation? Women's interests, state and revolution in Nicaragua, Feminist Studies(11)2. pp. 227–254.

Moser, C.: 1993 Gender Development and Planning: Theory, Practice and Training, Routledge, London.

Muhuri, P. K. and Preston, S. H.: 1991 Effects of family composition on mortality differentials by sex among Children in Matlab, Bangladesh, Population and Development Review, September Vol. 17, No. 3, pp. 415–434.

Murthi, M. Guio, A and Dreze, J: 1995 Moretality, fertility and gender bias in India: A district-level analysis, Population and Development Review, Vol. 21, No. 4, pp. 745–82.

Packiam, L. : 2002 Caring for the aged: Emerging alternatives in Bhai, L. Thara: 2002 Ageing: An Indian Perspectives, Decent Books, New Delhi.

Park, Chai bin and Cho, Nam-hoon: 1995 Conseuqneces of son preference in a low fertility society: Imbalance of the sex ratio at birth in Korea, Population and Development Review, Vol. 21, No. 1, pp. 59–84.

Patel, Vibhuti: 1989 Sex determination and sex-preselection tests in India: Modern techniques of femicide, Bulletin of Concerned Asian Scholars, Vol. 21, No. 5, pp. 2–10.

Poonacha, V. (ed.) : 1993 The Childhood that Never Was: An Anthology of short Stories on the Girl-Child, Research Centre for Women's Studies, SNDT Women's University, Bombay.

Potter, Sulamith and Potter, Jack: 1990 China's Peasants: The Anthropology of a Revolution, Cambridge University Press, Cambridge.

Pun Ngai: 1997 Becoming Dagongmei: Body, Identity and Transgression in Reform China, Ph. D. Thesis, SOAS, University of London.

Sabu George, Abel R. and Miller B. D. : 1992 Female infanticide in rural south India, Economic and Political Weekly, 30 May, pp. 1153–1156.

Sargent, Jean, Harriss-White, Barbara and Janakaraan, S: 1996 Development, property and deteriorating life chances for girls in India: A preliminary discussions with special reference to Tamil Nadu, paper presented at Conference on Adjustment and Development: Agrarian Changes, Markets and Social Welfare in South India 1973 ~ 1993, Madras Institute of Development Studies, 27–29 March.

Sen, Amartya: 1987 Gender and Cooperative Conflicts, World Institute for Development Economics Research, Helsinki.

Sen, Amartya: 1990 More than 100 million women are missing, New York Review of Books 20 December, pp. 61–66.

Sudha, S. and Rajan, S. I: 1999 Female demographic disadvantage in India 1981 ~ 1991, Development and Change, Vol. 30, No. 3, July, pp. 585–618.

Sun Fubin, Li Shuahuo and Li Nan: 1993 A study of the under-reporting of deaths in the 1990 census Population Studies of China, No. 2, pp 20–25.

UNESCO: 1997 Integrating Girls' Issues into Popular Education, Principal Regional Office for Asia and the Pacific, Bangkok.

UNICEF: 1998 Facts and Figures, UNICEF, New York.

UNICEF: 1995 ~ 2000 The State of the World's Children, UNICEF New York.

UNICEF China: 1995 Children and Women of China, A UNICEF Situation Analysis, Beijing.

UNICEF Pakistan: 2000 The Girl Child Project, Pakistan, UNICEF, Islamabad.

UNICEF Vietnam: 1995 Country Programme of Co-operation, UNICEF Hanoi.

UNICEF Vietnam: 1999 Women and Children: A Situation Analysis in Vietnam 1999, UNICEF Hanoi.

UNICEF and UNIFEM: 1995 Girls' Gights; Women's Gights and Children's rights Information Sheets, New York, January.

Wang Shaoxian and Li Ninghai: 1994 Women's Voices from Rural Yunnan Needs Assessment of Reproductive Health, Beijing.

Whyte, Martin King(ed.) : 2003 China's Revolutions and Intergenerational Relations, Centre for Chinese Studies, University of Michigan, Ann Arbor, USA.

Wolf, D: 1997 Daughters, decisions and domination: An empirical and conceptual critique of household strategies, in N. Visanathan, L. Duggan, L. Nisonoff and N. Wiegersma, The Women, Gender and Development, Zed Press, London, pp. 118–132.

Wolf, M. : 1985 The Revolution Postponed: Women in Contemporary China, Stanford University Press.

Xie Zheming: 1997 Demand for childbearing of Chinese farmers and its changes in Zhejiang Province, China in Symposium on Demography in China, Proceedings of the 23rd IUSSP General Population conference, Beijing. pp 140–60.

中国大陆不同省份出生性别比的差异分析
An Analysis of Birth Sex Ratio Differentials in Mainland China

刘鸿雁

摘要：80 年代以来，尤其是 80 年代中期以后，中国大陆的出生婴儿性别比呈现偏高现象。从四普、五普的数据了解到，近年来，出生婴儿性别比不但没有下降，其偏高态势明显加剧。因而，近年来人们对研究出生性别比偏高问题给予的重视越来越多。出生性别比偏高的根本原因是传统的重男轻女文化，而导致出生性别比偏高的外在原因是孕期的性别选择。分析不同省份出生性别比的变化，有助于我们了解不同省份文化差异对出生性别比的影响，从而针对不同省份的特点采取不同的措施，达到治理出生性别比偏高的目的。

关键词：出生性别比　文化模式　生育观念

从以往的研究看，我国不同地区出生婴儿性别比的差异很大。低生育率地区（如北京、上海）与高生育率地区（如贵州、云南、青海、新疆等）的出生婴儿性别比均在正常范围，而问题主要出现在两者之间地区（顾宝昌 1992；乔晓春 1992）；另一方面，我国出生婴儿性别比升高呈现出由沿海向内陆扩张的趋势，这种趋势与我国主要用于产前性别鉴定的 B 超技术的广泛应用相吻合（楚军红 2000）。

以往研究所使用的数据多为个别地区的调查数据、四普及以前的数据，随着五普数据的公开，利用五普数据对出生婴儿性别比进行分析，会了解近年来出生婴儿性别比的变化，从而促进各地更有针对性地开展治理工作。

一、主要发现

（一）省际间出生性别比的差别以及变化

四普时期全国的出生性别比偏高尚呈点状分布，但至五普时期，出生性别比的偏高已呈弥漫片状分布；出生性别比的偏高是呈二元扩展态势（由两个中心扩展到全国），而不是单纯的单元扩展（单纯由沿海扩展到全国）；从中国的出生性别比偏高的扩展模式可看出，出生性别比偏高的模式主要有两个：一个是中原文化模式，另一个是沿海文化模式；中国的出生性别比偏高状况非常严重，不但偏高的区域扩大，而且偏高的严重程度增强。

我们将出生性别比分为四个类别：第一类为出生性别比小于 108 的省份，其出生性别比基本在正常范围内；第二类为出生性别在 108～110.99 之间的省份，为出生性别比轻度偏高地区；第三类为出生性别在 111～114.99 之间的省份，为出生性别比中度偏高地去；第四类为出生性别比重度偏高地区，其出生性别比高于 115。

我们从表 1 可看出，四普时期出生性别比正常或接近正常的省份有 9 个，而到五普时期只有 6 个，减少了 3 个省份；在四普时期，出生性别比重度偏高的省份只有 4 个，但到了五普时期，出生性别比重度偏高的省份达到了 15 个，增加了 11 个省（区）。从这个结果可发现，中国的出生性别比偏高状况非常严重，不但偏高的区域扩大，而且偏高的严重程度增强。

从四普到五普出生性别比的变化看，出生性别比降低的地区有 4 个，其中浙江和山东由重度偏高降低到中度偏高，青海的降低仍在正常范围内，但西藏的降低已经过于偏低。

表 1　省际间出生性别比的变化情况

地区别	四普		五普		升幅	地区别	四普		五普		升幅
	性别比	类别	性别比	类别			性别比	类别	性别比	类别	
总计	111.45		119.92		8.47						
浙江	117.64	4	113.11	3	−4.54	四川	111.96	3	116.37	4	4.41
山东	115.12	4	113.49	3	−1.63	河北	112.49	3	118.46	4	5.97
西藏	103.22	1	97.43	1	−5.80	甘肃	110.82	2	119.35	4	8.53
青海	104.36	1	103.52	1	−0.83	江苏	114.93	3	120.19	4	5.26
黑龙江	107.30	1	107.52	1	0.22	福建	110.29	2	120.26	4	9.97
新疆	104.63	1	106.65	1	2.01	上海	104.83	1	115.51	4	10.68
贵州	101.24	1	105.37	1	4.13	广西	116.91	4	128.80	4	11.89
宁夏	106.96	1	107.99	1	1.03	安徽	110.87	2	130.76	4	19.88
内蒙古	108.35	2	108.48	2	0.13	湖南	110.25	2	126.92	4	16.67
吉林	108.67	2	109.87	2	1.20	河南	116.21	4	130.30	4	14.09
云南	107.42	1	110.57	2	3.15	湖北	109.56	2	128.02	4	18.46
北京	107.49	1	114.58	3	7.09	陕西	111.35	3	125.15	4	13.80
山西	109.64	2	112.75	3	3.11	江西	110.82	2	138.01	4	27.19
辽宁	110.16	2	112.17	3	2.01	广东	111.99	3	137.76	4	25.77
天津	110.14	2	112.97	3	2.82	海南	114.86	3	135.04	4	20.17

出生性别比变化不大的地区有 6 个，其中 4 个省份（黑龙江、新疆、贵州和宁夏）四普、五普的出生性别比均在正常值范围内，2 个省份的（内蒙古和吉林）出生性别比在轻度偏高范围内。

出生性别比明显升高的省份有 20 个，其中分为几类：一类是由四普时期的出生性别比正常到五普时期的出生性别比不正常。其中包括云南和北京、上海。其中云南由正常到轻度偏高、北京由正常到中度偏高、而上海由正常上升为重度偏高状态；另一类是由原先的不正常上升到更严重的程度。其中山西、辽宁、天津由轻度偏高到中度偏高，甘肃、福建、安徽、湖南、湖北、江西由轻度偏高到重度偏高，四川、河北、江苏、陕西、广东和海南由中度偏高到重度偏高。这一类包括的省份最多为 15 个；第四类为仍然处于重度偏高区，而且出生性别比有上升趋势的省份，包括河南和广西。

我们从不同省份出生性别比的情况看，四普时期全国有两个性别比明显偏高的区域：一是沿海发达地区（包括浙江、广西、广东、海南和山东），另一个是中原地区（包括河南、河北、陕西、四川、江苏和山东）①。出生性别比的偏高从这两个关键点向外扩散，至五普时期，这两个区域已经融合，形成了更大的出生性别比偏高区域。如果说四普时期全国的出生性别比偏高尚呈点状分布的话，至五普时期，出生性别比的偏高已呈弥漫片状分布。从四普到五普的变化情况看，出生性别比的偏高是呈二元扩展态势（由两个中心扩展到全国），而不是单纯的单元扩展（单纯由沿海扩展到全国）。从中国的出生性别比偏高的扩展模式可看出，出生性别比偏高的模式主要有两个：一个是中原文化模式，另一个是沿海文化模式。

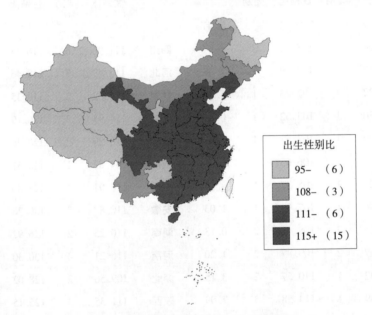

出生性别比	
	95- （6）
	108- （3）
	111- （6）
	115+ （15）

图 1　五普时期不同省份出生性别比状况

（二）省际间城乡出生性别比的差别

"五普"数据显示，中国省际间的出生性别比的差异非常明显，突出表现为依次从北部和西部到东部、中西部，再到中部，再到南部地区的"扇贝状"梯度式升高特点：西部地区和北部地区较正常，东部和中西部地区轻度偏高，中部地区重度偏高，南部地区重度偏高（图3）。

---

① 山东省即属于沿海发达地区，又属于中原文化区，所以在两类区域中均包含山东省。

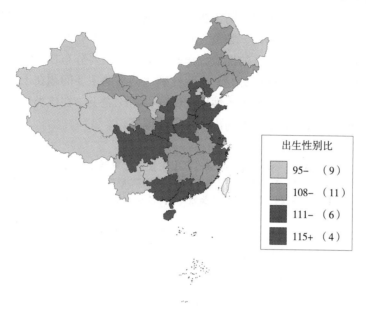

图2　四普时期不同省份出生性别比状况

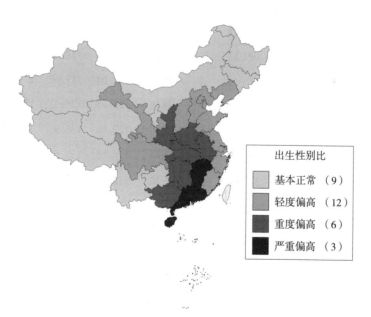

图3　中国五普时期不同地区出生性别状况

　　按照不同省份城市、城镇、农村的出生性别比情况做聚类分析，中国大陆30个省市的出生性别比情况可划分出四种类型：①正常或接近正常地区；②轻度偏高地区；③中度偏高地区；④重度偏高地区。通过聚类分析，清楚地反映了各类地区城、镇、乡及合计的出生性别比的地区差异特点。

第一类地区大多数省份的出生性别比在正常值范围内或低于出生性别比的正常值。在该类范围内，在绝大多数省份的城市、城镇、农村地区中，至少有两个地区的出生性别比在正常范围内或接近正常值。这些地区的地域分布明显集中，主要分布在东北、西北和西南，主要为经济欠发达地区。从一类地区看，其出生性别比偏高的主要问题在于城镇，在 9 个省份中，其中有 6 个省份的城镇地区的出生性别比偏高，相比之下，在该类地区中，农村地区只有 4 个省份、城市地区只有 2 个省份的出生性别比偏高。

表2　2000 年全国分省区出生性别比聚类分析结果

地区	城市	城镇	农村	合计	类别	地区	城市	城镇	农村	合计	类别
西藏	89.13	84.38	99.44	97.43	1	重庆	103.94	111.00	120.55	115.80	2
青海	98.06	108.80	103.92	103.52	1	四川	111.15	108.62	118.80	116.37	2
新疆	105.87	107.97	106.65	106.65	1	河北	113.32	116.52	119.77	118.46	2
贵州	106.73	114.42	104.14	105.37	1	甘肃	111.28	116.60	121.17	119.35	2
黑龙江	108.73	110.04	106.02	107.52	1	江苏	113.01	121.74	123.16	120.19	2
宁夏	102.89	98.35	110.35	107.99	1	福建	113.49	116.86	123.73	120.26	2
内蒙古	105.02	103.05	111.79	108.48	1						
吉林	110.73	112.71	108.60	109.87	1	陕西	114.94	118.42	129.32	125.15	3
云南	104.77	107.53	111.58	110.57	1	湖南	113.04 *	119.62	131.25	126.92	3
						湖北	122.25	124.53	131.76	128.02	3
辽宁	107.66	112.19	115.32	112.17	2	广西	122.68	136.95 **	128.33	128.80	3
山西	109.64	114.55	113.31	112.75	2	河南	116.65	133.67 **	132.32	130.30	3
天津	108.70	104.86	123.84 **	112.97	2	安徽	112.94 *	125.86	134.76	130.76	3
浙江	112.65	112.94	113.39	113.11	2						
山东	110.78	116.07	113.97	113.49	2	海南	138.55	144.50 **	131.52	135.04	4
北京	116.77	109.09	110.89	114.58	2	广东	128.05	143.00	143.70	137.76	4
上海	112.67	124.46 **	123.54	115.51	2	江西	126.38 *	133.70	140.82	138.01	4

阴影区域为正常或接近正常出生性别比，* 为该类别相对较低出生性别比，** 为该类别相对较高出生性别比。

第二类地区主要集中在三个直辖市和部分沿海地区，总的出生性别比在 112 ~ 121 之间，在个别省份，某个地区的出生性别比偶尔会出现正常情况，但绝大多数地区的出生性别比偏高。其中主要分为三种类型的偏高：一种为"中间高、两头低"，即镇最高，城市和农村次之（有 3 个省市，山西、山东和上海）；第二种类型为"中间低、两头高"，即镇最低，城市和农村较高（有 3 个省市，天津、北京和四川）；第三种类型为依次升高型，即城市较低、镇次之、农村最高的"梯度式"升高状况（有 7 个省市，辽宁、浙江、山东、重庆、河北、江苏和福建）。从二类地区的情况看，其出生性别比偏高问题主要在于农村，农村地区的出生性别明显高于城市及城镇。

第三类地区主要集中在中部，其出生性别比在 125～131 之间。其中绝大多数省份均为依次升高类型，即城市较低、镇次之、农村最高的"梯度式"升高状况。

第四类地区为海南、广东和江西，其总出生性别比在 135 以上。城市、城镇以及农村的出生性别比均在 120 以上。

我们从图 1 可以看出，出生性别比的升高呈现从西部、北部向中西部、东部，再向中部，最后集中在东南部的扇贝状辐射升高态势。

（三）省际间城乡出生性别比的变动状况

浙江、山东等出生性别比率先升高的地区已经开始呈现下降的势头，这向我们预示出令人充满信心的、令人鼓舞的未来态势：在出生性别比失衡地区，只要党政部门高度重视，结合开展计划生育优质服务、婚育新风进万家等活动，全社会共同切实地综合治理出生性别比问题，异常偏高的出生性别比就会逐渐下降。浙江、山东等省区出生性别比出现不同程度的下降态势就是一种"瑞兆"，相信其他一些省区在不久的将来也会出现下降态势。

我们将五普与四普城市、城镇以及农村的出生性别比之差的结果进行聚类分析，从表 3 可看出，我们将 30 个省市（四普时，重庆尚未成为直辖市，所以不包括重庆市）分成四种类型：第一类，出生性别比呈下降或微弱下降趋势的省市；第二类，出生性别比略有上升的省市；第三类，出生性别比明显上升省市；第四类，出生性别比剧烈上升省市。

第一类地区包括 6 个省份，其出生性别比呈下降趋势，在这些省市的城市、城镇以及农村中，至少有两个区域的出生性别呈下降趋势。这 6 个省份分布在中国的西部和沿海发达地区。出生性别比下降地区可分为二种类型：一是四普时期偏低或正常，五普时期也偏低或正常的省份，如西藏、宁夏、青海、内蒙古；二是四普时期明显偏高，在四普、五普之间出生性别比呈明显下降态势，如属于发达地区的浙江和山东省。尽管五普时期这两个省份的出生性别比仍处于不正常范围，但其出生性别比已呈现下降的趋势。从山东省和浙江省的出生性别比变化情况看，两省的变化模式也不尽相同。山东省的出生性别比的降低主要是由于城市和农村的出生性别降低，而城镇略有上升；而浙江省的出生性别比降低主要是由于城镇和农村的大幅度降低，但其城市地区的出生性别比不但没有降低，反而有上升的趋势，这可能与近几年的快速城市化密切相关。

20 世纪 90 年代初，四普分析资料显示，浙江省的出生性别比重度偏高，在全国居于首位，为 117.64；山东省的出生性别比居于重度偏高之列，为 115.12。出生性别比严重偏高问题引起了浙江省、山东省党、政部门以及计生委的高度重视，这两个省份将治理出生性别比失衡问题纳入到各级政府部门的工作议事日程，出台了一系列的治理措施。经过十年左右的治理，目前已初见成效。从 2000 年的五普资料看出，尽管全国的出生性别比由 111.45 异常升高到 119.9，比 1990 年的浙江省还高出 2 点多，但与此同时，浙江省出生性别比已下降到 113.11，山东省的出生性别比下降到 113.49。浙江和是山东的例子向我们展示了一幅前景，也同时告诉我们，只要党政领导重视治理，将出生性别比异常偏高问题纳入议事日程，综合地治理出生性别比异常偏高问题，出生性别比会逐渐达到正常。

表3　不同省份城乡出生性别比变化的聚类分析

地区别	五普				五普与四普的差值				类别
	城市	镇	农村	合计	城市	镇	农村	合计	
总　计	114.15	119.9	121.67	119.92	5.22	7.64	9.84	8.47	
浙江	112.65	112.94	113.39	113.11	5.78	−5.46	−6.44	−4.54	1
山东	110.78	116.07	113.97	113.49	−3.66	0.83	−1.28	−1.63	1
内蒙古	105.02	103.05	111.79	108.48	−3.53	−3.42	3.14	0.13	1
青海	98.06	108.80	103.92	103.52	−9.01	5.12	−0.09	−0.83	1
宁夏	102.89	98.35	110.35	107.99	−5.63	−9.12	3.64	1.03	1
西藏	89.13	84.38	99.44	97.43	−13.62	−17.21	−3.85	−5.80	1
黑龙江	108.73	110.04	106.02	107.52	2.92	3.17	−2.13	0.22	2
吉林	110.73	112.71	108.60	109.87	4.72	4.38	−1.06	1.20	2
新疆	105.87	107.97	106.65	106.65	0.37	4.15	2.10	2.01	2
辽宁	107.66	112.19	115.32	112.17	1.57	3.72	2.06	2.01	2
天津	108.70	104.86	123.84	112.97	3.07	−4.86	8.00	2.82	2
云南	104.77	107.53	111.58	110.57	0.39	1.31	3.95	3.15	2
山西	109.64	114.55	113.31	112.75	0.31	0.56	3.90	3.11	2
贵州	106.73	114.42	104.14	105.37	5.44	7.66	3.19	4.13	2
四川	111.15	108.62	118.80	116.37	3.23	2.84	5.97	4.41	2
江苏	113.01	121.74	123.16	120.19	1.08	11.45	7.53	5.26	2
河北	113.32	116.52	119.77	118.46	5.38	4.99	6.67	5.97	2
北京	116.77	109.09	110.89	114.58	10.17	5.15	1.65	7.09	2
甘肃	111.28	116.60	121.17	119.35	2.39	0.70	10.23	8.53	2
福建	113.49	116.86	123.73	120.26	1.46	−1.40	14.24	9.97	2
上海	112.67	124.46	123.54	115.51	7.24	20.03	19.75	10.68	3
广西	122.68	136.95	128.33	128.80	10.63	22.51	11.02	11.89	3
安徽	112.94	125.86	134.76	130.76	3.84	13.32	23.78	19.88	3
湖南	113.04	119.62	131.25	126.92	5.57	11.32	20.62	16.67	3
河南	116.65	133.67	132.32	130.30	3.90	17.14	15.83	14.09	3
湖北	122.25	124.53	131.76	128.02	13.29	10.48	22.38	18.46	3
陕西	114.94	118.42	129.32	125.15	4.52	5.90	17.91	13.80	3
江西	126.38	133.70	140.82	138.01	15.72	21.00	30.08	27.19	4
广东	128.05	143.00	143.70	137.76	15.06	23.03	33.07	25.77	4
海南	138.55	144.50	131.52	135.04	28.35	11.18	17.85	20.17	4

　　第二类地区包括14个省市，其出生性别比也呈上升的趋势，但上升的幅度不明显，总的来说，上升的幅度在5左右，可能个别地区的城市、城镇或者农村的出生性别比有下降的迹象，如黑龙江、吉林的农村、福建及天津的城镇等。二类地区出生性别比的升高主要可分为四种情况：一是两头高，中间低的城乡增长模式。如天津、四川、河北、甘肃和福建。其中天津、四川、甘肃和福建的农村地区出生性别比上升得更为明显，而河北的城市、城镇、农村成均衡增长状态；第二种，城镇地区上升速度较快的地区，如新疆、辽宁、贵州、黑龙江和江苏等省份。新疆、黑龙江和辽宁省的上升幅度较小，但贵州和江苏省的城镇的出生性别比却上升速度很快；第三种，呈城市、城镇、农村梯度上升类型，如云南和山西两省；第四种，呈农村、城镇、城市梯度上升型，如吉林和北京。尽管北京和天津同为直辖市，但两地出生性别比上升的模式完全不同，北京升高的主要原因在于城市地区出生性别比的异常升高，而天津则主要取决于农村出生性别比的明显上升。

表4　五普与四普之差的聚类分析结果

类别	省份	升幅	城市	镇	农村	合计
第一类 6个	浙江、内蒙古、山东、宁夏、青海、西藏	范围 平均值	−13.62~5.78 −4.95	−17.21~0.83 −4.88	−6.44~8.00 0.81	−5.80~2.82 −1.94
第二类 14个	山西、云南、吉林、黑龙江、辽宁、新疆、四川、河北、贵州、北京、江苏、福建、甘肃、天津	范围 平均值	0.31~10.17 3.04	−1.40~11.45 3.13	−2.13~17.91 4.74	0.22~13.80 4.28
第三类 7个	上海、广西、安徽、湖南、河南、湖北、陕西	范围 平均值	3.84~13.29 7.00	10.48~22.51 14.39	11.02~2.78 18.76	10.68~19.88 15.07
第四类 3个	江西、广东、海南	范围 平均值	15.06~28.35 19.71	11.18~23.03 18.40	17.85~33.07 27.00	20.17~27.19 24.38

　　第三类地区包括7个省市，为出生性别比中度升高地区，除上海和广西外，其他5个省份均属于中原文化地区。在这些地区中，无论是城市、城镇还是农村，所有地区的出生性别比均呈升高趋势，其城市地区出生性别比的平均增幅在7左右，城镇出生性别比的平均增幅在14左右，农村出生性别比的平均增幅在19左右。其中安徽、湖南、河南和上海四地以农村和城镇的高度增长为特征；湖北和广西以城市、城镇、农村全面增长为特征。

　　第四类地区为出生性别比升高明显地区。只有江西、广东和海南三个省份，这三个省份的城市、城镇以及农村的出生性别比均明显升高，升高的幅度很大，城市与城镇在20左右，而农村出生性别比的增幅在27左右。特别值得关注的是海南省，其城市地区的增幅接近30。

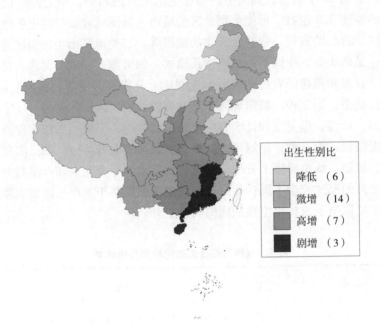

出生性别比

降低（6）
微增（14）
高增（7）
剧增（3）

图4　"四普"、"五普"期间出生性别比变化情况

（四）省际间不同孩次出生性别比的变动状况

从全国的数据看，五普时期的出生性别比有前移的趋势，第一胎的出生性别比已开始出现异常的症候。我们分省份看的话，不同省份的情况差异很大，其中有7个中、南省市的第一胎的出生性别比明显偏高，近一半省份的城镇及农村地区的第一胎出生性别比明显偏高。除新疆、西藏外，其余所有地区的第二胎及以上的孩子的性别比偏离正常，且绝大多数地区严重偏离正常范围。第一胎出生性别比基本正常类的性别比偏高主要由城市和农村的第一胎出生性别比升高所致；第一胎出生性别比偏高类的性别比偏高主要由城镇的第一胎出生性别比升高所致；对于第一胎出生性别比明显偏高类，应该全方位关注城市、城镇和农村的性别选择问题。

我们通过聚类分析，将第一胎出生性别比情况分成四类地区：第一类地区只有青海、西藏和贵州三个省份，这三个省份的第一胎的出生性别比处于偏低状态。无论是城市还是农村地区，第一胎的出生性别比均偏低。

第二类地区主要集中在东北、中西部以及部分发达地区，其第一胎的出生性别比基本处于正常状态，但是个别区域的出生性别比偏离正常范围。该类地区的一胎出生性别比的异常主要发生在城市和农村地区，如山东、新疆、河北的城市地区的第一胎出生性别比呈偏高态势；河南、甘肃等地农村地区的第一胎的出生性别比偏高；黑龙江、山西和吉林的城市和农村的第一胎性别比均呈偏高状态。

表 5　2000 年全国分省区第一胎出生性别比聚类分析结果

地区	城市	城镇	农村	合计	类别	地区	城市	城镇	农村	合计	类别
贵州	98.8	84.1	103.6	88.2	1	云南	100.4	102.8	105.8	102.9	2
青海	95.6	93.9	106.4	95.8	1	湖南	105.2	110.1	107.5	108.7	3
西藏	85.7	97.1	81.3	93.4	1	重庆	102.2	109.9	107.4	107.6	3
辽宁	106.1	106.5	106.9	106.4	2	天津	106.3	111.2	99.8	106.3	3
浙江	107.2	107.5	107.1	107.3	2	安徽	108.2	110.1	111.2	109.9	3
陕西	106.0	106.2	104.1	105.9	2	福建	109.1	108.9	108.5	108.9	3
山东	108.0	105.2	107.4	106.3	2	四川	109.8	110.4	105.3	109.5	3
新疆	107.9	104.4	105.2	105.4	2	北京	113.0	113.9	105.1	112.5	3
河北	109.0	103.2	103.2	104.4	2	广西	113.1	107.3	117.9	109.8	4
黑龙江	107.9	103.4	110.0	106.0	2	湖北	112.4	108.2	114.4	110.5	4
山西	108.1	102.6	108.1	104.7	2	江苏	109.9	112.5	114.8	112.2	4
吉林	110.4	103.8	111.0	107.2	2	上海	108.9	119.4	118.6	111.4	4
河南	107.6	102.5	115.2	104.4	2	广东	116.6	114.3	125.3	117.3	4
甘肃	105.8	98.9	108.8	101.1	2	江西	117.8	113.8	120.9	115.5	4
内蒙古	102.9	105.7	101.5	104.1	2	海南	124.0	104.1	118.6	111.6	4
宁夏	98.5	105.5	99.7	103.2	2						

阴影区域为不正常出生性别比。

第三类地区的第一胎出生性别比略高，这类地区主要散布在中国的中原地区和南部，在不同省份中，城市、城镇以及农村的出生性别比偏高状况不同。该类地区第一胎出生性别比偏高的主要原因是由于城镇地区的出生性别比偏高所致，在这 7 个省份中，城镇地区的第一胎出生性别比均呈偏高态势。湖南、重庆和天津属于单纯城镇地区第一胎出生性别比偏高地区；四川和北京不但城镇地区第一胎出生性别比偏高，且城市地区的第一胎出生性别比也呈偏高状况；无论是城市、城镇还是农村，安徽和福建的第一胎出生性别比均呈升高状态。

在第四类地区，城市、城镇以及农村地区的第一胎的性别比均明显偏高，其主要集中在东南部，共包括 7 个省市。见图 5。

从许多地区第一胎出生性别比已经开始偏高可以看出，不同地区的性别偏好对生育行为的影响非常明显，而且随着 B 超技术的普及，将近一半地区的人们从第一个孩子起开始进行性别选择。我们从前面的分析中已经了解到，五普时期出生性别比有明显向一孩前移的趋势，因而控制出生性别比偏高的重点也应随之前移，控制第一胎出生性别比的异常偏高，应成为各地区控制出生性别比偏高的重要内容。通过了解第一胎出生性别比偏高的地区，有助于各地区了解工作的重点，采取相应的措施，有效地控制出生性别比的偏高态势。二类地区应该关注城市，特别是农村地区的第一胎出生情况，三类地区应该重点关注城镇地区的第一

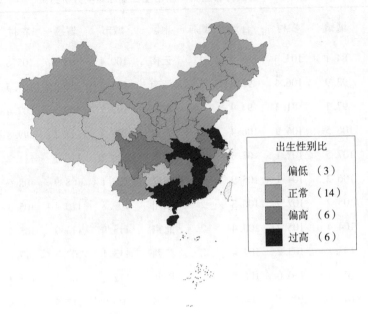

图5　中国五普时期不同地区第一胎出生性别比状况

胎出生情况。

　　我们从二孩及以上孩子的出生性别比可看出，除西藏出生性别比偏低、新疆出生性别比正常外，其余所有省份的出生性别比均高于正常值，且均在115以上，严重偏离正常范围。

　　二、主要结论

　　1. 四普时期全国的出生性别比偏高尚呈点状分布，但至五普时期，出生性别比的偏高已呈弥漫片状分布。

　　2. 出生性别比的偏高是呈二元扩展态势（由两个中心扩展到全国），而不是单纯的单元扩展（单纯由沿海扩展到全国）。从中国的出生性别比偏高的扩展模式可看出，出生性别比偏高的模式主要有两个：一个是中原文化模式，另一个是沿海文化模式。

　　3. 中国的出生性别比偏高状况非常严重，其不但偏高的区域扩大，而且偏高的严重程度增强。

　　4. "五普"数据显示，中国省际间的出生性别比的差异非常明显，突出表现为依次从北部和西部到东部、中西部，再到中部，再到南部地区的"扇贝状"梯度式升高特点：西部地区和北部地区较正常，东部和中西部地区轻度偏高，中部地区中度偏高，南部地区重度偏高。

　　5. 浙江、山东等出生性别比率先升高的地区已经开始呈现下降的势头，这向我们预示出令人充满信心的、令人鼓舞的未来态势，相信其他一些省区在不久的将来也会出现下降态势。

　　6. 有7个中、南省市的第一胎的出生性别比明显偏高，近一半省份的城镇及农村地区的第一胎出生性别比明显偏高。

7. 除新疆、西藏外，其余所有地区的第二胎及以上的孩子的性别比偏离正常，且绝大多数地区严重偏离正常范围。

三、相关建议

1. 加强对出生性别比偏高的中原文化模式和沿海文化模式进行研究，找出影响该地区出生性别比偏高的关键因素，从而有针对性地开展宣传教育活动，促进生育观念的转变，改变传统的重男轻女意识，促进女性的发展，从而达到降低出生性别比的目的。

2. 鉴于性别选择有向第一孩前移的趋势，强化管理不同医疗服务机构的 B 超设备，最大限度地杜绝胎儿性别鉴定的发生，降低性别选择性人工流产。特别应该关注降低计划外怀孕的流引产。

3. 总结浙江、山东降低出生性别比的经验，在全国范围内推广应用两省的经验。

如未特殊注明，四普资料来源于：国务院人口普查办公室，国家统计局人口统计司，中国1990年人口普查资料，中国统计出版社，1993年4月；五普数据来源于：国务院人口普查办公室，国家统计局人口和社会科技统计司，中国2000年人口普查资料，中国统计出版社，2002年8月。

中国出生性别比发展态势、特点与原因
Situation, Characteristics and Determinants of Birth Sex Ratio in Mainland China

郭大平　娄彬彬

摘要： 受国家人口与计划生育委员会的委托，中国人口与发展研究中心"出生性别比"课题组对中国出生性别比升高问题进行了综合分析研究。研究总报告原文共分四章，4 万余字。本次向专家研讨会提交的论文为原报告中部分内容摘要。本文利用中国第四次人口普查（简称"四普"）与第五次人口普查（简称"五普"）的有关数据，进行对比研究发现：

"五普"同"四普"相比，中国出生性别比升高的态势变化很大，发展态势严峻，继续蔓延的速度加快，程度严重，治理中国出生性别比的问题刻不容缓。除浙江、山东等个别省份出生性别比开始下降外，全国总的来说，"五普"和"四普"相比，中国出生性别比问题的严重性突出表现为几个方面的特点：升高速度快，上升幅度大，波及面广，覆盖范围大，并从农村向城市蔓延，地区差异大，以及孩次前移等。

具体来说，其一，从不同年代的出生性别比的发展变化情况可以发现升高速度之快，上升幅度之大。全国以及各省（市/区）的"五普"数据均比"四普"大幅度升高，出生性别比偏离正常值程度更加严重；其二，出生性别比异常升高地区从"四普"的主要为东部地区异常迅速向中西部地区扩展；其三，城乡与省（市/区）的区域性的地区差异呈梯度式增强；其四，从分孩次的出生性别比来看，呈孩次前移态势，即：从"四普"时期的主要以二孩的异常偏高发展到"五普"时期的一孩也开始异常偏高。主要表现为城市和城镇一孩的出生性别比已开始不正常；城市和农村各孩次的出生性别比；一孩出生性别比的上升幅度，城市最高、城镇次之、农村最低；二孩以后，反之。

关键词： 出生性别比　计划生育　女婴丢失　社会性别　偏好男婴重男轻女

一、1949～2000 年出生性别比的发展态势

需要说明的是，将出生性别比发展的态势进行分阶段的研究有利于澄清某些似是而非的问题。但由于 1980 年以前各个时期缺少有关出生性别比的准确数据，因而对 1949 年建国后至 1980 年之间的出生性别比状况，无法做出极为精确的描述。能够利用的数据是 1988 年国家计生委的《全国生育节育抽样调查》结果，但其有关人口出生情况属于回顾性的数据，不免存在误差，即使是这样，这些回顾性调查数据仍是很珍贵的资料，还是能够在一定程度上显露出中国出生性别比问题的一些端倪。图 3，即利用 1988 年的生育节育调查资料以及国家统计局的全国人口变动抽样调查等资料做出来的出生性别比发展态势曲线图。该图清楚地反映了 1949 年以来各阶段出生性别比情况。

从中国以往的历史时期看，事实上，在没有实行计划生育政策之前的建国前后，中国各历史阶段的出生性别比较少有稳定的正常状态，有些历史时期的出生性别比甚至高达 130 以上。因为"性别偏好广泛地存在于中国社会的各个时期和各个阶层"（朱楚珠、李树茁 1996年）。如新中国成立后的 1949 年至 1966 年，中国人口出生基本处于高出生、高死亡的"无政府主义"自然生育状态，这期间，一些年份也存在出生性别比异常偏高的状况。因当时中国的社会、经济发展水平低下，国内缺乏便捷的性别鉴定技术；因此，即使人们意识中存在重男轻女的性别偏好，客观上也没有条件造成全国大范围的、持续的出生性别比升高现象。

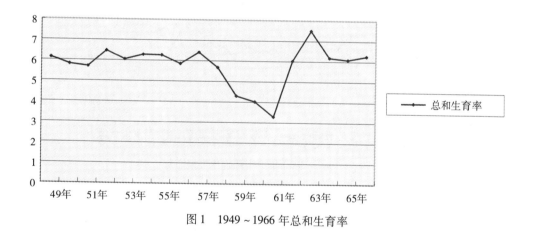

图 1　1949～1966 年总和生育率

建国后中国出生性别比的状况大致分为四个阶段：

第一阶段：1949～1966 年，人口出生基本处于"无政府主义"自然生育状态，出生性别比也表现出不稳定特点。

第二阶段：1967～1981 年，出生性别比为基本正常的平稳阶段。

在图 3 中这一段显示出的是较平稳的曲线，没有出现大的起伏。这期间曾经历了史无前例的"文化大革命"，但这一阶段的出生性别比却很正常。

第三阶段：1982～1990 年，出生性别比开始异常的波动升高阶段。

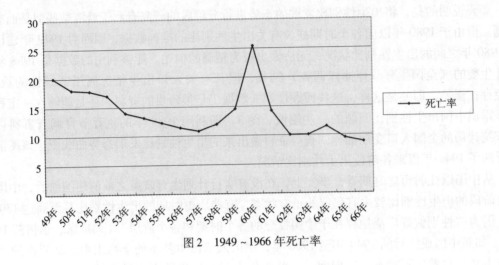

图2　1949～1966年死亡率

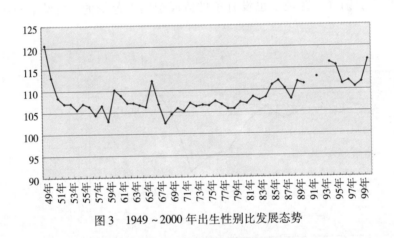

图3　1949～2000年出生性别比发展态势

这一阶段出生性别比有较大的波动和起伏，总的来看，升幅不太大。

第四阶段：1991年至今，为出生性别比持续升高阶段。

中国出生性别比异常升高态势从20世纪的80年代初的波动起伏，到90年代以后至今，变为持续升高不下的态势。说明出生性别比升高态势的严峻性。图3曲线的后半部分很清楚地反映出这一特点。

中国出生性别比问题的严重性在于，一是由初始阶段的东部少数地区的偏高状况，发展到90年代后期全国东、中、西部多数省份大范围的异常升高状况；二是升高的幅度急剧增大。本文着重从升高的特点这一角度来分析中国出生性别比发展态势的严重性。

二、"五普"时期，中国出生性别比升高特点

与"四普"相比，五普时期的出生性别比升高速度快，增长幅度大，波及面广，覆盖范围大，并从农村向城市蔓延，地区差异大，以及孩次前移等特点。

（一）不同年代的变化显示：出生性别比升高速度快，增长幅度大

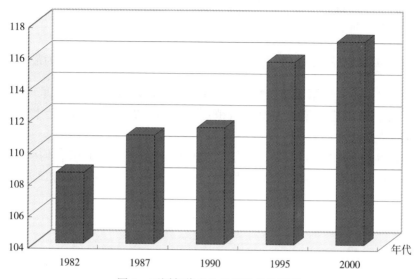

图4 不同年代出生性别比变化情况

资料来源：1982年，第三次人口普查；1987年，1%人口抽样调查；1990年，第四次人口普查；1995年，1%人口抽样调查；2000年第五次人口普查。

在"四普"至"五普"期间，中国出生性别比的升高速度加快，上升幅度加大，以年平均接近1的速度（0.634）迅速增长。1982年全国出生性别比为108.5，1987年上升为110.9，1990年上升为114.7，2000年为116.9。

"四普"时期浙江省出生性别比为全国之最：117.64，"五普"时期，出生性别比的最高值为江西省的138.01，增加了20。而江西本省，则增加了将近30（28）。

（二）波及面广、涉及范围大，从农村向城市扩展，地区差异大。

和"四普"相比，"五普"全国总的情况：一方面出生性别比异常升高地区继续向中西部地区扩大；二是出生性别比偏离正常值程度更加严重；三是城市与农村以及"东、中、西"部区域性的地区差异呈现梯度式增长的差异。

1. 出生性别比异常的地区增多，严重程度增大

"四普"时，出生性别比偏离107正常值的省份为24个。"五普"时已经增加到27个省、市，比1990年新增加了7个地区，除5个边远省份外，其余各省的出生性别比均偏离正常范围。出生性别比高于115的省份"四普"时只有4个（浙江、山东、河南和广西），"五普"时则已增加到16个，其中还包括上海、重庆两个直辖市。而且"五普"时期，出生性别比严重偏离正常，高达120以上的省份有11个，其中最高的为江西省，高达138.01，这比"四普"时期的全国之最的浙江省还20.37高出。但另一方面，经过多年的治理，个别省份如浙江、山东等省，出现了令人欣喜的下降态势，浙江省下降幅度较大，降低了

4.03，其次为山东省，降低了1。

2. 地区差异突出表现在城乡、区域的梯度性差异加大。

"四普"时期的出生性别比城乡差异呈"中间高，两头低"的"倒U字形"特点，即城镇最高，农村次之，城市最低，而且城镇与农村的差距很小；"五普"时期出生性别比则转变为梯度式增长，即：

城乡差异比较，城市的出生性别比最低，其次为城镇，农村为最高；

"五普"数据显示：中国城市、城镇、农村地区的出生性别比明显呈现出"梯度式增强"的态势，即：城市已经明显偏高，城镇更加严重，农村地区最高。图5明显反映出"梯度式增强"特点。

全国城市出生性别比为114.15，城镇为119.90，农村为121.67，均明显高出正常值（103～107）。同"四普"相比，农村增幅最高，上升了9.84；城市增幅最低，上升了5.22。

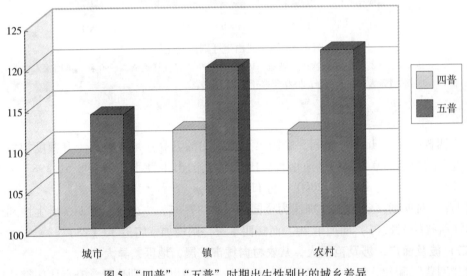

图5 "四普"、"五普"时期出生性别比的城乡差异

3. 城市出生性别比升高原因

"五普"时期，中国城市地区的出生性别比异常偏高是人们始料不及的。是否近年来城市人口的生育观念正在逆转、性别偏好增强，从而导致出生性别比偏高呢？可以肯定：随着社会经济、文化的发展，城市人口生育观念发生逆转的可能性很小。城市地区出生性别比偏离正常的主要原因，可能与全国90年代中期以来的快速城市化有关。

中国城市化方式带有较多的社会主义市场经济初级阶段的"政策性变化色彩"，主要依靠中国特有的"户籍城市化"和"行政区划升级"方式来实现城市化。

"四普"时，城镇的出生性别比明显高于城市和农村。而"五普"时，城市的出生性别比却异常升高，这与城镇升级为地、县级市的比例较高有关。根据民政部门的统计资料，全国城镇升级为市或市辖区的：1980 年全国市级行政区划共 223 个，其中地级市为 107 个，县级市为 113 个，此外市辖区为 511 个。及至 2000 年，市级行政区划增加为 663 个，几乎是 1980 年的 3 倍。2000 年地级市增加到 259 个，县级市增加到 400 个，市辖区猛增到 787 个。至 2002 年县级市减少了 7 个，而市辖区却增加到 808 个。

此外，各省市或采取放宽农民进城的政策，或将郊县划归城区，或因房地产业的迅速发展，引发大量农村人口落户城市。如北京、上海等大城市，先后于 90 年代末将城市周边的郊县划归为城区，"城市户籍人口"陡增。城市周边大量农村土地被房地产业蚕食，失去土地的农民因此转变为"城市人"，因而城市户籍人口大量增加。虽然这些郊县农民的户籍城市化了，但他们的生活方式和理念，还没有"城市化"，尤其是生育观念和生育行为的转变较为滞后。昔日的农民在"一夜之间"成为城市人，然而重男轻女的传统文化并没有在"一夜之间"消除，仍有较强的性别偏好。同时，随着现代科技的发展，用于性别鉴定的各种技术服务的可获性与便捷性加强，方便了他们对子女性别的选择。此外，城市房地产业如雨后春笋般催生了新建小区，流入人口居住比例较大，然而相应的管理与服务却滞后。许多小区的物业管理，不具备基层行政领导机构的管理与服务功能。特别是在计划生育等方面的管理漏洞较多，导致流入人口的计生服务无人管理情况。而超生往往与想获得男孩有关。中国城市出生性别比异常升高这一看似"偶然"的现象，恰恰出现在中国特色的"城市化"的"必然"之中。

4. 农村出生性别比超过城镇的原因

"四普"时期农村的出生性别比略低于城镇，而"五普"时期农村的出生性别比明显高于城镇，其主要原因为 B 超技术在农村地区的广泛运用。

"四普"时期，B 超机尚未普及。当时大多只有县市级地区配备了 B 超机，即使在少数发达地区，乡镇级能够配备 B 超机的服务站、卫生院也屈指可数。由于 B 超机分布的城乡差异性，农村人群用以性别鉴定的 B 超机的可及性、可获性均较城镇为弱。因此，"四普"时期，城镇地区的出生性别比高于农村。90 年代中后期，B 超机在中国的乡镇级计生服务站、卫生院已经迅速普及，查环、查孕已经被 B 超机所取代，此时甚至许多个体行医者也购置了 B 超机。"五普"时期农村地区的出生性别比超过城镇，恰恰与 B 超机在农村地区的迅速普及相关。我们在江苏某农村与群众访谈时，群众说道："现在表面上看，做 B 超不容易了，但实际上，只要你想做，非常容易的。我们这里的出生性别比高，如果还是采取一孩政策的话，以后还得高"。从群众的言谈中印证了 B 超技术在农村地区广泛地应用于性别鉴定。

（三）省份地区差异呈现"扇贝状"梯度式升高特点

"五普"时期，中国不同省份出生性别比突出表现为"扇贝状"梯度式升高态势。即依次表现为：西北部、北部和西南部省份正常或接近正常；东部和中西部省份轻度偏高；中部、中南省份重度偏高；南部省份严重偏高。

对不同省份的城市、城镇、农村出生性别比做聚类分析，可以清楚地反映各类地区城、镇、乡及合计的出生性别比的差异。聚类分析结果显示，中国大陆 30 个省市的出生性别比情况可划分为四种类型：①正常或接近正常地区；②轻度偏高地区；③重度偏高地区；④严重偏高地区。

第一类地区集中分布于经济欠发达地区的东北、西北和西南。大多数省份的出生性别比在正常值范围内或低于出生性别比的正常值。

第二类地区主要集中在沿海和中西部地区，总的出生性别比在112～121之间。仅个别省份的个别地区的出生性别比较为正常，而绝大多数地区的出生性别比偏高。二类地区出生性别比偏高问题主要在农村，即农村地区的出生性别比明显高于城市及城镇。

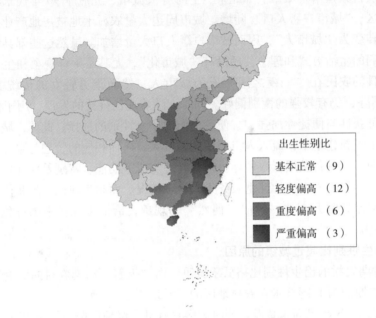

图3   中国五普时期不同地区出生性别状况

第三类地区主要集中在中部，其出生性别比在125～131之间。绝大多数省份均为"梯度式"依次升高类型，即城市较低、镇次之、农村最高。

第四类地区为海南、广东和江西，出生性别比全面攀升，其总出生性别比在135以上，城市、城镇以及农村的出生性别比均在120以上。

（四）东、中、西部地区出生性别比的差异特点

同"四普"相比，"五普"时期不同经济发展水平地区的出生性别比情况发生了很大变化：各地区的出生性别比均明显升高，并由"四普"时期的东部最高、中部次之、西部基本接近正常的"梯度式"升高态势，转变为"两头低，中间高"倒U字型状况，即：中部最高，东部次之，西部最低。

表1　东、中、西部地区"四普"、"五普"时的出生性别比状况

	"五普"				"四普"				"五普"与"四普"的差值			
	城市	城镇	农村	合计	城市	城镇	农村	合计	城市	城镇	农村	合计
东部	115.8	122.4	121.6	120.1	109.9	115.6	113.6	113.1	5.9	6.8	8.0	7.0
中部	115.2	123.6	129.3	126.1	108.7	111.6	111.8	111.4	6.5	12.0	17.5	14.7
西部	109.2	113.2	115.1	114.0	107.3	107.9	110.0	109.6	1.9	5.3	5.1	4.4

（五）出生性别比发生了孩次前移的变化的特点

"五普"同"四普"相比，出生性别比的升高呈孩次前移态势：即从二孩的异常偏高向一孩异常偏高前移。"四普"时期，一孩的出生性别正常，城市及农村的出生性别比均在正常范围内。"五普"时期出生性别比从二孩的异常偏高延展到一孩异常偏高。同"四普"相比，无论是城市还是农村，各孩次的出生性别比均明显上升，从一孩的上升程度看，城市最高、城镇次之、农村最低；二孩以后，反之。

将107作为出生性别比正常值的最高限，粗略推算的结果：中国在"五普"期间约有683万女婴"丢失"。不同地区丢失的女婴所发生的胎次不同。由于大多数城市、城镇实行一孩政策；因而女婴"丢失"现象发生在第一胎和第二胎。尽管城市地区第一个孩子的出生性别比高于正常值的并不多，但一孩所占比例大（85%），因此丢失的女孩数量较多；而大多农村实行"一孩半"政策，性别选择主要发生在二胎以后；因此，女婴"丢失"现象主要发生在第二胎及以后。

表2　"五普"时期不同地区"丢失"女孩情况

	城市		城镇		农村		合计	
	数量	比例%	数量	比例%	数量	比例%	数量	比例%
一孩	17406	22.88	18639	20.86	−31606	−6.10	4440	0.65
二孩	49770	65.41	56380	63.10	434623	83.93	540773	79.15
三孩	8912	11.71	14324	16.03	114806	22.17	138043	20.20
合计	76088	100.00	89344	100.00	517824	100.00	683256	100.00

注：在计算不同孩次"丢失"女婴时，不同孩次的出生性别比均以107为准，未考虑不同孩次的出生性别比可能不同等因素。

图6清楚反映出：其一，出生性别比与孩次密切相关。即：随着孩次的升高，出生性别比愈高，并且升高的幅度加大；

其二，凸现了中国出生性别比异常升高态势的严重性。如果说"四普"时，出生性别比异常升高的主要原因是由于二孩及以上孩次的出生性别比异常升高所致；那么"五普"时，出生性别比的异常升高已经由所有孩次的出生性别比升高所致。

三、20世纪80年代以来中国出生性别比持续升高的原因

以往的研究认为导致中国出生性别比升高问题的最主要原因是中国实行了严格的计划生

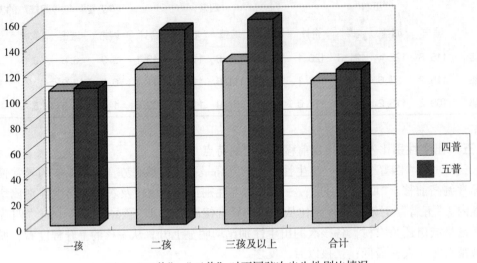

图 6 "四普"、"五普"时不同孩次出生性别比情况

育政策,而国外则认为是"大量溺杀女婴"所致。

本课题组的研究认为,将严格的计划生育政策作为导致出生性别比异常升高的主要原因欠妥。实际上,实行计划生育政策不是导致中国出生性别比升高问题的单一因素。导致中国出生性别比异常升高的原因极其复杂,是中国历史的、社会的以及政治、经济、文化、政策、科技发展以及管理体制等诸多方面因素综合作用的结果。

中国出生性别比问题的表象似乎为人们的生育观念和行为与计划生育政策的矛盾,但其实质归根结底是小农经济基础的强烈反映

新中国成立后的六七十年代的农村大集体经济虽然是低水平的社会主义计划经济,但"农村合作化运动"与"合作医疗"的实行,在一定程度上对农村家庭养老起到辅助与保障作用。1980 年经济体制改革的春风首先打破了农村大集体的一元化经济格局,农村合作医疗基本解体。实行农村家庭联产承包制后,家庭小农经济与家庭养老功能加强,然而社会保障体系却弱化,小农经济基础强化了农村对子女数量和偏好男孩的需求。可以说,偏好男孩的生育观念和生育行为是中国农业社会的传统痼疾在当今社会转型过程中的"回光返照",出生性别比异常升高也是滞后的生育文化与人口转变的激烈"冲撞"的不得已结果,因此这是中国社会转型过程中,人口转变的一个过渡性问题。其原因:

一是,从历史时期看,事实上,在没有实行计划生育政策之前的建国前后,中国各历史阶段的出生性别比较少有稳定的正常状态,有些历史时期的出生性别比甚至高达 130 以上。因为"性别偏好广泛地存在于中国社会的各个时期和各个阶层"(朱楚珠、李树茁 1996年)。

二是,在不同政策生育水平条件下,出生性别比有一定差异,但并不表现出政策生育率越严格,其出生性别比偏离正常值越远的直线型关系。聚类分析的结果表明:出生性别比问

题较严重的地区并不是政策生育率最严格的地区。由于历史上的出生性别比缺乏可靠的系统数据，迄今国内外还没有关于中国出生性别比问题明确分阶段的论述，但事实是，即使是在70年代末提倡"一对夫妇生一个孩子好"的独生子女政策时期，中国的出生性别比也并没有异常升高到很严重的程度。只是在80年代农村全面实行家庭联产承包责任制以后，出生性别比异常升高问题才日益突现。此时期，计划生育政策不但没有收紧反而"开小口"。

三是，根据对分地区的聚类分析研究发现，南方几个计生政策较宽松、生育率较高的地区，反而是中国出生性别比问题最严重的地区，其次是实行"一孩半"计生政策地区。因此，将中国出生性别异常升高的原因完全归罪于严格的计划生育政策，显然不够妥当。

四是，在亚洲，出生性别比异常偏高现象主要发生在重男轻女传统文化浓厚，性别歧视严重的国家或地区，并不与计划生育政策相关。

国外学者研究表明（Arnald 和 Liu 1986；Arnald 和 Kou 1984），所有东亚国家和东亚以外的受儒家思想影响较深的国家或地区都普遍存在对男孩的偏好，即使那些生活在无明显性别偏好国家的华裔也依然表现出明显的重男轻女的倾。在东亚、南亚地区，也存在出生性别比升高问题。如台湾1992年，一孩出生性别比为109，二孩急剧上升119，三孩高达128。

韩国学者的调查研究表明，90年代，韩国出生性别比开始急剧升高。1991年完成生育夫妇的一孩出生性别比高达117.9，全部样本夫妇的一孩出生性别比也达到110.1。韩国已有孩子的性别序列与出生性别比密切相关，然而韩国并没有执行严格的计划生育政策。根据顾宝昌教授的研究成果，韩国偏好男孩的主要原因，以及其国民偏好男孩的生育情结与中国百姓相比，极其相似！

对中国传统文化影响最大的是周文化中的家族文化、宗法制以及集封建文化之大成的儒家文化。中国人特重家庭伦理，蔚成家族制度。"中国的家族制度在其全部文化中所处地位之重要，及其根深蒂固，亦是世界闻名的"（梁漱溟《中国文化要义》第11页）。为延续家族，传宗接代为家庭第一要义。而从周开始的以长子为第一位继承人的规定，延续至今演变为以儿子为传宗接代人。妇女的首要大事就是生育儿子，以满足家族延续传代的需要，否则在家庭、社会绝无地位。农民非生儿子不可的"心理情结"就在于唯恐家族"断根"，有了儿子就能延续家族"香火"，保住"根"。至今在南方多数省份的农村，宗族祠堂比比皆是，但女儿不得续入家谱仍然为这些地区的乡规民约。

五是从"性别发展指数"来看，中国社会所广泛存在的社会性别差异是导致出生性别比严重异常的重要原因。

从"性别发展指数"是衡量一个国家或地区妇女地位实际状况的指标。国外有关研究表明，中国的性别发展指数在世界上的排名位次较低，表明在中国的社会发展进程中，存在较严重的社会性别差异。突出表现在出生性别异常偏高、女婴死亡率较高、妇女受教育程度低就业率低等方面。特别是在重男轻女传统文化积淀深厚的农村社区与家庭中，女孩得不到应有的关爱和保护，尤以贫困地区和偏远地区女孩的生活、成长环境均比较恶劣。农村女孩的成长与发展状况不仅将直接影响到其一生，而且她们的成长与发展将直接影响到中国妇女的发展，并进而影响到农村社会经济的发展。

2003年国家人口与计划生育委员会"关爱女孩行动"的基线调查结果，真实反映了中国出生性别比异常升高的重度严重地区的社会环境与家庭环境的实际状况。调查结果表明，农村社会环境与家庭环境中确实存在不利于女孩生活、成长，特别是不利于女孩自我发展的因素。

众所周知，中国是世界上农业人口最多的大国。农业人口比例高，一是反映出中国的城市化水平不高，二是反映了第一产业，即农业生产比重较大，三是意味着中国的"三农问题"较突出，农民素质、农村家庭生活水平以及经济收入水平均不会太高。四是，在某种程度上，中国"三农问题"的危机实际上已转嫁到农村妇女身上，因为，当今中国农村中的劳动力主要为妇女。这对提高中国农村妇女地位问题无疑是"雪上加霜"。

所谓"三农问题"，就是农业、农村、农民的三个问题。美国学者摩尔早就断言，农民问题是影响世界大国现代化转型的最重要因素。但凡世界上的发达强国，无不是率先解决了农民问题的国家。如英国、美国、法国、意大利等。随后，德国、日本也解决了农民问题，从而跻身于强国行列。国际上对现代化的"三农"标准是：其一，农民的国民化；其二，农村的城市化；其三，农业的产业化和市场化。

中国的发展问题较多地集中表现在"三农"问题。而农村中的问题，最具根本意义的是社会经济、文化、教育发展的滞后问题，由此，引发出一系列影响农村经济、社会等协调发展的诸多问题。如出生性别比问题，虽然表象是人口与计划生育问题，但其背后潜藏的则是反映了一个国家或地区深层次的诸多问题。因此，出生性别比问题不是单纯的计划生育工作问题，仅靠人口与计划生育一个部门的治理是很难奏效的。中国的出生性别比问题重点与难点均在农村。从中长期规划来看，根本的出路在于解决"三农问题"。必须从国家发展的战略高度来认识和重视并加以解决。

中国 2000 年的高出生性别比①
Higher Birth Sex Ratio in 2000 Mainland China

游允中　郑晓瑛　庞丽华

摘要：本文试图回答如下的问题：按照 2000 年人口和住房普查的结果，在普查日前一年中，有 7 606 007 个男孩子和 6 508 529 个女孩子出生，因此人口出生性别比是 116.9，这个比例比 1990 年人口普查出生性别比的 111.3 高出约百分之 5，比 1982 年人口普查的比例 108.5 高出约百分之 8。这个在 2000 年又增高了的出生性别究竟是因为女性胎儿死亡增加了、男性胎儿死亡减少了、普查出生女性婴儿少报漏报了、还是男性婴儿多报了，或者是以上几种原因都有？本文分析、讨论后的结论是：2000 年第五次人口和住房普查所显示的高度偏高出生性别比是一个特殊的现象，然而各种的迹象都表明我国的出生性别比上升偏高了。这个现象一方面是父母们利用胎儿性别鉴定的手段把不想要的女胎流产掉的结果，一些在基层从事计划生育工作者也亲自看到这些现象。有些女婴虽然没有被流产掉，但是出生后被遗弃掉，她们从统计的空间中消失了。另一方面是统计上的误差，主要还是被调查人的瞒报和漏报女婴的结果。人口生育水平在短期内急剧下降而父母只能生育一、二、三个孩子，他们也就对未来子女的性别作出选择。这样的结果也许使性别比上升到了 109～111，这已经是非常高的性别比。更因为人口普查的出生婴儿数漏报了五分之一左右，而女婴的漏报又可能偏高，以至出生性别比上升到了 117。

关键词：出生性别比　性别鉴定　重男轻女　统计误差

按照 2000 年人口和住房普查的结果，在普查日前一年中，有 7 606 007 个男孩子和 6 508 529 个女孩子出生，因此人口出生性别比是 116.9，男孩子比女孩子多出百分之 17（国务院人口普查办公室，2002）。这个比例比 1990 年人口普查出生性别比的 111.3 高出约百分之 5，比 1982 年人口普查的比例 108.5 高出约百分之 8。这个在 2000 年又增高了的出生性别究竟是因为女性胎儿死亡增加了、男性胎儿死亡减少了、普查出生女性婴儿少报漏报了、

① 文中观点均为作者个人观点，不代表任何单位或机构。本课题研究由国家统计局和联合国人口基金共同资助，谨此致谢。

还是男性婴儿多报了，或者是以上几种原因都有？1990 年以来学者们开始讨论这个课题，从统计数据的可靠性包括女婴漏报、漏查、误报等各方面和社会措施引起的问题包括产前性别鉴定引起的人工流产、溺弃女婴和女婴死亡几方面作出深入的分析。有些学者认为女婴漏报和漏查是产生高性别比的主要原因（曾毅等 1992），也有的学者在比较 1990 年普查 0～6 岁分年龄性别比以后认为女婴漏报和漏查不可能是高出生性别比超常的主要原因，胎儿性别鉴定后选择性人工流产应该是最主要原因（马瀛通等 1998，13 章）。现在 2000 年的情况比 1990 年又高出了百分 5，这么高的比例应该是统计误差和人为干涉生育的共同结果。同样的疑问又出现了：出生性别真的是这样高吗？这些调查的数据可靠吗？用性别鉴定技术从事人工流产使女童死亡水平更上升了？1990 年性别比已经是 111.3 了，2000 年的比例比 1990 年又高出了百分之 5，究竟是统计误差还是人工干预生育形成这更高的比例？这样的现象能够从人口发展的角度来解释吗？

除去人口普查所显示的高出生性别比以外，一些个别的研究和调查中指出在不同地区出生性别比上升了（陈卫 2002；楚军红 2000；龚国云 2001；李忠国 2001；梁娟 2001）。这些研究许多都是计划生育第一线工作人员对出生性别比变化的观察和分析。国家人口和计划生育委员会在 2001 年曾经举办了一个计划生育和生殖健康调查（国家计划生育委员会，2001），但是详细的数据还没有发表，不能用调查的资料来讨论出生性别比的变化。因此这篇报告将主要利用 2000 年和 1990 人口普查的数据来探讨出生性别比在过去十年中的变化。

一、少报漏报婴儿人口对出生性别比的影响

2000 年人口普查除去给出了比 1990 年普查更高的出生性别比以外，0 岁到 17 岁的性别比也比 1990 年同年龄要高，特别是 0～10 岁各年龄的比例在 2000 年比 1990 年高得许多（表1）。但是怎么会高出那样多？女童死亡水平在二次普查间大幅上升了吗？

表1   0～19 岁性别比（1990、2000）

年龄	1990	2000	年龄	1990	2000
0	111.8	118.7	10	107.4	112.7
1	111.6	118.9	11	106.8	110.6
2	110.1	122.4	12	106.5	108.8
3	109.1	121.5	13	106.5	108.1
4	108.5	119.8	14	106.2	107.6
5	108.7	118.3	15	105.7	107.7
6	108.6	117.4	16	105.2	107.3
7	108.7	116.1	17	105.4	106.0
8	107.8	115.0	18	107.5	106.1
9	107.4	114.2	19	108.5	107.7

资料来源：国务院人口普查办公室等，2002，上册，表4-1；国务院人口普查办公室等，1993，2 册，表4-1。

　　就一般人口而言，男性死亡水平略高于女性，随着年龄的增长，性别比也逐渐下降；0岁，1岁或是0~4岁组的性别比都略低于出生性别比，或者两者十分接近。1990年普查总人口出生性别比是111.3，0岁，1岁及2岁性别比分别是111.8，111.6和110.1，0~4岁的性别比是110.2，都同出生性别比很相近。2000年普查总人口的出生性别比是116.9，0岁、1岁和0~4岁的性别比分别是118、119和120，虽然出生性别比最低，不过还算是接近的。从这二次普查的年龄和性别关系可以看到，影响出生性别比的原因同影响0，1，2，3等岁的性别比的原因是很相似的。2000年各年龄的性别比都比1990年同年龄性别比高，每次普查各年龄间的关系也是一致的。

　　但是2000年和1990年人口年龄分布间有一项不相一致的地方，就是2000年12岁到17岁和19，20岁各年龄的人口数都比在1990年2岁到7岁和9和10岁各年龄同出生队列人口要多（表2）。学者们用2000年0~9岁人口数推算出1991~2000年的总和生育率最高是1991年的1.92，最低是1999年的1.09，而1996~2000年平均只有1.31。这样的生育水平不仅低于目前生育政策所要求的生育水平（约1.6），也低于许多发达国家的生育水平。再拿普查6~9岁人口数向回推算出2000~1997年入学年龄人数和这些年实际入学人数相比，推算出的学龄人数比实际入学人数小得多（张为民和崔红艳，2003）。

　　2000年普查性别比太高不仅是出生人口这一个年龄组中男女误差的问题，20以下各年龄多数都有同样的问题，特别是年龄在12岁以下的性别比都高于110，同时2000年17岁以下各年龄的性别比都比1990年同年龄的性别比高（表1）。这是不是意味着这些年龄高性别比的性质是相似的？

表2　十年普查存活率（1990~2000）

年龄	1990~2000年存活率	
	男性	女性
0/10	0.8353	0.8173
1/11	0.9527	0.9436
2/12	1.0716	1.0667
3/13	1.0257	1.0287
4/14	1.1724	1.1769
5/15	1.2580	1.2703
6/16	1.1641	1.1740
7/17	1.0037	1.0164
8/18	0.9119	0.9275
9/19	1.1668	1.1813
10/20	1.1553	1.1522

资料来源：见表1。

　　0～10 岁各年龄高过 113 的性别比并不是 2000 年普查的特殊现象，在 90 年代中，这些年龄性别比是逐年在上升的。当把 1990 和 2000 普查的年龄分布、1995 年全国 1% 抽样调查的年龄分布和 1991～1994、1996～1999 年每年人口变动调查所得到的年龄分布相互比较，可以看到 0，1，2，3，4 等各年龄的性别比有明显的上升趋势，在 1995 年以后许多年龄的性别比都到达或者接近 120（表 3）。这样的数据是不是在说 2000 年普查 20 岁以下的高性别比是实际的情况而不是统计上的误差，或是说数据偏差的程度逐渐在升高？

表3　1990～2000 年人口普查及每年人口变动调查 0～10 岁性别比

年龄	1990	1991	1992	1993	1994	1995	1996	1997	1998	1999	2000
出生时	111.3	113.0	114.0	117.0	119.0	120.0	121.0	120.0	120.0	120.0	116.9
0～4	110.2	112.3	113.9	113.3	116.3	118.4	120.0	120.1	119.0	119.5	119.9
5～9	108.2	108.4	107.8	109.2	110.1	110.2	111.6	110.7	112.3	114.4	116.0
0	111.7	118.3	115.9	115.1	116.3	116.6	116.2	117.0	117.0	119.4	118.3
1	111.1	115.2	117.4	118.3	119.4	121.1	120.9	126.6	121.2	118.9	119.4
2	110.2	110.2	114.8	114.8	119.6	121.3	121.3	122.5	115.9	118.8	121.0
3	109.3	109.0	112.0	112.7	115.2	119.2	120.8	116.5	120.7	119.4	121.2
4	108.8	110.7	111.0	108.3	113.1	115.0	120.9	119.3	120.5	121.1	119.8
5	108.6	106.8	106.5	111.8	113.4	113.0	113.1	115.0	118.2	117.3	118.4
6	108.7	109.4	107.9	109.1	107.9	109.8	113.3	111.2	112.7	118.9	117.2
7	108.3	108.2	107.0	109.8	110.4	109.8	112.1	112.4	112.9	113.3	116.1
8	108.0	110.0	109.3	107.2	109.0	109.3	111.2	109.6	111.4	115.3	115.1
9	107.5	107.8	108.6	107.5	109.7	109.0	108.5	106.7	108.5	110.0	113.9
10	107.2	109.7	108.0	109.7	110.5	107.8	107.9	107.5	108.5	107.8	112.3

　　各年人口是调查日人口或年底人口。

　　资料来源：国务院人口普查办公室等，2002，上册，表 4-1；国家统计局，1991～2000，表 1-2；国务院人口普查办公室等，1993，2 册，表 4-1。

　　1991～1999 各年的调查都没有汇总出按性别分的出生人口数，不能直接计算这些年的出生性别比。但是假如把每年 0～4 岁组性别比加上 0.5，这个数值可以作为该年出生性别比粗略的估计值。表 3 中的出生时性别比就是这样估计出来的，它显示出生性别比在不断地、缓慢地增加着，只是 2000 年比 1999 年要略低一点。

　　表 4 是 0 到 4 岁分性别的死亡率。从这些普查和抽样调查出的死亡数据首先可以看到的是在 1990 到 2000 年间除去 0 岁女童以外其他各年龄的死亡率都在下降，但是在 1995～2000 年间 0 岁死亡率也在下降。事实上，1990～1995 年 0 岁上升的现象是统计误差所形成的，1990 年普查的 0 岁和 1～4 岁死亡率都可能偏低了（北京大学人口研究所 2004）。

表4　0~4岁死亡率（每千人）按性别分（1989、1995、2000）

年龄	1989		1995		2000	
	男	女	男	女	男	女
0~4	6.1	6.6	6.6	8.2	5.3	7.0
0	21.2	23.8	28.1	37.4	22.6	32.1
1	3.5	3.3	3.0	3.1	2.4	2.6
2	2.2	2.9	2.3	2.0	1.6	1.6
3	1.6	1.5	1.4	1.4	1.2	1.2
4	1.2	1.1	1.1	0.9	0.9	0.8

资料来源：国务院人口普查办公室等，2002，上册，表6-1；全国人口抽样调查办公室，1997，表6-1；国务院人口普查办公室等，1993，4册，表10-8。

第4表中另外一个很特殊的现象是女童在0岁和1岁的死亡率比男童高，特别是0岁，但是其他年龄男童都比女童高。这种特殊的现象除去在死亡水平极低的人口以外在其他人口是找不到的，一般人口中0，1，2，3，4岁死亡率都是男童高于女童。这样特殊现象可以有二种解释：第一，女童在0岁和1岁的死亡率比男童高也许就是溺杀女婴所致。许多父母希望生育男孩，从胎儿起就做了性别鉴定的选择，把女胎儿流产掉，所以就形成高出生性别比（曾毅等1992），出生以后的女童就用不同的溺婴方法把0岁、1岁的女婴杀掉。假如这是1990年高性别比的一些解释，莫非在九十年代中这种现象更变本加厉了？女婴死亡率更高了？但是从表4中找不到女童死亡水平增加的解释。不过假如父母对女童是这样歧视或故意不好好照顾她们的话，为什么2、3、4岁的死亡率男童会高于女童？是因为女童已经长到2、3、4岁以后就不再歧视也开始好好照顾她们了？中国社会确实有重男轻女的传统，但是儿女双全也是传统家庭在追求的理想，只是人口普查不能提供能够解释这些歧视性的资料。

第二种解释还是与数据的质量有关。有的学者已经对2000年10岁以下的年龄分布做了初步的分析，认为每个年龄都偏低，也就是有不少漏报的象征（崔红艳和张为民2002）。这种漏报的现象还应该包括许多出生后被遗弃的女婴，以后都不知去向了。虽然报纸上常常有关他们的报道，甚至有关于女婴市场的报道，可是却没有任何统计数据说明他们的数量和生活情况，当然也不会在普查或是每年人口变动调查0岁年龄中出现，但是也许会以后在较高年龄中出现。从1995~1999年各年人口变动调查所得到的粗出生率来看，这几年的出生率一直在缓慢下降，没有上下大幅起伏，分别是千分之17.1、17.0、16.6、15.6和14.6，而2001年出生率是千分之13.4。按照这个趋势，2000年推算的粗出生率应该是14.0（国家统计局2002）。但是普查粗出生率则是千分之11.4，比1999年粗出生率小28%，但比2000年估计出生率14.0小23%。最近崔张二人进一步指出普查的"妇女生育水平明显偏低，长表直接计算的总和生育率1.22大约至少低估了34%，2000年实际的总和生育率最低也不会低于1.63，应在1.8左右；普查的全国前12个月出生人口1411万（短表）至少漏报了18%，实际出生人口应大于 1663 万"（张为民和崔红艳 2003）。

假如用以上漏报百分之 23 来调整生育水平，那么可以把 2000 年的总和生育率从由 0 岁人口所代表的 1.3 调整到 1.6（1.3×1.23）。再假设漏报的人口中六成是女童，四成是男童，那么调整后的男女出生人数可以是表 5 中的估计，出生性别比是 105.3；普查的粗出生率应该是千分之 14.0，不是 11.4。

表5 按漏报率调整的出生性别比

	出生人数	男	女	性别比（男/100 女）	漏报率 %
	14 114 536	7 606 007	6 508 529	116.9	
按漏报率调整出生数	17 360 879				23
漏报出生数	3 246 343				
漏报男女婴比例： 40/60	17 360 879	8 904 544	8 456 335	105.3	
45/55	17 360 879	9 066 861	8 294 018	109.3	
50/50	17 360 879	9 229 179	8 131 701	113.5	
按漏报率调整出生数	16 937 443				20
漏报出生数	2 822 907				
漏报男女婴比例： 40/60	16 937 443	8 735 170	8 202 273	106.5	
45/55	16 937 443	8 876 315	8 061 128	110.1	
50/50	16 937 443	9 017 461	7 919 983	113.9	
按漏报率调整出生数	16 655 152				18
漏报出生数	2 540 616				
漏报男女婴比例： 40/60	16 655 152	8 622 253	8 032 899	107.3	
45/55	16 655 152	8 749 284	7 905 868	110.7	
50/50	16 655 152	8 867 315	7 778 837	114.1	

假如漏报儿童男女比例不是四六分，但是不会各占一半，那么用 45/55 分，这时出生性别比就上升到 109.3。再假设漏报的比例不是百分之 23，只有百分之 18，四六分的男女童漏报率会使出生性别下降到 107，45/55 分则变成 111。假如漏报率没有到 18%，那么性别比会增加一些，但是还是只会比 111 高一些。

从以上不同假设推论得到的结果可以看到，出生性别比的高低对男女婴儿漏报比例变化非常敏感。首先，百分之 18 或是百分之 23 的漏报出生人口的比例是相当高的比例。但不论是百分之 18 或是百分之 23，男女婴儿漏报的分布可以对性别比的变化影响极大。男女漏报实际的分布不会低于四六的分布，因为那样会使出生性别比低于 106；但也不可能高于百分之 50，那样男童就受到歧视了。实际的分布比例应该在 40/60 和 45/55 之间，出生性别比最可能在 107 到 111 之间，但不会是 117。取一个中数 109 来看，假如一般的出生性别比是 106，那么 2000 年的性别比已经因为性别鉴定后的人工流产而升高了 3～4 点。在生育水平急速下降而可以生育的子女数又只是一、二或三个的时候，父母开始对未来子女性别作出选择是可以理解的。109～111 已经是很高的出生性别比，但是在 111～117 的差别应该是统计上婴儿漏报和瞒报而产生的。

二、死亡增加对出生性别比的影响

出生性别比的上升当然也会因为女性胎儿死亡相对增加或是男性胎儿死亡相对减少而引起，也就是存活男胎人数增加，死亡女胎人数上升。但是人口普查和生育调查资料中没有胎儿死亡的数据，也无法用其他资料来检验人口普查高出生性别比的误差。这里将利用间接的资料作一些逻辑的推理，试图说明在 1990～2000 年间出生性别比上升似乎与女童死亡水平变化无关，也就是死亡水平的变化不能用来解释 2000 年普查的高性别比。

首先来看出生性别比上升是不是因为男性胎儿死亡的下降而引起的。利用第 4 表中 1989，1995 和 2000 年没有修正过的死亡率来看，1 岁以上男性儿童的死亡率在 90 年代中确实在下降，同时女性儿童的死亡率也在下降。男女 0 岁的死亡率在 1989～1995 年间曾经上升，但是在 1995～2000 年间也下降了。因为表中数据都是没有经过修正的，无法判定究竟是男性还是女性下降得多。从这个方向去检验出生性别比的变化是很困难的。

表6　按不同性别比计算的出生女婴数（2000）

人口类别	男婴	女婴	性别比 （男/100 女）	比出生女婴 多	%
出生人数	7 606 000	6 508 500	116.9	—	
按不同性别比的 　出生女婴数		6 833 800	111.3	325 300	5.0
		6 978 000	109.0	469 500	7.2
		7 108 400	107.0	599 900	9.2
		7 175 500	106.0	667 000	10.2

假如出生性别比上升是因为溺杀女婴和用胎儿性别鉴定手段流产女胎儿形成的，但是男胎不会受到这些死亡所影响，所以调查出的男婴人数应该接近实际情况（虽然知道实际上男婴数也偏低了）。那么以男婴数目为准，来了解一下女婴数目的误差。

按照 2000 年普查的出生婴儿数，存活男婴是 7 606 000 人，女婴是 6 508 500 人，性别比是 116.9，而 1990 年普查的出生性别比是 111.3。从 111.3 上升到 116.9 需要减少 325 300 女婴，也就是增加 325,300 的流产女胎人数，或是所有女婴百分之 5 的幅度。但是假如同一个"正常"社会的出生性别比相比，也就是同出生性别比是 106 或是 107 的人口相比，一个有 116.9 性别比的人口需要比"正常"人口女婴分别少 67 万或是 60 万人（表6），也就是要流产这么多女婴。然而按照计生委的统计在 1999 年全年全国人口流产数是 2 093 906

人，2000 年是 1 493 246 人（国家计划生育委员会 2000，2001），一个粗略的估计是在普查前一年的流产数是 159 万人①②。因为用胎儿性别鉴定后流产是国家法令明文不许可的，所以多数不会在这 159 万人中，因此用性别鉴定方法再流产 60 万 ~70 万女胎儿或是百分之 40 左右的人数应该是不可能的。即使实际出生性别比因为性别鉴定而作流产实际上已经升高到 109，再上升到 117 的高率还要再流产至少 47 万女婴，这么大的偏差太大了（第 6 表）。也就是说，不能用性别鉴定后流产女婴形成的死亡解释为出生性别比偏高的主要原因。事实上，表 6 中的男婴数是偏低的数目，假如把出生男婴数也做一些调整，那么需要增加的女婴流产数也要相应增加。

所以形成 2000 年高出生性别比的原因来自人工干预生育和普查数据收集误差二个方面，实际出生性别比不应该比表 5 中用四六分或 45/55 分所估计的比例相差太多，也就在 109 ~ 111 左右。这样的出生性别比是很高的性别比。

各省市区的出生性别比

表 7 是各省市区的出生性别比。除去各省市区的出生性别比以外，还有各省市区按城市、镇和乡村分类的出生性别比。从各省市区的性别比可以看见，在 2000 年只有少数几个省市区的出生性别比是正常的：西藏（103）和新疆（106），还有贵州（107）、蒙古（108）和宁夏（109）的性别比是比较低的性别比。较高的几个省区是海南（136）、广东（130）、安徽（128）、湖北（128）、湖南（126）、广西（126）和陕西（122），与全国水平相同的还有福建（118）、河南（118）和江苏（117）。一般说来少数民族人口较多的省区出生性别比也比较正常，但是广西和海南却是例外的。然而为什么北京（111）、上海（111）和天津（113）出生性别比会那样高，特别是北京和上海城区那么高是很难理解的。在 1990 年，有 14 个省市区出生性别比高出全国水平或同全国水平极为接近。就每省市区城市、镇和乡村的出生性别比来看，一般地说在 2000 年乡村的性别比高于镇和镇高于城市。当然有少数省市区的情况不符合这个模式，比如上海、黑龙江、吉林、西藏和新疆城市、镇和乡村差别很小，北京和海南的乡村最低等。但是在 1990 年找不出什么特有的形态或模式。还可以看到，在 1990 年和 2000 年大多数城乡出生性别比高于全国水平的几个省是江苏、福建、河南、湖北、广东、广西陕西和海南，主要是南方和中原的几个省份（表 7）。

---

① 1999 年产个月和 2000 年 10 个月的估计人数是：$1493246 \times 10 + 2093906 \times 2/12 = 1593356$。
② 2000 年的人工流产数可能是低估的数，不仅有其他的估计数比这个数要高，在中国计划生育年鉴所提供的 1996 年、1997 年和 1998 年人工流产人数分别是 450 万、350 万和 263 万人。

表7　出生性别比按省市区和城乡地区分（2000，1990）

地区	2000 合计	1990 合计	2000 城市	1990 城市	2000 镇	1990 镇	2000 乡村	1990 乡村
全国	117	111	113	110	117	112	118	112
北京	111	107	113	106	110	106	105	109
天津	113	110	106	106	112	108	120	115
河北	113	111	110	104	113	108	114	112
山西	113	110	109	112	115	109	113	110
内蒙古	108	109	106	105	106	105	110	110
辽宁	113	111	110	108	115	107	114	113
吉林	111	108	111	106	111	107	112	109
黑龙江	110	107	110	106	109	106	110	109
上海	111	104	111	104	112	105	110	105
江苏	117	114	112	112	117	107	119	115
浙江	114	117	111	108	116	119	115	118
安徽	128	111	113	109	125	108	131	111
福建	118	110	114	110	117	124	120	109
江西	115	110	113	113	107	112	116	110
山东	112	115	109	113	111	117	114	115
台湾	110	110	–	–	–	–	–	–
河南	118	116	113	113	122	114	119	116
湖北	128	110	121	109	126	115	132	109
湖南	126	110	116	106	122	111	129	111
广东	130	111	124	114	133	120	133	109
广西	126	117	117	113	127	110	126	118
海南	136	–	141	–	140	–	133	–
重庆	115	–	107	–	110	–	118	–
四川	116	112	110	109	110	106	118	113
贵州	107	103	106	99	112	109	107	104
云南	109	107	104	104	105	105	110	108
西藏	103	104	103	112	104	106	103	103
陕西	122	110	115	114	114	117	126	110
甘肃	115	108	111	107	121	113	115	109
青海	110	105	106	115	106	92	112	104
宁夏	109	110	105	112	105	110	110	109
新疆	106	104	107	107	105	105	106	104

资料来源：国务院人口普查办公室等，2002，上册，表1-12；国务院人口普查办公室等，2册，表4-1。

三、按胎次分的出生性别比

2000 年普查也提供了千分之一的数据库，可以对普查的不同人口特性做更详细的交叉汇总、统计和分析。对新出生人口可以按婴儿性别、出生胎次、出生地区、母亲特性等加以分类统计。数据库是抽样抽选出来的，可惜这些生育样本已经在本文前面所说发现有较大的误差，总和生育率大约低估了 34%。数据库中有出生婴儿 11 629 人，其中男婴 6 314 人，女婴 5 315 人，婴儿性别比为 118.8，比从户记录所得到婴儿性别比 116.9 要高近 2 点。这样的生育数据中有二种误差，第一是婴儿错报和漏报，第二是抽样误差。所以下面几张汇总出的统计表中的数据不能只看他们的表面数值，也许这些数值所表示的趋势是可以参考的，但是他们所表示的水平是错误的，可能是没有意义的。

我国自 1980 年代中期以来，第一孩出生性别比基本正常，第二孩出生性别比陡然上升，而且孩次越高性别比越高。这个现象可以从 1982 年人口普查、1995 年全国 1% 人口抽样调查和 2000 年人口普查分孩次的出生婴儿性别比数据看出（表 8）。这是一个真实的现象吗？

表 8　普查出生性别比按胎次分（1982、1990、2000）

普查年	生育胎次			
	1	2	3	4+
1982	105	107	111	107
1990	105	121	124	131
2000	106	155	*165	

* 三胎及以上
资料来源：历次人口普查抽样数据库。

表 9 ~ 表 14 是从 2000 年普查千分之一抽样数据库汇总出按胎次和一些人口特性的性别比。

（一）第一胎婴儿性别比

表 9 是第一胎婴儿按城乡、居住地域和母亲教育水平分类的出生性别比。第一胎性别比是 105.5 是很正常的，这个水平和世界上任何人口的出生性别比都没有什么不一样。但是城市的性别比偏高（111），而城市是提倡父母生育一孩政策的重点执行区。另外，高中和大学教育程度妇女的第一胎婴儿性别比严重偏高，其中高中是 115，大学以上是 116，但是未上过学的妇女严重偏低，只有 70，这些应该就是婴儿漏报和抽样样本太小所形成的误差。

（二）第二胎婴儿性别比

第二胎出生性别比为 155（表 10），假如第一胎是女孩，性别比增高到 191（表 11），若是男孩，性别比降低到 104，又趋于正常（表 12）。这些数据所表示的趋势与别的人口也是一致的，但是他们的水平是有偏差的。这些数值一方面指出我国人口对男婴的偏好，另一方面也说明了在生育男孩子的要求满足以后还是希望有机会生育女孩子的。

表9　第一胎婴儿性别比按城乡和母亲教育水平分（2000）

人口特性	男婴	女婴	性别比
全国	4146	3929	105.5
城乡			
市	1047	942	111.1
城镇	647	591	109.5
乡村	2452	2396	102.3
母亲教育水平**			
未上过学	100	142	70.4
小学	934	920	101.5
初中	2131	2019	105.5
高中	683	591	115.6
大学	298	257	116.0

　　** 未上过学包括上过扫盲班，高中包括高中和中专，大学包括大学本科、大学专科和研究院。

　　资料来源：表9-13 均用 2000 年普查 1/1000 抽样数据库计算出。

表10　第二胎婴儿性别比按城乡和母亲教育程度分（2000）

人口特性	男婴	女婴	性别比
全国	1820	1175	154.9
城乡地区			
市	177	131	135.1
城镇	190	107	177.6
乡村	1453	937	155.1
母亲教育水平**			
未上过学	136	105	129.5
小学	783	489	160.1
初中	818	511	160.1
高中	73	61	119.7
大学	10	9	111.1

　　** 见第9表。

表 11　第二胎出生性别比其第一胎是女孩子，按城乡和
母亲教育水平分（2000）

人口特性	男婴	女婴	性别比
全国	1312	686	191.3
城乡地区			
市	127	83	153.0
城镇	138	65	212.3
乡村	1047	538	194.6
母亲教育水平**			
未上过学	95	53	179.2
小学	559	279	200.4
初中	609	309	197.1
高中	44	40	110.0
大学	5	5	100.0

** 见第9表。

表 12　第二胎出生性别比其第一胎是男孩子，按城乡和
母亲教育水平分（2000）

人口特性	男婴	女婴	性别比
全国	508	489	103.9
城乡地区			
市	50	48	104.2
乡镇	52	42	123.8
村	406	399	101.8
母亲教育水平**			
未上过学	41	52	78.8
小学	224	210	106.7
初中	209	202	103.5
高中	29	21	138.1
大学	5	4	125

** 见第9表。

（三）第3胎和以上的性别比

以上表格中许多按人口特性分类的婴儿数都很小，计算出的性别比产生了较大误差。虽然这些性别比还可以用更详细的特性分类比如母亲和父亲的教育水平、夫妻的职业等计算出更多的出生性别比，期望能更深地去认识他们的关系，但是用这些小样本计算出的性别比将会有更大的错误。表13第三胎出生性别比就因为抽样样本太小，性别比是不合理的，虽然计算出的有二个男孩的低性别比和已有二个女孩的高性别比的趋势是对的。

表13　第三胎婴儿性别比按前二胎性别分

子女数和性别	男	女	性别比
合计	247	151	163.6
有二个男孩无女孩	24	34	70.6
有男女孩各一	99	85	116.5
有二个女孩无男孩	124	32	387.5

（四）汉族人口与少数民族人口的出生性别比

表14是汉族人口和少数民族人口按出生胎次性别比。不论是汉族或是少数民族，出生性别比都十分偏高。汉族第一胎的性别比还是正常的，是106.5，但是少数民族就略嫌过低了，只有97.4。汉族第二和第三胎性别比太高，但是少数民族的也并不正常，也偏高。也许是千分之一抽样样本高胎次的样本较少了些形成了这些高性别比，但是汉族第二胎的样本有2587人，并不算少。不过汉族高于少数民族的基本趋势是对的。

表14　出生性别比按胎次和民族分（2000）

胎次别	汉族		少数民族	
	出生数	性别比	出生数	性别比
合计	10 237	120.7	1 515	110.7
1	7 233	106.5	847	97.4
2	2 587	160.5	475	132.8
3+	417	191.6	193	124.4

资料来源：国家统计局未发表报告。

在一般人口中，不同孩次的出生性别比与前一存活孩子的性别应该没有什么直接关系，但是在我国现在似乎有密切的关系。从以上的几个表中可以看到，第一胎的性别比是106，是很正常的出生性别比（表9）。当第一胎是个男孩子时的第二胎性别比是104也是正常的（表12），但当第一胎是个女孩时的第二胎性别比高升到191（表11）。那些按人口特性分的第一、二胎性别比和第三和高次性别比都因为它们的样本数量变小了，许多都变得不合理了。

有的学者分析了我国 1988 年 2/1000 人口生育节育抽样调查的数据，认为出生性别比在我国已经变成一个条件概率事件，提出了一个以为除 0 次胎外第一次和以后各孩次性别比均与前面相邻孩次性别有关的假说。利用 1980 ~ 1988 年出生的婴儿数计算出那些第一胎婴儿是男孩家庭的第二胎婴儿性别比只有 102，但第一胎若是女孩的家庭第二胎的性别比则是 120。其他第一胎是男孩和第二胎是女孩家庭的第三胎性别比也只有 108，但是第一、二胎都是女孩家庭的第三胎性别比却高达 141（马瀛通等，1998，第五章）。这些特性和 2000 年抽样数据所显示的有相像之处。

目前我国社会的生育文化中，人们一般最满意的生育模式在可能的情况下还是儿女双全，"一儿一女"或是"两男一女"。2001 年全国计划生育-生殖健康调查再度肯定了这个愿望，超过百分之八十的父母是希望有"一儿一女"的（国家计划生育委员会，2001）。父母们在生育的抉择上总是按照自己认为最优的选择去做，从而导致了出生婴儿性别比条件概率的规律变化。然而在有限生育空间和偏好男孩的生育环境下，现实中还是有许多家庭很努力地去生育女孩子。

但是在不同文化和社会环境下，父母对孩次性别的反应可以完全不同。比如在丹麦和加拿大的魁北克地区，一些抽样调查发现在过去将近一世纪的时间中，第一胎是男孩的父母所生育的第二胎多数还是男孩子。已经有三个男孩子的家庭所生育的第四胎中有百分之 52 的还是男孩子（Biggar 1999 和 Trembaly 2003）。这样的情形和我国近年来的情形是完全不一样的。

四、从婴儿死亡数据中所了解到的出生性别比例

0 岁人口死亡的性别比率对出生性别比有没有什么关系，能不能把死亡性别比用来解释偏高的出生性别比？表 15 中的一些数据就是试着回答这个问题而计算出的。首先看到的是 0 岁死亡人口性别比只有 85.4，显示男婴死亡比女婴少得很多，或是女婴死亡数比男婴数多出很多。这个性别比在出生后一个月内死亡的婴儿中最低，只有 82.4，随着出生时间的增加，死亡婴儿的性别比基本呈现逐渐升高的趋势，到第 11 个月死亡性别比增加到 123.3。但是为什么会这样增加？再更仔细地来看看在第一个月和第二个月的死亡性别比，城市要比镇低，镇又比乡村低。

一个解释是男婴死亡的家庭多数还希望有机会再生育，婴儿刚去世以后还不知道应该怎样对普查作出反应因之也就没有申报死亡，但是对那些婴儿已经死亡较久的家庭就没有必要隐瞒下去，所以年龄较大婴儿的死亡性别比不断在上升。然而女婴儿死亡的家庭似乎没有这样的顾虑，也就没有瞒报漏报。也因为这样的瞒报漏报，死亡性别比偏低的结果也似乎反应在 0 岁死亡率上，计算出的 0 岁死亡率男性只有千分之后 22.6，而女性却有千分之 32.1（表 4）。从表面上看来，女性婴儿较高的死亡水平似乎表示出对刚出生的女孩不够关心和歧视，形成女婴死亡水平高于男婴死亡水平，男婴死亡率低于女婴死亡率。这是一个很特殊的现象，因为在一般死亡数据较好的国家中，除去死亡水平已经极低的人口以外还没有哪个人口 0 岁男孩死亡率低于女孩死亡率。为什么我国是个例外？

表 15　2000 年普查日 0 岁人口普查前 12 个月 0 岁死亡人口和出生人口

地区	0 岁人口数				0 岁死亡数			
	两性	男性	女性	性别比	两性	男性	女性	性别比
全国	13 793 799	7 460 206	6 333 593	117.8	340 085	155 564	184 521	84.31
城市	2 632 639	1 396 760	1 235 879	113.0	24 107	11 533	12 574	91.72
镇	1 816 381	979 825	836 556	117.1	28 320	12 831	15 489	82.84
乡村	9 344 779	5 083 621	4 261 158	119.3	287 658	131 200	156 458	83.86

地区	出生人口数				0 岁死亡数			
	两性	男性	女性	性别比	两性	男性	女性	
全国 1*	14 114 536	7 606 007	6 508 529	116.9				
全国 2	11 821 380	6 446 090	5 375 290	119.9	26.9	22.6	32.1	
城市	2 317 870	1 235 490	1 082 380	114.1	9.6	8.6	10.7	
镇	1 548 450	844 280	704 170	119.9	16.8	14.0	20.1	
乡村	7 955 060	4 366 320	3 588 740	121.7	34.1	28.3	41.2	

年龄（月）	死亡人口数				0 月死亡数		
	两性	男性	女性	性别比	地区	两性	性别比
0 岁	340 085	155 564	184 521	84.3	城市	1635	86.9
0	236 634	106 156	130 506	81.3	镇	2155	83.3
1	37 403	17 207	20 195	85.2	乡村	19 903	81.9

年龄（月）	死亡人口数				1 月死亡数		
	两性	男性	女性	性别比	地区	两性	性别比
2	17 149	8 281	8 862	93.4	城市	264	88.6
3	11 196	5 445	5 747	94.7	镇	301	87.0
4	7 820	3 709	4 109	90.3	乡村	3180	86.1
5	6 542	3 114	3 426	90.9			
6	5 773	2 856	2 914	98.0			
7	4 245	2 003	2 241	89.4	注 *全国 1 是普查短表的户数据，全国 2 是普查长表 1/1000 抽样数据		
8	3 705	1 795	1 909	94.0			
9	3 106	1 527	1 577	96.8			
10	3 546	1 845	1 698	108.6			
11	2 966	1 626	1 336	121.7			

资料来源：国务院人口普查办公室等，2002，上册，表 1-12，6-1，a，b；2000 年普查 10% 死亡抽样数据库。

　　从分城市、镇和乡村的 0 岁死亡率更可以看出，男性城市和镇的死亡率已经分别低到只有千分之 8.6 和 14.0（表 15），这个水平和许多南欧洲国家是一样的，比有些东欧国家九十年代的水平还会低一些（联合国 2002）。然而我国城镇男婴儿死亡水平还不可能有那么低，也就是说，城镇的男婴死亡率的水平是偏低的结果，是因为男婴死亡人数漏报和瞒报而成。而城镇女婴死亡水平也可能偏低了些，但是偏低的程度不大，是可以接受的；2000 年人口普查的婴儿死亡水平确实是偏低的（北京大学人口研究所 2003）。

从表 15 中还可以看到，普查日 0 岁人口男性是 7 460 206 人，女性是 5 333 593 人，性别比是 117.8。而普查日前一年内出生人口男性是 7 606 007 人，女性是 6 508 529 人，性别比是 116.9。那么这一年中不同日期出生人口到普查日之间有 145 801 男婴和 174 936 女婴死亡，这个性别比是 83.3。而普查日前一年全年有 155 564 男婴和 184 521 女婴死亡，这个死亡性别比也只有 84.3。在不同的城乡居住类型之间可以看到死亡性别比在第 1 个月（年龄 0 月）和第 2 个月（年龄 1 月）城市中高于镇，而镇又高于乡村。相反的趋势却表现在人口出生上，乡村出生性别比高于镇，而镇又高城市。

但是表 15 中的数据都是没有经过修正或调整的数据，死亡男女婴数都是偏低的，出生人口数偏低了百分之 18～23（见第 1 节）。虽然不能从表 15 中得到死亡性别比和出生性别比的直接关系，但是从男婴死亡偏低的迹象可以推测出生男婴人数也应该同样有很大的漏报瞒报的现象，这不只是女婴单方面的现象。

表 16　一些欧美亚国家死亡婴儿和出生时性别比（每百女婴）（1999）

国家	死亡婴儿	出生时	国家	死亡婴儿	出生时
白俄罗斯	153.9	106.5	拉脱维亚	90.4	105.3
保加利亚	149.3	105.2	立陶宛	111.4	106.2
捷克	115.1	105.0	摩尔多瓦	134.1	105.3
爱沙尼亚	142.9	104.8	罗马尼亚	128.3	106.4
法国	133.9	105.4	俄罗斯	138.0	106.4
格鲁吉亚	153	119.3	塞尔维亚黑山*	147.1	108.3
德国	130.6	105.8	斯洛伐克	124.5	104.4
希腊	123.5	106.4	斯洛文尼亚	119.4	106.5
匈牙利	132	106.9	马其顿	153.8	108.4
爱尔兰	118.6	106.5	乌克兰	145.4	106.7
意大利	127.4	105.6	英国	134.2	105.6
加拿大	123.7	104.8	日本	124.5	105.6
美国	127.3	104.9	韩国	126.4	109.6
中国	84.3	116.9	新加坡	101.5	108.7

　* 2000

资料来源：世界卫生组织，www3.who.int/whosis/2003.2.25

从许多欧美亚死亡统计较好的国家可以看到，0 岁人口死亡的性别比是在 130（男婴/100 女婴）上下波动，男婴比女婴要多百分之 30（表 16）。但是我国 0 岁死亡性别比只有 84，死亡男婴数比死亡女婴数要少百分之 15 以上。

低死亡婴儿性别比是一个特殊的现象，它与高出生婴儿性别比虽然是两个不同的现象，但是都表现出父母对刚刚出生子女各方面的反应，相似的某些原因使产生高出生性别比的同时又产生了低死亡婴儿性别比。在一个重男轻女的社会而父母们所能生育的子女又只能有二、三个时，瞒报和不报出生女婴与瞒报和不报死亡男婴的动机应该都是希望有机会能再生育男孩子。

五、结束语

2000 年第五次人口和住房普查所显示的高度偏高出生性别比是一个特殊的现象，然而各种的迹象都表明我国的出生性别比上升偏高了。这个现象一方面是父母们利用胎儿性别鉴定的手段把不想要的女胎流产掉的结果，一些在基层从事计划生育工作者也亲自看到这些现象。有些女婴虽然没有被流产掉，但是出生后被遗弃掉，她们从统计的空间中消失了。另一方面是统计上的误差，主要还是被调查人的瞒报和漏报女婴的结果。性别比上升的趋势从 19 世纪 80 年代开始，90 年代变本加厉，在第五次人口普查中新生男孩比女孩多了百分之 17 的现象是惊人的。当人口生育水平在短期内急剧下降而父母门只能生育一、二、三个孩子，他们也就对未来子女的性别开始作出选择。这样的结果也许使性别比上升到了 109 ~ 111，这已经是非常高的性别比。更因为人口普查的出生婴儿数漏报了五分之一左右，而女婴的漏报又可能偏高，以至出生性别比上升到了 117。

人口普查的数据没有可以用来探讨形成高出生性别比原因的数据，只能对数据质量作出分析，估计出漏报的可能程度，但是这些原因是可以用别的方法去了解的。一个方法就是举行追踪性的抽样调查，用一年到二年的时间，观察一个抽样人群，详细地记载出这个人群的出生和死亡（联合国 1992）。这不是一件容易做的工作，但是一个很好的可以解决问题的方法。当然更理想的是能够有一个健全的民事登记和生命统计制度，可以得到经常性、连续性的动态人口和户口登记资料和统计（游允中 1997）。我国的卫生、计生、公安、民政、司法几个行政系统虽然都在收集和管理不同的出生、死亡、胎儿死亡、结婚和离婚的记录，但是这些系统间的记录却不能共同使用，也没有建立成一个生命统计制度，把收集到的数据统一的汇总、公布使用。从理论上和其他国家的实际工作经验，民事登记和生命统计制度的健全能够为社会经济发展提出许多的贡献，这也是做人口研究的人们梦寐以求的理想。用调查方法去收集出生的数据虽然已经成为收集人口数据的重要方法，但是依靠调查去收集死亡数据不是各国通用的方法，用这样方法得到的数据因为要靠其他人间接的回忆，再加上对死者怀念所产生的抵触情绪，一般都会偏低。

认识到数据误差产生出过高出生性别比的现象虽然澄清了实际性别比现在的水平，如何能把出生性别比维护在正常的水平应该是一项更重要的工作。

参 考 文 献

北京大学人口研究所（2004）：《人口的死亡和健康》.

陈卫（2002）：性别偏好与中国妇女生育行为，《人口研究》26（2）14-22.

崔红艳和张为民（2002）：对 2000 年人口普查人口总数的初步分析，《人口研究》26（4）23-27.

楚军红（2000）：我国农村生育率与出生性别比关系探讨，《市场与人口分析》6（6）29-36.

龚国云（2001）：出生性别比升高的思考与对策研究，《人口研究》25（3）73-76.

国家统计局（1990~2002）：《中国统计年鉴 1990~2002》，北京：中国统计出版社.

国家计划生育委员会（2000，2001）：《中国计划生育年鉴（2000，2001）》，北京.

国家计划生育委员会（2001）：2001 年全国计划生育-生殖健康调查公报，北京.

国务院人口普查办公室和国家统计局人口和社会科技统计司（2002）：《中国 2000 年人口普查资料》，上中下册，北京：中国统计出版社.

国务院人口普查办公室和国家统计局人口司（1993）：《中国 1990 年人口普查资料》，第 1~4 册，北京：中国统计出版社.

国务院人口普查办公室和国家统计局人口司（1985）：《中国 1982 年人口普查资料》，第 1~4 册，北京：中国统计出版社.

韩世红、李树苗（1999）：个人与家庭因素对中国儿童生存性别差异的影响研究，《人口与经济》，第 2 期 28-34.

李忠国（2001）：解决出生性别比偏高问题的对策与实践，《人口研究》，25（3）72-73.

梁娟等（2001）：四川省住院分娩婴儿出生性别比调查分析，《华西医学》16（3）311-312.

联合国统计局（1992）：人口抽样调查的跟踪法－一种测算人口出生死亡和迁徙情况的方法（ST/ESA/STAT/SER. F/53 中文版），纽约.

刘爽（2002）：生育率转变过程中家庭子女性别结构的变化，《市场与人口分析》8（5）1-10.

马瀛通、冯立天、陈友华、冷眸（1998）：《出生性别比新理论与应用》，北京：首都经济贸易大学出版社.

解振明（2002）：引起中国出生性别比偏高的三要素，《人口研究》，26（5）14-18.

游允中（1997）：《收集人口数据的方法》，北京：中国统计出版社.

曾毅、顾宝昌、涂平、徐毅、李伯华、李涌平（1992）：我国近年来出生性别比升高原因及起后果分析，中国 1990 年人口普查北京国际讨论会论文.，10 月 19-23，北京.

张为民和崔红艳（2003）：对中国 2000 年人口普查准确性的估计，《人口研究》27（4）25-35.

Abeykoon, A. T. P. L.: 1995 Sex preference in South Asia: Sri Lanka and qutlier, Asia-Pacific Population Journal 10 (3) 5-16.

Banister, Judith: 2004 Shortage of girls in China today, Journal of Population Research 21(1) 19-34.

Belanger, D. , Khuat. T. H. O. , Liu. J. , Le, T. T. , Pham. V. T: 2003 Are sex ratios at birth increasing in Vietnam? Population(English Edition) 58(2) 231-249.

Biggar, Robert et al: 1999 Sex ratios, family size, and birth order, American Journal of Epidemiology 150(9) , November 1, 957-962.

Croll, Elisabeth: 2002 Fertility decline, family size and female discrimination: A study of reproductive management in East and South Asia, Asia-Pacific Population Journal 17(2) June. 11-38.

Davis. Devra et al: 1998 Reduced ratio of male to female births in several industrial countries, Journal of the American Medical Association 279(13) April 1. 1018-1023.

Goodkind Daniel: 1999 Do parents prefer sons in North Korea? Studies in Family Planning 30(3) 212-218.

Graham, Maureen J. , Larsen. Ulla and Xu. Xiping: 1998 Son preference in Anhui Province, China. International Family Planning Perspectives 24(2) June, 72-77.

Griffths Paula, Matthews, Zoe and Hinde, Andrew: 2000 Understanding the sex ratio in India: A simulation approach, Demography 11：477-488.

Kishore, S. : 2002 Putting India's experience in context: population sex ratios and sex ratios at birth from the demographic and health surveys. Paper presented at the Symposium on Sex Ratio in India, January 10 ~ 11 organized by the International Institute for Population Sciences, Deonar, Mumbai and Ford Foundation, New Delhi, p. 19.

Leone, Tiziana, et al: 2003 Impact and determinants of sex preference in Nepal, International Family Planning Perspectives 29(2) June. 69–75.

Li, Rongshi: 1998 An analysis of the sex ratio at birth in impoverished areas in China, Chinese Journal of Population Science 10(1) 65–73.

Peng, Xizhe and Huang, Juan: 1999 Chinese traditional medicine and abnormal sex ratio at birth in China, Journal of Biosocial Science 31(4) 1999, 487–503.

Poston, Dudley L. : 2000 Patterns and variation in the sex ratio at birth in the Republic of Korea, Paper presented to the annual meeting of the Southern Demographic Association, New Orleans, Louisiana, October 26 ~ 28, 2000.

Tremblay, Marc, et al: 2003 Demographic determinants of the sex ratio at birth in the Saguenay population, Quebec. Population(English Edition) 58(3) 383–394.

Waldron, Ingrid: 1998 Factors determining the sex ratio at birth. In United Nations, Population Division. Too Young To Die: Genes or Gender? New York, 53–63.

Zhang, J. : 1998, The imbalance of sex ratio at birth, and its causes and countermeasures in China, China Population Research Newsletter (1) June. 1 ~ 2.

今日中国女孩短缺①
Shortage of Girls in China Today

Judith Banister（班朱迪）

摘要： 2000 年以前中国的调查和人口普查的文件证明，在当今世界各国中，中国的女婴与男婴相比，短缺最为严重。这篇文章评价了中华人民共和国建立之前以及成立以来的性别比数据，且表明女婴的相对短缺在近二十年变得非常突出，这一问题确实是，但又不仅仅是由于没有充分计算女婴的数量引起的。女婴被遗弃首先是由于性别选择性堕胎、其次由于过高的女婴死亡率以及由于三岁之前对女婴的忽视和虐待等造成的，在城市和农村都大量存在这种现象。直到今天，这种短缺是由于女婴作为第二胎或第三第四胎而被出生，今天在某些省份，一些夫妇通过性别选择性堕胎来实现第一胎是男婴的目的。从地图上可以看出，对威胁女婴生命的歧视的地理分布状况，这一歧视延续了很多年。偏好男婴、低生育率以及技术等原因结合在一起，导致了今天中国女孩的丧失，强制性计划生育和一个家庭只生一个孩子的政策加剧了这一问题的严重性。这一讨论包括：中华人民共和国已经做了些什么来改善对威胁女孩生命的歧视，以及可进一步采取什么步骤来改善这种处境。

关键词： 性别比　性别的预先选择　性别偏好　性别歧视　性别差异　中国　杀婴　差异死亡率　年龄-性别分布　过高死亡率

据报道，中国人口中女性数量严重短缺。然而，人们也有这样的顾虑，那就是认为中国的数据是错误的，描画的惊人图景也是错误的。这篇文章提供了从各个朝代，经过共产主义以前时期和半个世纪的中华人民共和国，到 2000 年的人口普查女婴短缺的证据。它评价和分析了整个时期性别比的数据，将中国置于全球性和比较性的视野之中。该文章表明数据中的任何差错都是微不足道的，经过说明，中国的女性短缺是真实存在的而且问题十分突出。它通过在东亚人口中确立什么样的性别比算是"正常的"，来表明中国如何确实偏离了正常

---

①　本文发表于 Journal of Population Research 21(1)19–45, 2004。译文未译图表。

的性别。这篇文章探讨了"损失女婴"现象的缘由，认为这是一个真实存在的问题。而基本原因在于对儿子的强烈偏好，导致了数百年或数千年来女性的短缺。在20世纪50~70年代，当时生育率仍然很高时，中国政府就积极倡导男女平等，并且极大地削弱了由于这种文化偏好威胁儿子生命的效应。杀害女婴以及严重忽视女孩导致她们过早死亡的情形减低到中国历史上的最低程度。70年代后期，由于生育率下降、计划生育和一个孩子政策的实施，中国媒体报道称杀害女婴的现象又复活了。从那时起，女孩短缺的问题重新突现出来，这一时期最首要的原因在于性别选择性堕胎、杀害女婴和对年幼女孩的忽视。这种现象并不只是中国存在，东亚和南亚的好几个国家也同样存在性别比严重不平衡的现象，尽管它们国家并没有一个孩子的政策或者并不要求计划生育。在所有这些情况中，问题都可以追溯为强烈持久地对儿子的偏好、迅速降低生育率以及可得到各种手段达到对所喜欢的儿童性别构成或喜欢的独生孩子的性别。这篇文章探讨了哪些是、哪些不是导致中国女孩短缺的原因，重点强调了政府正在做什么来改善现状以及进一步能对此做出什么样的贡献。

一、人口统计数据的质量

近几十年来，一些新闻记者、学者和中国政府官员们对中国女孩严重短缺的看法大打折扣，他们认为许多人生了女儿（不是儿子）之后并不登记户口，希望能够再生个儿子。众所周知，在大多数数据来源中，出生往往漏报，而且女婴出生的报告远远低于男婴的出生（Gao 1993；Tu 1993；Zeng et al. 1993；Peng 1993；Croll 2000：28–30）。2000年人口普查报告的出生性别比（SRB）是116.9男孩/100女孩，似乎支持女性短缺的论据。但与已计算的婴儿性别比117.8完全一致（已知报告的女婴死亡率高于男婴）。这一事实（China NBS 2002, Vol. 2：196,570,713）说明，对于两种性别出生数量的报告是差不多的，至少与婴儿出生报告有关的情况是这样。有关性别选择性地少报儿童，情况也是混杂的。在1990年的人口普查中，不存在一种性别的儿童比另一种性别的儿童少算的问题（Banister 1992: Table 2; Johansson and Arvidsson 1994：67–73）。1990年没有算进去的0~4岁的男孩和女孩在他们5~9岁时，也就是在1995年1/100抽样调查中算进去了，当他们到10~14岁时，也就是在2000年人口普查中又被重新算进去。当计算充分时这群人性别比是扭曲的，与少算这些孩子时一样。正如被扭曲了的儿童性别比中显示的那样，在1990年人口普查中"失踪"的女孩数，在随后的人口普查中并没有比没有计算的男孩更多。然而，在最近的计算中，女孩比同龄的男孩的确是少算了，比如在1995年1/100抽样调查中0~3岁的女孩被少算了（China NBS 1997：11）。在2000年的人口普查中或许是这种情形：如果对这种可能的趋势加以校正，0~4岁人口的性别比将是117~118，而不是120。迄今为止，所有的中国和外国的人口统计学家们基本上同意，经过对这些误差的调整，女孩的相对短缺和扭曲的出生性别比仍然是十分显著的（Yuan 2003）。这意味着中国的人口学数据大体上是正确的，并不只是人为捏造的错误数据。

二、性别比：正常的和反常的

（一）正常的性别比

人口统计学家们将"性别比"定义为"每100名女性的男性数"。通常情况下，如果不是由于性别选择性国际迁移或战争中大量屠杀男人所影响，人口性别比应当是94~102。世界上拥有正常人口性别比的地区有欧洲（96）、北美洲（97）、拉丁美洲和加勒比地区

（98）、澳大利亚和新西兰（99）、非洲（100）、东南亚（100）和一些最不发达国家（101）（2003 年联合国人口划分）。在所有人口中，怀男性的多于怀女性的，男性胎儿比女性胎儿自然流产的情况要多。在一个高流产率和高死胎率的人口中，正常的 SRB 可低至 100～104，这种情形在 18 世纪瑞典高质量的数据中和今天一些撒哈拉以南非洲人口中可见一斑。在不实行产前性别选择的白人和亚洲的人口中，SRB 的变动幅度很小，在 105.0～107.0 之间。例如日本从 1980～2000 年每年 SRB 的记录是 105.2～106.0（Japan IPSS 2002；UN Annual）。中国台湾在 1915～1940 年日本统治时期的 SRB 记录是 105.0～106.0，这一时期女婴的出生比过去更完备地进行了登记注册（台湾省 1946，表 78；Barclay et al. 1976：611）。今天，最高正常的 SRB 是 106～107，主要记录在低生育率的欧洲人口中，这里的总生育率是每位妇女生 1.0～2.0 个孩子，而且死亡率很低（UN 2004）。从整个生命过程来看，在正常人口中，由于内在的生物医学和遗传因素，男性的死亡率要略高于女性（Mosley and Chen 1984；Coale 1991；Li, Zhu and Feldman 2004）。所以，在今天亚洲和白种人的正常人口中，0～4 岁婴儿的性别比从过去的 105～107 降低为 102～107，0～14 岁人口的正常性别比为 100～106，较高死亡率人口低，低死亡率人口高。

（二）中国的性别比

中国的人口性别比不在"正常"范畴之列。几百年甚至几千年来，中国的人口一直处于女性短缺的反常状态。从中国的最后一个王朝清朝（1644～1911）的证据表明，从社会最高层到最低层，家庭中女孩的短缺是一个事实（Lee and Wang 1999）。女孩短缺是由于女婴一出生就遭杀害（溺死、暴露、窒息、遗弃）或由于忽视、虐待女孩导致夭折引起的。为什么在旧中国一些女儿会被杀害、遗弃、忽视甚至虐待至死呢？主要原因在于儒家有一套很强重男轻女的价值体系。强烈的宗法仪式为男性保留了特权。甚至在今天，人们仍然相信，家族血统只能由儿子来延续；这种态度在台湾和大陆东南的一些地区尤为强烈（Poston et al. 2000；Yang and Chen 2003）。是男人而不是女人拥有财产。女子在家从父、出嫁从夫甚至服从于丈夫的家族。一个女孩十几岁出嫁后，由于她嫁给了另一个村庄，她就不再属于她原来的家庭，而是为她夫家的亲属操劳，照顾他们。总体上看，对于父母来讲，养一个女儿的花费要比从她身上获取的回报要少得多。因此，女儿们，至少是一部分女儿们，是被当作可牺牲的东西来对待的。由于中国从古到今都在损失女孩，所以中国整体的人口性别比过去是、现在仍然极不正常。1929～1931 年，根据对中国农民家庭做得一次调查记载，当地的人口性别比是 108.5（Barclay et al. 1976）。1949 年中华人民共和国成立后，于 1953 年开展了首次现代人口普查，当时的人口性别比是 107.6。11 年后，这种不平衡现象得到了改善，在 1964 年的人口普查中，当时的人口性别比为 105.5。但在后来的几次人口普查中，性别比又呈上升趋势：1982 年为 106.3，1990 年为 106.6，2000 年为 106.7（Adlakha and Banister 1995：172；China NBS 2002）。与正常的人口性别比相对照，这种男女比例失衡的现象显得非常突出。表 1 扼要地概括了与其他具有正常性别比的地区相比，中国的性别比是一番怎样的景象。

（三）其他国家中存在的反常性别比

其他哪些国家的人口存在反常的女性短缺问题？除中国在这个问题上非常突出，人口性别比是 106.7 以外，印度的性别比也紧随其后，是 106.5。中国 0～4 岁孩子的性别比是

120。位居第二的是韩国，其扭曲的性别比达到了110（KNSO 2002; Kim 2003）。总之，南亚和东亚的国家（除日本、朝鲜和蒙古之外）都存在女孩严重短缺的问题，而且从整个人口数来看，都无一例外地存在女性短缺的情况。无论从社会文化还是经济政治方面，一些国家都存在严重歧视女孩和妇女的问题。然而这种歧视并不通过性别选择人工流产、杀害女婴以及虐待女儿导致女孩数量的短缺，日本便是很好的例子。而且，世界上绝大多数伊斯兰国家都具有正常的婴儿性别比。然而南亚国家比如像印度和尼泊尔，也有反常的高的人口性别比，这表明南-中亚的整个文化地区对于女性获得正常的生存机会是不利的。为什么大多数伊斯兰国家以及日本这些文化，虽然存在不可否认的大量歧视女孩和妇女的情况，却没有导致女孩夭折或出现通过流产女性胎儿而进行性别选择？作者并没有对这一问题进行研究，而这个问题显然是值得研究的。假如或当伊斯兰国家的生育率降到低水平时，这些国家将会出现女孩短缺的情况，这完全是有可能的。然而，日本的生育已经降到不能再低的水平，但迄今为止尚未发现流产女胎或损失女孩的情况。

三、中国女性的严重短缺：这是个问题吗？

有人可能会提出质疑：在任何社会中男女性别比不平衡并不会引发重大问题。比如像苏联、朝鲜和越南等国，由于战争使得男性非常短缺，尽管人口不平衡情况非常严重，但这些国家仍然幸存下来。千百年来，中国一直是世界上伟大文明之一，尽管长期存在女孩和妇女短缺的情况。南-中亚国家也是这种情形。因此，男性或女性较大的短缺对一个国家或文明不会造成灾难。但过大的男女性别不平衡情况也不是人们所希望看到的。某一性别严重短缺会导致重大的社会分裂和个人不幸。如果由于战争使男性短缺，那么女性除终身不嫁或沦为寡妇外别无选择，许多儿童也只能沦为孤儿。女性短缺，如果不是由于性别选择性移民引起的，反映了女孩最基本的人权受到了侵犯，女孩在生存机会上的不平等，也不能同男孩一样得到最基本的尊重。女孩和妇女的权利同样是人权（Mauricio 2002）。在一些女孩被视为几乎没有价值的文化传统中，即使是那些活着的女孩，她们自尊和有限的生活选择也经常受到限制。在中国，女孩短缺导致年轻人"婚姻拥挤"：许多未婚男子在等待为数不多的女子做自己的妻子（Tuljapurkar, Li, and Feldman 1995; Das Gupta and Li 1999）。这些潜在妻子的短缺能提高妇女的地位吗？今天，在中国的一些城市和农村地区，妻子的短缺至少在选择配偶方面提高了她们的地位。贫穷的、农村的男人以及男性文盲在竞争妻子的过程中往往是失败者。千百年来，中国始终存在女人大量短缺的问题，男女都要设法结婚，然而女人的极其短缺从来没有提高女性在中国社会中的整体地位。今天，潜在新娘的短缺导致了诱拐、强奸、强迫性婚姻和成千上万的妇女被奴役。被绑架妇女的地位也没有由于女性的短缺而提高，反而降低了（Economist 1998; MacLeod 1998; Rosenthal 2001）。一言以蔽之，在中国和亚洲其他一些国家，女孩和妇女极其短缺的问题已成为迫切需要解决的问题。与其将偏好儿子和歧视女儿简单地看作东亚和南亚有价值的传统文化，不如根据实践的、道德的、人道主义的理由去保留他们古代文化中的精华，同时克服这些文化中威胁生命的反女性糟粕。

四、中国的女孩短缺

今天，中国女性的短缺是由女孩到成年前就过度损失造成的，而非成年或老年时期的过高的女性死亡率造成的。事实上，在成人当中，目前经历过高死亡率的是男人而不是女人（Banister and Hill 2004）。解决问题的办法是要在考查女孩短缺的趋势和差异中找到。

（一）1949～1977 年：稳步改善

从中国 1953 年的人口普查看，儿童的性别比数据反映了 15 年前也就是 1938～1953 年女孩损失的情况（Johansson 1984：410-434）。所报告的婴儿性别比 104.9 是正常的，这表明 1952～1953 年中国家庭中没有明显杀害女婴的行为。然而，随着儿童年龄一年一年的增长，他们的性别比却在逐年上升。到 14 岁，儿童的性别比为 120，这显然不是由近期杀害女婴而是由于在各个年龄段危害生命的忽视和虐待女孩引起过高女性死亡率造成的。11 年后，也就是在 1964 年，人口普查的结果表明没有杀害女婴的情况：婴儿的性别比是正常的，为 103.8（Johansson and Arvidsson 1994）。到 1964 年，女孩过高死亡率大约只有在 7 岁左右能看到，在这之后男女孩子都能正常成活，在他们 12 岁之前，儿童的性别比在不断下降。从 1964～1977 年可以看出损失女孩的情况达到历史最低。

在这个阶段，每一组女孩在童年时某个时刻非正常的死亡率为 2%～3%，而在 20 世纪 30 年代后期的死亡率为 15%，40 年代出生的女孩为 10%（Coale and Banister 1994：462-464）。从 40 年代到 70 年代，可能是下列因素导致中国的性别比不平衡逐年下降。首先，从 1912 年到 1949 年中华民国时期，已禁止杀害女婴。1949 年中华人民共和国成立后，法律上明文禁止杀害女婴，确实起到了积极的效果。其次，中国共产党倡导男女平等的思想。尽管这遭到地方上很大的抵制，但在一定程度上使反对女性的中国传统文化有些松动（Das Gupta et al. 2004）。类似的措施朝鲜比中国实行的时间要长一些，有效地阻止了由于偏好儿子而损失女儿的情况（Goodkind 1999b）。第三点，1950 年土改后，人们觉得他们能够养活所有的孩子。第四点，到 70 年代初以前总生育率（TFR）适度增加到 5～7，这意味着每对夫妇可以要一个或两个儿子并仍然能够使他们的女儿活下去。从 1964～2000 年的人口普查中，由于 1949～1978 年儿童性别比的稳定改善，使得适婚年龄的性别比不平衡现象也得到了缓解。20～29 岁的成人中，性别比从 1964 年的 116 降到了 2000 年的 105。然而，在未来的日子里，这一趋势将会得到逆转。

（二）1978 年至今：持续恶化

20 世纪 70 年代，农村地区开始实行计划生育，生育率急遽下降。到 1977 年，中国的 TFR 从 1970 年的 5.8 下降为 2.8。1978 年，无论在城市还是在农村，一个家庭只生一个孩子的政策已家喻户晓。媒体的报道警告说，杀害女婴的现象突然卷土重来（Banister 1987：220-221）。在 1982 年的人口普查中，列举的婴儿性别比为 107.6，高于正常水平。

在 80 年代中期，中国所有的计划生育和卫生健康诊所医院都普遍使用高质量的超声波仪器。这种有价值的诊断工具同时被用来检测怀孕四五个月的胎儿的性生殖器。随之而来的便是在妊娠中三个月对女胎的性别选择性人工流产。婴儿的性别比从 1982 年已经过高的 107.6 上升为 2000 年的 117.8，这主要是由于性别选择性流产数量不断增加及其在地理上不断扩展（Hull 1990；Johansson and Nygren 1991；Wen 1993；Zeng et al. 1993；Gu and Roy 1995；Poston et al. 1997；Zhu Chuzhu et al. 1997；Xie 2002）以及女婴出生后不久过高死亡率造成的。因此，儿童期性别比越来越扭曲：到 1990 年，0～8 岁孩子的性别比为 108～112，明显不正常；到 2000 年，中国的女孩严重短缺，特别是 0～11 岁这个年龄段的女孩。性别选择性人工流产的激增引发了下列问题：这种人工流产是否已经代替了杀害女婴？那些早先杀害新生女儿的父母是否现在转而人工流产女胎？基于我们收集到的数据，回答明显是"否定的"。

当然，肯定会有许多家庭本来会杀害新生女儿，现在转采取用性别选择性人工流产。就此而言，可以争辩说确实有利用性别选择人工流产代替杀害刚出生的女婴的事情。

人工流产也许转移了对不想要的孩子的产后歧视，因而防止更为过高的女性婴儿和儿童的死亡率。但是，所有的数据并不表明这是一种替代现象。相反，性别选择性流产和婴儿出生后过高死亡率似乎是叠加的。这两种情况几乎是同时发生的，而且在80、90年代同时增长（Goodkind 1999a; Li et al. 2004）。比如，下面从地理学角度的讨论表明：在中国的一些省和地区，在性别选择性流产以前没有女孩短缺的情况。很明显，这些地区的亚文化并不接受杀害女婴或虐待女孩的事情。然而，一些省份由于认为性别选择性流产是可接受的，出现了女孩短缺的情况。在中国显然没有替代原来杀害活的女儿这种倾向的整个地区，性别选择性人工流产是追加的。婴儿时期性别选择性流产导致了女孩的短缺。基于1982年以来人口普查和调查中对婴儿死亡的报告，表3计算了女婴的过高死亡率，保守地估计了婴儿死亡率的正常性别比将是1.2。许多正常国家和典型的生命表显示：婴儿的死亡率（IMR）男性为女性的1.2～1.4倍（Li and Feldman 1996）。表3表明：女性的IMR是绝对过高地增加了，已从1981年4/1000（死亡数/活产）上升为1995年和1999～2000年的12～13/1000。按照所报道的女性IMR，过度的死亡已从1981年的12%上升为1999～2000年的41%。（是否应该是12‰和41‰——译者）表4报道了1982、1990、2000年人口普查中每年儿童某一特定年龄主要死亡率的性别比。低于1.1的比率就是不正常的，意味着女孩正在过度地死亡。在1981年，5岁之前的女孩死亡率是非常高的。6岁或更大一点，死亡率为1.1～1.4，属于正常范围。在1989年和1999～2000年，所报道的女孩过高死亡率仅在3岁之前。到4岁或更大一点，1989年的比率为1.1～1.5，1999～2000年的比率为1.2～1.8。经过调整，1999～2000年，5～9岁，10～14岁，15～19岁孩子的死亡率为1.4～1.5，均属正常范围（Banister and Hill 2004：73）。数据提示，在今日中国，女孩活到4岁是十分幸运的，从此她们和自己的兄弟们在生存方面被一视同仁。在1953年人口普查的数据中可以看出，在整个儿童期持续过高死亡率的状况有所改善。这样，到1999～2000年，女孩长久性的损失首先是通过对女性胎儿实行性别选择性流产造成的；其次由于杀害、遗弃、虐待和忽视女婴导致女性过多死亡造成的；第三个因素是选择性虐待或忽视1～3岁的女孩造成的。然而，由于一些未知的理由，0～4岁孩子的性别比在1997～2000年5年中是稳定的，这是根据2000年人口普查和每年关于人口变化的调查得出来的（China Population Statistics Yearbook 1998：4, 1999：4, 2000：4, 2002：4; China NBS 2002, Vol. 1：570）。这一统计现象，如果是真实而不是假造的并且能持续的话，可能是个好消息。它表明在最小年龄段每年的性别比不再被扭曲。

（三）中国城市和农村中的女孩短缺

许多观察家以为：中国的女孩短缺仅是农村中的现象，城市人太现代化了，他们致力于妇女解放不至于使女孩的生存受到了损害。相反，在产前性别鉴别技术在20世纪80年代中期成为可得后，农村和城市的SRB很快变得不正常。根据1990年的人口普查，农村地区和城镇已经上升到112，中国城市报告为109，高于正常的105～107（China NBS 1993, Vol. 3：530-535）。在90年代，在中国的城市、城镇和农村SRB全都扭曲得非常严重。在2000年的人口普查中，农村地区的SRB最不正常，达到122。在城镇，120的比率也早已失衡。大城市也同样使用性别选择性流产：城市的SRB为114（China NBS 2002, Vol. 3：1684-

1692）。一个对女孩短缺比报道的 SRB 更有力更准确的指示器是 0～4 岁儿童的性别比。在中国的城镇和农村，女孩严重短缺的情形是存在的。0～14 岁农村人口中，男女性别比是114，城镇为 115。这种不平衡大城市要稍好一点（111），但所有的这些比率都远远超出了正常范围（100～106）。城市和农村女孩的短缺并不仅仅是由性别选择性流产造成的。在2000 年的人口普查中，城市和农村的女婴死亡率要高于男婴的死亡率，这是一种极不正常的情形。

（四）按胎数看女孩的缺失

通常，SRB 会随从低到高的胎数而有微小的下降，比如，在瑞典近 35 年来，第一和第二胎 SRB 是 105.8，第三胎和更高的胎次为 105.4（瑞典的统计，个人通讯 2004）。这可能是由于年龄较大的母亲流产和死产率较高引起的。整个 80 年代，中国第一胎的 SRB 是正常的，1990 年人口普查报告的第一胎 SRB 是 105.4。这意味着在第一胎妊娠过程中，这些夫妇很少用性别选择性人工流产，即使是一个孩子的政策在十年以前就实行也如此。但第二胎或更高的胎次，SRB 就高得不正常了，因为这些夫妇为了能继续怀孕生个他们所期望的儿子而将女胎做了人工流产（Gu and Li 1994；Li 1994；Croll 2000：26-28）。

在一些其他的亚洲国家，女孩缺乏的现象也与胎次有关，依赖于现有孩子的性别。例如，印度，1984～1998 年，在没有生育儿子的时候，第二次或者更高次的妊娠用人工流产流掉女性胎儿（Retherford and Roy 2003）。在中国 20 世纪 80 年代，家庭的结构形成似乎按照如下方式。允许夫妇不受干预地生育第一胎。一般情况，如果第一胎是一个儿子，那么他们会很高兴。如果第一胎是女儿，那么城市的夫妇可能愿意接受这个结果，就此停止，但多数人还是希望尝试生育一个儿子，即使城市有严格的只生育一个孩子的政策。农村或者城镇的夫妇可能想要继续怀孕第二个孩子。一些夫妇知道最多只被允许生育两个孩子，于是求助于超声检查以鉴别胎儿的性别，然后人工流产掉女性胎儿，直到妻子怀孕一个男性胎儿为止。少数有两个或三个女儿但没有儿子的夫妇最有可能决定人工流产掉所有的女性胎儿，直到检查出一个男性胎儿为止，然后生育一个儿子。通常，威胁生存的歧视是针对那些女性胎儿以及那些只有姐姐们或有哥哥和姐姐们的女孩（Choe，Hao and Wang 1995）。在中国，20世纪 90 年代初期，生育率降低到替代水平以下。整个 90 年代，中国大多数地区的出生控制得非常严格；很大程度上，防止未经批准的出生。90 年代，从第一胎到第二胎的胎次级数比急剧下降。根据 1997 年国家人口和生殖健康调查的数据，这个级数比从 1987 年 83% 下降到 1990 年的 73%，到 1996 年的 40%（Guo 2000：表 3）。在 2000 年人口普查之前，一些夫妇已经开始对第一次妊娠进行选择性别的人工流产：报告第一胎的 SRB 已经增加到略微超过正常值（107.1）。然而，还是有 12 个省（总共 31 个省）报告了第一胎出生孩子的异常SRB，范围在 109～117。而且，全国的 SRB 在第二胎（152）和更高胎次已经变得极度扭曲。如今，中国的生育率很低；第一胎和第二胎出生占所有出生的绝大多数，所以 SRB 在前两个胎次中比更高的胎次更为重要得多。

（五）女孩缺失的地理分布

偏好儿子在中国的一些省市或地方比其他地方曾经是且仍然还是非常强烈的。随着生育率的下降，随着产前性别检查技术更加广泛的开展，在国家层面上，女孩的死亡数变得尤为显著。历史上更为讨厌女孩的省市和历史上比较开明的省市之间有明显的差异而且变得尤为显著。这种模式在中国和印度都可以看到（Croll 2000, 2002; Pandey et al. 1998; Retherford and Roy 2003; Lavely and Cai 2003）。

1982 年中国当时还没有产前性别检查技术。因此，任何异常的儿童性别比都是由于杀死女性婴儿、在婴儿期或儿童期残酷虐待或忽视女孩造成的。在西北、东北和北部省市，以及在云南省和上海市可见正常的性别比。基本上，在所有中国汉族省市可见轻度异常的性别比。在南方广西和广东（包括海南），在北方的山西和东部的安徽和浙江，年幼的女孩受到残酷的虐待，可见严重异常的性别比。

在 1990 年以前，中国大多数省儿童的性别比急剧增加。上海、黑龙江或任何西部省西藏、新疆、青海或宁夏，还没有出现明显的女孩缺乏现象。东北、内蒙古以及云南和贵州西南省份，存在中度的女孩缺乏现象。中国中部和东部省地带女孩严重缺乏。南方的广西和海南女孩缺乏的问题最严重。

在 1995 年的 1% 的抽样调查中，只有三个省市保持正常的儿童性别比：上海、西藏和新疆。大多数省市的儿童性别比已经增加。中国中部和东部沿海省市已经出现了很高的性别比。1995 年记录的最高性别比，南方是在广西、海南和广东，中部是在安徽和河南。

在 2000 年的人口普查中，只有西藏和新疆儿童性别比正常。在 31 个省市中，17 个省市出现扭曲的性别比。现在，性别比最失衡的省市几乎包括中国中部、东南部和南方的所有汉族省市。最突出的例子是海南、广西、江西、河南、安徽和广东，这些省市一直表现出对女孩的偏见。

虽然没有比 0~14 岁的儿童性别比更可靠，但是，省市层面的 SRB 数据还是给我们留下了深刻的印象。1989~1990 年以及 1999~2000 年的 SRB 数据表现出大多数省市极度恶化的情况。

在 2000 年之前，按照严重性程度排序，报告存在 SRB（125~138）最严重扭曲的省份有：江西、广东、海南、安徽、河南、广西、湖北、湖南和山西。

五、中国女孩缺乏的原因是什么？

（一）是贫穷导致的女孩缺乏吗？

一种可能的假设是，由于家庭贫穷，只能抚养一定数量的孩子，所以他们流产掉女性胎儿或者在她们出生后处理掉。假设儿子在重体力劳动和赡养年老父母中具有重要价值，那么家庭可能由于经济原因抚养儿子而不管女儿。事实上，女孩的死亡情况在中国农村比城市更严重。当人类社会学家询问人们为什么偏向儿子的时候，他们经常给出这样的经济原因，尤其在农村（Croll 2000, 2002; Qiao and Suchindran 2003）。对比较富裕的省市（江苏）和比较贫穷的省市（四川）的家庭消费数据分析表明经济因素确实造成人们对儿子的偏好（Burgess and Zhuang 2001）。显然，中国人强烈喜欢儿子的某些动机是经济因素。但对这些图表的仔细观察表明贫穷并不是推动力。一些中国最富的省市一直存在女孩严重缺乏的情况，例如，南方的广东省和东部沿海的江苏省。两个中国最穷的省市，西部的西藏和新疆，目前根本没有缺少女孩的现象，但它们的生育率仍然相当高。几个生育率低的贫穷省市比多数省市表现出不太严重的缺少女孩问题，如西部的青海和甘肃以及内蒙古和北方的山西。中国西南的省市，贵州、云南、四川和重庆，是贫困地区，那里的女孩缺乏问题实际上已经逐渐恶化，但它还没有与中国南方、东南部、中部和东部的多数汉族省市女孩严重缺乏的现象相配。因此，虽然经济原因起到一定作用，但贫穷并不是中国女孩缺乏的主要原因。

（二）中国的政治或经济体制导致女孩缺乏吗？

中国女性严重缺乏的现象在新中国成立之前就已存在，也许在一千年前就存在。在中国毛泽东领导时期，对女孩的歧视在很大程度上减轻了。印度和其他中南亚国家和地区与中国大陆政治体制完全不同，如韩国和中国台湾，然而所有这些地区都存在女孩严重缺乏的问题，所以我们不能直指任何亚洲特有的政治体制为女孩短缺的理由（Croll 2000, 2002）。

这些世界上女孩短缺最严重的地方也具有不同的经济体制。南亚国家主要是农业经济。印度经济具有政府控制和社会主义的重要成分；在这样的经济体制下，女孩缺乏问题变得更加严重。同时，中国大陆在毛泽东领导的经济时期女孩缺乏问题有所缓解，但在经济改革时期又加重了。韩国和中国台湾都是城市化的工业经济。今天，中国大陆、韩国和中国台湾很大程度上是市场经济，但世界上多数市场经济并不存在任何缺乏女孩的问题。因此，我们不能把女孩的缺乏归罪为某种经济类型。

（三）经济和政治的发展克服了对女孩的歧视吗？

在中国大陆，现代化、经济增长、农村分散经营和城市化在家庭中卫生和教育资源的分配上减少性别偏见方面发挥了作用，偏好儿子的现象表现出一定缓和（Burgess and Zhuang 2001）。然而，整个东亚和南亚，包括中国大陆，在发展和女孩缺乏之间没有确切的关系。随着亚洲经济的发展，随着妇女地位的改善，随着妇女受教育水平的提高，这种女孩缺少的现象却加重了（Croll 2000, 2002）。韩国和中国台湾，亚洲的最发达国家和地区，指出经济发展和影响的日益增加并不一定缓解偏好儿子的现象或者减少性别选择的人工流产问题（Banister 1995～96; Gu and Roy 1995）。在中国，无论怎样的家庭经济状况，女性的过死亡几乎发生在各类家庭中（Han and Li 1999; Li et al. 2004）。

（四）教育水平低导致女孩缺乏吗？

在中国，受教育水平的提高能带来对女儿更加开明的态度吗？妇女的受教育水平似乎并没有影响夫妇想要人工流产女性胎儿的决定或者如果处置一个不想要的女儿的决定。1949～1977 年，随着文盲的减少，受教育水平的提高，女孩的缺乏逐渐下降到它的历史最低点。但是，随着文化水平和受教育水平的不断增加，女孩缺乏的问题从 1978 年至今却已经变得更加严重。

根据 1990 年人口普查的数据，对于那些以前没有儿子但有一个女儿或者多个女儿的母亲而言，无论这个母亲的受教育水平如何，前几年出生存活的婴儿性别比扭曲是最严重的。现有孩子的数量和性别组成是重要的因素。此外，教育水平较高的妇女比教育水平较低的妇女有更高的婴儿性别比（Gu and Li 1994; Croll 2000：28-29）。在 1997 年的一次生殖健康调查中，现存孩子的性别组成是影响随后出生的性别比的唯一合标准的因素；母亲的教育水平则关系不大（Qiao and Suchindran 2003）。在中国 2000 年的人口普查中，由那些只有女儿或女儿比儿子多的母亲生育的婴儿比其他母亲生育的性别比要高得多，教育水平与 SRB 正相关（Chen 2003）。在印度，至少完成高中教育的妇女更有可能比受教育水平较低的妇女使用以性别选择为目的的人工流产（Retherford and Roy 2003）。也许，在中国和印度，受教育妇女比没受教育的妇女有更多的机会获得胎儿性别检查技术。无论什么原因，可靠证据表明，在中国或印度更多的教育不可能减缓女孩缺乏的状况（Han and Li 1999）。

（五）中国的文化导致女孩缺乏吗？

在历史上被认为中国核心的汉族中，女孩缺乏的现象最严重。汉族人口占中国人口的92％。因此，在中国要减少性别比必须改变中国汉族文化讨厌女孩的观点，尤其在那些一直表现出最严重的儿童性别比扭曲的汉族省市。

中国的一些少数民族人群也有强烈的讨厌女孩的倾向。1990年，在55个少数民族中有4个少数民族与汉族有相似的或更高的儿童性别比。中国最大的少数民族，广西壮族自治区的壮族，比汉族有更为严重的女孩缺乏现象。其他有讨厌女孩倾向的少数民族分布在中国西南地区。中国穆斯林少数民族，像世界上多数伊斯兰国家一样，很少或几乎没有缺乏女孩的现象（UN Population Division 2003）。然而，中国允许大多数的少数民族夫妇比汉族夫妇生育更多的孩子。由于少数民族的生育率受到限制有限，所以他们可能对女儿产生更强烈地歧视。

（六）只生育一个孩子的政策导致女孩缺乏吗？

从20世纪50年代初期到1978年，杀死女性婴儿的传统习俗完全或部分地搁置了近三十年的时间。在1953年和1964年的人口普查中，婴儿性别比显示不存在女孩缺乏的现象，这表明那时几乎不再杀死女性婴儿。在1982年的人口普查中，在4～14岁的每一个年龄段中，106的性别比表明，在1966～1977年的大批出生人口中，只是在婴儿期或幼年期或婴幼期持续存在低水平的过量女性死亡率。然而，随着1978～1983年中国计划生育项目的推行，只生一个孩子政策的颁布和执行适时地与中国媒体有关杀死女性婴儿的报道联系在一起。所以，在女婴的过量死亡和只生一个孩子的政策之间存在或过去存在明显的联系。至今为止，据报道这种过量死亡已经出现了恶化，这种严格限制每对夫妇生育数量的政策，包括只生一个孩子的限制，仍然可能，至少在部分程度上，应该与此有关。

然而，大约从1983年到现在，中国大陆日益增加的女孩缺乏问题，大多数是由于性别选择的人工流产造成的。在80年代和90年代初，韩国和中国台湾在SRB和女孩缺乏上表现出相同的趋势，尽管不像中国大陆那么极端严重（US Census Bureau 2002; Kim 2003; Yang and Chen 2003）。然而，这些国家地区并没有计划生育项目或者只生一个孩子的政策。自70年代以来，这些国家地区所共有的是降低和减少生育（Gu and Roy 1995; Das Gupta and Bhat 1997）。然而，中国大陆和其他东亚和南亚地区之间存在根本的差异。现在，中国大陆女孩缺乏的现象比世界上任何别的地方都更加严重。相比较，印度0～6岁儿童的性别比是108，而中国报道的是119（Croll 2002：14; China NBS 2002, Vol. 1：570）。在韩国或中国台湾没有女婴或女孩过量死亡的证据。然而，印度以及中国大陆，现在女孩的缺乏是由于选择性别的人工流产、杀婴和残酷虐待女儿引起的（Tabutin and Willems 1995; Das Gupta and Li 1999）。印度并没有实行的计划生育或只生一个孩子的政策。因此，即使中国大陆没有强制性的生育限制或只生一个孩子的政策，中国大陆也许今日也会有选择性别的人工流产和过量的女婴和女孩死亡。

中国的人口统计学家通过1994～1996年在山西省一个未指名的县的过量女孩死亡的深入研究已经补充了对这个问题的讨论（Li, et al. 2004）。据报道SRB严重扭曲（130），这表明对儿子的偏好非常强烈，选择性别的人工流产被广泛应用。此外，存在实质性的过量女性死亡：大约28％的女孩死亡是无法预料的（超出正常）。几乎所有的过量女孩死亡（98％）

是在婴儿期。婴儿死亡率，男性是32，女性是46；这样，过量女婴死亡率超过21‰。这个县的数据证实了以前的研究，说明那些有姐姐的更高胎次的女孩死亡是最多的，与教育和家庭收入水平几乎没有关联。从这个调查获得的新信息表明死亡的女婴出生在家里，而不是在门诊或医院；表明主要是政府出生计划之外的女孩过量死亡（也就是，未经官方允许出生的）；在过量死亡的女婴中超出2/3的死亡发生在出生第一天内。在生后24小时内对过量女婴死亡的关注提示有新生女婴的遗弃或杀死。这项研究的结论是过量女孩死亡根本上是由于中国传统文化中强烈的儿子偏好造成的（Li et al. 2004）。

（七）低生育率导致女孩缺乏吗？

亚洲国家的证据表明不只是由于生育的减少或降低导致亚洲女孩的缺乏。在过去未曾出现女儿过量死亡的国家里，生育率下降到极低水平也不可能引起任何女孩缺乏的现象。现代检查胎儿性别技术的可得性，以及人工流产的容易获得性，也或许并非与社会使用选择性别的流产有关，尽管生育率很低。例如，像泰国、斯里兰卡和印度尼西亚，对儿子的偏好低，生育率的迅速下降并未造成异常的SRB（Poston 2001）。甚至更令人惊奇的是，日本记录的SRB在1872～2000年曾经是并且一直保持正常（Japan IPSS 2002），即使在今天日本的生育率极其低的情况下。

然而，在高度甚或中度偏好儿子的文化中当生育率下降的时候，无论夫妇是否自由选择还是被迫限制他们的生产，低生育率都会加重对女性胎儿和幼小女孩的歧视（Das Gupta and Li 1999）。在中国，无论把今天女孩的缺乏归罪于计划生育项目或只生一个孩子的政策是否可以全然得到证明，把低生育率以及对儿子的偏好作为缺乏女孩现象的基本理由还是可以得到证明的（Li and Feldman 1996）。

（八）应该责备技术吗？

在中国产前性别鉴别技术开展之前，儿童性别比在许多省市都是正常的。这表明那些地区的人不愿意处置已经出生的女儿。但是，在超声广泛使用之后，女孩缺乏的现象在许多省市出现，而这些省市以前并没有出现过这种情况。在偏好儿子已经是很明显的省市，新技术把选择性别的人工流产添加到现有的处置不想要的女儿的方式中。在中国台湾和韩国，杀死女婴和不管女儿的现象即使有也是很少发生的，只是在新技术应用之后才出现女孩缺乏的现象（Yang and Chen 2003; Kim 2003）。一些父母不愿伤害一个已存活的女儿，他们很愿意求助选择性别的人工流产。在韩国1991年的一项调查发现1/3的被调查者赞同人工流产女性胎儿（Genesis of Eden 2002）。为了实现父母生育一个或两个儿子的强烈愿望，亚洲一些地区的成年人似乎认为人工流产女性胎儿是相当可以接受的（在道德上和伦理上，不考虑宗教方面），直到怀一个男孩为止。甚至在妇女相对解放的地方，这种态度似乎也持续存在着。在中国大陆、韩国、中国台湾、印度和其他亚洲国家及地区，允许检查胎儿性别的现代技术已经加重或引起了女孩缺乏的问题。因此，持续的儿子偏好加之低生育率与新技术，这种联合作用正造成中国和亚洲其他受影响地区的女孩缺乏问题。这基本上是由于持续存在的对儿子的偏好、各种原因引起的低生育率以及产前性别鉴别技术的可得性造成的。

六、中国解决女性缺乏的政策

在中国对于缺乏女性问题的最终解决办法就是去改变中国文化中抵制女性的观点，这样女孩对她们父母和其他血缘亲属的价值就和男孩一样高。20世纪和21世纪的中国政府已经做出努力以提高女孩和妇女在中国社会中的地位（Das Gupta, et al. 2004）。他们废除裹脚，法律禁止杀死婴儿。中国政府半个世纪来一直不懈地努力着以提高对女孩和妇女价值的公共意识，并提出激动人心的口号"妇女顶起半边天"。1950年的婚姻法禁止童婚和纳妾。在毛泽东领导时期，妇女的经济、社会和政治地位显著提高。在中国，提高妇女的地位也应该帮助提高女孩的地位，增加她们的生存机会，这样才能期望女孩长成妇女，具有很高社会地位的妇女可以能够并且愿意对她们出生的家庭给予各种支持。自1978年开始的经济改革期包括对女孩和妇女支持和反对的复杂政策措施。1985年的一个"成功的法律"明确提出男人和女人在继承权上应当受到平等对待。1986年和1992年新颁布的法律赋予妇女与男人所有同等的法律权利（Zuckerman, Blikberg, and Chao 2000：7）。义务教育法要求所有地区和民族群体的女孩和男孩必须接受九年教育。今天，在中国，99%的女孩和男孩进入了小学；96%的女孩和97%的男孩升入5年级（China National Working Committee 2001：29—30）。在过去的25年里，男性和女性的基础教育和文化差距在很大程度上已经减小；这应该有助于今后缩短男性–女性地位的差距（Tan and Peng 2000）。但同时，自从1978年开始经济改革以来，许多提高妇女地位的措施已经退化。经济改革期在很大程度上增加了在就业和工资方面对妇女的歧视，妇女从国营部门下岗的人数比男人多，全部农活集中在农村妇女身上，而农村的男人有更好的外出工作的机会，增加了对妇女的家庭和社会暴力，减少了妇女在政治权力机构中的人数（Entwisle et al. 1995; M2 Presswire 1999; Beech 2003）。

在20世纪80年代末，为了减少对女儿歧视的刺激，在30个省市中有6个把只生一个孩子的政策调整为所有农村地区可以生育两个孩子的政策，18个省市明确提出在农村，如果第一胎是儿子，那么夫妇在第一胎之后必须停止生育，但如果第一个是女儿，那么允许他们再生育第二胎。中国政府反对选择性别的人工流产，在妊娠期间告诉父母胎儿的性别是违法的。

中国致力于保护女性，提高她们的地位，出于实际和象征的理由都是重要的。然而，这些政策和宣传显然没有阻止中国家庭流产女性胎儿并且最终导致每年成百上千的女孩死亡。对于中国而言，要想减少女孩的死亡，除了已经执行的重要政策外，可能还需要其他措施。例如，中国可以加强与其他有同样女孩缺乏问题的国家和地区的政府官员及学者的协商，以学习他们的经验。同时，中国政府和多边组织可以对处置女孩的动机及相关决策制定的研究给予支持。这可以带动进一步的创造性策略，带来必要的改变。最艰巨的挑战之一就是改变中国僵化的父系继承和父系婚姻习俗，把土地所有权限制到父系氏族的男性，这在传统上削弱了女儿在结婚后与她们出生家庭的联系，老年人的赡养依赖儿子而不是自己的女儿，以及其他习俗使女儿在她们出生家庭的心目中的价值微乎其微（Das Gupta et al. 2004）。这样，中国的女儿才可能生存，并且与儿子受到同样的重视，她们需要与她们的出生家庭毕生保持密切联系的权利和责任。政府已经促进了一些这样改变，并且通过了平等的法律。现在，需要做的是更加积极地执行法律，赋予女儿平等的权利和责任。

可能削弱对女儿歧视的一种改变是建立农村社会保障体系，尤其对老年人的保障，加强现有的城市和农村养老金机制。现在，中国的成年人认为，他们需要一个儿子，当不再工作的时候可以确保自己的福利。

至少也应该承认国内和国际非政府组织（NGO）的作用。在许多其他国家，NGO 在改变人们对妇女和女孩的态度上取得了很大的成功。这些团体可能提高中国对女儿对她们出生家庭的重要性和价值的普遍意识。

七、结论

在中国，女性缺乏的现象在现代社会之前就已经存在，而且已经持续了几个世纪，甚或是几千年。在数据中的差错是微不足道的；甚至在进行校正之后，女孩和妇女的缺乏还是真实存在而且很严重。今天，出生前死亡的发生归因于选择性别的人工流产、出生后立即处死婴儿或者遗弃、或者在婴儿期或幼儿期忽视或虐待她们。从 4 岁开始，女性的存活率与男性相同，与旧中国相比这是一个明显的改善。

女性胎儿和小女孩由于她们出生家庭的行为而过早死亡。中国女孩的缺乏农村比城市更严重，但城市人口也使用选择性别的流产而造成过量的女孩死亡。在二胎和更高胎次全国 SRB 严重扭曲，但在 1999 ~ 2000 年之前，第一胎出生儿童的 SRB 就已异常，更值得注意的是，中国 31 个省市中有 12 个存在这种问题。尤其在那些已经有了一个或更多女儿但没有儿子的家庭、或者女儿比儿子更多的家庭里，女儿遭遇死亡。1982 ~ 2000 年人口普查表明中国某些地方还保留有处死女儿的倾向，尤其在中国特有的汉族省市和广西壮族自治区的壮族家庭。

本文已经证明中国女孩的缺乏不是由于贫穷造成的，即使把经济的考虑作为女孩死亡的综合原因之一。既不是中国的政治体制也不是它的经济体制对女孩的死亡负责，而且未来的发展也不一定会解决这个问题。也不是无知、文盲或教育落后使人们人工流产或处置女孩；事实上，一些证据表明更高的教育水平与女孩的更多死亡有关。中国女性缺乏的传统原因和现代的基本理由是在汉族文化中流传的对儿子的偏好，尤其在汉族居住区的一些亚文化中，在一些少数民族文化中。下降的和较低的生育率也加重了这个问题：为了实现理想的儿子数量，父母在很大程度上被激励去阻止或限制女儿的出生或存活。技术通过使选择性别的人工流产成为可能恶化了这种状况，现在使那些希望摆脱女儿的人手里增加了这样做的手段。

本文也讨论了中国政府为防止女孩的进一步损失而制订的政策，并且建议采取进一步的办法。强调的是，主要的要求是减轻并且最终克服对儿子根深蒂固的偏好。一些人可能对中国文化中讨厌女性的态度必须改变这一点估计不足。这种文化是强有力的而且持久的。几千年来，中国文化战胜了野蛮的入侵者和帝国主义或殖民主义侵略者，一直流传下来。在极权主义想要消灭中国传统文化的三十年后，许多传统习俗在经济改革时期已经表现出强大的复苏。

但中国文化也是具有弹性的。它可以改变并且适应变化着的时代。裹脚是一种压制女孩的习俗，已经在全社会各个层面根深蒂固，但这个习俗现在已经完全消失了。在毛泽东的领导下，提高了对女孩和妇女价值的认识和她们的社会地位，那些变革中的大多数已坚持下来。今天，提高对女孩价值普遍意识的明确的努力，加之赋予女性平等权利和责任的法律的推行，可能减少选择性别的流产、杀死和遗弃女婴以及致命地忽视幼小女儿的事件发生。当女儿与儿子完全一样有责任赡养和照顾她们自己的父母时，当她们可以代表她们出生的家庭，平等地参加重要仪式的时候，我们可以期望，在中国社会，对儿子的偏好会减弱，女儿的生存会变为正常，也许这是历史上的第一次。

致谢

作者感谢以下学者的评论、参与研究以及提供资料：Sten Johansson, Siri Tellier, Li Shuzhuo, William Lavely, Elisabeth Croll, Daniel Goodkind, Monica Das Gupta, Zeng Yi, Qiao Xiaochun, Kim Doo-Sub, Yang Wen Shan, Chen Wei, Kelli Mauricio, Yuan Xin, Elaine Zuckerman, Arne Arvidsson, Gun Alm Stenflo, Robert Retherford, Minja Kim Choe，以及未署名的校阅者和编辑。作者非常感谢 Fu Zhaohui, Wang Jianping, Robert Boyer, Xing Shuo, Song Jintao, Xing Lele, and Karen Cheung 的帮助。

刘俊香　梁立智译　袁水墨校

<h2 align="center">参 考 文 献</h2>

Adlakha, Arjun and Judith Banister: 1995 Demographic perspectives on China and India. Journal of Biosocial Science 27 (2):163-178.

Banister, Judith: 1987 China's Changing Population. Stanford CA: Stanford University Press.

Banister, Judith: 1992 China: recent mortality levels and trends. Paper presented at Annual Meeting of the Population Association of America, Denver, May.

Banister, Judith: 1995 ~ 1996 Son preference in Asia-Report of a symposium. Paper presented at Annual Meeting of the Population Association of America, San Francisco, April 1995 summarized in Eurasia Bulletin(U. S. Bureau of the Census), Spring 1996:2-8.

Banister, Judith and Kenneth Hill: 2004 Mortality in China 1964 ~ 2000. Population Studies 58 (1):55-75.

Barclay, G. W. , A. Coale, A. J. Stoto and T. J. Trussell: 1976 A reassessment of the demography of traditional rural China. Population Index 42:606-635.

Beech, Hannah: 2003 The sky is falling, Time Magazine 28 July:22-27.

Burgess, Robin and Juzhong Zhuang: 2001 Modernization and son preference. http://www. econ. lse. ac. uk/ ~ rburgess/wp/sonall. pdf (accessed 18 September 2003).

Chen, Wei: 2003 Son preference, fertility and induced abortion in China. Paper presented at Workshop on Population Changes in China at the Beginning of the 21st Century, Australian National University, Canberra, December.

China National Bureau of Statistics(NBS): Annual. China Population Statistics Yearbook. Beijing: China Statistics Press.

China National Bureau of Statistics(NBS): China's Censuses. Beijing: Population Census Office under the State Council and Department of Population Statistics, National Bureau of Statistics.

China National Bureau of Statistics(NBS): 1985 The 1982 Census of China(Major Figures). Hong Kong: Economic Information and Agency.

China National Bureau of Statistics(NBS): 1993 Tabulation on the 1990 Population Census of the People's Republic of China(4 volumes). Beijing: China Statistics Press.

China National Bureau of Statistics(NBS): 1997 Data from China's National 1% Sample Survey. Beijing: China Statistics Press.

China National Bureau of Statistics(NBS): 2002 Tabulation on the 2000 Population Census of the People's Republic of China(3 volumes), Beijing: China Statistics Press.

China National Working Committee on Children and Women: 2001 Report of the People's Republic of China on the Development of Children in the 1990s—National Report on the Followup to the World Summit for Children. Beijing.

Choe, Minja K. , Hongsheng Hao and Feng Wang: 1995 Effects of gender, birth order, and other correlates on childhood mortality in China. Social Biology 42 (1–2):50–64.

Coale, Ansley J. : 1991 Excess female mortality and the balance of the sexes in the population: an estimation of the number of missing females. Population and Development Review 17(3):517–523.

Coale, Ansley J. and Judith Banister: 1994 Five decades of missing females in China. Demography 31(3):459–479.

Coale, Ansley J. and Paul Demeny: 1966 Regional Model Life Tables and Stable Populations. Princeton: Princeton University Press.

Croll, Elisabeth: 2000 Endangered Daughters: Discrimination and Development in Asia. London: Routledge.

Croll, Elisabeth: 2002 Fertility decline, family size and female discrimination: a study of reproductive management in East and South Asia. Asia-Pacific Population Journal 17 (2):11–38.

Das Gupta, Monica and P. N. Mari Bhat: 1997 Fertility decline and increased manifestation of sex bias in India. Population Studies 51(3):307–316.

Das Gupta, Monica and Shuzhuo Li: 1999 Gender bias and marriage squeeze in China, South Korea and India 1920 ~ 1990: effects of war, famine and fertility decline. Development and Change 30 (3):619–652.

Das Gupta, Monica, Sunhwa Lee, Patricia Uberoi, Danning Wang, Lihong Wang and Xiaodan Zhang: 2004 State policies and women's agency in China, the Republic of Korea and India 1950 ~ 2000: lessons from contrasting experiences, pp. 234–259 in Vijayendra Rao and Michael Walton (eds), Culture and Public Action: A Cross-Disciplinary Dialogue on Development Policy. Stanford CA: Stanford University Press.

Economist(The): 1998 6. 3 brides for seven brothers. 19 December, 38–42.

Entwisle, Barbara, Gail E. Henderson, Susan E. Short, Jill Bouma and Zhai Fengying: 1995 Gender and family businesses in rural China. American Sociological Review 60 (1):36–57.

Gao, Ling: 1993 An analysis of the sex ratio at birth of the Chinese population [in Chinese]. Renkou yanjiu[Population Research] 17 (1):1–6.

Genesis of Eden Diversity Encyclopedia: 2002 Korea in trouble with gender imbalance.
http://www. dhushara. com/book/orsin/rites/korea. htm(accessed 13 November 2002).

Goodkind, Daniel: 1999a Should prenatal sex selection be restricted? Ethical questions and their implications for research and policy. Population Studies 53 (1):49–61.

Goodkind, Daniel: 1999b Do parents prefer sons in North Korea?Studies in Family Planning 30 (3):212–218.

Greenhalgh, Susan and J. L. Li: 1995 Engendering reproductive policy and practice in peasant China—for a feminist demography of reproduction. Signs 20:601–641.

Gu, Baochang and Yongping Li: 1994 Sex ratio at birth and son preference in China. Paper presented at UNFPA Symposium on Issues Related to Sex Preference for Children in the Rapidly Changing Demographic Dynamics in Asia, Seoul, November.

Gu, Baochang and Krishna Roy: 1995 Sex ratio at birth in China, with reference to other areas in East Asia: what we know. Asia-Pacific Population Journal 10 (3):17–42.

Guo, Zhigang: 2000 Fertility and parity progression in the 1990s in China. Paper presented at Annual Meeting of the Population Association of America, Los Angeles, March.

Han, S. and Shuzhuo Li: 1999 A study of the influences of individual and household factors on sex differences in child survival in China [in Chinese]. Renkou yu jingji [Journal of Population and Economics], 1999 (2):28–34.

Hull, Terence H: 1990 Recent trends in sex ratios at birth in China. Population and DevelopmentReview 16 (1):63

-83.

Japan IPSS: 2002 Japan National Institute of Population and Social Security Research. Table on births in Japan by sex, 1872 ~ 2000. http://www1. ipss. go. jp (accessed 24 December 2002).

Johansson, Sten: 1984 A Swedish perspective on sex ratios and other intriguing aspects of China's demography. pp. 410 ~ 434 in China National Bureau of Statistics(ed.), A Census of One Billion People; Papers for International Seminar on China's 1982 Population Census. Beijing: Population Census Office under the State Council, and Department of Population Statistics of the State Statistical Bureau.

Johansson, Sten and Arne Arvidsson: 1994 Problems in counting the youngest cohorts in China's censuses and surveys. pp. 56 ~ 73 in China National Bureau of Statistics (ed.), 1990 Population Census of China-Proceedings of International Seminar. Beijing: China Statistics Press.

Johansson, Sten and Ola Nygren: 1991 The missing girls of China: a new demographic account. Population and Development Review 17 (1):35-51.

Johnson, Kay: 1996 The politics of the revival of infant abandonment in China, with special reference to Hunan. Population and Development Review 20:77-98.

Kim, Doo-Sub: 2003 Changing trends and regional differences in sex ratio at birth in Korea: revisited and revised. Paper presented at Seminar on Gender Issues at Early Stages of Life in South and East Asia, Pondicherry, India, November.

Korea National Statistical Office(KNSO): 2002 2000 Population and Housing Census Report. Seoul.

Lavely, William: 1997 Unintended consequences of China's birth planning policy. Paper presented at Conference on Unintended Social Consequences of Chinese Economic Reform, Harvard, Cambridge MA.

Lavely, William and Cai Yong: 2003 Spatial variation of juvenile sex ratios in the 2000 census of China. Paper presented at Workshop on Population Changes in China at the Beginning of the 21st Century, Australian National University, Canberra, December.

Lee, James Z. and Feng Wang: 1999 One Quarter of Humanity; Malthusian Mythology and Chinese Realities, 1700 ~ 2000. Cambridge MA: Harvard University Press.

Li, Shuzhuo and Marcus W. Feldman: 1996 Sex differentials in infant and child mortality in China: levels, t rends, and variations. Renkou Kexue [Chinese Journal of Population Science] 8 (3):249-267.

Li, Shuzhuo, Chuzhu Zhu and Marcus W. Feldman: 2004 Gender differences in child survival in contemporary rural China: a county study, first published at http://www. ced. uab. es/PDFs/PapersPDF/Text178. pdf(accessed 18 September 2003); then in Journal of Biosocial Science 36 (1):83-109.

Li, Yongping: 1994 Sex ratios of infants and relations with some socioeconomic variables: results of China's 1990 census and implications, pp. 348-365 in China National Bureau of Statistics (ed.), 1990 Population Census of China-Proceedings of International Seminar. Beijing: China Statistics Press.

MacLeod, Lijia: 1998 Plight of the wives for sale. South China Morning Post (Hong Kong), 23 May Review section: 1, 3.

Mauricio, Kelli: 2002 Preventing daughter discrimination in China: human rights and social change. Unpublished manuscript.

Mosley, W. Henry and Lincoln C. Chen: 1984 An analytic framework for the study of child survival in developing countries. Population and Development Review 10 (Supplement):25-45.

Pandey, Arvind, Minja Kim Choe, Norman Y. Luther, Damodar Sahu, and Jagdish Chand: 1998 Infant and Child Mortality in India. National Family Health Survey (NFHS) Subject.

Report, No. 11. Mumbai: International Institute for Population Sciences, and Honolulu: East-West Center. http://www.

eastwestcenter. org (accessed 18 September 2003).

Peng, Xizhe: 1993 Recent trends in China's population and their implications, paper presented at Seminar on Development Implications of Population Trends in Asia, Sept. -Oct. , Canberra.

Poston, Dudley L. Jr. : 2001 Son preference and fertility in China. http: //www. sociweb. tamu. edu/Faculty/POSTON/Postonweb/pubarticle/everything. pdf(accessed 18 September 2003).

Poston, Dudley L. Jr. , Peihang Liu, Baochang Gu and Terra McDaniel: 1997 Son preference and the sex ratio at birth in China: a provincial level analysis, Social Biology 44 (1 ~ 2):55–76.

Poston, Dudley L. Jr. , Julie Juan Wu, Michael Ming Yuan and Karen S. Glover: 2000 Patterns and variations in the sex ratio at birth in China and Taiwan, paper presented at Annual Meeting of the North American Chinese Sociologists Association, Washington DC, August.

Qiao, Xiaochun and Chirayath Suchindran: 2003 From sex preference of children to its reality: sex ratio at birth and its determinants in China. Poster presented at Annual Meeting of the Population Association of America, Minneapolis.

Ren, S. X. : 1995 Sex differences in infant and child mortality in three provinces in China, Social Science and Medicine 40(9):1259–1269.

Retherford, Robert D. and T. K. Roy: 2003 Factors affecting sex-selective abortion in India. National Family Health Survey (NFHS) Bulletin (Mumbai and Honolulu) 17:1 ~ 4. http: //www. eastwestcenter. org (accessed 18 September 2003).

Rosenthal, Elisabeth: 2001 Stolen, sold, and wed. South China Morning Post 26 June: 13.

Tabutin, D. and M. Willems: 1995 Excess female mortality in the developing world during the 1970s and 1980s. Population Bulletin of the United Nations 39:45–78.

Taiwan Province: 1946 Statistical Abstract of the Past 51 Years.

Tan, Lin and Xizhe Peng: 2000 China's female population. pp. 150 ~ 166 in Xizhe Peng and Zhigang Guo(eds) , The Changing Population of China. Oxford: Blackwell.

Tu, Ping: 1993 Studies on sex ratios at birth in China [in Chinese] . Renkou yanjiu [Population Research] 17 (1):6–13.

Tuljapurkar, Shripad, Nan Li and Marcus W. Feldman: 1995 High sex ratios in China's future, Science 267:874–876.

United Nations(UN) : Annual Demographic Yearbook. New York.

UN Population Division: 2003 World Population Prospects, Population Database.
http: //www. esa. un. org/unpp/p2k0data. asp (accessed 18 September 2003).

UN Population Division: 2004 World Population Prospects: The 2002 Revision.
http: //www. esa. un. org/unpp/p2k0data. asp (accessed 3 February 2004).

US Census Bureau: 2002 International Data Base.
http: //www. bized. ac. uk/cgi-bin/idbsum. pl (accessed 23 August 2002).

Wen, Xinyan: 1993 Effects of son preference and population policy on sex ratios at birth in two provinces of China, Journal of Biosocial Science 25:110–120.

Xie, Zhenming: 2002 Three elements backing high sex ratio at birth in China [in Chinese] , Renkou yanjiu[Population Research] 26 (5):14–18.

Yang, Wen-Shan and Chen Likwang: 2003 Sex preference and determinants of child wellbeing in Taiwan. Paper presented at Seminar on Gender Issues at the Early Stage of Life in South and East Asia, Pondicherry, India, November.

Yuan, Xin: 2003 High sex ratio at birth in China(brief review). Paper presented at Workshop on Population Changes in China at the Beginning of the 21st Century, Australian National University, Canberra, December.

Zeng, Yi, Ping Tu, Baochang Gu, Yi Xu, Bohua Li and Yongping Li: 1993 Causes and implications of the recent increase in the reported sex ratios at birth in China. Population and Development Review 19 (2):283–302.

Zhu, Chuzhu, Shuzhou Li, Changrong Qiu, Ping Hu and Anrong Jin: 1997 The Dual Effects of the Family Planning Program on Chinese Women, Xian, Xian Jiaotong University Press.

Zuckerman, Elaine, Alf Blikberg and Menglin Cao: 2000 China country gender review, unpublished manuscript, World Bank, Washington DC.

中国大陆、中国台湾省和韩国的
出生婴儿性别比失调的比较分析
An Comparative Analysis of Birth Sex Ratio
Imbalance in Mainland China, Taiwan, China and Korea

顾宝昌　Krishna Roy（罗　伊）

摘要：本文将中国大陆、中国台湾省和韩国的生出婴儿性别比失调进行了比较分析，在对三地进行比较分析时讨论了三个问题：生出性别比失调在什么时候发生？生出性别比失调在什么地方发生？生出性别比失调在什么人群发生？

关键词：生出性别比　总和生育率　性别偏好　性别构成

1990 年全国人口普查结果表明，1989 年的全国出生婴儿的性别比为 111.3。由于这一数值远高于一般认为的 107 的正常值，这一现象立即引起了政府和社会各界的广泛关注。随之，在国内外就这一问题开展了若干研究（Hull 1990, Johansson and Nygren 1991 徐毅和郭维明 1991，顾宝昌和彭希哲 1991, Banister 1992a, Wen 1992）。在 1992 年 10 月于北京召开的"中国 1990 年人口普查国际研讨会"上，对中国出生性别比问题作研究的中国和各国学者几乎齐集一堂，使得对这一问题的讨论一时成了会议的事实上的聚焦点（Banister 1992b; Coale 1992, Hull 1992, Johansson and Arvidsson 1992；李涌平 1992；涂平和梁志武 1992，曾毅等 1992）。1994 年 11 月，联合国人口基金（UNFPA）和韩国保健社会研究院（KIHASA）联合在韩国汉城召开了一个题为"急剧变化中的亚洲人口态势中的子女性别偏好问题"的国际研讨会。这个研讨会使若干亚洲国家的人口学者聚集在一起讨论关于出生性别比问题的各个方面，以便增进对急剧的生育下降、子女性别偏好和社会文化变化的适应的复杂进程的认识。这个研讨会就八个亚洲国家（孟加拉国、印度、印度尼西亚、巴基斯坦、韩国、斯里兰卡、泰国和中国）的有关情况展开了讨论。

这些活动极大地增强了我们对出生性别比问题的理解和认识。本文试图以现有的统计资料和研究成果为基础，就目前对我国出生性别比失调问题的认识作一个总体归纳，来考察出生性别比失调的现象：①在什么时候发生；②在什么地方发生；③在什么人群中发生；④怎样发生；⑤为什么会发生以及；⑥应怎么来解决。尽管重点是讨论中国大陆的情况，本文也将涉及我国台湾省和韩国的有关情况，因为在这两个人口中也出现了出生性别比失调的类似情况。这种比较将有助于我们对问题的理解和讨论的深化。

一、出生性别比失调在什么时候发生？

美国学者科尔和班久蒂仔细研究了中国几次人口普查和生育调查的资料，显示中国在20世纪30～40年代的出生性别比已经高于正常水平，这是"由于溺女婴的传统作法造成的女性死亡率过高所致"（Coale and Banister 1994，以下称科班文）。但是，在60～70年代中国的出生性别比达到"非常接近于106"（曾毅等1993，以下称曾等文），"基本上在正常范围内"（顾宝昌和李涌平1994，以下称顾李文）。"在5年为组的队列中女孩短缺的比例达到了出生女孩的2%的低水平"（科班文1994）。"在（中华）人民共和国成立后，过高的女性死亡率的下降得力于强大的政府行为，政府努力改变溺婴的习俗和其他有害的传统作法"（科班文1994）。

但是，80年代，特别是后期，我国出现了出生性别比上升的情况，从1984年上升到108以上后再没有回复到正常水平。朴在彬（美国）和赵南勋（韩国）考察了中国大陆、中国台湾省、韩国的零至4岁儿童的性别比，认为在这三个人口中出生性别比从"大约1985年以后"开始上升，"出生性别比的上升，在韩国大约起始于1985年，在中国（大陆）大约起始于1986年，在台湾大约起始于1987年"（Park and Cho 1995，以下称朴赵文）。

为什么在这三个社会、经济、政治背景都极为不同的人口中，却几乎同时出现了出生性别比上升的情况呢？一个可以注意到的因素就是，这3个人口中都存在着重男轻女的文化传统。而另一个更值得注意的因素是，这3个人口都经历了急剧的生育率下降。表1所列为中国大陆、中国台湾省、韩国自1980年以来的出生性别比和总和生育率。以总和生育率为测定的中国大陆妇女的生育率大幅度地从1970年的5.8下降到1980年的2.2，在十年中下降了50%以上，而在80年代则在2.4上下浮动。中国台湾省的总和生育率在1956年和1983年期间，从6.51下降到2.16，在27年中降低了67%，此后又下降了22%，达到1986年的1.68，而后一直在1.8上下波动（Freedman, Chang, and Sun 1994，以下称弗等文）。韩国的总和生育率60年代初在6.0左右，到80年代初达到更替水平（2.1），又从更替水平下降到90年代初的1.6（洪文植1994）。

中国大陆的总和生育率显得比另两个人口高一些，但应记住它的人口要大得多，占世界人口的1/5以上，而且各地区间的社会、经济、人口条件差异悬殊。总的说，这3个人口都经历了生育率在短时期内急剧地下降到更替水平，并且在80年代继续向低于更替水平下降。前一个时期称为"人口转变时期"，后一个时期称为"后转变时期"（弗等文1994）。"历史上，在台湾，由于强烈的对儿子的偏爱而想多要孩子。在生育转变中，想要的和生育的孩子的减少，部分是由于对儿子偏爱的减弱"。但是，随着急剧的生育下降，"在许多夫妇中存在的只想要2、3个孩子的愿望和想要男孩的愿望之间的持续的矛盾已经变得尖锐起来"（弗等文1994）。这一点观察也适用于另二个人口。

当生育率高时，人们可以通过多生孩子来达到有儿子的目的。但是，当生育率急剧下降时，人们由于严格的人口政策或社会经济条件的限制，而不能获得他们所希望的数量的孩子时，就会转向一种所谓"质量换数量"的生育战略，以谋求他们所希望的"质量"的孩子（顾彭文1991；顾宝昌1992）。在一个有着强烈的重男轻女的生育文化的社会中，当生育率急剧下降时，夫妇对子女性别的偏好会变得更加敏感起来，并会寻求一切可能的手段以保证得到他们最想要的性别的孩子。也就是说，出生性别比失调的出现是小家庭模式和对子女的性别偏好的结合而产生的一个新的人口现象（洪文植 1994；朴赵文 1995）。

可见，出生性别比失调在 80 年代中期在这 3 个人口中的出现不应该说是偶然的，它与生育下降的急剧性，意愿家庭规模的变小，以及还存在对儿子的偏好有很大关系。

表 1　中国大陆、中国台湾省和韩国的出生性别比和总和生育率（1980～1993）

年　份	中国大陆		中国台湾省		韩　国	
	出生性别比	总和生育率	出生性别比	总和生育率	出生性别比	总和生育率
1980	107.4	2.24	106.4		103.9	
1981	107.1	2.63	107.0		107.0	
1982	107.2	2.86	106.9		106.9	2.7
1983	107.9	2.42	106.7	2.16	107.7	
1984	108.5	2.35	107.3		108.7	2.1
1985	111.4	2.20	106.6		110.0	
1986	112.3	2.42	107.2	1.68	111.9	
1987	111.0	2.59	108.3	1.70	109.0	1.6
1988	108.1	2.52	108.2	1.85	113.5	1.6
1989	111.3	2.35	108.6	1.68	112.1	
1990	114.7	2.31	110.2	1.81	116.9	1.6
1991	116.1	2.20	110.0	1.72	112.9	
1992	114.2	2.00			114.0	
1993	114.1					

资料来源：出生性别比：中国大陆：（1980～1989）顾李文 1996，表 1，（1990）国家统计局 1991b，（1991）国家统计局 1992，（1992）国家统计局 1993b，（1993）国家统计局 1994. 中国台湾省：Chang 1996，表 3.4，（1991）弗等文 1994，表 14. 韩国：朴赵文，1995，表 6；（1981）Cho 和 Kim 1994。

总和生育率：中国大陆：国家计生委 1994：51，中国台湾省：弗等文 1994，表 2，韩国：（1982，1984，1987）KIHA-SA 1991：18，（1988，1991）Hong 1994。

二、出生性别比失调在什么地方发生？

尽管中国大陆总体上的出生性别比高于正常水平，这并不是说，出生性别比在全国到处都失调，并失调到一样的程度。表 2 所列为根据 1990 人口普查所得的全国及 30 省、市、自治区（以下都称省）的出生性别比。

从城乡分布来看，城市人口的出生性别比较低，为 108.9，接近正常水平；而镇人口的出生性别比最高，为 111.9，县人口的出生性别比则为 111.7，居于城镇之间。从各省来说，最高为广西（117.4）和浙江（116.7），最低为贵州（103.6）和西藏（103.6）。尽管全国的出生性别比为 111.3，30 个省中，有 21 个的出生性别比高于 108.0，即高于正常或可接受的范围。

表2　中国各省市自治区分市镇县出生性别比和总和生育率（1989）

序列	省市自治区	总 和 生育率	出生性别比			
			合计	市	镇	县
中国		2.253	111.3	108.9	111.9	111.7
1	贵州	2.963	103.4	99.4	109.0	103.7
2	西藏	4.222	103.6	112.4	106.0	102.8
3	新疆	3.157	104.1	106.6	104.6	103.6
4	上海	1.344	104.1	103.9	104.0	104.7
5	青海	2.468	104.6	115.3	92.5	103.9
6	北京	1.332	107.1	106.1	105.8	108.9
7	云南	2.588	107.3	103.9	105.3	107.6
8	黑龙江	1.713	107.3	105.5	106.4	108.6
9	吉林	1.806	107.8	106.0	107.3	108.5
10	甘肃	2.340	108.4	106.6	112.6	108.5
11	内蒙古	1.967	108.5	105.2	105.3	110.1
12	湖北	2.496	109.5	108.8	115.0	109.4
13	宁夏	2.614	109.7	111.8	110.0	109.4
14	福建	2.362	109.9	109.4	124.0	108.9
15	山西	2.461	110.1	111.5	109.3	109.9
16	湖南	2.397	110.1	105.6	111.1	110.5
17	陕西	2.705	110.3	113.6	116.7	109.6
18	天津	1.661	110.4	106.4	107.8	115.4
19	江西	2.460	110.4	112.8	112.1	109.9
20	辽宁	1.505	110.5	107.5	107.0	113.2
21	河北	2.331	110.9	104.0	108.4	111.9
22	安徽	2.511	111.3	108.9	107.5	111.0
23	广东	2.512	111.3	114.0	120.5	109.1
24	四川	1.758	112.1	108.9	106.0	112.8
25	江苏	1.939	113.8	112.0	107.3	114.5
26	山东	2.124	115.0	113.3	117.2	115.2
27	海南	2.932	116.1	111.1	136.2	114.7
28	河南	2.897	116.2	113.0	113.9	116.6
29	浙江	1.404	116.7	107.5	119.2	118.2
30	广西	2.727	117.4	113.2	110.4	118.1

资料来源：出生性别比：国家统计局1991a：45, 427–429；总和生育率：国家统计局1991a：57。

从表 2 所列的各省的出生性别比和总和生育率的关系可以看出，有九个省的出生性别比低于 108，即在正常范围内；这些省中有些是社会经济比较最发达的，而生育率是全国最低的，并远低于更替水平的地区；其中包括上海和北京这两个大都市，总和生育率都在 1.3 的水平。也有一些是社会经济相对最不发达的、生育率为全国最高的、少数民族聚居的地区，它们的总和生育率分别为 4.2（西藏），3.2（新疆），3.0（贵州），2.6（云南），和 2.5（青海）。从中国大陆各地的情况来看，出生性别比与生育水平和社会经济发展之间显现出一种倒 U 型的关系。出生性别比失调的现象往往出现在处于两者之间的，那些社会经济正在发展之中，而生育率正在加速下降之中的地区。

中国台湾省和韩国的情况有些不同。台湾省学者张明正（Chang 1996）认为，在台湾省，1990 年三孩和三孩以上的出生性别比随着城市化程度的提高而提高：台北市为 138，高雄市为 123，其他城市为 121，所有的县为 119。但是应该注意到，另一个关于台湾省生育态势的专论中指出，"到 1991 年，（台湾省）城市化的各个层次的总和生育率都已达到更替水平以下"（弗等文 1994）。

朴赵文中考察了韩国各地区五岁以下儿童的性别比，显示"大城市的性别比先于镇或农村地区而上升……出生性别比持续达到 110 以上的年份在城市为 1985 年，在镇为 1986 年，在农村地区为 1988 年"，而在 1980 年儿童性别比"在整个韩国都在正常范围之内"。在韩国的六个最大的城市中，大邱市的性别比最高，在 1990 年零岁性别比为 124.0。这个地区，根据朴赵文，"被认为是非常保守的，有强烈的大男子主义，通常称为 TK（大邱-庆尚北道）情结"。这又意味着，过高的出生性别比与强烈的性偏好的文化环境的联结，可能比与城市的规模的联结更为紧密。

三、出生性别比失调在什么人群发生？

为了确定哪些人口群体最可能和出生性别比的上升有关，表 3 所列为 1980 年至 1993 年中国大陆、中国台湾省、韩国的分孩次的出生性别比。中国大陆的出生性别比从 80 年代中期上升后一直很高，达到 114 左右，而在这一期间，一孩的性别比几乎一直处于 107 左右的正常水平；二孩的性别比在 1984 年以前，也是正常的；高孩次性别比从 80 年代初以来，都高于正常水平，而且，孩次越高性别比也越高，年份越近性别比也越高。

台湾省和韩国的情况和中国大陆十分相仿。台湾省的出生性别比在 80 年代中期上升后保持在 110 的水平，这比另 2 个人口要低。它的一孩性别比是正常的，二孩的性别比也多少是可接受的，而三孩、四孩的性别比都超过了 110，1990 年的四孩性别比甚至达到了 130。

韩国的出生性别比在 80 年代中期升至正常水平以上，从 1988 年起就保持在 113 以上。但一孩性别比一直处于正常范围，直到 1986 年二孩性别比也是正常的。而其他孩次的性别比远高于正常范围，近年的四孩和四孩以上的性别比甚至高达 200 以上。这显示，韩国近年的出生性别比和出生孩次之间有一种"正相关关系"（朴赵文 1995）。

到 80 年代末时，所有这 3 个人口的高孩次的出生性别比都远高于正常水平，甚至在 120 以上，这已不可能用生理的或人种的因素来解释。这就很清楚，男女出生婴儿的不平衡主要来自高孩次的生育之中。

表3　中国大陆、中国台湾省和韩国分孩次出生性别（1980～1993）

年份	孩　　次					
	合计	一孩	二孩	三孩	四孩	五孩以上
中国大陆						
1981	107.1	105.1	106.7	111.3	106.5	114.1
1982	107.2	106.6	105.2	109.4	112.9	109.9
1983	107.9	107.8	107.2	109.5	104.7	112.1
1984	108.5	102.5	113.3	113.0	115.3	127.3
1985	111.4	106.6	115.9	114.1	126.9	117.3
1986	112.3	105.4	116.9	123.1	125.3	123.5
1987	111.0	106.8	112.8	118.9	118.6	124.6
1988	108.1	101.5	114.5	117.1	123.1	108.7
1989	113.9	105.2	121.0	124.3	131.7	129.8
1989（市）	110.5	105.6	121.3	128.9	137.3	137.4
1989（镇）	114.0	108.0	125.5	127.0	136.3	134.1
1989（县）	114.5	104.8	120.7	123.9	131.2	129.3
1990	114.7	105.5（市）	115.5（镇）	116.4（县）		
1991	116.1	110.8	122.6	124.4（3+）		
1992	114.2	106.7	125.7	126.7（3+）		
1993	114.1	105.6	130.2	126.1（3+）		
中国台湾省						
1987	108	107	108	110	114	
1988	108	107	107	112	111	
1989	109	107	107	113	121	
1990	110	107	109	119	128	
1990（台北）	112	108	110	134	156	
1990（高雄）	109	106	107	122	130	
1990（市）	109	105	108	119	131	
1990（农村）	110	107	109	117	121	
1991	110	107	109	118	130	
韩　国						
1980	104	106	104	103	102	96
1981	107	106	107	107	113	115
1982	107	106	106	110	113	118

续　表

年份	孩　次					
	合计	一孩	二孩	三孩	四孩	五孩以上
1983	108	106	106	113	121	128
1984	109	107	108	119	132	134
1985	110	106	108	133	157	154
1986	113	108	112	143	161	161
1987	109	105	109	137	150	163
1988	114	108	114	170	199	187
1989	113	105	114	190	217	214
1991	117	109	117	196	234	215
1990	112.9	106.1	112.8	184.7	212.3	
1991	114.0	106.4	112.8	195.6	229.0（4+）	

　　资料来源：中国：（1981~1989）顾李文 1994，（1989）国家统计局 1993a，（1990）国家统计局 1991，（1991）国家统计局 1992 年，（1992）国家统计局 1993b。中国台湾省：（1987~1989）弗等文 1994，（1990）Chang 1996。韩国：（1980~1990）朴赵文 1995，（1992）洪文植 1994。

　　注：国家统计局 1990 年数据没有孩次性别构成，只有分城乡的性别构成。

　　表 3 的资料来自对中国 1990 年人口普查的 1% 抽样的计算机分析。它显示，在 1989 年 1 月 1 日至 1990 年 6 月 30 日期间出生的而在普查时还存活的婴儿的性别比，并根据①已有子女数量和性别；②居住地；③母亲的教育水平等来分别考察新生婴儿性别比的情况。此表显示，①在 1989 年和 1990 年上半年出生而存活到普查时的零至 1.5 岁的儿童性别比高达 115.3；②对无孩或只有一个男孩的母亲的存活儿童性别比，无论她的居住地和教育水平，基本上在正常范围内。这就是说，那些生第一个孩子和已有一个儿子又生二个孩子的妇女，总的说并不属于导致出生性别比失调的人群；③而那些只有女儿而还没有儿子的妇女的出生婴儿性别比都非常高，甚至在 200 以上，而那些只有儿子而还没有女儿的妇女的出生婴儿的性别比又显得太低而不正常。

单身汉问题还是女童人权问题？
——媒介报道中的高出生性别比的社会性别分析
A Bachelors' Problem or a Girls' Human Right Problem: A Gender Analysis of Media Reports on Higher Birth Sex Ratio

卜 卫

摘要：本文将通过对若干高出生性别比的媒介报道的内容分析，讨论社会倡导中的性别问题，说明由于缺少社会性别敏感，大多数报道从男性的利益出发来提出问题和解决问题，而忽略了女童的人权。在文章的最后，作者还讨论了媒体的社会责任及其社会倡导中的性别平等策略。

关键词：出生性别比 社会性别 人权

全国人口普查及 1% 人口抽样调查的数据表明，中国大陆出生婴儿性别比自 80 年代持续偏离正常范围（103~107），其性别不平衡日趋严重。1982 年第三次人口普查为 108.5，1987 年 1% 人口抽样调查为 110.9，1990 年第四次人口普查上升至 111.14，1995 年 1% 抽样调查为 115.6，至 2000 年第五次人口普查为 119.92[①]。我们观察到，这个数据正在通过媒体报道引起社会关注。

早在 1999 年联合国儿童基金会与全国妇联联合主办的全国女童问题研讨会上，英国伦敦大学东方与非洲研究学院（School of Oriental and African Studies, University of London）中国人类学教授 Elisabeth Croll 根据四普的数据说明中国存在着高出生性别比以及女婴死亡率偏高的问题，并分析了中国男孩偏好的原因及干预措施。她指出，这不只是计划生育的政策的影响，因为没有计划生育政策的印度、巴基斯坦、孟加拉、韩国、中国台湾等国家和地区也存在同样的问题。将高出生性别比和女婴死亡率偏好归为计划生育政策的影响会将问题简单化，从而忽略了性别不平等的文化结构及社会结构的影响[②]。西安交通大学人口与经济研究所的朱楚珠教授在这个会议上也介绍了她的有关中国女婴死亡率偏高的实证研究，说明

---

① 陈胜利，莫丽霞，《开展关爱女孩行动，促进出生人口性别比的平衡》，中国大陆出生婴儿（0~4）性别比不平衡伦理、法律和社会问题专家研讨会论文集，2004 年 6 月，67 页。

② Elisabeth Croll, Keynote Address: The Current Situation and Main Issues of the Girl Child in Asia and China, A Report of the National Sumposium on the Girl Child, Bejing, China December 14~15, 1999, UNICEF and ACWF, p.8–18.

"男孩偏好、重男轻女是其根源性原因，中国的计划生育政策下的低生育环境是其条件性原因"①。这个会议不同于其他学术论文的发表活动和一般的学术会议，会议主办方特别邀请了媒体作为正式的会议代表，期望媒体关注并报道中国女童的生存、发展和受保护的问题，但是，为数不多的媒体如《中国妇女报》、《中国青年报》等发表了相关的报道，大多数媒体仅发了一个短消息，尔后对这个问题保持了沉默。

2000 年"五普"以后，高出生性别比的持续增长的数据首先引起了官方和研究者的高度重视，其研究报告与干预方案不断出现。2000 年至 2003 年，国家计划生育委员会与西安交通大学人口与经济研究所在安徽省巢湖市开展了"改善女孩生存环境"的项目。2003 年国家人口与计划生育委员会启动了"关爱女孩行动"，旨在通过倡导男女平等思想，扭转中国、特别是农村贫困地区存在的新生儿男女性别比失衡问题。"关爱女孩行动"的启动、新闻发布、干预措施等引起了大多数媒体的关注，有关高出生性别比的报道开始逐渐增多。

至 2004 年 3 月两会期间，无党派人士李伟雄就高出生性别比问题在全国政协会议上作了专题发言。"十多年后中国将有数千万的光棍汉找不到老婆，这绝不是危言耸听"被很多媒体转载，形成媒体报道两会的一个热点。

2004 年 4 月，国家主席胡锦涛在人口资源环境座谈会上，提出要"高度重视出生人口性别比升高的问题，开展必要的专项治理活动。""要加大宣传力度，深入开展'关爱女孩行动'"，"力争经过三至五年的努力，使出生人口性别比升高的势头得到遏制"（《人民日报》2004 年 4 月 5 日）。国家对高出生性别比的高度重视正在使之成为媒体报道的一个议题。两会和胡锦涛讲话以后，不仅中央报纸，地方报纸也开始报道各省市的高出生性别比的情况以及干预措施。

本文试图从社会性别角度分析 2003 年 1 月 1 日至 2004 年 6 月 20 日的大众媒介中的高出生性别比报道。由于大众媒介对公众的影响力，我们不能不关注媒介是如何建构"高出生性别比"问题的。应该说明，在中国，多数媒介报道履行了"监测社会发展"和"传达信息"的责任。但是，本文集中反映的是大众媒介在报道"高出生性别比"时的问题和缺憾或者说是对妇女人权的有可能产生负面影响的信息。

一、研究问题

自 1995 年第四次世界妇女大会以来，已经有很多学者在其文章或著作中讨论了社会性别的概念及其在中国应用②。在这个研究中，社会性别被看作在一定社会文化制度下形成的性别等级制的社会关系。社会性别分析将追问：基于谁的利益建构了这个高出生性别比的问题？（问题的性质）这种问题是发现还是掩盖了性别等级制的社会关系？（问题的原因）所建构的问题关注的是对男性还是对女性的影响？（问题的影响）以及解决这个问题的战略与方法是促进两性平等还是仅仅保护男性群体利益？

①   朱楚珠，中国农村改善女童生存环境的研究与社区实践，全国女童问题研讨会论文汇编，联合国儿童基金会、全国妇联，1999，第 26 页。

②   Julie Mertus, Nancy Flowers, and Mallika Dutt, Local Actiion, Global change: Learning about the Human Rights of Women and Girls, 1999，《妇女和女童人权培训实用手册》，2004，社会科学文献出版社，第 6-8 页；谭兢嫦，信春鹰编，《英汉妇女与法律词汇释义》，1995，中国对外翻译出版公司，UNESCO, 145—147 页；Candida March, Ines Smyth and Maitrayee Mukhopadhyay, A Guide to Gender-Analysis Frameworks，《社会性别分析框架指南》，2000 年，香港乐施会，第 16—21 页；王政，《越界—跨文化女权实践》，天津人民出版社，2004 年，第 41—47 页等。

（一）高出生性别比问题的性质：基于谁的利益建构了高出生性别比的问题？

在 1995 年第四次世界妇女大会通过的《北京行动纲领》中，性别鉴定选择性流产以及虐杀女婴被看作是针对妇女的暴力以及针对女孩的暴力。"'对妇女的暴力行为'一语是指公共生活或私人生活中发生的基于性别原因的任何暴力行为，这种暴力行为造成或可能造成妇女受到身心或性方面的伤害和痛苦，也包括威胁采用此种行为，胁迫或任意剥夺自由。"（113 条）第 115 条特别指出，"对妇女的暴力行为还包括……溺杀女婴和产前性别选择"。在消除对女童的暴力部分中，第 283 条强调各国政府有责任"颁布和实施立法，保护女孩免收各种形式的暴力，包括产前性别选择、溺杀女婴……"。

从两性平等的利益出发，产前性别鉴定和虐杀女婴是一种针对妇女和女孩的暴力，是对女童人权的侵犯。"对妇女的暴力行为是迫使妇女对男子处于从属地位的重要社会机制之一"（《北京行动纲领》117 条）。但是，由于产前性别鉴定或虐杀女婴通常发生在私人领域的家庭，往往被传统文化和社会所容忍。人们在考虑这个问题的时候，容易从男性群体的利益出发担心未来的男人没有性伴侣，而忽略了这种暴力对女性人权的损害。这个研究将揭示媒介报道的性质——是基于针对妇女的暴力或人权还是基于男性群体的性与婚姻的利益来建构高出生性别比的问题。

（二）高出生性别比产生的原因：媒介报道揭示还是掩盖了性别等级制的社会关系？

这个研究也将探讨媒介报道如何解释高出生性别比的原因。计划生育政策、较低的经济发展水平、农村缺乏社会福利保障制度以及"重男轻女"的文化传统等原因经常被专家提及。根据 Croll 对东南亚国家高出生性别形成原因的研究，还没有哪一个因素如经济发展水平或计划生育政策等会单独引起高出生性别比，她发现，产生高出生性别比的国家的一个普遍特点是"父权制的家庭特征"。在这种制度下，生育率下降有可能引起女儿的高死亡率，经济贫困也会加强家庭对女儿的排斥，各种文化习俗强化了女儿被贬低的情形，并反过来影响了女性对自身的认识[1]。这种日常实践和工作中的分工和等级是构成性别歧视的基础。因此，在这个研究中，社会性别分析关注的是：媒介报道是否能报道现实社会存在的结构性的性别不平等对高出生性别比的影响。

（三）高出生性别比的影响：主要考虑的是对男性的影响还是对女性的影响？

如果认识到产前性别鉴定或虐杀女婴是对妇女和女孩的暴力，那么我们会首先考虑到高出生性别比对女童的出生权利和健康权不利影响，以及对妇女发展和性别平等的影响，因为高出生性别比问题首先是女童和妇女的人权问题。但如果忽略这一点，就容易仅仅考虑对男性的影响。研究结果将检视媒体报道是否只考虑了对男性的影响。

（四）新闻报道在讨论未来扭转高出生性别比的方法或措施时，其战略与方法是促进两性平等还是仅仅保护男性群体利益？

这个研究采用战略性/现实性社会性别利益作为分析框架。现实性社会性别利益指在现存的社会性别分工下，满足两性角色中所产生的在生活上的迫切需求。这种利益的实现不挑战两性关系格局，其利益的满足将延续两性的现存角色。战略性社会性别利益则针对妇女从

---

[1] Elisabeth Croll, Keynote Address: The Current Situation and Main Issues of the Girl Child in Asia and China, A Report of the National Sumposium on the Girl Child, Bejing, China December 14–15, 1999, UNICEF and ACWF, p. 8–18.

属男人的地位和权力关系而言，以改变现有社会性别不平等的状况为目标，如家务劳动及养育孩子的平等分工；清除对女性的暴力，保障妇女不受性侵犯；突破社会性别的男女定型；提供社会性别平等教育；改善妇女控制、使用资源机会；加强在决策上的妇女参与；创造平等就业机会等①。研究结果将显示未来的措施是现实性的（保护男性群体利益或保护女性群体利益）还是战略性的（改变不平等的社会结构）。

二、研究过程与样本

在检索与分析数 10 个有关高出生性别比报道之后，发现部分报道从男性利益出发来报道高出生性别比问题。这是高出生性别比报道最主要的问题之一。因此，这个研究采用"'出生性别比'光棍"或"'出生性别比'单身汉"两个关键词，在 google 中进行检索，共检索出 2003 年 1 月 1 日至 2004 年 6 月 20 日的 192 篇相关报道，包括若干重复或被反复引用的文章。经过筛选（去掉"网页未能显示"以及超过 10 页以上的科学研究报告），选择 117 篇报道为分析样本，其中，新闻报道或评论为 113 篇，占 96.6%；学术会议综述及少于 9 页的科研报告为 4 篇，占 3.4%②。之所以采用 google，因为 google 所涉及的媒体更为广泛。应该说明，这个样本不能推及中国媒介总体，但却能较集中地反映媒介报道的问题。

三、主要研究结果

（一）新闻标题

对新闻标题，本研究采用 4 个指标进行分析：①男性中心标题，通常强调高出生性别比影响了男性婚配，并在标题中显示出"光棍"；②中性标题，客观报道如"中国新生儿男女比例严重失衡，2010 年正常化"等；③强调女童人权的标题；④其他。

统计表明，男性中心标题为 45 个，占总数的 38.5%；中性标题为 68，占 58.1%；其他标题为 4 个，占 3.4%。没有发现有"强调女童人权"的标题。

如下一个报道标题是个典型的例子："北京拉响人口警报：将来他们娶谁？"

其他男性中心的标题如下：

关注未来的"光棍"③

出生性别比失调，未来中国 5 千万男人打光棍④

性别歧视引发"光棍现象"⑤

警惕！光棍、缺陷人口未来激增⑥

5 年后可能有上千万男"光棍"⑦

我们要不要为 20 年后孩子讨老婆担心⑧

15 年后 4000 万男人无妻可娶⑨

---

① Candida March, Ines Smyth and Maitrayee Mukhopadhyay, A Guide to Gender-Analysis Frameworks，《社会性别分析框架指南》，2000 年，香港乐施会，第 65~66 页.
② 本文作者感谢中国社会科学院新闻系研究生庞明慧对资料检索的贡献。
③ 《深圳商报》，2004 年 3 月 15 日。
④ 原载《瞭望新闻周刊》，2002 年 9 月 24 日，后在 2004 年初被多次转载。
⑤ 《解放日报》，2004 年 3 月 9 日。
⑥ 人民网，人民视点，2004 年 5 月 12 日。
⑦ 《深圳商报》，2004 年 4 月 28 日。
⑧ 千龙网，2004 年 5 月 17 日。
⑨ 新快报，2004 年 3 月 7 日。

性别比例失调：四川未来男人被动"独身"①

中国人口比例日益失调，2020 年或由 3000 万光棍汉②

现在不管理，以后难娶妻③

拿什么来帮你，4000 万光棍？④

可以看出，"女童人权"在标题中没有得到应有的强调，女性甚至在标题中没有一个独立的身份，仅仅是男性的附属物"老婆"或"妻子"，是男性的结婚对象。新闻标题集中于男性的婚配问题，而忽略了女童的出生权利及人权问题。

（二）导语

导语的分析指标与标题完全相同：①男性中心导语，通常强调高出生性别比影响了男性婚配，并在总标题下或分标题下的第一段中显示出"光棍"；②中性标题，客观报道高出生性别比情况；③强调女童人权的标题；④其他。统计发现，49.6%（58 个）的导语是男性中心导语；46.1%（54）的导语是中性导语。有 5 篇报道的标题与出生性别比无关；没有强调女童人权的导语。

男性中心的新闻导语的例子如下：

到 2020 年，将会有 3000 万男人无女可娶⑤

到 2020 年实现全面小康之日，全国将有 3～4 千万处于婚育年龄的男青年娶不上媳妇⑥

国外舆论称，中国将在若干年后出现 5000 万找不到老婆的光棍汉⑦

天津市要综合治理出生性别比偏高的问题，避免引发男青年将来为找老婆而大伤脑筋等一系列问题⑧

与男性中心标题一样，导语仍强调女性附属于男性，是男性的"老婆"或"媳妇"。解决高出生性别比问题不是为了实现女童的人权，而是为男性解决婚配问题。此外，我们还看到，在新闻标题与导语中，不断地出现男性光棍的数字，从 3000 万到 5000 万不等，但很少出现"失踪的女童"的数字。其实这个数字对善于挖掘新闻素材的记者并不难算。人口学家张翼的文章提到，"如果将 15 岁以下婴幼儿和青少年人口中为维持各个年龄段 105 的性别结构而缺少的女性人口数加总，那么我国在 15 岁及该年龄段以下人口中，居然缺少了 1100 多万女性人口"⑨。但是，这 1100 万女性人口从来没有机会成为新闻标题。

（三）报道内容是否涉及女童的人权

所有的报道（117 篇）均未提到女童的人权问题。女童或女性只作为男人的性伴侣出现，这个社会想要女性活下来，仅仅是为了满足男性的需求和利益，与女性的人权似乎没有

① 新华网云南频道，2004 年 3 月 7 日。
② 《中国青年报》，2004 年 3 月 7 日。
③ 新华网天津频道，每日新报，2003 年 8 月 27 日。
④ 新华网黑龙江频道，2004 年 3 月 29 日。
⑤ 深圳商报，2004 年 3 月 15 日。
⑥ 《人民日报》，2004 年 3 月 7 日。
⑦ "透视海南出生人口性别比例失衡现象"，http://news.xinhuanet.com/focus/2003-08/05/content_1011682.htm，采集时间：2003 年 8 月 5 日。据这个研究统计，这个导语不是第一次被引用。
⑧ 《每日新报》，2003 年 8 月 26 日。
⑨ 张翼，"我国婴儿出生性别比持续上升，原载中国网 2002 年 12 月 23 日，http://www.china.org.cn/chinese/zhuanti/250870.htm。

任何关系。被多家媒体引用的五十、六十年代的"北大荒真荒凉，又有兔子又有狼，就是没有大姑娘"，表现的是男性缺少性伴侣的孤寂和自嘲的心理。不仅如此，高出生性别比问题在有些媒介报道中还被"娱乐化"了，如下面图文报道。"光棍"在中国情境里，大都包含着娶不起媳妇的穷困、无妻照料的可怜等内容，既被人嘲笑也自嘲，是生活水平、社会地位低下的一种标签。"中国将出现5000万找不到老婆的光棍汉"图文报道强调了这种自嘲，显示高出生性别比会将男性带入"悲惨"的"光棍"生活。被性别鉴定流产的女胎、被虐杀的女婴等则是出生性别比问题报道的"缺席者"，如果考虑妇女的利益和需求，如果考虑1100万女孩无辜地"失踪"，媒体恐怕不会用"嘲讽"来报道这个问题。"嘲讽"只强调了男性缺少性伴侣的"困苦"和"悲哀"，并对于被流产的、被虐杀的以及失踪的女婴是一种变相的容忍。

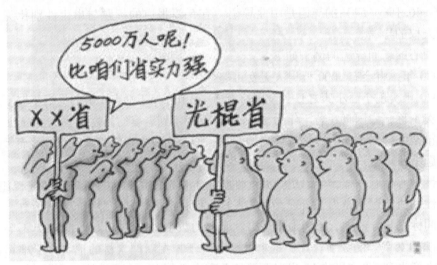

"中国将出现5000万找不到老婆的光棍汉！"[1]

（四）报道内容：高出生性别比的原因

新闻报道在叙述高出生性别比原因时，更多地提到非法鉴定胎儿性别问题（法律问题），其百分比为63.2%，有的报道明显地表现出男性中心思想，如"随着科学水平日益发达，超声波检测器具为人们进行性别选择提供了准确的情报，人工流产却把大量未来光棍汉的伴侣流产了"[2]；其次提到封建的"要男不要女"的生育文化，占51.3%，再次是经济和社会福利保障制度问题，占37.6%。提到"结构性不平等或妇女地位"原因的比例最小，为15.4%。如表1所示。

---

① http://www.chinanewsweek.com.cn/2002-10-14/1/550.html
② 红网：http://www.rednet.com.cn 2004-3-15。

表1　高出生性别比的原因（N=117）

原因	生育文化	法律	经济和社会福利	结构性的不平等	其他如计生政策
频数	60	74	44	18	5
百分比	51.3%	63.2%	37.6%	15.4%	4.3

　　同时，很少有媒介报道深入地讨论，为什么妇女要去做B超？为什么B超如此流行？这不仅仅是一个法律问题，它有着深刻的性别制度的背景。

　　联合国儿童基金会从女童的生命周期来考察性别不平等问题。从生命周期看，高出生性别比就不是一个孤立的问题。女童的生活一直与男童是有差别的，除了出生性别选择，这些差别还包括：女婴和女童的死亡率；女童的营养与保健；家庭的性别偏好及其期望对女童的影响；女童教育（不仅包括平等入学机会问题，也包括女童辍学问题，以及未能在学校里普遍建立起男女学生可均衡发展的课堂，未能避免教科书等教学材料中的性别歧视等问题）；针对女童的校园暴力（教师或有权力的人强奸、猥亵女孩）和家庭暴力（儿童监护人或亲戚对女童施加的暴力，包括性暴力）等；年轻女孩所遇到的约会暴力；女童青春期时期家庭、学校和社会对女孩的限制（这个时期普遍增长的不安全感以及对女孩能力、容貌或体型的否定态度限制了女童的活动领域和潜能的发挥）；公共场所的较为普遍的性骚扰、求职场所的潜在被拐卖的危险，以及被拐卖女童被解救后家庭、社会的不接纳构成了女童安全和健康的强大威胁；大众媒介中所宣传的传统性别角色定型对女童男童的负面影响等等。1999年至2000年，中国社会科学院新闻与传播研究所的媒介传播与青少年发展研究中心与"中青网"在联合国儿童基金会的支持下，在西部农村实施了"倾听农村孩子的声音"的媒介倡导项目。研究人员问西部农村儿童如果有机会是愿意做男孩还是愿意做女孩，所有的男孩都说还愿意做男孩。大多数女孩则也愿意做男孩，因为做男孩"不用做家务"，"放学回来可以玩，可以看电视"，"可以读更多的书"，"以后可以到城市去"①。对女童的健康、安全和自尊的伤害涉及如此多的方面，足以使我们将女童的问题看作一个系统的性别歧视，联系到女性成年以后所面对的各种差别对待，更可以看出是一种结构性的不平等。

　　在这个样本中，至少有26篇报道（占22.2%）的新闻来源来自政协委员李伟雄在政协会议上的发言。如果全文转载的话，新闻报道中会出现有关妇女地位或结构性不平等的信息。他在分析高出生性别比原因时提到，"女孩在家庭中地位偏低，许多父母消极对待女儿的教育、医疗问题，溺杀女婴的惨行也时有发生；社会上针对女性的歧视和平等规定也很多，例如就业难；一些农村出嫁妇女、离婚妇女及其子女的户口、责任田、口粮田及土地补偿费的不到公正对待。另外，妇女在婚后居住地选择、家庭财产继承等一系列问题也往往得不到平等对待"。但在大多数转载或摘转过程中，这段重要的话被删掉了，而"十多年后中国将有数千万的光棍汉找不到老婆，这绝不是危言耸听"却几乎被所有媒体转载。

　　另一个提到结构性性别不平等问题的人口学专家是中国社会科学院人口所的郑真真。她指出，应该深刻反思中国的妇女地位问题，"无论在个人发展方面如教育、就业、晋升还是

---

① 中青网、中国社会科学院新闻与传播研究所媒介传播与青少年研究中心，"倾听农村儿童的声音"，2001年。

在家庭方面如婚姻、家庭角色和职责、土地分配、财产继承等各个方面，妇女往往处于不利地位"，因此，要解决高出生性别比问题，应该"从改善妇女地位入手"①。

《南方都市报》的一篇文章也从"妇女地位"的角度来分析其原因，"在出生性别比急速攀升的轨迹上，直接暴露出的与男女平衡的社会生育理性存在冲突的重男轻女的个体生育理性，根植于妇女生存、发展条件与男子未能等同的现实土壤，实质是妇女社会地位偏低、权益维护尚欠使然，是男女平等实现程度不够的反映。相对男子，据公开信息不难简要概括：在经济生活方面，妇女的资源获取机会仍普遍不利、收入水平仍普遍偏低、权益保障仍普遍显弱；在政治生活方面，妇女在国家和社会事务管理中、尤其是在领导权、决策权的参与度、参与层次、参与比例、参与渠道上受制仍较大；而经济、政治生活中的弱势又自然会延伸至妇女在现实的家庭、社会生活中的各个方面。"②。

（五）高出生性别比的影响

大多数媒介报道趋势显示出，高出生性别比主要是影响男人的婚配及其一系列问题，而不是影响女童、女性人权以及妇女地位的问题。统计发现，明确表示影响男人的报道占65%（76篇），影响女性的占0.9篇（1篇）；影响中性（如完善人口结构等）占5.1%（6篇）；其余未提及影响的占29.1%（34篇）。可见，即使高出生性别比实际上是影响了女童的人权，但媒体报道大都关注男性的性与婚姻问题或由此而引起的社会问题。

在报道中被广泛引用的"影响"主要包括五个方面，（大多数媒体主要采用中国社会科学院人口学家田雪原的分析）：①婚姻性别挤压；②家庭社会的冲击；③买卖婚姻及拐卖妇女；④就业性别挤压，男性就业更为困难和⑤养老问题。其中两个原因是直接对男性的影响，其余三个原因是对社会与家庭的影响，但没有对女性的影响。在另一篇"中国男人严重过剩！谁来消化？"的报道中，人口萎缩的问题也被提出，"女性在社会人口中比例的萎缩，必然会导致人口再生产能力的降低。"③。

有的报道在讨论影响时，提出的问题直接就是男性中心的问题："几千万个男子没有合法的性伴侣是一个什么问题？"④。

从若干报道中总结对男性的影响，主要包括：

1. 没有老婆。"明天当你家里经济已不如小康，你也许却陷入新的苦恼，因为你的儿子没有老婆可娶"，"想想明天的几千万个光棍汉吧，我们不能不震撼和有所行动！"⑤

2. 由于生理需求不能满足导致犯罪或男同性恋等。据人口学家分析：在未来10年，有8%的男性将找不到老婆。性犯罪增长、婚外恋、离婚率、男同性恋增多；买卖婚姻、童婚交换、拐卖妇女加剧。大量婚姻市场的失败者，势必成为光棍，由于正值适婚年龄而处于社会经济的弱势，这些游手好闲又有生理需求的多余男人，将成为社会治安恶化的根源。

3. 艾滋病传播。艾滋病预防专家分析："许多终生找不到妻子的男子生活质量极度恶化，其行为与心理不正常而导致一系列社会问题。他们很可能求助妓女满足正常的生理要

① 深圳商报，2004年3月15日。
② 四川大学政治学院祝俊初，妇代会应特别关注出生性别比，新华网云南频道，http://www.yn.xinhuanet.com/topic/2004/xbph/xlym/3 004.htm,2004-03-07。
③ http://women.sohu.com/09/79/blank212757909.shtml
④ 红网：http://www.rednet.com.cn2004-3-15。
⑤ http://news.tom.com/1002/20040309-736782.html，来源：人民网，2004年3月9日。

求，既促使卖淫嫖娼丑恶社会现象恶性蔓延，又将大大增加艾滋病感染与发病率的上升。这些都将形成社会的不稳定甚至动乱，严重后果不堪设想。①

4. **性需求得不到满足**。天津市人口学会副理事长、天津社科院社会学家郝麦收教授指出，人口出生比例失调、失控，会给男性青壮年，特别是农村青壮年婚配带来困难，造成部分男性到正常结婚年龄却不能建立家庭，正常的性要求不能满足，就可能引发性过错、性犯罪多起来，造成社会的震荡。而面对的当务之急，应该是从推动男性关怀工作开始做起。光棍自处最严峻的就是性"出口"问题，西北穷爷们儿早有睿智的顺口溜："交通基本靠走，通讯基本靠吼，治安基本靠狗，娱乐基本靠手"……②。

"我国婚姻市场的挤压之势将十分严峻，大量的无法找到配偶的单身汉将赫然出现在社会结构之内。如何满足他们的性需求是任何社会（尤其是文明社会）都无可回避的棘手问题。男性失婚群体将对人类现有的生存理念、家庭制度与社会秩序提出强有力的挑战。"③

5. **男人就业的问题**。"男人抢女人的饭碗，就业压力大"，"人是生产者和消费者的统一，婴儿出生性别比升高并带动劳动年龄人口性别比升高，对生产、交换、分配、消费将产生某些影响。男性劳动就业将变得更为困难，未来一二十年男性劳动力过剩和"就业性别挤压"将比较严重。一些女子占据生产绝对优势的行业，比如纺织、服务等，不得以只能让男子来承担。"④

惟一一篇对女性的影响"多出数千万个光棍汉，女性黄金时代即将来临"⑤ 说明，明天的丑女也许不用再去美容了。

（六）解决高出生性别比的策略：实用性社会性别利益还是战略性社会性别利益？

统计发现，在解决高出生性别比问题时，媒介报道中采用战略性社会性别利益方案的占12%（14篇），采用实用性社会性别利益方案的占57.3%（67篇）。

在实用性社会性别利益中，大都提出要禁止胎儿性别鉴定，包括立法或采用行政措施等等。这可以说表现了比较中性的实用性社会性别利益。

具有男性中心的实用性社会性别利益的报道则集中探讨男性婚配与传宗接代的问题。比如有的专家提出，不必这样忧虑，因为"出生性别比不等于婚配性别比"，况且还可以走出国门"找新娘"，在这样一个日益全球化的时代，如果开放地看待自己的人口系统，能够与其他人口系统交流，跨出国门寻找配偶，性别比的影响就更不重要了。有些邻国存在女性择偶难，我国的飞速发展又增加了吸引力，将来跨国婚姻的空间也不可忽视⑥，也有的专家争论说，在人口基数比较小的国家，女性人口的短缺，就很难以国际移民的方式觅求出路……无论何种解决方案，都以解决男性婚配为中心讨论问题。还有的报道顺应了封建文化对妇女的束缚，将妇女视为传宗接代的工具，例如报道中说，"如果他们的儿子、几千万的男青年

①　专家担忧出生比例失衡麻烦多，http://www.yn.xinhuanet.com/topic/2004/xbph/xlym/3 007.htm，新华网云南频道，2004-03-07。

②　蓝怀恩：即便有几千万光棍又怎样？http://www.sina.com.cn2004/04/0518：28？《青年参考》。

③　程一航，http://hnldq.myetang.com/news/news/2001-12-07-1.htm，"卖淫嫖娼"存在的原因分析与对策思考。

④　中国男人严重过剩！谁来消化？http://women.sohu.com/09/79/blank212757909.shtml。

⑤　http://news.tom.com/1002/20040309-736782.html，来源：人民网，2004年3月9日。

⑥　关注未来的光棍，深圳商报，2004年3月15日。

连配偶都找不到，传宗接代岂不成了断宗绝代"？① 还有的被采访的专家说：最重要的是发展经济，"当绝大部分农民的基本生存权还没完全得到根本保证时，来谈人口性别比失调，始终有舍本逐末的感觉"②。在这个专家眼里，女婴被排斥在应获得基本生存权利的人群之外。

在实用性社会性别利益的考虑中，妇女还被当作整治对象，如一篇报道的标题是："今后，生育对象不得在随意终止妊娠了"③。

在考虑战略性社会性别利益的报道中，主要提出要改善妇女地位，对性别歧视进行综合干预。也有从实用和战略两方面考虑问题的，如"短期必须依靠国家的强力干预，长期需更加显著地提高妇女的社会地位"④。

四、结论与讨论

这些分析说明，一些报道从男性的利益出发来提出问题和解决问题，而忽略了结构性的性别不平等和女童的人权。就在笔者修改这篇论文期间（2004 年 6 月至 7 月），媒体上仍然不断显现出男性中心的报道，如"出生性别比偏高，明年起将出现男子娶妻难"⑤；"讨不到老婆，责任谁来负？"⑥；"谁在谋杀未来新娘？"⑦ 等。被流产的、被虐杀的以及失踪的女性仍然仅仅被看作是男性的附属物——老婆、妻子以及新娘。她们的生命或生活只因男性的需要才具有价值。这种报道无疑正在强化男性中心的性别文化，它将不利于我们国家"扭转高出生性别比"，因为高出生性别比的根本原因就是父权制及其深入人心的不平等的性别文化。

本文集中探讨的是媒介报道对促进解决这一问题的负面影响，但并不意味着媒介报道只有负面影响。实际上，大众媒介在支持女童方面已经发挥了重要作用，包括：①传播与交流有关高出生性别比失调及干预的信息；②宣传先进的性别文化和妇女人权，鼓励消除社会中的性别歧视；③发挥媒体议程设置的作用，使高出生性别比不断纳入社会议程，引起公众持续性重视等等。但由于媒体缺少必要的社会性别敏感，缺少对高出生性别比问题及其他性别问题的反省，在传播有利于解决高出生性别比的问题的信息的同时，也传播了一批维护男性中心文化的信息。

应该指出，高出生性别比问题的报道是一个相对复杂的问题。媒体或记者并不是故意要进行性别歧视的报道，而是没有预料到以及能够克服各种挑战。

1. 高出生性别比问题本身及其改变是一个牵涉到性别政治、经济制度、福利分配、城乡差别、人口结构、计划生育政策等多方面的复杂问题。如果考察亚洲地区的高出生性别比问题，还会牵涉到婚嫁制度等更多的问题。它不仅是一个人口问题，也是性别平等问题、社会发展问题以及人权问题。更重要的是，它是一个近两年来新提出的问题，并由于政治敏感大多数记者未能真正卷入有关高出生性别比的报道。记者考虑到并适应这个问题的复杂性需

① 李伟雄：采取果断措施，遏止出生性别比严重失调，http://health.enorth.com.cn//system/2004/03/15/000750499.shtml
② 记者陈国栋等，《重庆晚报》（今天周刊），2004 年 4 月 17 日。
③ http://www.qyrb.com/20030628/zmtk/200306290392.asp，2003 年 6 月 29 日。
④ 张翼，我国婴儿出生性别比在持续上升，中国网，2002 年 12 月 23 日。
⑤ （《广州日报》，2004 年 7 月 11 日）。
⑥ （wwww.XINHUANET.com，2004 年 07 月 14 日，10：29：59，稿件来源：《潇湘晨报》）。
⑦ （www.XINHUANET.com，2004 年 07 月 29 日，08：20：32，来源：《南方日报》）。

要一个过程。

2. 每个人都是在传统性别文化制度下成长起来的。在自然而然的状态下，大多数人会表现出对传统文化的积极反应，正如大多数男性中心的标题所显示的那样，这是一种文化的力量在起作用。反省、抵制并改变传统性别文化需要每个传播者的特殊努力。

3. 大多数媒体要考虑市场的需求。而决定市场需求的重要因素之一是受众的需求和欣赏口味。受众的需求或欣赏口味实际上也是传统性别文化培养的结果。迎合而不是挑战这种口味是很多媒介或记者自然的选择。"光棍"能够成为高出生性别比的标题不是偶然的，它显然比"女童人权"这样的词语来得"轻松"、"易于理解"和引人注目，并且符合市场的要求。反抗具有性别不平等文化的市场力量需要媒体重新发现具有新闻价值的词语来代替"光棍"，这可能是对记者个人最大的挑战。

不能因为面临这些挑战我们就不去付出努力。如果媒介不能在改变性别文化上发挥作用，真正的男女更难以实现。事实上，媒体可以采用下列策略来促进性别平等的信息传播，包括：

1. 学习并利用国际人权标准和性别平等的文件。

2. 学习社会性别知识并保持性别敏感。

3. 在采访高出生性别比问题时，不仅采访人口学家，也应大量采访性别专家。

4. 将妇女作为主体而不是性对象或生育对象来报道。如改变"消除性别歧视从怀孕抓起"[①] 这样针对妇女的并且将妇女作为生育对象的宣传口号。

5. 塑造突破角色定型的、多元化的女性形象，超越女性被界定为未来生育和照料者的功能，正面报道她们对社会和国家发展的贡献。通过媒体促使公众认识到女孩的价值，同时加强女孩的自我形象、自尊和地位。

2003 年，为促进出生性别比平衡，国家人口与计划生育委员会开始启动"关爱女孩"行动，其宣传口号不是将女性视为生育对象的"今天的女童，明天的母亲"，而是"今天的女童，明天的建设者"，这可看作是对性别平等的媒介倡导的积极回应。

---

① 深圳新闻网，"中国新生儿男女比例严重失衡，2010 年正常化"，http://www.szed.com/n/ca488978.htm

中国生育政策对出生性别比的影响
Impacts of Reproductive Policy on Birth Sex Ratio

解振明

摘要：本文从性别偏好的人群、性别选择的技术和政策管理方面分析了影响出生性别比治理的因素，把重点放在中国的生育政策和计划生育工作上。作者认为，社会经济的发展、新型生育文化的建设、妇女地位和权力的增长等恰恰是问题的根本所在。但是，正如当年控制人口过快增长一样，不能等到社会经济发展后再去解决，同样，出生性别比也不应该等到有利的社会经济文化环境形成后才去治理。

关键词：出生性别比　性别选择　性别偏好　男孩偏好　生育率
生育政策　计划生育

中国出生人口性别比 1984 年超出了 103～107 的正常值范围，大约为 108.5。此后不断升高，1990 年上升到 114.7（见附表 1）。第五次全国人口普查的结果再次发出警告：2000 年中国出生性别比已经高达 119.92。这次普查结果还表明中国出生性别比在过去的十年内一直处于上升趋势，1999 年的 5～9 岁人口的性别比为 114.4，0～4 岁人口性别比为 119.5，这就告诉我们，1990～1994 年出生人口性别比不低于 114.4，1995～1999 年出生人口性别比也至少在 119 左右（王谦 2002）。

中国出生性别比异常偏高，并长达 15 年之久，这已经是一个不争的事实。这一现象引起了中国政府和国内外学者的广泛注视，围绕中国出生性别比的态势、特点、原因和后果的研究 80 年代中期以来便一直没有间断过（马瀛通 2000）。大部分学者认为中国出生性别比长期异常偏高的现象是由四个因素互相作用的结果。这四个因素是：①重男轻女的文化环境；②社会经济的发展水平；③生育率下降的水平与速度；④人口工作的重点（顾宝昌，Krishna Roy 1996）。中国政府从 90 年代初就明确指出对出生性别比的异常偏高应该综合治理，一些地方的计划生育和公共卫生部门针对胎儿性别鉴定和选择性别的人工流引产等问题展开了专项治理，取得了一定的效果（娄彬彬等 2001）。

但是，在对照中国各省市自治区 2000 年和 1989 年两个年份的出生性别比后，我们非常揪心地看到（见附表 2），除了浙江、山东等少数省份略有下降外，大部分省份的出生性别比都在上升。2000 年竟有 11 个省市自治区的出生性别比在 120 以上，这 11 个省份出生人口占全国当年出生人口的42%。这就清楚地表明：全国范围的出生性别比综合治理的局面尚没有形成，中国出生性别比治理工作任重而道远！

究竟是什么因素在影响着出生性别比的治理？作为生育政策研究的专题论文之一，本文把重点放在中国的生育政策和计划生育工作上。这并不是说其他问题不重要，相反，社会经济的发展、新型生育文化的建设、妇女地位和权力的增长等恰恰是问题的根本所在。但是，正如当年控制人口过快增长一样，不能等到社会经济发展后再去解决，同样，出生性别比也不应该等到有利的社会经济文化环境形成后才去治理。

我们应该看到，中国出生性别比的偏高是在重男轻女的社会经济文化的环境中发生的，同时，我们也应清醒地看到，它也是在严格执行生育政策、生育率迅速下降到一定水平的背景下出现的。在这样的社会环境和政策背景下，有着强烈的男孩偏好育龄人群，有着日趋成熟的性别选择技术和终止妊娠技术，在相关技术和服务的管理不规范的情况下，于是，出生性别比异常偏高也就不难理解了。也就是说"性别偏好的人群"、"日趋成熟的性别选择技术"和"尚不完善的管理系统"作为中国出生性别比异常偏高的三个重要支点，构成一个相互作用、互为支撑的三角形。

国家计划生育委员会张维庆主任于2000年在黑龙江省齐齐哈尔市召开的"计划生育生殖健康现场交流及研讨会"上运用"三元框架结构"总结了计划生育优质服务试点工作的实践和经验，他说："全国各地的工作实践表明，优质服务是人群、技术和系统三者的辩证统一和优化组合"。从优质服务试点区县的成功经验来看，凡是计划生育优质服务工作做得好的地方，出生性别比也比较正常或接近正常。这就提示我们：出生性别比不正常的地方，可能在"三元框架结构"的某个环节上出了问题（图1）。

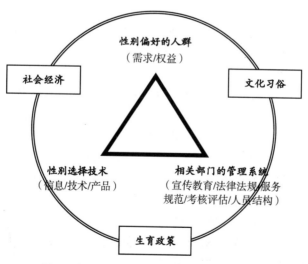

图1　中国出生性别比失衡的理论分析框图

本文试图借用"三元框架结构"来描述中国生育政策与出生性别比偏高的关系，作为出生性别比失衡的理论分析框图（见图1）。在这个三元框架结构中："性别偏好的人群"

处在三角形的顶端，他们在生育方面有着自己的权益和需求；三角形的左下端是"性别选择技术"，是指有关胎儿性别鉴定和终止妊娠的信息、技术和产品；右下端是"相关部门管理系统"，它是指中国计划生育和公共卫生管理系统，包括宣传教育、法律法规、服务规范、管理评估和人员配置等；三角形的外围是一个社会经济、文化习俗和生育政策组成的圆圈，构成产生中国出生性别比异常现象的社会大环境，也是治理出生性别比的社会大环境。

根据这一理论分析框图，我们认为在出生性别比异常偏高的地方，首先有一定规模的男孩偏好的人群，还应该有可以获得的性别选择信息和技术服务（尽管这些信息和服务不一定是公开合法的），同时还存在着对性别选择行为疏于管理的系统，这三个条件缺一不可。男孩偏好的人群是核心，没有男孩偏好也就不存在出生性别比偏高的可能；性别选择技术是基础，没有这些易于获得的信息、技术和产品，不可能造成大规模人口中的婴儿性别比例失衡；政府的行政管理和公共卫生管理系统是关键，对人群与技术疏于宣传、教育和管理，以及服务不规范，势必对性别选择行为失去控制，造成出生性别比失衡。

"人群、技术和系统"这三个要素又是在中国的社会经济、文化习俗和生育政策在大环境下发挥作用的。大环境中的各个要素是很难分开的，中国现行的生育政策能够实施二十多年，并在出生人口控制方面产生了显著效果，说明它与中国社会、经济、文化是基本相适应的。但是，当生育水平下降到一定程度后，出生性别比的偏高又说明了生育政策在制定和实施中忽视或容忍它所生产的这种副作用。本文试图分析"人群、服务和系统"这三个要素如何在社会经济、文化习俗和现行生育政策的背景下对出生性别比产生作用的。

一、性别偏好的人群

这里的"人群"是指有男性偏好的、有生育能力的妇女或夫妇。人群为什么在生育方面表现出性别偏好？这需要从生育的三维性谈起。

（一）生育的三维性

任何生育都可以从三方面表现出来，即生育的数量、生育的时间（间隔）和生育的质量（性别、健康和智力），这就是所谓生育的三维性（顾宝昌：1996）。

生育数量和生育时间比较容易理解，即通常人们所说的生多生少和早生晚生（或间隔生育）。而人们对生育质量的理解就很不同了，智力（聪明）、身体（健康）和性别（男孩）都可以被当作是生育质量的表现形式。人们普遍期望生一个聪明、健康的孩子，各色各样的遗传咨询与检诊、胎儿教育与孕产期保健便是针对人们的这种需求应运而生的。同时，在重男轻女的社会性别意识支配下人们通常期望生育男孩，尤其是只有女孩没有男孩的妇女或夫妇更迫切希望生一个男孩，于是，各色各样的生男不生女的绝招也就层出不穷。

生育数量的减少和生育时间的优化（适当的晚育和适当的间隔）是社会进步和文明的结果，中国现行生育政策和实施加速了它们的实现。随着生育数量减少和生育时间优化的实现，人们对生育质量的追求也越来越迫切，除了希望生育聪明健康的孩子外，一部分人群对生育质量的追求便表现出生男孩的期望和行动。

（二）男孩偏好的需求

为什么在一些地方男孩被当作一种质量优势而推崇呢？中国人口信息研究中心的研究人员曾在 90 年代中期对浙江、安徽、陕西和云南等地进行了多次关于生育意愿的调查研究（解振明 1997），认为在目前中国社会经济状况下，尤其是中国农村地区，生育男孩是首先生产上的需求，市场经济自由竞争的加剧，作为弱势群体的妇女其经济地位相对于男性在恶化，这就使得在传统农业社会形成的重男轻女思想得到延续和强化。其次，是家庭生活的需求，中国家庭中"男主外、女主内"的格局没有根本变化，妇女在家庭和社区仍处在相对被动的地位，在社会治安不好的地方，没有男人的家庭更是担心会遭到欺辱。再次，是养老送终的需求，在社会养老保障体系还没有建立或健全的地方，女儿孙女儿出嫁后要赡养丈夫家的老人，养老送终主要依靠自己的儿孙。

在文化习俗方面，中国城乡都还保留着许多传统社会形成的生育文化和意识形态，成为人们对男孩偏好的主要精神动力。比如，生育男孩是传宗接代的需求，中国人最怕别人骂他"断子绝孙"。其次，是光宗耀祖的需求，"生了男孩屋檐高三尺，生了女孩屋檐低三尺"。再次，生男孩是心理上的需求，"儿孙满堂，天伦之乐"，"儿女双全，有儿有女才为'好'"。

（三）男孩偏好与生育率转变

中国人对男孩的偏好是由来已久的，但是，为什么出生人口性别比是从20世纪80年代中期开始升高呢？这要从男孩偏好与生育率水平变动的关系谈起。

理论上我们可以假设生男生女的概率各半，那么，在没有人为选择的情况下，一孩家庭中约有50%的夫妇没有男孩，二孩家庭没有男孩的约为25%，三孩家庭没有男孩的为12.5%，依此类推，孩子越多的家庭，有男孩的概率就越大。过去多数家庭的男孩偏好就是通过多生孩子得以实现，而现在多数家庭只生一个或二个孩子，没有男孩的家庭比例也随之上升。如今，不仅偏好男孩的人群规模在增加，而且人群中的男孩偏好也由于家庭子女数量的减少而得到一定程度的强化。

20世纪70年代末和80年代初我国政府提倡"一对夫妇只生一个孩子"，1984年后进行了调整，逐渐形成现行的生育政策。现行生育政策的目的十分清楚，就是要把平均每对夫妇生育的孩子数量降下来，结果也是预期的。我国育龄妇女总和生育率从80年代初的2.6左右下降到90年代初的2.1（更替水平生育率），90年代后期保持在1.8左右，实际生育水平逐渐向政策规定的生育水平靠近。2001年国家计生委的抽样调查表明，35岁以上妇女的终身生育率从1992年的2.10降到2001年的1.88，育龄妇女平均终身的孩子数已经不到两个了。正是在生育水平接近或低于更替水平的时候，中国出生人口的性别比开始升高，偏离了正常值。

几乎在同一个时期韩国和中国台湾省也出现了出现类似现象，也就是说，在有男孩偏好的国家和地区，当生育率下降到一定程度后人们的性别偏好得到强化，表现为出生性别比的异常偏高（见附表1）。有人会问，韩国和台湾省并没有实行类似中国大陆的严格的生育政策为什么也会出现出生性别比偏高呢？我们应该看到在生育率转变的背后总有一股力量在推动着它。中国的社会经济变革虽然对人们的生育意愿和行为的转变也起了一定的推动作用，但是，还远远没有达到韩国和中国台湾省的程度，无疑是严格的生育政策使人们压抑了自己的生育意愿、改变了自己的生育行为，迅速减少了自己的孩子数量。行为脱离于意愿，使生育数量降下来，于是，人们又在生育质量（性别）上把失去的东西找了回来。

（四）生育政策中的性别倾向

中国现行的生育政策体现在各省、市、自治区的计划生育条例中，按一对夫妇生育的孩子数分类，大致为分为"一孩政策"、"一孩半政策"、"二孩政策"和"三孩及以上政策"。我国城镇地区以及江苏和四川等省基本上执行的是一孩政策，其人口约占全国人口的35.9%。其余各省大部分农村地区执行的是"一孩半政策"，人口占52.9%，即第一孩是女孩的夫妇可以间隔几年生育二孩，这大概是世界上唯一的与孩子性别直接挂钩的生育政策，它照顾了中国农民在生育上的性别需求。还有个别省区和地区执行的是"二孩政策"或"三孩及以上政策"，二者合计约占全国人口的10.2%（顾宝昌、王丰、郭志刚、张二力等2003）。

1984年开始实行的"一孩半政策"是对部分农村地区无法接受"一孩政策"的调整，这种调整部分地缓解了当地生育政策与群众生育意愿的矛盾，有利于政策的贯彻执行。但是，当群众试图把孩子数量上的损失从孩子质量（性别）上找回来时，一孩半政策恰好给了他们一次机会。难怪有的干部和群众理解："允许第一胎生女孩子的家庭再生一个孩子，就是给她们一个生男孩的机会"（娄彬彬2001）。于是，生了一个女孩的家庭便面临着所谓"最后的抉择"。2000年第五次人口普查的结果显示，执行一孩半政策的人口的出生性别比高达124.7，执行一孩政策的人口的出生性别比也异常偏高（115.7），而执行二孩政策和三孩及以上政策的人口的出生性别基本正常（郭志刚2003）。执行不同生育政策的人口的出生性别比在统计上的明显差异，说明出生性别比与生育政策之间存在着一定的相关关系。

在中国部分农村地区实行"一孩半政策"的同时，有的省允许个别县进行农民普遍可以生二孩的试点，如山西翼城县、甘肃酒泉地区和河北承德县等。而这些地区的出生性别比明显低于其他地区，备受人们关注的山西翼城和甘肃酒泉的出生性别比一直处于正常值范围（张二力等2002），河北承德县1999至2001年出生人口性别比虽高于正常值，但也低于同期全省农村人口的平均水平。

80年代初，就在提倡"一对夫妇只生一个孩子"的时候，中国农村开始了"家庭联产承包责任制"，从另一个（经济政策）角度刺激了农民多生和生男孩的意愿，成为"一孩政策"执行的强大阻力，生育政策的调整也正因于此，但是，被激发起来的男孩需求并没有因生育政策调整而有所减弱。也就是在这个时期，B超机的使用在中国城乡普及开来，也许是一种巧合。正是这几种因素，生育政策调整、农村经济改革和B超技术的普及，叠加到一起，形成了出生性别比升高的必然。本文将在有关章节分析B超技术对出生性别比的影响。

（五）不同人群的男孩偏好

当我们面对一个每年有几十万、几百万、甚至上千万出生人口的出生性别比异常偏高时，我们不得不承认相当数量的个人在生育性别选择上表现出高度的同一性。除了直接参与"生男不生女"的妇女和丈夫外，还有她们的家人和朋友，甚至于相当多的当地干部和医生也卷入到"生男不生女"的活动中来。但是，个人的生育行为毕竟是千差万别，不同年龄、不同文化程度、不同地区人群的性别偏好程度不同，这就为我们分析和研究人们的生育行为的差别提供了可能。

2001年国家计生委组织了全国人口和生殖健康抽样调查，获得了3.8万份育龄妇女生育意愿的问卷。70%~80%的回答看不出明显的性别偏好，比如"想要一男一女"、"男孩女孩无所谓"等。有近20%左右的回答表现出明显的性别偏好，其中男孩偏好3850人，女孩偏好2891人，男女偏好人数的比率为1.33，说明这一群人的生育意愿中存在着男孩偏好。当我们把这些育龄妇女按一定特征进行分组后，发现了不同特征妇女的性别偏好程度不同（表1）。

表1　不同人群的男女性别偏好程度

分类/分组	偏好男孩人数 （1）	偏好女孩人数 （2）	男孩偏好程度 100×（1）/（2）
合　计	3850	2891	133.2
年龄组：			
30 岁以下	1281	1105	115.9
30～39 岁	1516	1021	148.5
40 岁以上	1053	765	137.6
文化程度：			
小学及以下	2126	860	247.2
初中	1227	1176	104.3
高中及以上	497	855	58.1
现有子女数：			
无孩	570	670	85.1
一孩	1443	1520	94.9
二孩	909	461	197.2
三个及以上	928	240	386.7
城乡：			
农村	3134	1552	201.9
城镇	716	1339	53.5
地区分类：			
东部地区	1478	1270	116.4
中部地区	1107	819	135.2
西部地区	1265	802	157.7

资料来源：国家计生委2001年人口和生殖健康抽样调查。

从表1中可以清楚看出：年龄较大的人群中男孩偏好程度较高；文化程度较低的人群则男孩偏好程度较高；家庭现有子女多的人群则男孩偏好程度高；农村人比城里人的男孩偏好要高得多；东中西三类地区的男孩偏好程度依次上升。这就反映了社会、经济、文化对人群的综合影响，值得一提的是，在高中以上文化程度或在城镇人群中有相当多的人存在着女孩偏好。

调查结果还显示出家庭现有子女数量同人群的性别偏好程度也存在一定的关系，没有子女或只有一个孩子的夫妇中喜欢女孩的人数还超过了喜欢男孩的。但是，当我们按现有子女数计算出现有孩子性别比后，发现，一孩家庭子女的性别比高达 146.3，二孩家庭子女性别比为 123.2，三孩及以上家庭的子女性别比只有 86.7。如何解释这种矛盾现象呢？我们认为，在现实生活中，农村一孩户中的女儿户多半生了二孩、二孩户中纯女户也有的生了三孩，于是，一孩户大部分是男孩户，他们有了男孩当然希望生女孩，相反，多子女家庭中女孩多，就会有更多的夫妇希望生男孩。这就再一次证明了绝大多数中国家庭希望有儿有女。

关于出生人口中不同孩次的性别比有过很多统计分析和研究，最新的统计结果显示①，出生人口中一孩的性别比长期以来一直正常，但近年来也出生升高的迹象，而二孩或三孩以上的性别比一直处于异常偏高的状态。

（六）男孩偏好的未来趋势

随着我国社会经济的发展、文化程度的提高、人口城镇化的发展，有强烈男性偏好的人群规模会不断减少。

随着我国社会主义精神文明建设的发展，男女平等的倡导和宣传教育的加强，人们的社会性别意识会也不断提高，男性偏好程度也会不断减弱。

随着我国独生子女人群的增长，将会有越来越多的新婚夫妇符合现行生育政策中可以生育二孩的规定，生育政策的相对宽松，也会平抑一部分人群的男孩偏好。

在提高青年男女的文化教育水平、增强他们的经济活动能力的同时，加强对他们进行社会性别平等意识的宣传教育，会有利于减少男性偏好的人群规模，降低男性偏好程度。但是，社会意识往往独立于社会存在而长期存在，在有着五千年传统文化影响的中国，不能幻想短期内就能实现无性别偏好，因此，我们应对有性别偏好的人群，无论其人群规模还是其性别偏好程度，都应该给予关注，了解他们的期望和需求，帮助他们解决困难。同时，加强对性别选择技术、产品和技术的管理，提高孕产期保健等生殖健康服务的质量，努力减少性别选择的生育行为的发生。否则，就会像韩国那样，即使没有严格的生育政策，当人们不愿多生孩子时，也会选择生男孩。

二、性别选择的信息、技术和产品

从"想男孩"到"生男孩"，这中间的还必须经过一系列的中间环节：有没有性别选择信息、技术和产品？能不能获得它们？如何获得？看起来这是一个技术问题，其实并非如此，当我们把技术同人群联系起来时思考时，就引出了另一个问题，即这种信息、技术和产品能否被人们所利用或接受。正如人工流产技术早已存在，但是在有些国家是非法的，人们不能公开合法地获得这种技术。又如溺婴曾经在旧中国十分流行，而现在，它不仅违反国家法律，也为现代公民道德所不允许，虽然，在一些地方溺弃女婴的个别现象还时有发生，但是，它已经不再是性别选择的普遍行为。因此，我们在分析性别选择信息和技术时，应注意到它在人群中的可得性（availability）和可及性（accessibility）。

从受孕、妊娠到分娩，性别选择的技术可以分为：选择性别的受孕技术、胎儿性别鉴定技术和中止妊娠技术。

---

① 王谦在 2001 全国人口形势分析报告中指出：1990～1995 年分孩次出生性别比，一孩为 106，二孩 143，三孩 157；1996～2001 年，则分别为，110，161 和 148。

（一）选择性别的受孕

中国自古以来就有男孩偏好，民间流传较广的一种"生男生女的宫廷秘方"。这种所谓秘方，可能是根据某一人群的受孕月份和母亲年龄所作的一张分年龄受孕月份的统计表，它标明妇女在某一个年龄某段一时间内受孕则为男孩，否则，则为女孩。究竟它的准确程度如何，没有人对它做过验证，老百姓"宁可信其有，不可信其无"。在传统方法中，还有形形色色的"食物疗法"，有的说孕妇"爱吃咸的多生男，爱吃甜的多生女"。有的秘方甚至带有一些迷信色彩，为了生男孩有的妇女宁可冒险也要试一试。我们于1995年在安徽阜阳地区做过一次调查，一位妇女（25岁，高中，尚无子女）向我们介绍了当地农村常见的选择性别受孕或希望改变胎儿性别的方法，她告诉我们：

> 希望下个是个男孩，农村都吃这、吃那的想改变性别，把小孩（胎儿）性别改成男的。老年人，包括妇女自己都希望变。吃白鸡，再加上铁索链子，搁在锅里煮，男的（丈夫）还不能替你找白鸡，你自己找，还得一口吃完。（问：谁吃？）女的吃。一次吃完，你自己吃，外面谁吃都不管用。还不能叫人看见，也不能让人知道。有的（怀孕后）叫人看（孕妇的体形），看像什么，看个男女，想着换胎。有个妇女，怀第二胎时，丈夫找人给算（测算），问今年多大了，多少岁怀孕，说肯定是个女孩，去流产吧，她不想流，到5、6个月，还催着去流，结果大月份引产，是个男的。

流传在农村的许多土办法，尽管不太灵却能在心理上给想生男孩的妇女一种安慰，有的甚至明显是对妇女健康和自尊的伤害，但是，为了"最后的抉择"，也不惜"一切代价"。

随着科学技术的进步，性别选择的受孕技术有了长足的发展，在新世纪刚刚开始之际，我们从国际互联网上获得二项新技术的信息。

一是，精子筛选技术。这是利用现代技术分离出"男性精子"和"女性精子"，然后进行人工授精。在美国即所谓的爱立信技术，最初是用于牲畜饲养方面的，但是在1993年由劳伦斯·约翰逊博士首次运用到人类身上。2000年初，华盛顿的基因研究所宣称，他们改进了的胚胎性别选择甄别技术能够确保生男和生女的可能性分别达到70%和90%。

二是，胚胎性别诊断技术。美国在2001年宣布一项能够决定生男生女的体外受精（IVF）技术上为合法化，这一名叫"胚胎植入前基因诊断"（PGD）的技术能够确保任何夫妻把希望生育的性别的胚胎植入妇女的子宫，他们声称生男生女的性别选择成功率已经达到了百分之百。他们可以向那些希望控制家庭性别比例的夫妻提供万无一失的技术保证。

应该指出这二项技术主要是用于解决胚胎植入前的基因检查，防止遗传病的，技术上可以用于胎儿性别鉴定，但在管理上有严格规定，不能随意使用。而且除了费用高，技术难度也高，即使将来在中国成为合法化技术，也还不能作为选择性别的受孕技术为广大人群所接受。在中国广大农村，有性别偏好的人群主要还是在怀孕后通过鉴定胎儿性别技术，然后再决定是否采取措施。

（二）胎儿性别鉴定

胎儿性别鉴定技术日趋成熟，通常有超声检查（即B超检查）、染色体分析（羊水、妊娠尿分析）、阴道细胞学技术等。后二项涉及难度较大的临床和实验室技术，因而目前尚不普及。而B超检查则是一项比较成熟的技术，大约在妊娠中期（4~6个月），通过B超机可清楚地观察到胎儿的外生殖器。

B 超检查之所以普及，有三个原因：一是，技术比较简单，没有医学背景的人经过短期培训和实习也能操作和观察，尤其是清晰度较高的 B 超机，可以清楚地分辨出胎儿的性别。二是，B 超机的价格也不算太昂贵，能够做胎儿性别鉴定的 B 超机一台目前大约要 2~3 万人民币，乡镇医疗诊所和个体行医都买得起，它对就诊环境要求也不高，由于利用率高，很快便能收回成本，带来赢利。因此，B 超机在中国农村 80 年代中后期迅速普及开来。三是，由于 B 超收费适当，一般老百姓可以承受得起，加上强烈的男孩偏好，有的甚至不惜高价、不止一次地做 B 超检查胎儿性别。

还有一个不容忽视的事实，在中国计划生育的"查环查孕"中，越来越大量普遍地使用 B 超机，除了极少数偏远的山区，几乎没有育龄妇女不做环情或孕情的 B 超检查。在开展计划生育优质服务的地方，B 超在检查妇科疾病方面也功不可没。虽然用于查环查孕查病的 B 超档次低很难分辨出胎儿的性别，但是，它的普遍使用，却产生了意外的结果。一方面，在老百姓中普及了 B 超的知识，另一方面，全国大范围上千万例的 B 超检查中使得胎儿性别鉴定的人能够轻易地裹挟其中，打着"查环查孕查病"的幌子，不易被发现。

B 超鉴定胎儿性别在技术上是可行的，在实际操作上也是容易实现的，尽管在《人口与计划生育法》通过之前，中国卫生部门和有的地方政府早就明令除医学原因需要外禁止使用 B 超做胎儿性别鉴定，但是，检查者和被检查者双方为各自利益驱动，常常是令行不止。2001 年 10 月浙江省台州市椒江区计生委公布的一份材料在当地引起轰动。这份保密了五年的材料中称，自 1996 年以来，其所属的黄礁乡、章安镇、前所镇等三个乡镇的新生婴儿性别比例严重失衡，平均每三个新生儿中，竟有两个是男孩，而且一年胜过一年，尤其是第二胎出生的婴儿此种情况更为严重。而造成如此后果的，竟是一台隐藏在地下的"黑 B 超机"。在全国地下 B 超机绝不会只有浙江台州这一台。

（三）中期妊娠终止技术

在中国，终止中期妊娠的人工引产通常是在县级及以上计生服务站或医院等医疗机构里做，有两种引产方法：手术引产和药物引产。在中国，常见的手术方法是在羊膜腔内注射雷夫奴尔，常见的药物方法主要是口服米非司酮加前列腺素类药物（栓剂或口服）。由于，人工流引产在中国是合法的，而且只有县级及以上医疗机构才能提供大月份引产，因此，它是属于安全人工流产的范围。但是，不能排除一些不具备人工流引产条件的医疗机构和个体行医者也在做，这种不安全人流对妇女生命和健康具有极大的威胁。我们没有中国不安全人流的统计数据，据 WHO 人估计，目前每年全球大约有 2500 万不安全的人工流产，死亡达 15 万人，已经成为孕产妇死亡的首位死因。

估计目前每年中国有大约 1000 万例人工流产，人工流产在中国之所以普及，不仅它是合法的，而且，曾经作为避孕失败的一种补救措施，尤其是在计划生育还主要"靠行政手段、靠补救措施、靠突击活动"的地方。此外，在社会经济比较发达的城镇地区，未婚人流在逐年上升，北京上海等地的未婚人流甚至占全部人流的三分之一以上。虽然，未婚人流不是为了性别选择，但是，出于对未婚人流的保密，使得一些地方不需要做真实姓名的登记和有关询问就可以获得人流服务。同样道理，到城镇打工经商的流动人口，由于避孕节育知识欠缺和服务的不到位，不得不以人工流产作为最终的解决办法，加上她们的流动性，也无法做孕期保健和随访服务，因此，对前来人流的妇女，基本上是来者不拒。人工流引产在中国的易获性在世界上也算是比较高的，它不仅不利于提高育龄群众避孕节育的意识，还为选择性别的人工流产大开了方便之门。

人工流产的易获性问题不仅仅是一个技术问题，更重要的是一个管理的问题，随着科学技术的进步，会有越来越多新的、易于普及的性别选择技术和人工流产技术问世，如果不加管理和规范，它带来的将不是福音！

（四）生育政策与性别选择技术

大量的调查研究表明，中国出生性别比的升高与胎儿性别鉴定和终止中期妊娠有直接的关系。这两项技术的出现虽然与中国的生育政策没有直接联系，但是，它们在中国的广泛应用，不能说与现行生育政策及其实施毫无关系。

现行生育政策旨在控制出生人口数量，各地在执行时也牢牢把握这个宗旨。各省市自治区的计划生育条例作为中国生育政策的具体体现，对不同孩次的生育都作出了详细规定，通常对生育一孩的规定比较宽松，只要夫妇达到法定婚龄结婚并领取结婚证后怀孕生育的都应视为计划内生育，而对生育二孩和三孩的规定就比较严格了。同时，在避孕节育措施上，对不同孩次的夫妇也有不同的规定，通常是"一孩上环，二孩结扎"。上环对于强烈希望生二孩的夫妇来说，并不是不可逾越的障碍。因此，在这种情况下，计划外二胎的怀孕也相对较多，要避免计划外怀孕的出生，终止妊娠就成了最后的有效的补救措施。

中央政府根据生育政策制定了全国的年度出生人口计划，然后分解到各省市自治区。有的地方政府为了完成出生人口计划，向地、县、乡层层"加码"，下达"紧缩的"出生人口指标。1995年后国家计生委启动计划生育优质服务，1998年联合国人口基金项目提出取消向县发下单位下达人口出生指标，表明中国计划生育管理开始了重大改革。但是，按政策生育的要求没有改变，计划生育率作为测量政策符合率的指标仍然在普遍使用，它实际上是各县乡接受考核、兑现"一票否决"的重要指标。有的县、乡镇为了保住计划生育率不低于"一票否决"的下限，或者为了追求更高的计划生育率，不是开展孕前型服务和管理，而是求助于人工流引产。有的服务站免费为当地育龄妇女提供人工流产服务，甚至有的还奖励主动前来做人流的妇女。因此，堕弃女胎的妇女在这种情况下前往门诊或服务站，很少会受到拒绝，很少有人会问她们为什么来做人流。中国人口信息研究中心与浙江省计生委曾于1993年在浙南地区10个县医院和服务站对全年人工流产进行登记调查，从10782份调查表分析得出结论，妊娠6、7、8个月前来引产的胎儿性别比分别为73.34、59.78和69.73，说明有相当数量的引产是为了性别选择来堕弃女胎的。

20世纪80年代末，为了避免把人工流引产作为出生人口控制的主要手段，国家计生委提出了计划生育工作的"三为主"（即宣传教育为主，避孕节育为主，经常性工作为主）。为了及时了解育龄妇女的环情和孕情，一年三次或四次的"查环查孕"也应运而生，虽然起到了提高避孕节育有效率、降低终止中期妊娠率的作用，但是，这又为B超机的普及提供了广阔空间，80年代中后期起乡镇计生服务站纷纷购买B超机。B超机在中国农村的普遍应用一开始只是为了"查环查孕"，而且低档次的B超机除了"查环查孕"外，无法鉴定胎儿性别，但是，B超机的胎儿性别鉴定功能的信息却随之在广大农村迅速普及开来。

1994年开罗"国际人口与发展大会"和1995年北京"第四次世界妇女大会以"后，中国政府为了提高妇女的生殖健康水平，开展了计划生育和生殖健康优质服务试点工作，部分试点地区提出减少或禁止大月份引产，应该说这为治理出生性别比创造了一个极好的机会，但是，由于试点地区的做法没有在全国范围普及，"东方不亮西方亮"，在中国能够做引流产的地方仍然很多，这就提出了另一个重要问题：技术服务的管理问题。

三、对性别选择疏于管理的系统

对性别选择技术进行管理和提供服务的机构是多部门的，计划生育部门被赋予了重要职责，在计生服务相对薄弱的地方，卫生部门和个体行医发挥着重要的作用。然后，多部门割据式的管理，又为寻求性别选择服务提供了可乘之机。本文主要分析计划生育部门在性别选择行为的管理和服务方面存在的问题，有时也不得不涉及卫生部门和个体行医者，由于作者工作在计划生育系统，为避免有推卸责任之嫌，故本文重点分析计划生育系统存在的问题。

中国计划生育从中央到省、地（市）、县、乡、村构筑了一个几乎覆盖全国的管理和服务网络，全国仅乡镇及以上计划生育管理和技术人员就达40多万。这是一支全国公认的高效的计划生育管理和服务队伍，为控制中国人口的过快增长做出了重要贡献。2003年春夏之交"非典"流行时，在广大农村地区为控制人口流动、切断"非典型肺炎"的传播，这个网络发挥了意想不到的作用。

由于多年来人口与计划生育工作一直是偏重于出生人口数量的控制，而对出生人口质量（包括出生人口性别比正常和健康婴儿）的关注不够。在宣传倡导、政策法规、管理评估和规范服务等方面都没有能够把握住"人口数量"和"人口质量"的平衡，没有把控制出生人口性别比、提高出生婴儿健康水平放到应有的地位。尽管计划生育系统从主观上并没有参与到出生人口的性别选择中，但是实际上，我们在宣传教育上的偏向、政策法规上的漏洞、管理工作中的疏忽、技术服务上的不规范、工作人员素质的不高等，为性别偏好的人群为提供了方便之门，实现了他（她）们生男不生女的意愿。为此，我们需要对各项工作进行认真反思。

（一）宣传与倡导

在中国，计划生育宣传教育主要是针对已婚育龄群众，通过各种大众传媒、群众集会、发放宣传品等形式普及群众知识、转变群众婚育观念。倡导主要是针对领导者、决策者和管理者的导向和教育，通过学习培训、研讨交流和定规立制（如目标管理责任制）来提高干部的认识水平。应该承认中国计划生育多年来的努力，在宣传和倡导控制人口增长方面取得了显著成绩，计划生育基本国策家喻户晓，生育政策几乎人人皆知。但是，我们不得不承认，计划生育的宣传和倡导，在认识上存在着"重"人口数量控制"轻"人口素质提高；在内容上"重"生育政策教育"轻"知识的传播；在方法上"重"群众性运动"轻"个性化和针对性咨询。宣传教育的偏颇，使部分干部和群众对计划生育产生一种顽固的偏见：是政府让我计划生育！于是，又引发了一系列的认识问题。

首先，对出生性别比问题的重要性和严重性认识不足。长期以来"少生便是一切"的宣传已经植根于人们的头脑，以至于当出生性别比问题已经显现出来时，有的干部仅仅认为出生性别比偏高会引起"将来男人找老婆难"的问题，并没有认识到进行胎儿性别鉴定和私自中止中期妊娠首先是对妇女健康、妇女权益和妇女地位的伤害，没有认识到大量人群的性别失衡还会引起一系列社会经济问题。在出生性别比治理中，有的干部则担心治理工作会引起人口失控，造成出生数量回升。在推进计划生育生殖健康服务的过程中，有的干部仍然把孕产期保健的重点放在防止计划外怀孕和孕情监测上，群众的健康、需求与权益并没有真正放在心上。

其次，缺乏针对性和个性化的宣传倡导，有性别偏好的干部与群众的思想问题并没有得到真正解决。大规模群众性的宣传教育确实也起到了一定的作用，比如，婚育新风进万家的"女儿也是传后人"的宣传和讨论，传播了新知识、新观念，有利于转变人们的婚育意愿和观念。但是，正如本文在前面所提到的人们在生育意愿中的男孩偏好反映了人群的生产上、生活上和精神上的实际需求，而且不同人群的需求不同，需要我们对症下药去进行面对面的咨询或辅导，并寻找解决办法。同样，我们的各级干部的认识水平和能力不同，他们在对性别选择的管理和服务中也有自己的难言之苦或切身利益，有的甚至于同情本地乡亲，帮助她们寻找政策上的漏洞，不解决这些干部的困惑和思想问题，就很难让他们发挥治理出生性别比的作用。

近年来在宣传教育中加强了对干部和群众进行法制教育和生殖保健知识的传播，但是，受宣传人员的认识、知识和能力所限，也会产生误导。比如，在生殖健康和性知识的科普宣传中，人们知道精子可以分为"男性精子"和"女性精子"，如果精液中"男性精子"不活跃或没有，生男孩的希望也就渺茫了。于是，在一些农村就出现了这样的标语："生男生女由男方决定的"，它除了起到对没有生出男孩的妇女的一种暂时的解脱作用外，并没有解决性别偏好，甚至引起新的社会问题（如借种）和家庭矛盾。

因此，宣传教育在出生性别比综合治理中需要重新定位，应该转变宣传教育的重点，开展有针对性的、个性化的宣传和倡导，改变自上而下的贯彻指示、执行命令的方式，采取基层干部和群众共同参与式的方式，让他们共同认识到出生性别比升高的原因和危害，制定出切实可行的治理行动计划。加强科学知识和法律知识的传播和咨询，以提高群众自我保健、自觉守法的意识和能力，提高干部依法行政和服务群众的自觉性和能力。

（二）法律法规

人口与计划生育的法律法规主要是保障现行生育政策的贯彻执行，除了针对管理行为的行政法规外，为制约人们的婚育行为各地也制定了许多法律法规，绝大部分规定是与生育数量和生育时间有关的奖励和处罚措施，如"一胎放环，二胎结扎，无论如何都不能生三胎"的规定。进入 21 世纪，中央政府和国家计生委颁发或制定了一系列的文件和法规，如 2000 年 2 月的《中共中央关于加强人口和计划生育工作稳定低生育水平的决定》，2000 年 6 月国家计生委下发了《关于全面推进计划生育优质服务工作的意见》，2000 年 12 月国务院制定了《中国人口 21 世纪议程（白皮书）》，2001 年 7 月国务院总理签发了《计划生育技术服务管理条例》，2000 年 12 月全国人大常委会通过了《中华人民共和国人口与计划生育法》。这些文件和法规强调了对人口政策的全面认识和理解，重视对群众的权益和义务的对等。应该抓住《人口与计划生育法》实施的有利时机，修改和制定相关的法律法规，有利对出生性别比的治理。

中国 31 个省市自治区的计划生育条例在提倡"一对夫妇生育一个孩子"的同时，也规定了许多可以生育二孩的条件，有 27 个省市自治区的规定中允许双方为独生子女的夫妇可以生育二孩，还有部分省市自治区规定夫妇一方为独生子女的也可以生二孩。这一规定在制定的时候并没有引起人们的关注，但是，随着独生子女人数的增加和独生子女年龄的增长，在现行生育政策不变的情况下，由于人口结构变动引起的政策制约对象的变化，更多的夫妇可以生育二孩，难怪有人误认为这是现行生育政策的放松。有研究估计这一规定对全国出生人口的影响在 2005 年以后才显现出来（中国人口信息研究中心：2000），但是，并不会突破未来全国人口发展的目标，即 2010 年全国人口控制在 14 亿，2050 年中国人口达高峰时控制在 16 亿内。但是，长期以来对"政策变动会引起人口失控"的担心，使有的省市自治区不敢宣传这一规定，或者在政策修改时，增加了鼓励放弃生二孩的奖励措施（如北京市对放弃二孩的夫妇奖励 1000 元）。

生育政策的宽松会有利于出生性别比的治理工作，但是，把"一孩政策"和"一孩半政策"放宽为"二孩政策"是否就可以解决出生性别比问题了呢？答案绝非是简单的"是"与"不是"，因为出生性别比问题还涉及到其他相关经济政策和福利政策。有的地方政府制定了"独生子女户"、"纯女户"和"计划生育困难户"的优惠政策，要求乡村对这些家庭的给予经济上或生活上的帮扶。但是，一些乡村干部把这种地方优惠措施当作负担，在一些贫困地区这也确实成为一种负担，有的干部宁可默许女儿户再生一个男孩，既随了群众之愿，又免除了地方的负担，"两全其美"。有的地方甚至提出"消灭纯女户"的口号，如何"消灭"呢？睁一只眼闭一只眼，让二女户、三女户"生男即止"。

可见，在政策制定和实施的背后还存在着决策者、领导者、管理者的认识问题和素质问题，近年国家计生委制定了许多类似"七不准"的规定，目的就是保障群众的基本权益、限制干部滥用手中权力。《人口与计划生育法》颁布后，一些农民争相传阅，贵州的农民说："这下可好了，把干部关进'笼子'里了"，但是，干部却说，"我们再想法子把老百姓再关进'笼子'里"，可见计划生育在依法行政、保障公民权益方面还有许多工作要做。

（三）管理与评估

我国计划生育的管理包括对干部和群众的两种不同层次的管理。对各级干部的管理主要是通过层层签订《目标管理责任书》进行年终考核来实现的，完不成指标"一票否决"，失去了晋升和表彰的资格。几乎所有领导干部对这种管理责任制都心有余悸。对群众的管理主要通过行政管理与技术服务相结合，实现对生育和避孕节育的管理。对干部的管理是手段，对群众的管理才是目的，最终的目的是实现年度的人口控制目标。为此，从中央到地方，建立了一个庞大的信息收集和管理系统——育龄妇女管理信息系统——来实现对上述两种管理的监测。

在计划经济体系下建立起来的管理系统，曾经发挥了有效的作用，各地的年度工作计划主要根据上级下达的指标制定的，然后由上级主管部门进行考核。在众多的考核指标中主要还是以人口控制的数量指标为主，如出生率、生育率和计划生育率等，有的地方开始把出生性别比和纯女户比例等指标纳入统计报告中，但是，并不作为考核指标。这种管理系统在管理重点、管理目标人群和管理方式上都存在一些误区，尤其是只重结果不重过程，给性别选择活动之可乘之机。凡是出生性别比偏高的地区，只要认真地开展调查研究，就不难发现这里往往是靠突击活动和大月份人流来完成年度人口控制目标，只要完成了年度人口计划，没有突破计划外生育指标，便皆大欢喜。

对群众的管理目标也很明确，落实长效避孕，及时掌握孕情，对计划外生育进行处罚，核心只有一个就是减少或杜绝计划外生育。所以，在一些"三为主"还没有实现的地区调查中我们常听到群众把我们的计划生育工作概括为："上环结扎，刮宫（人流）引产，押金罚款"。这种只对计划外生育的严格管理方式，却疏忽了对性别选择的管理。计划内二胎，如果是女胎去做人流，通常不会受到阻碍，相反还会受到欢迎；纯女户超计划再生一男孩，只要交了罚款结了扎就算过了关，甚至还不会突破当地当年计划生育率指标。

（四）服务规范

2001 年 12 月 29 日第九届全国人民代表大会常务委员会第二十五次会议通过的《中华人民共和国人口与计划生育法》，在第三十五条明确规定："严禁利用超声技术和其他技术手段进行非医学需要的胎儿性别鉴定；严禁非医学需要的选择性别的人工终止妊娠。"并在第三十六条中规定了违反此规定的处罚办法。这项法律的出台为我国治理出生性别比提供强有力的法律武器，同时也有利于规范我国的 B 超检查和中止妊娠等技术服务。

在中国，能够提供 B 超检查和中止妊娠服务的医疗机构有：计生服务网络、卫生部门和个体行医。由于分别属于不同部门管理，因此，很难实行统一的监督和检查。有的医生在金钱利益的诱导下，无视国家法律、丧失职业道德，私自进行非医学需要的胎儿性别鉴定和终止中期妊娠。山东一位干部在一篇报告中指出（程庆普：2001），有的医疗机构和个体诊所，不要任何手续，不经任何审核，不分计划内外，不经计生部门批准，无视法律规定，而根据孕妇个人要求，擅自为其进行流引产。他还指出，医药部门对米非司酮等流产药物的非限定性公开出售，为私自流引产提供了极大的方便与可能。可见，问题不在于是否是归属同一个部门管理，而是在于法律意识淡漠，不能严格遵守有关法律规定，一些地方仍然是有令不止，法律形同一纸空文。

应该承认我国大多数医务人员并不是有意想对抗法律，但确有一部分医务人员法律意识淡漠、技术操作的不规范、职业道德和技术水平不高，为前来做胎儿性别检查和大月份引产的人提供了方便。比如，法律规定"严禁非医学需要的选择性别的人工终止妊娠"，但是，如何区别选择性别的（有意的）终止妊娠同因医学需要的（自然的）终止妊娠，在这技术上有一定的难度，因为，有意引产的妇女可以在私自服用某些流产药物造成先兆流产的假象，到医院后，不得不对她施行妊娠中止手术。因此，除了对医务人员和司药人员进行普法培训外，还应对他们进行有关技术培训和职业道德培训。同时，还要对广大育龄群众进行孕产期保健知识的培训和咨询，使她们知道私自服用流产药物的危险性。又如，对可做性别鉴定和大月份引产的科室和人员缺乏必要的监督和管理制度，致使个别医务人员在没有任何约束和顾忌下私自进行操作。

随着计划生育生殖健康优质服务在全国的全面开展，计划生育服务领域不断拓宽，从避孕节育服务拓展到包括孕产期保健的生殖健康服务，这就为计生卫生联手开展孕产期跟踪服务和管理提供了机会。充分发挥计生服务网络的覆盖面广、接近群众的特点，同时发挥卫生部门技术力量强的优势，联合开展孕产期保健服务，减少意外妊娠和计划外怀孕，减少人工流引产，杜绝以性别选择为目的的人工流引产。河北承德县政府为了加强对非医学需要的选择性别的人工终止妊娠的管理，规定中期人工流引产必须到县计划生育指导站去做，或持有县计划生育指导站的证明医院才能实施人工流引产。

在开展出生性别比专项治理的地方，出台了一系列的相关制度和规定，这些规定主要是对技术服务进行了规范，但是，由于决策者的思路仍没有从"以管理者为中心"转变成

"以育龄群众为中心"，因此，很多规定仍然把群众作为管理对象。山东省某县计生服务站三位技术服务人员撰稿，提出了严把"四关"：严把非医学需要的胎儿性别鉴定关；严把持证批准书流引产关；严把孕情监控关；严把凭证生育接生关。虽然也提出了B超检查和中期引产的操作规范，但更多的是强调加大行政管理的力度和对医患双方的惩罚。有些做法显然不符合国际人发大会的精神，如"计划内二胎，如果私自人流，收回生育证，坚决取消生育计划，终生不再安排"，这些做法值得商榷。有的用伤害群众权益的做法去治理出生性别比问题，不但得不到群众自觉拥护，还会引发的更严重的人权问题。被称为"甜蜜的事业"的计划生育曾经为此付出过沉重的代价，我们不能再重复历史上失误。

（五）人员结构与素质

人事和干部队伍的管理是我们这个管理系统中的重要组成部分，除了乡镇以上有40万计生干部外，还有数百万的村级兼职的计生专干和中心户长，他们中大多数在计划生育的实践中得到锻炼，并不断提高自己的理论修养，为计划生育事业做出了巨大的贡献。90年代初，全国生育水平进入了低增长阶段，大量的计划外生育已成过去，国家计生委提出要加快实现计划生育工作思路和工作方法的两个转变，要把管理对象作为服务对象，寓管理于服务之中，但是，在"两个转变"迟迟没有开始的地方，干部中仍有很多人的思想认识和工作方法停留在计划生育"抓、拿、罚"的阶段，而选择性别的生育多数是计划内二胎，甚至于还有计划内一孩，并不属于他们"抓、拿、罚"的管理对象，因此，弃女生男几乎"理直气壮"，无人过问。

此外，在一些农村基层，计生干部队伍中仍带有"突击小分队"性质，他们缺乏为群众服务的意识、知识和能力，他们无须去了解和分析群众的需求，更不要说去满足群众的需求，因为，衡量他们工作的标准不是群众的满意度，而是上级下达指标的完成程度。有的干部工作方法简单、作风粗暴。计划生育作为基本国策，赋予乡村干部极大的权力，有些人混进干部队伍中，滥用权力，打击异己，包庇亲友，凡是不听从自己的人一概斥之为"计划生育钉子户"，相反只要是自己亲朋好友，计划外生育也视而不见。还有的人并不志在计划生育事业，而是利用超生罚款中饱私囊，只要送钱送礼，没有办不成的事。在这种地方，出生性别比失常就更不奇怪了。

我们指出计生干部中存在的上述现象时，也应看到40多万计生干部中绝大多数是依法行政、乐于奉献、任劳任怨，被广大群众誉为"新时期最可爱的人"。在探索"两个转变"、推进计划生育优质服务中，她们也想为群众提供优质服务，但是，常常苦于不知道如何提供优质服务。因此，各地在通过调整、充实和培训提高干部素质方面积累许多经验，我们相信只要让广大干部真正弄明白出生性别比干预的意义，她们会在自己的工作岗位上摸索出新的经验。

四、出生性别比干预的建议

通过分析"人群、技术和系统"三要素在中国出生性别比异常升高的过程中的作用时，我们认识到它们并不是孤立地存在着，它们是在社会经济、文化习俗和生育政策的影响下，相互支撑、相互联系共同影响着人们的行为，影响着出生人口的性别比。因此，出生性别比的治理必需是综合治理。这里的"综合"有两层含义：

第一，在社会生活的各个领域即通过经济发展、文化繁荣、社会保障、政策调整等方面进行出生性别比问题的综合治理，把出生性别比的治理与全面建设小康社会结合起来。

第二，出生性别干预措施的实施同技术服务和管理部门（包括计划生育部门和公共卫生部门）的改革相结合，在宣传教育、信息交流、行政法规、技术服务、考核评估、人事制度等各项工作中实现改革和优化，以利于出生性别比向正常方向发展。

应该认识到出生性别比的偏高不是一、二个职能部门的失误所造成的，因此，也不能仅仅从一两个部门、一二项工作的角度去进行单项治理。我们建议把它作为一项工程——出生性别比干预工程——提交到中央和各级政府，由计划生育、公共卫生等相关部门共同负责，在全国范围内执行。作为一项工程应该设立具体的目标，设计可行的、可操作的方案，建立项目机构负责协调、指导、检查和评估。而所有这些方案和措施的制定都出自于对出生性别比干预的认识，因此，我们建议：

▲ 把出生性别比的干预提高到全面建设小康社会的高度来认识。

▲ 中央和各地方政府应尽快研究并实施现行生育政策的过渡，即从"一孩政策"和"一孩半政策"逐步调整到"二孩政策"。

▲ 把出生性别比的治理与精神文明建设结合起来。要利用一切宣传媒体大力开展社会性别平等的宣传教育，开展出生性别比偏高的危害性的宣传。在出生性别比的干预中始终要关注对领导者和决策者的倡导。

▲ 把出生性别比的治理与建立健全社会保障制度结合起来，在经济条件有限的情况下，要首先解决因实现计划生育而出现困难的家庭，如独生子女病残或死亡的家庭，纯女户中有困难的家庭。要解决贫困地区农村人口的养老保障问题，也要解决城镇和经济发达地区空巢家庭老年人的赡养和照顾问题。

▲ 把出生性别比的治理与维护妇女权益、提高妇女地位、提高妇女生殖健康水平结合起来，建设有利于社会性别平等的社会环境。

▲ 把出生性别比的治理与社会治安结合起来，坚决打击溺弃女婴、虐待女童、拐卖妇女和儿童、对妇女施暴的各种犯罪行为，增强有女无儿家庭的社会安全感。

作为计划生育部门和卫生部门应该首先认真反思，找出出生性别比干预和切入点。一些省、市、自治区已经在部分地区进行出生性别比的专项治理工作，比如浙江、山东等省的部分市县对出生性别比的认识比较早，治理工作也开展得比较扎实，取得了一些经验，应该及时地总结他们的经验并推广到全国。因此，我们建议：

▲ 计划生育部门要把出生性别比的治理与计划生育工作思路和工作方法的"两个转变"结合起来，与计划生育综合改革结合起来。改变计划生育工作只重视人口数量控制忽视人口质量、忽视人口结构的工作思路。建立低生育水平条件下、计划经济条件下有利于平衡出生性别比的计划生育工作模式。中共中央 2000 年 8 号文件《关于加强人口和计划生育工作稳定低生育水平的决定》是我们今后十年的方针性文件，要正确理解稳定低生育水平的意义，在生育水平达到或低于更替水平后，并不是生育率越低越好。在社会经济发展、人民生活水平提高的同时，稳定低生育水平，有利于缩小群众生育意愿与生育政策的差距。《中华人民共和国人口与计划生育法》是我国第一部计划生育国家大法，各级人大在制定相关配套政策和文件时，要针对出生性别比升高的相关因素制定对策和措施，这些对策和措施不应以伤害群众的基本权益为代价，并有利于调动基层干部和工作人员的积极性。

▲ 把出生性别比的治理与计划生育生殖健康优质服务结合起来，实现包括妇女、男人、未婚青年、流动人口在内的育龄人群的孕前服务和孕前管理。在出生性别比的干预中，尊重和维护育龄人群的合法权益，实现人的全面发展。

▲ 计划生育部门和卫生部门通过联合培训、联合执法和联合考核，规范胎儿性别鉴定和中止中期妊娠等技术服务，严格禁止非医学需要的胎儿性别鉴定，禁止选择性别的中止中期妊娠。

▲ 公共卫生部门结合防"非典"的经验，把出生性别比干预工作作为公共卫生工作的组成部分。在社区建立出生性别比干预的防控网络，发挥村（居）民自治和互助的作用。

▲ 利用国家人口计生委育龄妇女信息管理系统（WIS），实现对出生人口的数量和性别的动态监测和管理，要实现信息公开化，让老百姓、相关部门了解全国出生人口的信息。在考核评估中要注意恰当地使用出生性别比的指标，避免有关数据失真。

▲ 加强对出生性别比治理活动的调查研究，及时总结出生性别比干预的经验与教训，促进试点地区的经验在面上的推广与运用。

中国计划生育工作有一条经验："天下事、第一难，老大一抓就不难"，各级党、政领导是治理出生性别比的关键。当前对出生性别比治理工作的不力反映了各级领导思想认识上的差距，因此，当务之急是加强对各级领导的倡导，使领导者和决策者真正认识到出生性别比偏高的危害性，认真地检查、调整和制定相关政策和措施，推动出生性别比的治理工作。

附表1　中国大陆、中国台湾省和韩国的出生性别比和总和生育率

年份	中国大陆		中国台湾省		韩　国	
	出生性别比	TFR	出生性别比	TFR	出生性别比	TFR
1981	107.1	2.63	107.0		107.0	
1982	107.2	2.86	106.9		106.9	2.7
1983	107.9	2.42	106.7	2.16	107.7	
1984	108.5	2.35	107.3		108.7	2.1
1985	111.4	2.20	106.6		110.7	
1986	112.3	2.42	107.2	1.68	111.9	
1987	111.0	2.59	108.3	1.70	109.0	1.6
1988	108.1	2.52	108.5	1.85	113.5	1.6
1989	111.3	2.35	108.6	1.68	112.1	
1990	114.7	2.31	110.2	1.81	116.9	1.6
1991	116.1	2.20	110.0	1.72	112.9	
1992	114.2	2.00	110.0		114.0	

资料来源：Kihasa & UNFPA 1996，p.45，p.82.

附表 2　中国各省市自治区出生性别比及变动趋势

按出生性别比分组	2000 年	1989 年	按增减量排序
大于 120			
江西省	138. 01	110. 51	27. 50
广东省	137. 76	111. 61	26. 15
海南省	135. 04	114. 79	20. 25
安徽省	130. 76	111. 07	19. 69
湖北省	128. 02	109. 36	18. 66
湖南省	126. 92	110. 16	16. 76
河南省	130. 30	115. 60	14. 70
陕西省	125. 15	110. 69	14. 46
广西壮族自治区	128. 80	116. 31	12. 49
福建省	120. 26	109. 46	10. 80
江苏省	120. 19	114. 40	5. 79
110 ~ 120			
上海市	115. 51	104. 62	10. 89
甘肃省	119. 35	109. 57	9. 78
北京市	114. 58	107. 29	7. 29
河北省	118. 46	111. 73	6. 73
四川省	116. 37	112. 52	3. 85
山西省	112. 75	109. 44	3. 31
重庆市	115. 80	112. 52	3. 28
云南省	110. 57	107. 58	2. 99
天津市	112. 97	110. 13	2. 84
辽宁省	112. 17	110. 11	2. 06
山东省	113. 49	114. 49	−1. 00
浙江省	113. 11	117. 14	−4. 03
110 以下			
贵州省	105. 37	102. 73	2. 64
新疆维吾尔自治区	106. 65	104. 60	2. 05
吉林省	109. 87	108. 45	1. 42
宁夏回族自治区	107. 99	106. 82	1. 17
黑龙江省	107. 52	107. 48	0. 04
内蒙古自治区	108. 48	108. 49	−0. 01
青海省	103. 52	104. 12	−0. 60
西藏自治区	97. 43	103. 47	−6. 04
合计	119. 92	111. 27	8. 65

参 考 文 献

顾宝昌：《综论中国人口态势——与实践的对话》，上海社会科学院出版社，1996年。

程庆普：影响出生性别比的主要因素及对策，中国人民大学人口所和中国人口学会《21世纪首届中国人口科学论坛》提交论文（内部资料），2001。

郭志刚：2000年人口普查按生育政策类型的人口分析，国务院第五次全国人口普查办公室2002年重点研究课题最终研究报告，2003年2月。

郭志刚、张二力、顾宝昌、王丰：从政策生育率看中国生育政策的多样性，《人口研究》第5期。

KIHASA · UNFPA: Sex Preference for Children and Gender Discrimination in Asia（亚洲的儿童性别偏好和性别歧视），Seoul, Korea, Institute for Health and Social Affairs, 1996。

马瀛通、冯立天、陈友华和冷眸：中国出生人口性别比研究，收集在《中国人口发展评论：回顾与展望》一书169～199，人民出版社，2000年6月。

王谦：2001年度全国人口与计划生育形势分析报告，2002年1月10日在全国计划生育主任会议上的发言（内部资料）。

解振明：中国农民生育需求的变化，中国人民大学《人口研究》1997年（2）。同年10月收集在中国人口学会编印的第23届国际人口科学大会《中国人口论坛文选》，135～144。

解振明：人们为什么重男轻女?!——来自苏南皖北农村的报告，首都经济贸易大学主办《人口与经济》，1998年第4期（总第109期）。同年收集到中国人口学会编印的《第七次全国人口科学讨论会暨会员代表大会论文选》，1998年7月。

解振明：出生性别比问题，收录在《中国计划生育概论》附录：在计划生育领域当今国际社会所关注的几个问题（第五节），277～287，中国人口出版社，1998年9月。

徐毅、冯占联编：中国出生性别比研究（内部资料），北京：中国人口信息研究中心，1995。

张二力、王丰、顾宝昌、娄彬彬：山西省翼城县和甘肃省酒泉地区实行"两孩"生育政策试点情况的报告（中国生育政策研究，内部资料），2002。

曾毅、顾宝昌等：我国近年来出生性别比升高的原因及其后果分析，《人口与经济》1993年第1期。

中国人口信息研究中心出生性别比课题组（娄彬彬执笔）：治理出生性别比异常偏高的经验——浙江省嵊州市、陕西省宝鸡县调查报告（内部报告），2001年6月。

关于平衡性别比的法律思考
Legal Issues in Birth Sex Ratio Imbalance

睢素利

摘要：本文探讨了我国性别比失调的原因，法律手段调整的必要性和发展历程，现存的问题以及立法建议，加强法治意识，优化综合治理等问题。建议建立行之有效的社会保障机制及利益补偿机制，从文化教育和伦理观念寻找解决途径，一方面利用法律的强制性力量规范和约束人们的生育行为，另一方面利用政策上的扶持、奖励措施，在政策和法律作用的潜移默化中，逐步改变人们的生育观念，使外在的强制性的约束逐渐成为人们自觉的自愿接受的行为。

关键词：出生性别比　生育观念　法律　立法　综合治理　法治

据资料显示，我国新生婴儿中男孩多于女孩、性别比例失调的现象正日趋严重。出生性别比的异常升高若持续下去，将使人口结构失去自然的平衡状态，滋生出许多社会问题的萌芽，并迟早会负面影响未来人们的社会生活，对社会的良性稳定运行、社会伦理道德体系也会造成一定冲击。同时男女失调也将带来一系列的社会问题，如婚配失当、性行为错乱、人口拐卖等，严重影响社会尤其是婚姻的稳定。

一、我国性别比失调的原因

人口学专家认为，在中国大陆，选择性人工流产是导致新生儿性别出生性别比失衡的直接原因。鉴定胎儿性别，选择性流产、引产的情况没有得到有效控制，在有些地区，此类问题还十分突出，这些人为因素严重破坏了人口的自然结构，这是导致人口性别失调的直接原因。当然，出生儿性别比严重失调是有其深层次的社会文化伦理原因的。中国的实际国情是，千百年来积淀的传统宗族观念依旧在一定程度上影响人们的社会生活，男婚女嫁使女儿离开自己的父母成为夫家的家庭成员，年老的父母主要依靠儿子赡养，依靠儿子传宗接代的思想不仅在农村根深蒂固，就是在城市里也不乏市场。传统观念中的男孩偏好强烈影响着人们的生育观念。可以说，生一个男孩是中国农村人口生育文化的底线。很多社会学家认为"在农民的生育需求中，最核心的是性别，其次才是数量和时间——早生是为了生男、多生也是为了生男。"在这种生育观念下，如果有机会可以选择，自然是选择生一个男孩。可以说，重男轻女传统思想加之违法鉴定胎儿性别、选择性终止妊娠为落后的生育观念提供了选择的可能性。

二、法律手段调整的必要性和发展历程

要扭转传统的生育观念，是一项艰巨的长期工程。鉴于我国人口出生性别比失衡问题的严峻性，运用法律的强制性力量来调整和规范人们的生育行为是十分必要的。中国政府对人口出生性别比失衡问题非常关注，在立法方面也给予了相当程度的重视。1994 年 10 月由全国人大通过的《母婴保健法》明确规定严禁采用技术手段对胎儿进行非医学需要的性别鉴定。在该法的实施办法中对这一条规定又进行了重申和解释，实施办法第二十三条规定严禁采用技术手段对胎儿进行性别鉴定。对怀疑胎儿可能为伴性遗传病，需要进行性别鉴定的，由省、自治区、直辖市人民政府卫生行政部门指定的医疗、保健机构按照国务院卫生行政部门的规定进行鉴定。同时《母婴保健法》及其实施办法还确立了处罚制裁制度。对于违法进行胎儿性别鉴定的，由卫生行政部门给予警告，责令停止违法行为；对医疗、保健机构直接负责的主管人员和其他直接责任人员，依法给予行政处分。进行胎儿性别鉴定两次以上的或者以营利为目的进行胎儿性别鉴定的，并由原发证机关撤销相应的母婴保健技术执业资格或者医师执业证书。禁止鉴定和选择胎儿性别的较新的法律法规，2001 年 10 月 1 日的《计划生育管理条例》和 2002 年 9 月 1 日实施的《人口与计划生育法》。这是我国首部以立法形式确立计划生育工作地位的法规。明确规定严禁利用超声技术和其他技术手段进行非医学需要的胎儿性别鉴定；严禁非医学需要的选择性别的人工终止妊娠。2003 年 1 月 1 日中华人民共和国国家计划生育委员会、中华人民共和国卫生部、国家药品监督管理局颁布实施了《关于禁止非医学需要的胎儿性别鉴定和选择性别的人工终止妊娠的规定》。该规定对可以进行胎儿性别鉴定和终止妊娠的器械、设施和药物的配置、流通、使用和保管都做出了进一步规范。

之后，福建、辽宁、海南、河南、广西、安徽等省区，相继出台了类似的地方性法规，这些地方性法规，在适用范围、处罚力度和制度管理等方面进行了补充、完善和明确，这样细化了法律的相关规定，并使其更具有可操作性。比如，地方性法规将处罚的对象扩大到医疗保健机构及其工作人员、个人诊所、孕妇，规定"具有鉴定胎儿性别技术条件的机构、人员以及妊娠期间的妇女，适用本规定"，除此对担负监督职能的卫生、计生行政部门人员的执法行为也予以规范，同时加强对产前检测仪器的有关部门、人员的管理责任，例如广西壮族自治区就规定如果如上工作人员有营私舞弊、滥用职权、收受贿赂的行为都将受到处罚。另外地方性法规还完善并补充对适用罚款的具体情况、罚款的具体数额等。

由此可以看出，政府部门高度重视运用法律手段调整和规范生育行为，并且，从上到下，从中央到地方，相关的立法也在逐步得到完善。

三、现存的问题以及立法建议

虽然相关的立法在逐步成熟和完善，目前的法律法规中也依然存在着一些问题。

首先，缺乏关于违法鉴定胎儿性别的全国性的专门法规。《母婴保健法》、《人口与计划生育法》作为一个政策性、纲要性比较强的法律，虽然对非医学需要鉴定胎儿性别做了禁止性规定，但是规定得很笼统。2003 年 1 月 1 日中华人民共和国国家计划生育委员会、中华人民共和国卫生部、国家药品监督管理局颁布实施了《关于禁止非医学需要的胎儿性别鉴定和选择性别的人工终止妊娠的规定》，但其法阶比较低，并且有些规定也是较为笼统和

粗线条。各地只能以这些禁止性规定为依据，制定各自的在实践中具有操作性的地方性法规。这样难免会出现地方差异和实际执行中的地方分歧。例如，各地的法规形式多样，法阶也有所不同，有省级的，也有地级市制定的。这之中对于罚款的额度也不同。有些省份经济发达，但规定的罚款额度相对较低，如此会使惩罚起不到应有的作用；而有些省份经济并不很发达，规定的罚款额度却很高，实践中难于执行。另外，一些地方性法规在内容上也存在差异。比如福建省就明确规定了丧偶和离婚也是可以终止中期以上妊娠的条件，其他省份尚未见有这样的规定。

其次，缺乏促进这些法规落实的有效措施。在现实生活中，违反计划生育相关规定的行为通常处于隐蔽状态，很难被有关部门和执法机关发现。相关法律法规没有明确有效的防范措施和监督机制，使有些部门在管理上存在漏洞，违法行为有机可乘，因此有必要制定和强化举报制度和监督机制。在安徽省 2004 年 7 月 1 日起实施的新规定鼓励了举报行为，规定举报内容查实后，查处部门在替举报人保密的前提下，将给予举报人 5000 元奖励。这一举措很值得借鉴。

再者，缺乏配套的相关法律规定。在所有此类法律法规的罚则中，几乎都有"构成犯罪的，依法追究刑事责任"的规定。但是在刑事法律法规中，没有对违法鉴定胎儿性别以及违法选择性终止妊娠的相关规定。现实情况多是罚款和行政处理，这样处罚力度较弱，缺乏威慑力。这也是多年来国家明令禁止非医学需要的胎儿性别鉴定，但胎儿性别选择的现象仍屡禁不止的原因之一。很多专家也都提出用刑罚制裁违法鉴定胎儿性别的立法建议，据悉最高人民检察院正在考虑对此作出司法解释，对擅用 B 超鉴别胎儿性别的人员实施刑事处罚。在此我认为，可以对刑法第三百三十六条非法行医罪和非法进行计划生育手术罪的主体重新界定，把原来的主体"未取得医生执业资格的人"重新界定为"未取得医生执业证或者超出执业范围行医的人"。这样，仅有医生执业资格的人或者非依法专门从事产前诊断的医务人员擅用仪器鉴别胎儿性别的情况，将可以依法被追究刑事责任。另外，在刑法或在相关司法解释中增加针对医务人员非医学需要的胎儿性别鉴定和选择性别的人工终止妊娠等违法行为进行处罚的条款。

四、加强法治意识，优化综合治理

"徒法不足以自行"，再完善的法律规定，没有相应的法治土壤也很难发挥作用。针对我国的实际情况，要扭转出生性别比升高的现象，相关政策一定要配套完善。建立行之有效的社会保障机制及利益补偿机制。从文化教育和伦理观念寻找解决途径，一方面利用法律的强制性力量规范和约束人们的生育行为，另一方面利用政策上的扶持、奖励措施，在政策和法律作用的潜移默化中，逐步改变人们的生育观念，使外在的强制性的约束逐渐成为人们自觉的自愿接受的行为。唯此才能从根本上遏制出生性别比失衡的现象。

失衡与选择——对出生人口性别比失衡的思考
Birth Sex Ratio Imbalance in China: Trends and Choices

曹南燕

摘要： 自20世纪90年代以来，我国的出生人口性别比逐年上升，已超过国际公认的警戒线。如果出生人口性别失衡趋势得不到有效遏制，将会引发许多社会问题。有关部门以至全社会要对此趋势加以重视，并分析原因、寻找对策。造成我国目前这种出生人口性别比失衡的原因是多方面的，胎儿早期性别鉴别和性别选择性人工终止妊娠是导致我国出生性别比上升的一个重要的直接原因。国家可以通过法律、法规和政府行为来协调国家、生育者和医生三者的利益，规范他们的行为。作者认为国家的法律、法规的重点不是直接禁止或处罚选择性生育者，而要严格控制和管理这类技术的使用，增大技术滥用者的风险成本。立法要与经济、文化手段相结合，惩治要和宣传、引导、教育相结合。法律、法规的执行，各项措施和行动的落实，任务更为艰巨，它需要社会各个部门的共同努力。

关键词： 性别比　性别鉴别　性别选择　法律　权利

人类社会在长期发展过程中一定的社会文化、生活方式、习俗制度与那时的人口性别比（每100个女性人口相应的男性人口的数值）相适应。绝大多数国家的人口发展历史表明，出生人口的性别比在102到107之间比较正常。如果超过107，就会导致婚龄年龄段男女比例的失衡并引发婚姻、就业等方面的社会问题。

一般说来，社会文化、生活方式、习俗制度，比如一夫一妻制的家庭模式、夫妻年龄差别大小等，是相对稳定的。一旦人口的性别比在较短的时期内因某些原因发生变化，比如就业移民、战争或出生人口性别选择，都会影响婚姻、家庭的形态和结构以及家庭和社会的稳定。为了保持社会的长治久安和民族的繁荣兴旺，国家要采取一些措施予以缓解或通过法律手段进行干预。这是从社会整体出发的思考。然而生儿育女又是个人和家庭的事，个人和家庭在生育方面是有自主权的。众所周知，否定这种自主权显然会导致荒谬而可怕的后果。但放纵这种自主权也是不行的。

近20年来，我国出生人口性别比上升趋势明显。1982年第三次全国人口普查结果显示，我国 1981 年出生人口的性别比是 108.47。1990 年第四次全国人口普查与 2000 年第五次全国人口普查的结果，这一数字分别为 111.70 和 116.86。2000 年的普查显示，海南省是中国人口性别比失衡最严重的省份之一，新生婴儿的男孩和女孩的比例竟高达 135.64 比100。据专家估计，自 20 世纪 90 年代以来，我国的出生人口性别比逐年上升，人口性别失衡的累积效应已经有所表现，越是低年龄段的人口的男性比例越大。如果这一趋势得不到有效遏制，在这些人口进入婚姻和就业阶段时性别失衡就会引发很多问题，致使建国后几十年来已被努力消除的买卖婚姻、童婚交换、拐卖妇女等现象死灰复燃。它将对现有的家庭婚姻和劳动就业模式产生极大的冲击，从而给社会带来许多不安定因素。

对于我国目前这种出生人口性别比失衡现象，人们也有不同的看法。《北京青年报》2002 年 11 月 22 日上就有报道说，我国第五次人口普查显示，男婴与女婴的比例略有上升。报道说到，在国务院新闻办公室举行的新闻发布会上，有关人士表示，中国的男婴和女婴之比在国际常用标准之内，各界对此不必担心。他认为，首先，产生这种情况的原因在于中国传统文化中，长期存在重男轻女的观念。其次，作为一个发展中国家，我国的社会保障体系，包括商业、保险等尚未发展，广大农村家庭养儿防老的观念一时很难改变。第三，利用一些技术手段，有选择性流产的现象也在个别地方存在。此外，由于统计和政府的一些行为不够规范，存在女婴的漏报、漏登记现象。他还强调，利用一些技术手段有选择性地流产，绝对不是性别比略有回升的主要原因。

确实，在人口普查过程中，漏登、漏报的情况在所难免。但作为国家一级的普查就要对这种统计误差做出基本估计。如果误差大到影响结论的可靠性的话，普查的意义就成问题。因为普查结果是我们立法、决策的重要依据。如果我们承认全国人口普查的有效性，就应该根据普查结果来讨论问题，来立法和决策。第五次全国人口普查显示，出生人口性别比是116.86，与十年前的 111.70 和 18 年前的 108.47 相比，恐怕不能认为只是"略有上升"，"在国际常用标准之内，各界对此不必担心。"

事实上很明显，这个比例已经远远超出了国际公认的警戒线，必须引起有关部门以至全社会的担忧和重视，分析原因、寻找对策并且采取切实有效的措施扭转这一趋势。对一个社会、一个国家、一个民族来说，有忧患意识和危机感，能作到心中有数、未雨绸缪，远要比报喜不报忧、盲目乐观的态度要好。在现代科学技术高度发达的高风险社会这一点尤其重要。

造成我国目前这种出生人口性别比失衡的原因是多方面的，有直接的也有间接的，有表层的也有深层的，有个人的也有社会体制和管理方面的，有经济利益方面的也有观念意识方面的。"男尊女卑"、"传宗接代"、"养儿防老"是中国传统的观念，它是几千年来社会生产和分配模式的产物。在个人和家庭选择将出身的后代的性别时，这种观念所起的作用是深层的但又是间接的。如果在某种制度安排下，对劳动力的需求、主要依赖于子女的家庭养老方式，致使有男孩的家庭明显优于只有女孩的家庭；那么，大多数家庭更希望生育男孩是权衡利益的必然结果。从经济方面和生活方面的考虑来选择生育男孩是直接的、更强烈的原因。

但以前，虽然大多数家庭都更希望生育男孩，但以前人们基本没有选择生儿还是生女的可能。对大多数人来说，生男生女是听天由命的事。希望有男孩的家庭只能通过多生育来提高得子的概率，杀婴和堕胎是要冒道德和生命风险的。溺杀或遗弃女婴的事也时有发生，但终究被认为是不道德的，绝大多数人不认可、也不采纳这种做法。其实际后果是基本保证了我国自然的人口性别比在相当长的时期内还是相对稳定的。

20世纪80年代以后，随着我国计划生育国策的深入推行，人工终止妊娠成为既合法又合乎道德的平常事，原来有关堕胎的道德禁忌解除了。提倡"一对夫妇只生一胎"的政策又强化了人为选择生育男孩的紧迫感，通过多生育来提高得子概率的路被堵住了。正是在这一时期，现代医学和遗传学技术有了新的进展并迅速得以普及。B超、羊水胎儿脱落细胞培养染色体检查、羊水胎儿脱落细胞X染色质检查、手指血杆状细胞鼓体检查等技术，都可以进行早期胎儿性别鉴定。这恰好为希望选择生育男孩的家庭准备了安全而又没有很大道德压力的手段。而且，由于医疗卫生系统的监管力度不够，近年来许多地方的一些医院和个体医生为谋取私利，不顾国家的法律、法规，公开或隐蔽地提供早期胎儿性别鉴定和人工终止妊娠技术服务。这使得希望生育男孩的家庭很容易做到保留男胎儿放弃女胎儿。

据中国人口信息研究中心和浙江省计划生育委员会在浙南地区进行的实地调查表明，性别选择性出生、漏报和产前胎儿性别鉴定的选择性人流是20世纪80年代以来我国出生性别比上升的主要原因。约30%的有记录的人流发生在独女户妇女中，被流掉的女胎儿是男胎儿的两倍。而对于那些已育有男性婴儿的妇女，人流的胎儿性别比基本上是正常的。但是，那些无儿妇女的人流胎儿性别比都非常的低，在那些已有三个或更多女儿的妇女中，被流掉的女胎是男胎的三倍。由此可见，通过B超或其他诊断方法确定胎儿性别而实施的性别选择性人流是导致我国出生性别比上升的一个越来越重要的直接原因。

基于这种分析，国家可以通过法律、法规和政府行为来协调国家、生育者和医生三者的利益，规范他们的行为。

对于生育者来说，生儿育女是个人权利，但作为社会的一员，个人的自主权总是有限的。西方优生运动的问题是主张为了国家种族利益而置个人权力和利益于不顾，但我们在承认个人利益和权利的同时要兼顾国家整体利益。应该协调而不是对立两者的利益。性别选择生育行为如果涉及杀害或抛弃女婴，那么，它已直接伤害有平等生存权利的生命，触犯刑法，应受到惩罚；如果涉及通过早期胎儿性别鉴别而实施性别选择性人流，那么，它并没有直接伤害他人，虽然这种行为会损害整个社会的长远利益。

因此法律、法规最好不要直接禁止或处罚后一类选择性生育者，而是要设法调整政策、采取措施，弱化他们选择性别的动机。或者更明确地说，让他们在生育时不做性别选择也能获得一样甚至更大的个人利益。这包括适当放宽"一胎政策"，多方扶助独女户，落实"关爱女孩行动"，改革社会保障制度和其他经济政策提高妇女的经济地位和生活质量等。各地在宣传"打击非法性别鉴定、选择性别引产的案例"时一定要注意矛头所向是这些技术的实施者而不是生育者本人。

对于提供选择生育技术的医生来说，其权利和义务限于公众健康，医疗技术只应服务于医疗目的。不管是医院还是个体医生，通过提供技术服务来牟取暴利并/或损害服务对象的利益和国家的公共利益都应受到严格约束和制裁。早期胎儿性别鉴定和人工终止妊娠等技术的初衷是为医学目的服务的。由于某些遗传疾病和性别相关，为减少患有严重遗传疾病的胎儿和有严重缺陷的胎儿出生，以保证国家的人口质量。这些技术一旦成熟并被广泛应用时，所涉及的问题就不仅仅是诸如"侵犯知识产权"、"非法赢利"这样的经济问题，还会带来像出生人口性别比失衡这样的社会问题。把这些技术用于非医疗目的是违反医学道德的。国家要严格立法控制和管理这类技术，加强法律惩治的力度，规定追究形式责任的条款，增大技术滥用者的风险成本。

对国家来说，为了国家的长治久安、民族的繁荣兴旺，就要控制人口总量，遏止出生人口性别比升高的趋势，制止选择性生育行为。

卫生部早在 1989 年 5 月就发出过关于严禁用医疗技术鉴定胎儿性别技术的通知，规定任何卫生机构（包括个体开业医生）不得以任何理由用医疗技术鉴定胎儿性别（因遗传性疾病需诊断者除外）。

1994 年 10 月由全国人大通过的《母婴保健法》重申禁止违法鉴定胎儿性别，对违反者规定法律责任，根据情节给予警告或者处以罚款。之后，福建、辽宁、海南、河南、广西等省区，相继出台了类似的地方性法规。

2002 年 9 月 1 日起实施的《人口与计划生育法》再次强调"严禁利用超声技术和其他技术手段进行非医学需要的胎儿性别鉴定；严禁非医学需要的选择性别的人工终止妊娠。"并规定了具体的处罚措施。

2003 年 1 月 1 日起施行的中华人民共和国国家计划生育委员会、中华人民共和国卫生部和国家药品监督管理局令"关于禁止非医学需要的胎儿性别鉴定和选择性别的人工终止妊娠的规定"详细规定了对胎儿性别鉴定和选择性别的人工终止妊娠技术的监督管理制度和措施。

2003 年，国家人口和计生委决定在 11 个省（区）的 11 个县（市）启动"关爱女孩行动"试点工作，以努力遏制出生人口性别比升高的势头，为全面建设小康社会创造良好的人口环境。

从上述的一系列国家法律法规和措施来看，我国政府对选择性别生育和出生人口性别比失衡问题是重视的，相关的规定越来越具体和和严密，而且从简单的规定和禁止到多方面的宣传、引导、教育和惩治相结合。然而，法律、法规的执行，各项措施和行动的落实，任务更为艰巨，它还需要卫生、公安、司法、宣传、计划生育、民政、教育、工商、药监、统计、劳动、农业、妇联等部门的共同努力。

性别选择的机制与逻辑 — L村的经验[①]
Mechanism and Logic of Sex Selection:
Experiences in L Village

刘中一

摘要：本文在田野工作所获得的材料和体验基础上，全景式展现了现实社会生活中农民进行性别选择的心理机制和行为逻辑；试图对于农村社会中的性别选择这样一种异常现象进行研究，针对社会生活中的男孩偏好文化究竟在什么样的条件、情境、关系中，对什么样的人的动机和行为，发挥了什么样的作用；其强度、向度、中介物等又是什么进行考察和阐释。

关键词：性别选择　男孩偏好　心理机制　行为逻辑

2000年，第五次全国人口普查的结果显示，我国新生儿出生性别比平均值为116.9，在个别人群中甚至已经突破250。此间，有国外舆论称：中国大陆将在若干年后出现5000万找不到老婆的光棍汉。尽管有专家认为此说过于危言耸听，但绝大多数学者都认为我国出生性别比失调问题的确值得全社会高度的警惕。从防患于未然的角度出发，为了社会能够长期良性运行和协调发展，一定要想办法解决出生性别比失衡问题。依照科学研究的规则，要解决问题首先要了解问题。由此，要解决出生性别比升高问题，首先就要深入地了解造成我国出生性别比升高的主要原因——性别选择行为[②]。

一、研究基础：相关评述和研究方法

国内的绝大多数学者都认为性别选择是造成我国农村地区出生性别比失衡的罪魁祸首。对此，许多学者进行过实证分析和理论解释（景跃军1991，董辉1992，李涌平1993，陈俊杰1995，顾宝昌1996，马瀛通、冯立天、陈友华、冷眸1998，李冬莉2000，李树茁、马科斯·费尔德曼1999，陆益龙2001，吕红平、孙平2002，王文卿2004等等）。无可否认，以往这些研究中繁多的理论视角和丰富的研究结论对我们的研究有直接的借鉴意义。但同时我们也看到：以往的研究大都停留在对出生性别比升高的原因、后果以及控制意义的泛泛讨论

---

① 此文是国家人口与计划生育委员会资助项目"生育性别选择"的研究成果之一。

② 此处的出生性别选择是指利用B超等高科技手段诊断胎儿性别，从而根据诊断的胎儿的性别来选择是否终止妊娠的作法。在本文中一般而言，出生性别选择主要是特指针对女性胎儿的进行的人工流产行为。

之上。在内容考察上，对于出生性别选择行为本身的研究不够（谁主张、受谁影响、怎么做、心理变化等等），对于从动机（男孩偏好）到行动（性别选择行为）的过程研究不够（究竟是哪些文化因素，在多大程度上影响了人们的性别选择，其主要原因又是什么等），对于农民的出生性别选择的逻辑（为什么要这么选择而不是那么选择）理解不够；在理论分析上，要么偏重社会结构（文化），要么偏重个体（心理），忽视了将二者紧密联系在一起进行分析的可能；在方法选择上，要么根本无视现实生活中行动者，研究者自己向自己提出问题（如农民为什么要生男孩），然后自己予以回答；要么通过结构化的问卷进行调查，研究者向农民提出问题，由农民回答（现实往往是对于研究者能够构成"问题"的内容对于农民来说根本就不构成"问题"）。我们认为，此前的研究所存在的缺陷和不足正是我们需要努力的地方。要深入地理解农民出生性别选择行为的逻辑（而不只是从逻辑上把握出生性别选择行为），准确地掌握现实生活中性别选择的机制，必须深入到农村的时空场域之中，站在性别选择者立场之上，运用田野工作的方式记录和解释农民的"地方性知识"。

　　我们进行田野工作的地方是华北东部的一个普通的村庄——L村①。L村对我们来说既是一个熟悉，又是一个陌生的时空场域。说熟悉，是因为曾经生于斯、长于斯，重新进入不会有"文化震惊"之感。说陌生，是因为已经毕竟接受了长期的现代思维方式的训练，对农民的传统思维方式和农民的"地方性知识"不时地会感到难以理解。对此，我们尽量地结合我的社会人类学田野工作的经验，在叙述个案的同时，不断地对自己的研究者的角色和定位问题进行反思。在整个研究过程中，尽量作到不居于权威、主导的地位，不使被研究者感到自己处于一个被动的、"被审问"的地位，在我们事先所设定的框架内，以他们自己的话语系统来自由地表达他们的经历和感受。相反，我们要在整个研究过程中不断对自己所扮演的角色向读者做出交待，不断地对自己所界定的概念进行厘定，不断地自我检视研究者的个人因素对考察和分析所造成的影响，以保留和增强其他同行和局外人对我们的叙述过程和研究结论进行批评的空间和维度。

　　在具体研究方法选择上，我们采用的是个案研究。我们知道个案研究在学界常为人忽视甚至贬斥。指其只针对少数案例进行分析，所得的研究结论不具"代表性"，因而不能说明问题。不过，我们倒是认为针对出生性别选择这样隐私性很强的课题，可能也只能经由特殊的、不具"代表性"或者"普遍性"的个案研究，才足以突显出农民日常生活中所隐含男孩偏好的价值取向和性别选择的实践逻辑。我们知道虽然考察和分析这个独立的"个案"，

---

　　① "L村"代表笔者所调查的村落，文中调查对象不用真实名称是出于尊重调查对象隐私的考虑。B是研究者的亲戚，关于为什么选择B，我们主要出于以下考虑：我们认为在农民群体中作一些"隐私"性质的调查，亲缘性原则是一条首要的考虑。在这类调查中，亲缘性原则往往不是保障当事人能够告诉你更多的隐私；相反，人们在一些时候是更愿意向陌生人倾述内心的秘密。不过，亲缘性原则在隐私问题的调查上仍然具有无可比拟的优越性，因为调查对象周围的亲属群的"证人证言"能够最大程度上保障调查或访谈得到的材料哪些是真实可信的，哪些是任意编造的。在这类调查或访谈中，调查或访谈的主要对象可能只有一个。不过你从侧面了解到的关于这个人信息的渠道确是多个人。而这些人只能是信任你、熟悉你，才可能把被访谈对象的隐私告诉你。另外，坚持亲缘性原则的选择访谈对象还有另外一个原因，就是研究者对被访谈者的背景资料的熟知，因为彼此之间有亲缘关系，所以对对方的情况应该比较了解，（在农村社区中，因为半熟人社会的性质，人们之间很少有秘密可言）这帮助研究者能够回避一些被访者忌讳的话题，省却了许多背景性资料的调查。在我们的研究中我们经常发现有时候背景性资料比真正要访谈的资料更难调查，比如家庭情况等，也许这是因为一些被访者不愿意暴露自己的资料是因为怕牵扯到自己的家人，给他们带去不必要的麻烦。所以我们采取亲属网络法，遵循着亲戚之间相互帮忙的原则来进行调查和深入访谈。事实上，现实学术界有许多涉及隐私性质的深入访谈是通过这种方法进行的，只不过为了怕影响自己研究的客观公正性，而标榜自己是通过科学抽样的办法进行的。

确实很难得出什么放之四海而皆准的普遍性"真理";但是,个案的考察却也能够清楚地呈现出存在于农民生育实践之中的心理机制和行为逻辑。由此,我们十分赞赏一位社会学研究者曾经所说过的一段话(大意):如果因为研究对象只是一个"个案",就说它不具有"代表性"和"普遍性"。从而摈弃用这个个案来说明问题的可能性,甚至否认这个个案在说明问题上所展现的力度。在科学的意义上,不仅有本末倒置的遗憾,而且恰恰落入了数字游戏的圈套和实证主义的陷阱。

二、感性认识:B 的故事

我们在 L 村的田野工作前后历时一个半月。主要利用亲属网络法滚雪球式地深度访谈了 23 位村民。在这里,我们只选取了一个个案进行叙述,即编号为 3 的个案。个案 3 是 L 村的一位青年男性①(以下代称 B),今年 28 岁,初中文化。妻子(以下代称 H)来自附近邻村,今年 27 岁,初中文化。B 夫妇和村里绝大多数村民一样主要依靠种植和养殖为生,家庭经济水平中等,现有一个 5 岁女孩(以下代称 Q)。在我们开始这次田野工作的前不久,B 夫妇刚刚做了一次性别选择。经过多次的"思想政治工作"之后,B 终于同意了我们的研究请求②。

访谈者(以下简称我):当知道了你爱人怀孕后,在你们家,包括你们双方的父母,谁最想知道胎儿的性别?

被访谈者(以下简称 B):谁都想知道呀,你说谁不想知道呀……这和上次怀 Q 的那回不一样呀。那回是生嘛都行,那时候我反正是什么感觉都没有,生个嘛就要个嘛。这回就想生个小子,全家老的小的都想快点知道是不是个小子,你说谁最想呀,可能是我吧……我妈妈也着急,整天地烧香磕头。Q 妈妈一开始倒不急,后来看到大家都这么着急,她也很想知道了……

由此可见,在性别预知的过程中,在一个相对明确的家庭圈子内,谁最渴望预知胎儿的性别往往是不固定的,他们之间的情绪和行为还可能相互的感染和影响,可能产生一种共同的情绪,使性别选择变为一种集体行为。在预知孩子的性别的方法中,除了 B 超,农民还摸索出了一系列的未经科学验证的"偏方",比如饮食控制、民间秘方以及房事时机选择等等。一个很有意思的问题是年长的人更倾向于求神拜佛等迷信活动,而年轻一代则越来越依靠科学的手段。

我:Q 的妈妈是从怀孕多久开始作 B 超的,前后做了几次?

B:前后总共照了三回儿。我开始不信呀。……第三回儿孩子都大了,看清楚了,不会错了,这回儿死心了。

---

① 我们认为深入访谈的目的更多是发现问题,而不是验证结论。这种坚持抽样的做法对于一个深入访谈的意义有多么大,或者说追求一种根本就不存在的代表性有意义吗?我们甚至认为,单单就许多研究者利用亲朋好友的信任才完成的调查,说成是通过自己的完善的技术的结果的这一点,就不应该算作客观的,真实的。我们主张通过亲缘性原则选择访谈对象,绝不是仅仅局限于亲缘关系,因为在调查访谈过程中,往往研究者和被研究者可以达成一种"默契",即原来并没有任何亲缘关系的,在长久的交往过程中,形成了某种拟亲缘的关系。这一点人类学的先驱摩尔根最为代表,他被自己研究的易洛魁部落收为养子。另外,潘绥铭教授在调查中国地下性产业时一再强调得与访谈对象交朋友也应该算作成功拓展运用这一原则的范例吧。

② 我们对 B 及其相关的亲属的田野工作前后历时一个月。深入的观察和访谈也先后进行了多次,以下的对话内容是在这次田野工作中几次访谈中有关内容的记录片段。需要说明的是为了叙述的逻辑性和连贯性,我们把它们编排在了一起。另外,H 也接受了我们的深入访谈,H 的观点和 B 基本一致。

我：知道了是女孩，你特别地沮丧吗？如果知道是男孩，会宣扬吗？

B：也没有吗沮丧的，Q 的妈妈是第一次（出生性别选择），以后还有的是机会……你说吗，是小子我会宣扬吗。会！在庙会上人家算卦的告诉我是个有儿子的命，我回来就跟 Q 的妈妈说，要是这次真是个小子，过年我就买一千块钱的"地雷"（鞭炮）。……等我有了小子，我非得让赵家坟地上好好轰轰①。

在我们访问的对象中，多数进行过性别选择的夫妇都是在怀孕三个月之后开始作 B 超，多数只做一次，个别可能会做几次。这倒不是后者不相信 B 超的灵验，而是对自己又要生育一个女孩的现实主观上不愿意承认。他们大都怀有一丝侥幸的心理，希望神仙保佑 B 超失灵。当我问到当事人如果知道是男孩，是否会大肆宣扬时，B 的回答显然与我开始访问到的那些对象不同，他没有大多数人在这个问题上的内敛，这可能与个性有关。但是我认为更多的是于他们进行性别选择的次数有关，试想如果他们也像有的个案一样，前后进行了 4、5 次，我想他可能就没有了这份超脱。看看 B 为自己为什么不沮丧所找的理由就会明白我为什么这么说了。

我：家里人（直系亲属）对进行 B 超和性别选择的意见统一吗？

B：没有人反对。你说谁反对，第一个已经是丫头了，为嘛反对？再说 Q 的妈妈是第一次做，又不是像 E 家那样作了 5、6 次，反正俺家没有人反对……Q 的妈妈自己也想做，就作了。

在我的田野工作的过程中，我发现 L 村人在做 B 超和性别选择的时候，遵循着几条潜规则：第一、头胎不能做，就是知道胎儿的性别也不能做；第二、做的次数不能太多，一般不应该超过三至四次，超过这个次数人们就开始有非议；第三、不能是被迫地去做，如果有人被强迫去做，也会招致指责。在 L 村，几乎所有负面评价的都只集中在违反了上面的潜规则的家庭上面，这更加证实了所谓的潜规则的存在。对于这几条潜规则，我不知道是应该解释成为农民对传统自然生育方式的留恋呢，还是解释成农民有意识地防止出生性别比过度失衡的一种自我保护？

我：你认为胎儿是生命吗？有过犯罪感吗？

B：犯嘛罪，这还叫犯罪呀。又没有生下来，我知道生下来再弄死就是犯了，叫溺婴罪。又没有生下来，刚 3、4 个月。这不叫犯罪。犯罪的是那些生下来再弄死的。

我试图知道到底农民是如何看待胎儿的，是否也把它当作生命。我国农村地区历史上长期以来的高出生率和高死亡率，已经使得农村的人们不仅不把胎儿当作生命，甚至包括初生婴儿的生死都很少在乎。所以，当事人在性别选择的时候不会有犯罪感。我一点都不奇怪。但是，在这里我感到奇怪的是为什么 B 会知道溺婴罪这个专业名词。虽然我一再追问，他始终没有说清楚他为什么能记住这个有点生僻的法律名词。我想也许这就是社会知觉反应显现性原理吧，主体对客体的记忆程度直接取决于客体对于主体的敏感程度。

我：有多少人出来干预你们的事（出生性别选择）？

B：我们没有跟多少人说过，别人都不知道。这种事情不能让太多人知道。……个别人

---

① 按照当地的习俗，凡有重大的喜事，必要到本族坟地上去告慰祖先。其中最主要的告慰方式就是大量地燃放烟花爆竹。

就是知道了也不会管，这个社会，谁也不愿意得罪人。

我：你们双方父母曾经直接劝说或者督促过你们做 B 超和流产吗？

B：没有，谁也没有说什么……话说回来，这还用直接说吗，平常说话的意思不都带出来了吗。我爸爸一说话就是嘛都好，就是缺个孙子。

在对当事人性别选择的社区动员的考察中，我一直想弄清楚到底是谁在做社会动员工作，有多少人支持这，有多少人反对过，但是，事实上，每个人在做性别选择的时候都是处于很隐蔽的状态，除了双方的家长之外，很少有别人在事前知道这件事，所以在我每次的访问过程中得到了回答基本一致，就是几乎没有外人干预，不管是支持还是劝阻。我认为之所以出现很少有外人直接支持、鼓励、劝说的现象。第一是不知情，很少有外人知道。第二是人们认为情有可原，这种做法合乎农村的情理。第三是不敢明确地说，怕儿媳妇不高兴。虽然，这些人通过日常话语和行动中男孩偏好还是无形地对当事人施加了影响和压力。

我：这次你们进行性别选择，你们夫妻是谁作出的最后决定？

B：两口子商量办的。这个事其实最后还是女的说了算，孩子在她肚子里，她要是自己不愿意，谁还拉他去医院呀……

从夫妻双方共同决定这件事情反映出，现在在生育选择的问题上，表面上两性是获得了平等。但是这种平等是建立在共同地歧视女性的基础之上的。这是个很滑稽的问题。其实，这也从深层次上说明了出生性别选择行为不是一种个人行为，而完全是一种男权文化的产物。也就是说，在歧视女性的问题上，女性充当了男性的帮凶。

我：谁介绍你们去的，去做 B 超的，不是说这是违法的吗，有人敢给做吗？

B：Q 的老姨给找的关系，是她婆家的一个叔伯兄弟的战友在医院里工作，是人家帮的忙……

农村是一个熟人、半熟人社会，传统的亲属关系法则把这个区域的人们都联系了起来，就是说，一个区域内的人们往往通过婚姻、血缘等关系网络，相互之间紧密联系起来，以谋求相互间的支持和帮助。在农村一个人帮不帮另一个人的忙，完全不是两个人之间的事情，而完全是这个亲属网络能否顺利维持的事情，事关这个网络内所有成员的利益，所以你有时不得不违心地帮助别人。如果不帮助作要对整个亲属的声讨和失去网络支持的危险。所以，在农村，许多人明知替别人做 B 超是违法的，但还是要坚持做。

我：你们是在同一个医院作 B 超和性别选择的手术？

B：恩，最后在乡医院做的。做孩子的时候就不怕人了……就说不想要这个孩子，其实我听 Q 的妈妈说，大夫明明知道也不问。只要你给了钱就行。

我：你还记得那天是晴天还是刮风吗？

B：（大笑）不记得了。

正如 B 所言，医院的"配合情况"还是不错的，许多时候医生明知但是就是不问，只管收费不管其他。另外，一些医院为当事人保密的工作做得也令当事人放心的，比如在我的家乡就有一个很"专业化"的医院，靠给人家做 B 超和性别选择手术在当地很出名，据说从没有透露过任何一个当事人的半点信息。另外，当事人对于怎么去的，怎么回的？那天晴天还是刮风？诸如此类看上去无关紧要甚至与我们的访谈目的不相干的小问题也十分重要，正是对这些细节的记忆情况可能更准确地反映出当事人当时的心态以及对此事的重视程度。

在我的研究中绝大多数的受访者，很少有人能够回忆起那天的一些细节场景。由此，我不得不得出很少有当事人从心底里真正特别重视这件事的结论。

我：你在这么做的时候，有没有和规则对抗并取胜的成就感或者胜利感呢？

B：这些都是逼出来的办法……人家不让咱多生……不做 B 超怎么能生儿子，上面不让多生，只有这样才能生儿子，这都是上面逼的……

在我看来，B 的话最起码包涵了两个意图，一是对自己的行为进行道德意义上的正当化——别人都这么作。在农村地区，"别人都这么做"完全可以成为行事的依据和理由，至于这个大多数的行为是不是正当，是没有人去深究和追问的；二是对自己的行为进行了实践意义上的合理化——要养儿防老，没儿不行。我们认为，无论是道义上的正当化还是实践上的合理化他们无非都是在自己给自己行为找的"借口"。正如我的一位访谈对象曾经一语中的：现在人们有多少靠儿子养老的，靠谁都不如靠自己老伴……现在人们变着法（进行出生性别选择）生儿子，还不是为了要面子。这也就是说，人们既要面子，又不愿意承担过重的生育和抚育的责任，才是进行出生性别选择的真正主观动因。

我：这么做的时候，有没有取胜的成就感或者特殊感呢？

B：亲戚朋友，四邻八舍都这么做，也没有吗特殊的，反正别人都这么做，咱也跟着这么做吧，你说是吧？咱也不想来个"各色"的。

在农村地区，农民的活动范围（尤其是妇女的日常生活中人际交往的半径很小）也就是他们自己的家族和周围四邻，所以他们在判断许多事情时采用的标准也就是这些人的标准十分一致。参照群体理论认为一个人选择的参照群体就是他自己心理上所认为自己属于的那个群体。不但在判断事物的时候会不自觉地应用这个群体的标准和规范，而且他比较的对象往往也出自这个群体。按照这个理论，人们进行出生性别选择的依据和效法对象当然也来自家族和周围四邻之间，相互之间的影响也顺理成章为行事的动力。

三、理性分析：反思社会学的角度思考

通过上面的个案考察，我们对农民出生性别选择的心理机制和行为逻辑有了一个感性的认识。为了从理性上更加深入地把握这个问题，我们引进了布迪厄反思社会学的理论对出生性别选择行为进行一些理性分析。虽然布迪厄没有专门地讨论生育问题，但是按照反思社会学的理论逻辑。我们认为应用布迪厄反思社会学的三块基石——"场域"、"惯习"和"资本"的概念，对农村的生育实践进行理性分析，是符合学术逻辑的。

首先，布迪厄反思社会学关于"场域"的概念为我们分析出生性别选择行为提供了一个理论基础和逻辑起点。布迪厄认为"场域"是由社会成员按照特定的逻辑要求共同建设的，是集中的符号竞争和个人策略的场所。这种竞争和策略的目的是有价值的符号商品，而符号商品的价值依赖于有关的消费者社会对它的归类，符号竞争的胜利意味着一种符号商品被判定为比其竞争对象拥有更多的价值，并可将之强加于社会。

从这个角度看，男孩就是一种符号。一种符号的暴力。"男孩"成为组场的重要符号。男孩成为农民在生育的这个游戏空间之中的最大奖励，男孩偏好成为游戏的规则。在遵循男孩偏好游戏规则的场域内，在即没有违反计划生育的政策，没有增加孩子的数量的前提下，农民自己通过性别选择达到了生育的目的，拥有了男孩。由此，可以说农民之所以以这样的违背自然法则的方式思考和行事，是因为以这样的心理机制或行为逻辑作为其生育存在的

表征。

其次，布迪厄把"惯习"看作一种社会化了的主观性，看作一种经由社会化而获得的生物性个人的"集体化"。即身处场域之中并被游戏规则内化的人知道自己该怎么去做，或曰是游戏规则内化的行动，是身处特定场域中的行动者知道自己如何遵循规则和艺术地变通游戏规则，以达到角色扮演（此处所言的惯习不同于角色扮演，它更多地与游戏规则相连，而不是更多地和角色相连，或曰是在认同游戏规则的基础上的实践性的行动，而不是认同角色的行动），从而达到这一场域所要达到的意义。

这样一来，我们就有如下思路：出生性别选择这个既违反自然法则又违反国家法律的怪胎，之所以能在农村计划生育的生育场域中存在下来的一个重要的原因，就在于其中"男孩偏好"的游戏规则的能够不断运作的场域的存在。规则的不断运作使得身处场域内的人对"男孩偏好"游戏规则不断认同乃至内化，这样使得场域内的所有人都知道了自己如何依据"男孩偏好"游戏规则去思考和行事。这样也就使得开始的时候尚属于个别人的特殊行为慢慢也就转变为场域内所有人的惯习。

再者，在布迪厄看来，"资本"可以回归为三种基本的资源："文化资本"（学术知识、学历、学校类型）；"经济资本"（金钱、财产和生产资料的控制）；"社会资本"（职业声望、社会地位、人际关系网络及群体的团结）。场域中不同位置的占据者则用各种策略来保证或改善自己在场域中的位置，力图对各种资本和权力进行垄断，并强加一种对自身最为有利的等级化原则，以获取更大的利益。

这样一来，如果把村庄看作一个场域，农民的出生性别选择行为就成为一种对各种资本和权力（土地、房子、关系、政治权利、声望等）进行争夺的方式。因为，在自然出生性别选择的前提下，原则上讲每个家庭占有这些资本和权力的机会是相等的。但是总有一些人不遵守游戏规则，通过暗中改变游戏规则的方式——人为的出生性别选择，增加自己的筹码的数量而参加游戏，以求进行资源的再分配。可以说，在特定的场域内，一个性别选择的过程就是一个对各种资本和权力的资源库的建造过程。也就是说，在一个特定的村庄（场域）内只要有一点办法，谁不去想尽量地多占有这些资源呢？

总之，从反思社会学的角度看，出生性别选择行为的产生是变动不居的、开放的意义与行为在社会实践中的动态过程。出生性别选择观念文化也并非是什么"超有机"的东西，人对于它也决非完全被动。出生性别选择的观念文化不是存在于真空中，要在某种机制和条件下才会发挥作用。要受现实的主流文化价值观、人格特征和社会情景的限制。这也就是说，出生性别选择的意识或观念是由现实的人们自己创造的，当然他们活动于其中也受其制约的。因此，对出生性别选择心理机制和行为逻辑的考察，在结合场域、惯习和资本三个概念的分析之后，会有一个更深刻的认识。

参 考 文 献

布迪厄、华康德：1998《实践与反思——反思社会学导引》，北京：中央编译出版社。

布迪厄：1997《文化资本与社会炼金术》，上海：上海人民出版社。

贝克尔：1987《家庭经济学》，北京：华夏出版社。

李银河：1994《生育与村落文化》，北京：中国社会科学出版社。

景跃军：1991 农村生活方式对生育行为的影响，《人口学刊》第 4 期。

董　辉：1992 中国农民家庭功能及成员活动社会化与生育行为的思考，《社会学研究》第 1 期。

陈俊杰：1995 亲子关系中的代际倾斜与农民生育观念——浙东越村的社会人类学研究，《人口研究》第 1 期。

顾宝昌：1996 中国大陆、中国台湾省和韩国出生婴儿性别比失调的比较分析，《人口研究》第 5 期。

马瀛通、冯立天、陈友华、冷眸：1998 再论出生性别比若干问题，《人口与经济》第 5 期。

李树茁、马科斯·费尔德曼：1999 中国农村男孩偏好文化的传播和演化：背景与主要研究结果，《人口与经济》，S1。

李冬莉：2000 儒家文化与性别偏好——一个分析框架，《妇女研究论丛》第 4 期。

陆益龙：2001 生育兴趣：农民生育心态的再认识——皖东 T 村的社会人类学考察，《人口研究》第 2 期。

吕红平、孙平：2002 论家族文化对当代生育观念的影响，《河北大学成人教育学院学报》第 4 期。

王文卿：2004 特定社会空间中农民生育实践的延续及其变迁，中国人民大学硕士论文，未发表。

韩国的出生性别比：变化的趋势和地区差异
Sex Ratio at Birth in Korea: Changing Trends and Regional Differences

Doo-Sub Kim(金斗燮)

摘要：本文试图对韩国于 20 世纪 80 年代下半及 90 年代初出生性别比为什么和如何上升作出解释，并探索了过去 40 年性别比变化趋势和地区差异的模式。自从 80 年代中期以来，韩国的低生育率一直稳定，但在大邱、庆北和庆南三个区显著高的出生性别比引起人们的注意。就出生性别比地区差异背后的关键力量而言，人们强调选择儿子的生殖行为的作用。自从 90 年代中期以来，人们观察到出生性别比有下降趋势。本文提出了一种选择儿子的生殖行为的概念架构，它假设一种四因子函数：对儿子的偏好、当前生育率、想要的家庭规模以及医学技术。进行了两项模拟，以表明产前性别筛查和性别选择性人工流产如何提高出生性别比以及同时起着降低生育率水平的作用。对作为高出生性别比主要社会后果之一的在最近将来结婚率的潜在扭曲也进行的讨论。

关键词：出生性别比　　偏好儿子　　性别选择性人工流产　　选择儿子的生殖行为　　婚姻挤压

一、导言

在韩国一直有大量的历史文件、谚语、民俗和禁忌揭示对儿子的强烈偏好（Kim 1969：218~374; Lee 1973）。为了社会和经济的生存和延续，偏好儿子的种种规范和价值成为传统社会制度，尤其是亲属关系体制和相关文化规范的一个重要部分（Kwon and Lee 1976; Cho et al 1982）。在传统的韩国，对儿子的看重是如此强烈，一个不生儿子的妻子可被她的丈夫及其家庭遗弃。尽管社会经济变化迅速，许多这些传统要素仍然作为体制化的价值存在韩国。

偏好儿子在决定家庭规模中起着重要的作用。人们指出，对儿子的强烈偏好严重阻碍了低生育率的到来（Park 1983; Arnold 1985; Arnold and Liu 1986）。然而，这种担心已证明是无根据的。尽管有强烈偏好儿子，但是韩国像一些东亚国家和地区（例如中国大陆、中国台湾和香港地区）一样，达到了低于替代水平的生育率（UN 2002）。

然而，在 20 世纪 80 年代后半和 90 年代初，同时存在强烈地偏好儿子和低生育率后，在韩国出现了一种新的出生性别比的人口统计学现象。人们分析了从 1980 年到 2003 年的性别比变动趋势和地区差异的模式，注意到了选择儿子的生殖行为的因果机制和含义。进行了两种模拟以表明产前性别筛查和性别选择性流产如何提高出生性别比，又在同时在降低生育率中起作用。

二、性别比的最近趋势

在韩国人口学历史上，20 世纪 80 年代中期可作为一种重要的转折点载入史册，并且一直在接近在遥远的未来人口稳定，并可能负增长（Kim 1992, 2004）。尽管有例如强烈偏好儿子等传统文化因素，追求小规模家庭的动机增强了，并在快速工业化和城市化的整个进程中广为传播（Kwon and Kim 2002）。现在生育率在替代水平之下。人们估计粗出生率和总生育率在 2003 年分别低至 10.2 和 1.19。估计人口年增长率 2003 年为每千人 5.7，与发达国家一样低（KNSO 2004）。在目前年龄结构下，可以预见从 2020 年开始韩国人口将下降（KNSO 2004）。

自从 20 世纪 80 年代中期韩国生育率将至替代水平以来，青年人口性别构成扭曲已经成为严重问题。性别构成有三个重要因素：出生性别比，死亡率的性别差异以及性别选择行移民。然而，在 20 世纪 50 年代晚期后韩国人口可被认为几乎是"封闭人口"①。

大家同意在韩国未见儿童死亡率的性别差异（Kim 1997b）。青少年的性别比基本上随出生性别比而改变（Kwon et al. 1975; Kim 1992, 2004; Park and Cho 1994）。

在大多数国家出生性别比一直是大约 102～107（UN 2002）。由于强烈的偏好儿子，韩国维持着较高的出生性别比。5 岁以下人口的性别比 1995 年为 113.4，显示比 1985 年增加了 5.6 个百分点。1985 和 1994 年，出生性别比估计分别为 109.4 和 115.5（KNSO 2004）。这意味着，自从 29 世纪 80 年代中叶韩国生育率到达低水平以来，出生的儿子一直大大超过女儿。

出生性别比的这样一种突然上升并不是唯独在韩国观察到的现象。证据表明，在若干东亚国家和地区，例如中国大陆、台湾和香港也在 20 世纪 80 年代中叶左右经历过出生性别比的增加。中国大陆的出生性别比遽然从 1984 年的 108.5 增加到 1985 年的 111.4，到 2000 年跃升到 116.9（Yu et al. 2004）。台湾在 1960～1986 期间出生性别比一直维持在 106～107 左右。但性别比在 1987 年上升到 108，而到 1990 年记录为 110（Park and Cho 1994）。

三、性别比的地区差异

本文假定，偏好儿子与受社区社会经济和文化结构影响的规范和体制化价值相关联。证据表明，在性别比的变动中地理区域起重要作用。在 1995 年 5 岁以下人口的性别比呈现地区差异。在朝鲜半岛的西南部，包括大邱市以及庆北和庆南省出生性别比的扭曲最为严重。1995 年 5 岁以下人口的出生性别比在大邱是 122.8，在庆北和庆南两省超过 118。尤其是，大邱和庆北打破了高性别比记录。1995 年大邱 4 岁以下人口的性别比是 125.3，这表明男性人口比女性人口多出 25%。庆北省的性别比估计 2 岁儿童人口为 122.6。与之相对照，在光

---

① 例如估计每年国际移民率于 1985～1990 年和 1990～1995 年间分别为每千人 -0.9 和 -0.7 人（Kim 2004）。

州、仁川和首尔等市，5 岁以下人口性别比略低于全国水平。全北、全南、济州、京畿和将原等省也呈现较低性别比。

按胎数对性别比分布的进一步考查提示，在过去 20 年中第一胎的出生性别比一直较低。可是，随出生次数增多，高出生性别比明显增长。在 20 世纪 80 年代中叶，第 3 和第 4 胎的出生性别比急剧增长，在 90 年代初达到最高的峰值 200。在此之后，可观察到高胎次的出生性别比下降趋势。

1994 年韩国历史上出生性别比最高，是年登记的新生儿为 728 515 人，在出生性别比于胎数之间呈现清楚的正相关，釜山市、忠南和庆北省则是少数的例外。在大多数地区，第 1 胎的出生性别比相对低，虽然发现在忠南省性别比高达超过 110。然而观察到第 3 和第 4 胎孩子的性别比陡然上升。估计第 4 胎（以及更高胎数）在大邱、釜山、庆南以及若干其他地区超过 260。

根据地区和母亲年龄对性别比分布进行的分析揭示了同样的模式。清楚地显示如果母亲的年龄为 25 岁以下，性别比水平较低。然而，随着母亲年龄增大，在所有地区都出现性别比显著增长的清晰模式。1994 年 20 ~ 24 岁年龄组的性别比全国平均为 107.6。而 30 ~ 34 岁和 35 ~ 39 岁年龄组的相应数字分别为 126.7 和 137.2。在庆北、大邱、庆南和釜山，这种上升模式在母亲年龄 30 岁以上者尤为明显。在若干地区，也可看到母亲年龄 20 岁以下者，有少数性别比较高。

这种模式与随着胎数增加而出生性别比下降的正常趋势形成明显对照（Chahnazarian 1988）。如果我们假定，不管哪个胎次，不管母亲的年龄大小，生男孩的概率都是相等的，那么性别比的这些变动意味着，必定有人为的操纵来控制性别，这就是选择儿子的生殖行为。因生育次序而性别比有特别的分布似乎是广泛偏好小家庭和儿子以及因生育次序而有选择儿子的生殖行为联合作用的结果。

本文在努力寻找在大邱、庆北好庆南地区高出生性别比的重要变量中，采取了种种分析方法①。然而，我们发现这些地理区域在生育率水平、家庭结构、计划生育实践以及医疗设施方面并无特殊之处。从这些分析中得出的唯一共同因素是，这三个地区新教和天主教教会较少，这些地区在历史上产生出许多顶尖的男性政治精英。这些因素大概加强了这些地区偏好儿子的保守立场。

自从 20 世纪 90 年代中叶以来，在韩国所有地区人们都看出出生性别比下降趋势。全国的平均性别比在 2003 年下降到 108.7（KNSO 2004）。这种下降趋势主要由于第二胎或更高胎次性别比的实质性下降。下降的主要原因可陈述如下：

1. 政府强有力的干预：韩国法律禁止检测胎儿性别。通过医学准则、规范和规则实施了防止产前性别筛选和性别选择性流产的强有力政策措施。自从 1992 年以来，对违反行为强制实施严厉的惩罚和管制。实施非法性别选择性流产的一些医生被取缔了行医执照并受到起诉。

2. 大规模的媒体参与活动：从 1991 年初开始广泛进行媒体参与活动，在短期内推动夫

---

① 1985，1990 和 1995 年户口登记数据、人口动态数据已经种种已发表的地区统计报告用于 ANOVA 和 OLS/逻辑回归分析。

妇改变对性别选择性流产态度方面十分成功。

3. 旨在减少对妇女性别歧视的长期政策：作出了强有力的努力，通过有效的教育和就业规划来改变体现性别角色的规范、价值和态度，以及改善妇女地位。

年轻夫妇比老一代更不可能接受这种男性家长制和传统性别角色的意识形态，结果他们在偏好儿子方面的态度和行为表现比以往要弱。然而，在最近的将来出生性别比是否在正常范围内仍然是有问题的。在 2000 年人们发现第三胎以及更高胎次性别比异常的高。

在文献中，亚洲的高出生性别比被归隐于 3 个因素：女婴出生登记不全、性别选择性的人工流产，以及超量女婴死亡率（Roy 1994; Das Gupta 1999; Arnold et al. 2002; Bélanger 2003）。与中国的情况不同，在韩国女婴死亡率和女婴出生登记不全不是因素（Kim 1997b）。也不大可能出生性别比增高是由于登记前超高女婴死亡率所致（Park and Cho 1994）。与印度的情况不同，在韩国也观察不到由于婴幼早期采取不同的医疗和对待导致的女孩高死亡率（Kim 1997b）。最近的政府发表的统计数字并未揭示婴儿死亡率有显著的性别差异；估计婴儿死亡率男孩为 6.1，女孩为 5.9（KNSO 2001）。

在努力发现高出生性别比与超量女婴死亡率之间显著关系时，利用 1985～2000 年间各地区人口动态登记数据，进行了种种分析。然而，结果并不支持出生性别比的指标与婴儿或儿童死亡数的性别比之间有任何因果关系或显著关联。因此，在这项研究中，人们认为，青少年超量性别比是主要归于性别选择性流产的歧视的表现。

四、选择儿子的生殖行为

（一）概念框架

基于这些观察结果，我们现在来讨论理论含义。为了提供可能用于说明出生性别比为什么突然增高，发展了一张概念图式。在这项研究中，偏好儿子的生殖行为指的是，产前性别筛查和性别选择性流产。我们提出的假说是，偏好儿子的生殖行为是 4 因子函数：偏好儿子、目前的生育能力、想要的家庭规模以及医疗技术（Kim 1997a）。

偏好儿子的生殖行为 = f
```
偏好儿子
目前的生育能力
想要的家庭规模
医疗技术
```

毋庸置疑，产前性别筛查和性别选择性流产的动机源于强烈的偏好儿子和对妇女的性别偏见。男性家长制强加给妇女的风险和不安全是要生儿子的强有力的系统的刺激。想要孩子不能简单地归诸于需要更高的劳动生产力或儿子在减少经济不确定性中的作用。不管什么理由，没有儿子的妇女可能面临十分不确定的未来，因为她们更脆弱、更边缘化。因此，她们很可能被强烈地推动去采取选择儿子的生殖行为。

社群的社会经济和文化结构制定了一些规范和价值，允许和规定就个人有关生殖行为作出决策。强烈的偏好儿子与这些规范和体制化价值有联系，这些规范和价值受社群环境影响。大邱、庆北和庆南拥有众所周知的保守文化传统的长期历史。这些地区性别比的明显扭曲可归因于他们对儿子的强烈偏好以及对妇女的性别歧视。

考虑到十分强的偏好儿子，合理的结论是，选择儿子的生殖行为的动机受目前生育率和想要的家庭规模的影响。目前的生育能力指的是，性别构成和一个妇女已经有的孩子数。想要的家庭规模是一个妇女想要有的存活孩子数。人们假设，高胎数的妇女选择儿子的生殖行为更强烈。至少要一个儿子的夫妇，如果他们仅有女儿，他们已经有的孩子数接近于想要的或超过想要的家庭规模，就更可能被推动去作产前性别筛查和性别选择的流产。对那些已经有一个儿子或几个儿子的人，这种动机是弱的。

也有人假定，一定胎数的妇女之中选择儿子的生殖行为的程度依赖于想要的家庭规模。想要的家庭规模越小，妇女没有儿子的概率越高。结果，很大比例的妇女选择产前性别选择筛查和性别选择性流产。因此，想要的家庭规模越小，如条件不变，选择儿子的生殖行为对一定人口出生性别比选择儿子的生殖行为的影响也就可能更大。

虽然偏好儿子是产前性别筛查和性别选择性流产的必要前提，但它不是充分条件。偏好儿子的表达依赖于医学技术，并为医学技术加强。没有使鉴定胎儿性别和选择性别的人工流产成为可能的医学技术，也就不会有偏好儿子影响出生性别比水平的通道。

在韩国20世纪80年代中叶，产前性别筛查的医学技术变得广泛可得和可及。目前可得的鉴定胎儿性别医学技术有3项：绒毛膜取样、羊水穿刺或超声检查①。其中超声检查是最便宜和简单的方法，因而在韩国最常做。尽管对违犯者进行严厉处罚和管制，产前性别筛查和选择性别的流产一直广为进行。

产前性别筛查和性别选择性流产的实践取决于与夫妇要一个儿子的动机的强度相比较，这些医学技术的代价费用有多大。考虑到在韩国这种动机的强度，与这些医学技术相关的经济和心理代价并不是一个很重的负担。对于广泛使用的超声波检查来说，这尤为如此。获得这些医学技术一直不限于城市地区那些人和中产阶级。在使用这些技术的选择儿子的生殖行为方面，韩国呈现着相对的均一性，不论人们的居住状况、地理区域或社会经济地位如何。这就说明了为什么在20世纪80年代中叶和90年代中叶之间出生性别比在全国范围内广泛增加的现象。

（二）产前性别筛查和性别选择性流产：人口学意义

考虑到这些地区性别比异常高时，人们可能作出结论说，性别比的地区差异与人工性别控制，即产前性别筛查和性别选择性流产有关。1991年在韩国进行抽样调查的结果揭示，相当多的妇女人群并未反对选择儿子的生殖行为：有过人工流产经验的妇女，31.9%支持产前性别筛查和性别选择性流产；而没有人工流产经验的妇女，则有24.8%支持产前性别筛查和性别选择性流产。农村地区的妇女比城市地区的妇女采取更为支持的态度（Kong et el., 1992）。

在韩国，流产率极高。基于已婚妇女的调查，一份政府的报告估计，1990年进行了

---

① 绒毛膜取样是收集胎盘组织小样本的一种方法。它适用于妊娠初期（10～11周），其诱发流产的风险要低于盐水穿刺。这种方法自韩国是最贵的。羊水穿刺是检查羊水液。它适用于妊娠16周。超声波检查最安全，但只能适用于妊娠第3个月到低4个月以后。

422,000 次人工流产（MHSA 1994）。这意味着已婚妇女妊娠总数的 39.6% 为人工流产所终结，以及在每 100 名活产有 66 次流产。这种估计并没有说明未婚妇女人工流产数，因为由于依靠自己报告，数目是过低的。

不幸的是，我们没有有关选择儿子的生殖行为的过硬信息。由于样本小或可靠性低，人工流产或性别选择性流产的数据不能允许我们深入分析例如地区差异等问题。

现在，面对异常高的出生性别比，可能出现一个问题：究竟有多少妊娠妇女实际上进行产前性别筛查和性别选择性流产？有没有间接的方法来回答这个问题呢？为此目的，在本项研究中进行了两项模拟。这两项模拟是设计来考查产前性别筛查和性别选择性流产如何影响出生性别比。它们也是设计来算出孩子平均数目的减少是否由于选择儿子的生殖行为。对于第一项模拟，提出了 8 个假说：

1. 妊娠序列 1 的妇女数为 10 000。

2. 假设没有产前性别筛查和性别选择性流产，出生性别比为 107.0。这是 1972～2001 年第一胎出生性别比的平均值。

3. 妊娠序列 1 的妊娠妇女不去做产前性别筛查。然而，妊娠序列 2，3 和 4 的妊娠妇女分别有 6.0%，48.0%，54.5% 去做产前性别筛查。这些比例或多或少符合 1994 年观察到的按胎数的性别比。如果鉴别出胎儿是儿子，她们就会让孩子安全出生。如果是女胎，她们就做人工流产，进入下一个妊娠序列。

4. 从第一次妊娠就生儿子的妇女 50% 会在以后终止她们的生殖行为。这个参数的估计大致基于对 1990 年和 1995 年人口统计数据的分析。

5. 第一次妊娠就生儿子的其余 50% 妇女在妊娠序列 2 未做产前性别筛查，在生第二个孩子（不管性别如何）后终止她们的生殖行为。

6. 第一次妊娠生女儿的妇女，进入下一次妊娠序列直到她生下儿子。一旦她生下儿子，就终止生殖行为。

7. 妊娠最大数限于 4。

8. 进行产前性别筛查核和两次连续妊娠均流产的妇女，在最后一次妊娠序列 4，未做产前性别筛查生下她第一个孩子。

第一项模拟的结果是，人工流产总数是 1 053。应该指出的是，自妊娠序列 1 与 2 之间，进行产前性别筛查比例有一个大的跃迁。从 10 000 名妇女中孩子总数是 19 824，其中儿子 10 791 和女儿 9 033。因此，根据第一项模拟，出生性别比为 119.5。

在这项研究中，第二项所进行的模拟是假定，没有产前性别筛查和性别选择性流产，但维持其他假说。根据第二项模拟得出的孩子总数是 22 730：11 749 个儿子和 10 981 个女儿。孩子的平均数是 2.27，比第一项模拟高 0.29。没有产前性别筛查和性别选择性流产，第二项模拟得出的出生性别比为如假设的 107.0。

从这两项模拟中人们可得出结论说，产前性别筛查和性别选择性流产提高了出生性别比，并且同时在降低生育率中起作用。考虑到在韩国过去几十年中出生性别比异常高，这两项模拟得结果导致这样的猜测：很大比例的妊娠妇女，尤其是胎数更高的妇女，必定做过产前性别筛查和性别选择性流产。

五、结语

选择儿子的生殖行为很可能对妇女健康产生负面影响，由于例如羊水穿刺等产前性别筛查之后的流产或小产。在宏观层次，人们可合理地假设，性别组成的扭曲确实影响所有社会建制和代表着一种社会变革的重大力量。在韩国对失衡的性别比的关注一直在报道，因为这可能导致社会稳定、经济组织、政治统治以及社会总体结构的变化。在失衡的出生性别比的人口学和社会结局方面，这次研究并未穷尽一切。不如说，它突出了某些问题，说明它们是最重要的。

出生性别比高的一个最为令人担心的一个结局是，在不远的未来可能有的婚姻挤压。如果目前出生性别比的趋势进一步扩大，依次进入婚姻市场的每一个男人群体会变得大于妇女人数。如果偏好儿子和因而选择儿子的生殖行为继续下去，找到合适的女子结婚的男人将越来越少。

如果维持生育率下降趋势以及新娘与新郎之间目前的年龄差距，情况将更糟。随着出生的绝对数每年越来越少，男人要找年龄比他们小的女子结婚，在婚姻市场上男人的超过部分将增加。

婚姻挤压引起婚姻模式变化，这是不可避免的。在韩国新娘与新郎之间的年龄差距最近已经有了变化。例如年龄较大的新娘与年龄较小的新郎之间的婚姻数和年龄相同的新娘与新郎之间的婚姻数大大增加，已达在 2001 年所有新结婚夫妇数的 25％。而且，2001 年在所有的新结婚中 5.6％ 是未曾结过婚的男子与结过婚的女子之间的婚姻（Kwon and Kim 2002：311）。如果目前地出生性别比水平继续下去，相当比例的男人也许不得不寻找进口新娘，或选择继续单身，正如农村地区一些年轻人目前选择的那样。

除了婚姻挤压外，我们可以推测性别组成扭曲引起的其他负面后果。男性过剩可能引起许多社会问题，例如与性相关的犯罪、自杀或药物滥用的增加。

然而，如果我们看一看积极方面，那么妇女的短缺可破坏歧视妇女的传统的信念、规范和价值。因此，妇女短缺反过来可改善妇女的地位，并且引领自我纠正的适应。不管上述的哪一种观点得势，这些变化将对社会提出挑战，这是再清楚不过的。

［注：本译文删除了图表］

侯林溪　译

参 考 文 献

Arnold Fred: 1985 Measuring the Effect of Sex Preference on Fertility: The Case of Korea, Demography 22：280–288.

Arnold Fred, et al.：2002 Sex-Selective Abortions in India, Population and Development Review 28：759–785.

Arnold Fred and Liu Z: 1986 Sex Preference, Fertility, and Family Planning in China, Population and Development Review 12：221–246.

Belanger Danièle et al.：2003 Are Sex Ratios at Birth Increasing in Vietnam? Population(English Edition) 58(2) ：231–250.

Chahnazarian Anouch: 1988 Determinants of the Sex Ratio at Birth: Review of Recent Literature, Social Biology 35(3–4) ：214–235.

Cho Lee-Jay et al.：1982 The Determinants of Fertility in the Republic of Korea, National Research Council Report

No. 4, Washington, D. C. : National Academy Press.

Das Gupta M: 1999 Gender Bias in China, South Korea and India 1920 ~ 1990, Development and Change 30 : 619–652.

Kim Doo-Heun: 1969 A Study of the Korean Family Institution(in Korean) , Seoul: Seoul National University Press.

Kim Doo-Sub: 1992 Sociodemographic Determinants of the Fertility Transition in Korea in Calvin Goldscheider(ed.) : Fertility Transitions, Family Structure, and Policy, Boulder, Colorado: Westview Press.

Kim Doo-Sub: 1997a Son Preference of Koreans and the Regional Differences in the Sex Ratio at Birth: Evidence from Korea and Jilin Province, China in Doo-Sub Kim and Barbara Anderson(eds.) : Population Process and Dynamics: For Koreans in Korea and China, Seoul: Hanyang University Press.

Kim Doo-Sub: 1997b Imbalance of Sex Ratio at Birth and the Regional Differences(in Korean) , in Tai-Hwan Kwon et al. Understanding the Fertility Transition in Korea, Seoul: Il Shin Sa.

Kim Doo-Sub: 2004 Population Growth and Transition, in Doo-Sub Kim and Cheong-Seok Kim(eds.) : The Population of Korea, Korea National Statistical Office.

Kong Se-Kwon et al. : 1992 Family Formation and Reproductive Behaviors in Korea(in Korean) , Seoul: Korean Institute of Health and Social Affairs.

KNSO: 1992 1990 Population and Housing Census Report, Korea National Statistical Office.

KNSO: 1995 Vital Statistics Yearbook, 1994, Korea National Statistical Office.

KNSO: 1996 Vital Statistics Yearbook , 1995, Korea National Statistical Office.

KNSO: 1997 1995 Population and Housing Census Report, Korea National Statistical Office.

KNSO: 2001 1999 Life Tables, Korea National Statistical Office.

KNSO: 2002 2000 Population and Housing Census Report, Korea National Statistical Office.

KNSO: 2004 Korean Statistical Information System(KOSIS) , On-Line Statistics Database, Korea National Statistical Office, http: //kosis. nso. go. kr/.

Kwon Tai-Hwan and Kim Doo-Sub: 2002 Understanding Population(in Korean) , Second edition, Seoul: Seoul National University Press.

Kwon Tai-Hwan and Lee Hae-Young: 1976 The Preference for Number and Sex of Children in a Korean Town, Bulletin of the Population and Development Studies Center, 5, pp. 1–13. Seoul: Population and Development Studies Center, Seoul National University.

Kwon et al. : 1975 The Population of Korea, Seoul: Population and Development Studies Center, Seoul National University.

Lee Kyu-Tae: 1973 Boy Preference in Korean Folkways(in Korean) , Research Bulletin, April, Seoul: Korean Institute for Research in the Behavioral Sciences.

MHSA, 1994, Unpublished Documents Submitted to the Congress, Ministry of Health and Social Affairs, Korean Government.

NBS, 1987, 1985 Population and Housing Census Report, National Bureau of Statistics, Economic Planning Board.

Park Chai Bin: 1983 Preference for Sons, Family Size, and Sex Ratio: An Empirical Study in Korea, Demography 20 : 333–352.

Park Chai Bin and Cho Nam-Hoon: 1994 Gender Preference and Sex Imbalance in the Population and Their Implications in Korea, Journal of the Population Association of Korea 17(1) : 87–114.

Roy Krishna: 1994 Socio-Cultural Factors and Sex Preference for Children in South and East Asian Countries, Presented at the Symposium on Sex Preference for Children in the Rapidly Changing Demographic Dynamics in Asia, Seoul: Korean Institute of Health and Social Affairs.

UN: 2002 World Population Prospects: The 2002 Revision, Population Database, United Nations Population Division, http://esa. un. org/unpp/.

Yu YC. Zheng XY and Pang LH: 2004 The High Sex Ratio at Birth of China in 2000, presented at the Workshop on Ethical, Legal and Social Issues in Imbalance of Sex Ratio at Birth in China, Beijing: Chinese Academy of Social Sciences.

为什么日本人在有社会性别偏见的社会中更喜欢女孩？
Why Do Japanese People Prefer Daughter in Their Gendered Society?

篠崎正美

摘要： 本文试图说明日本自从 20 世纪 80 年代后期以来对孩子性别偏好的变化，自 1872 年至今实际的新生儿性别比，以及 1925 以来总生育率（TFR）的变化。其次，描述日本社会性别的生殖文化——"Ichi Hime Ni Taro"（公主第一，男孩第二），据说该文化发源于日本东北部地区。该文化主张新生儿的性别平衡。然而，在非常低的 TFR 下，偏好女孩最近增加了，生儿育女的实际模式可能导致实际上偏好女儿的生育控制。最后，通过日本的经验来探讨能够保持性别平衡的生育行为的可能政策和规划。

关键词： 性别偏好　社会性别　生殖文化　偏好女孩　生育控制

一、20 世纪 80 年代以来对孩子性别偏好的变化

20 世纪 80 年代后期以来，日本人已经开始更喜欢小女孩了。国家人口问题研究所以及其他女性主义研究者以前的研究结果已经指出了在 80 年代期间对女孩的偏好。例如，在一项由人口问题研究所进行的研究中，有这样一个问题："如果你只能生一个孩子，你选择男孩还是女孩？"，对这个问题，70% 的回答者选择回答"女孩"。在另一项研究中，有这样一个问题问妇女："来生你愿意做女孩还是男孩？" 60% 的人回答"女孩"。这个结果和较早的 70 年代的研究形成鲜明对比，那时 60% 的女性回答者回答"男孩"。

国家社会保障和人口问题研究所的先驱者自 1982 以来每 5 年进行一次的生命统计。自 1982 年以来。

－那些希望只要一个孩子的在 2803 名回答者中只有 47 名。但是他们的偏好已经明显的从一个男孩转变为一个女孩。

－在理想的孩子数量是 2 个的回答者中，"一个男孩，一个女孩"从首次研究以来已经成为大多数，达到超过这一类人群的 80%。并且，回答"两个男孩"的百分比已经下降，而回答"两个女孩"则增加。

－在希望有三个孩子的回答者中，"三个男孩"和"两个男孩"的百分比已经下降。相

比，希望有"三个女孩"和"两个女孩"的已经在增加。

女孩在 90 年代变得更受偏好。

二、新生儿性别比（1872～2002）

1872～2002 年间的新生儿性别比，有三点值得关注。第一，性别比保持为一个或多或少的常数，如果把女孩设定为 100，那么男孩是在 103.9 和 107.6 之间。只有在经济快速增长时期，男婴的比例会超过 107。第二，在出生人口的数量发生变化时，性别比不会发生太大变化。前面提到的对女孩的偏好没有反映在实际的性别比上。第三，已知在自然分娩的情况下产生的男孩和女孩的性别比是 105 到 100，因此可以有把握地认为没有任何为了特定性别而故意采取生育控制。

三、总生育率的变化（1925～2002）

尽管日本的人口政策以增加人口为目标，但二战以前 TFR 就已经缓慢下降。人们认为导致人口下降的原因是一些非法的生育控制方法和妇女地位的变化，包括妇女参与劳动力市场，接受教育时间的延长以及晚婚。

在战后，当允许妇女因为经济原因而流产的优生保护法开始实施，TFR 急剧下降。20世纪 50 年代的人口减少被称为少要孩子的第一次浪潮。

1989 年日本的 TER 达到其历史最低记录，被喻为"1.57 冲击"。

2002 年 TFR 进一步降至 1.29，这与国家人口和社会安全研究所的预测相反。为了阻止TFR 的下降，政府颁布了两项法律，即支持下一代发展的措施法和应对生育率下降社会的基本措施的基本法。如今 TFR 的下降已经引起日本社会的广泛注意，因它是社会高度老龄化和使日本成为人口下降社会的主要原因。这些人口变化情况正在影响着社会各领域的政策问题。如果在这样的环境中女婴儿更受偏好，任何人不能否认新的问题会出现，就像中国和韩国那样。

然而，尽管生殖技术快速发展，因为种种伦理原因一直没有为了满足夫妇的偏好而操纵儿童的性别（比如通过羊水穿刺检查）。

虽然流产已经变得非常容易了，但是仍坚持这些伦理的态度。

四、生殖文化："Ichi hime ni taro"

影响日本人生殖行为的有两个方面，"Gotai manzoku"（完美的五个身体部位）和"Ichi hime ni taro"。日本文化中"完美的五个身体部位"这一短语是实现有成就的价值的必备条件。另一方面，这也暗含着对生理残疾者的歧视。"Ichi hime ni taro"可以意指"第一个小孩应当是公主，指女孩，第二个应该是男孩"。但它也可意指"一个女孩，两个男孩是理想的"。我认为，在历史上第一种解释是它的本意，逐渐被演变为第二种含意。无论如何，这个短语暗示了关于女孩的特殊含义，因为在这里女性的孩子被称为"公主"，而男性的孩子仅仅被称为"男孩"。

"Ichi hime ni taro"作为理想的生殖可以追溯到伊多人时期，特别是在日本的东北部地区。Noriko Tsuya 分析了 150 年来两个村庄的人口资料（伊多人时期的 Ninbetsu-cho 或户口册），发现了下面的关于出生性别和顺序的模式，"如果还没有孩子，那么出生的第一个孩子性别比是 91 男孩/100 女孩。如果有一个女孩还没有男孩，那么，第二个孩子的性别比是1.21；第三个孩子的性别比是 205。"然而，在明治时期，近现代时期，男孩多的新生儿出生性别比迅速上升。明治帝国的中央集权统治和它鼓励更多孩子的人口政策使地方的生殖自治性消失了。

五、必要的政策

废除父系家族制意识

自然生育控制的教育（通过以社区为基础来扩展工作）

增加遗产税

发展为维系家族的收养制度

完善保护母亲和关爱儿童的制度

接受教育和高等教育的社会性别平等

工作晋升职位的社会性别平等参与

为激励女企业家而为妇女特设补助和奖学金

参与各级决策的男女平等权

袁水墨　译

中国出生性别比失常对策的探讨
An Approach to the Countermeasures against Birth Sex Ratio Imbalance in Mainland China

张二力

摘要：本文试图回答中国是不是存在出生性别比失常？为什么在这个时期出现出生性别比失常，为什么居高不下？等问题，论证了"男孩偏好"是出生性别比失常的基本动因，生育政策实施带来的生育水平迅速下降，使出生性别比失常突显等观点，并在此基础上提出了对策建议。

关键词：出生性别比　男孩偏好　生育政策　性别鉴定

前言

据 2000 年人口普查的资料，我国出生性别比为 116.87（全体数据），长表数据为 119.92。我国已经成为世界上出生性别比失常程度最严重、持续时间最长的国家。治理出生性别比失常已经成为中央和各级党委、政府、社会各界关注的热点。

我国出生性别比从 1980 年代中期开始偏离正常、逐年攀升（图 1）。出生性别比失常日趋严重的 20 年，正是我国改革开放不断深化、经济社会迅速发展、人民群众生活水平显著提高的时期，也是我国经济社会发生巨大的变革的时期。从 1990 年代初起，"中国是不是存在出生性别比失常？为什么在这个时期出现出生性别比失常，为什么居高不下？"就一直是中外人口学者试图解答的问题。

经过多年的研究，我国出生性别比失常现在已经成为大家不争的事实。大家也一致认为随着科学技术的迅猛发展，B 超和性别鉴定技术的普及，选择性别的流产已经成为我国出生性别比失常重要原因之一。它和"男孩偏好"、"生育水平迅速下降"构成了出现出生性别比失常的必要条件。因此，本文分析了 20 年来，我国经济社会大变革以及计划生育工作对"男孩偏好"、"生育水平变化"的影响，并在此基础上提出笔者对治理出生性别比失常的一点粗浅的建议。

在分析中，我们利用 31 个省、区、市的"五普"资料，计算了全国地市级（由于有的地市出生人数太少，我们对一些地市进行合并，计算的统计单位为 343 个）的出生性别比（包括全体数据和长表数据）、女婴死亡率的偏高比例和实行各种生育政策的人数比例和政策生育率。

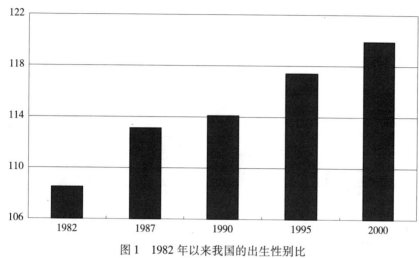

图 1　1982 年以来我国的出生性别比

数据来源：于弘文 2003。

一、"男孩偏好"是出生性别比失常的基本动因

各种调查研究表明，出现出生性别比失常的地方，必然存在男孩偏好的习俗。众所周知，我国重男轻女有几千年的历史，而出生性别比严重失常却是近 20 年才突显的。这说明"男孩偏好"只是出生性别比的必要条件，有"男孩偏好"并不一定会出现出生性别比失常。

人们的经济、生活的需求决定意识和行为。20 年来，从农村联产承包制开始的经济体制改革和市场经济体制的建立，使家庭和个人在经济活动中的主体地位逐步得以确立。在以家庭为生产、生活单位，生产力和社会保障能力低下的广大农村，"发家致富、养老送终"的实际困难必然导致强化对男孩的需求，这是农民对孩子性别理性的期望。与这种需求相依存的男性偏好习俗、男性中心论近年来也在一定程度上有所蔓延，以至在一些局部地区，男孩偏好有所增长。女婴死亡率偏高就是一种反映。图 2 给出了 1973 年以来部分年代我国女婴死亡率偏高于标准值的百分比。

可以看到，30 年来虽然我国的婴儿死亡率逐年下降，但女婴死亡率却与出生性别比一起攀升，严重偏离正常值。石玲等人（2002）的研究指出，近年来在 35 个发展中的国家中，我国的女婴死亡率偏高最为严重。

我们对全国 343 个地市计算的结果表明：出生性别比（长表数据）和女婴死亡率偏高比例的相关系数为 0.62，呈中等程度相关。这说明他们都是男孩偏好在一定条件下的反映。

国家人口计生委 2001 年的人口和生殖健康调查资料中，对生育的性别爱好进行了调查。其结果见表 1。可以看到，经济欠发达、30 岁以上、农村、受教育水平低的夫妇、对男孩的偏好更强烈。

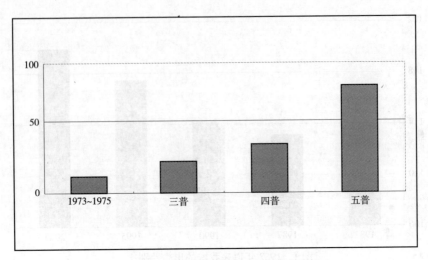

图2　1973年以来我国女婴死亡率偏高比例%

原始数据来源：曾毅等2004。

表1　生育意愿　孩子性别的调查结果

	偏好男孩人数	偏好女孩人数	偏好男/女 %
合　　计	3850	2891	133.2
年龄30岁以下	1281	1105	115.9
年龄30岁以上	2569	1786	143.8
小学及以下	2126	860	247.2
初中及以上	1724	2031	74.9
农　　村	3134	1552	201.9
城　　市	716	1339	53.5
东 部 地 区	1478	1270	116.4
中 部 地 区	1107	819	135.2
西 部 地 区	1265	802	157.7

数据来源：国家人口计生委2001年的人口和生殖健康调查资料。

　　但是，我们把"五普"的各省出生性别比按东、中、西加权汇总，可以看到西部地区的平均出生性别比最接近正常（全体数据为113.5，长表为114）；中部地区失常最严重（全体数据为119.8，长表为126.1）。东部居中（全体数据为117.4，长表为120.1）。这说明男孩偏好"越严重，不一定出生性别比失常越严重！

二、生育政策实施带来的生育水平迅速下降，使出生性别比失常突显

顾宝昌等（1996）在比较中国大陆、中国台湾地区和韩国的出生性别比的变化后指出，生育水平迅速下降，是出生性别比失常一个重要条件。

图3给出了新中国成立以来我国妇女生育水平的变化。可以看到，1970年实行计划生育后，经过30年的努力，我国妇女的生育水平由平均生育6个孩子下降到2个以内。在1970年以前，生育水平高，农村家庭对男孩的需求可以通过多次生育得到满足。1970年到1980年，当时我国计划生育工作并没有对群众提出明确的生育数量限制，我国的生育水平实现了快速下降，总和生育率由6下降到3左右。在那特殊的年代，虽然生育水平迅速下降，但性别鉴定技术也不普及，平均又有3次生育的机会，出生性别仍然比较正常。

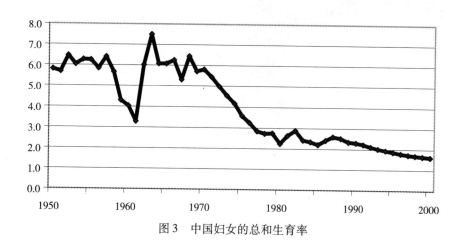

图3　中国妇女的总和生育率

1980年起，虽然我国的总和生育率已经降到3以下，但为了应对即将来临的"第三次人口出生高峰"，我国计划生育开始推行"一对夫妇只生一个孩子"的生育政策。这个政策在实行中各地又经过多次并不整齐划一的调整。目前，现行的生育政策要求全国每对夫妇平均生育1.46个孩子。图5给出了我国现行生育政策的分布（郭志刚等2003）。

在这种生育政策下经过10年左右的徘徊，通过强有力的行政措施，在1990年代初，我国的生育水平终于低于更替水平。那些强烈期望男孩的家庭，通过多生来获得男孩的代价已经难以承受。在这期间，B超和相应的胎儿性别鉴定技术得以迅速普及，使他们能在有限的生育次数内，通过选择性流产来实现获得男孩的愿望。因此，从那时起，我国的出生性别比开始失常。由于各地实行的生育政策不尽相同，郭志刚（2003）利用"五普"长表抽样的数据，将有生育妇女个案以实行的生育政策分类（1、1.5、2、3孩政策），计算了实行各类政策人群的婴儿出生性别比（表2）。

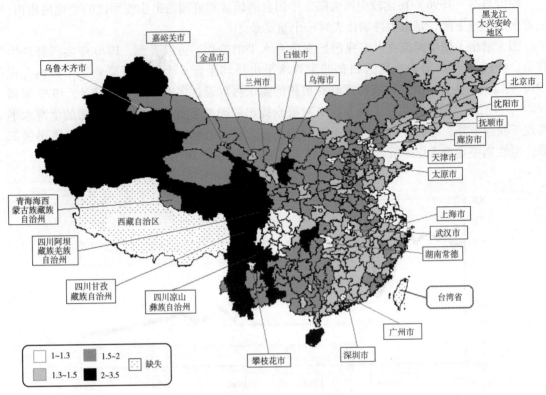

图 4 　中国的现行生育政策

表2　1999.11.1~2000.10.31 实行不同生育政策人群的出生性别比

孩　　次	一　孩		二　孩		合　计	
指　　标	性别比	出生数	性别比	出生数	性别比	出生数
全 国 合 计	106.1	8147	154.1	3180	119.2	1868
实行 1 孩政策	109.7	2996	141.5	575	115.7	3649
实行 1.5 孩政策	107.4	4132	165.6	1870	124.7	6329
实行 2 孩政策	93.5	865	138.5	570	109.0	1584
实行 3 孩政策	83.3	154	121.4	93	108.2	306

数据来源：郭志刚等：《2000 年人口普查国家级重点课题研究报告》。

　　我们按照各"地市"实行各种生育政策人口的比例的多少，将 343 个"地市"分为 1 孩、1.5 孩和 2 孩以上（2+表征）政策的地区，计算了这些地区的有关的指标（见表3）。

表3　按照实行各种生育政策的人口的比例分区的有关指标

本　区 主　要　特　征	全国	1孩地区 1孩政策人口 大于60%	1.5孩地区 农村主要实行 1.5孩政策	2+孩地区 农村主要实行 2+孩政策
本区人口占全国比例%	100	19.5	70.1	10.4
本区含"地市"数	343	52	226	65
本区出生性别比（全部）	116.9	115.6	118.2	111.8
本区出生性别比（长表）	119.9	117.3	122.2	112.6
本区一孩性别比	107.1	110.7	106.7	104.4
本区二孩性别比	151.9	147.7	162.1	121.0
女婴死亡率偏高比例%	83.6	40.6	99.9	57.1
本区0岁组死亡率‰	26.9	15.0	24.8	50.3
平均实行1孩政策人口比%	36.1	92.8	23.6	14.0
平均实行1.5孩政策人口比%	52.9	6.4	72.5	7.7
平均实行2+孩政策人口比%	11.1	0.8	3.9	78.3
本区平均政策生育率	1.46	1.10	1.47	2.08

由表2、表3可以看到：

- 1孩出生性别比全国正常，但在实行1孩政策的人群或主要实行实行1孩政策的地市，1孩出生性别比已经出现失常；
- 实行1.5孩政策的人群（占全国总人口的73.5%）和农村主要实行1.5孩政策的"地市"（其人口占全国的70.1%）的出生性别比失常最严重。计算表明，"地市"实行1.5孩政策人数比例与出生性别比、女婴死亡率偏高比例均呈正弱相关，相关系数分别为0.4和0.36。
- 我国出生性别比失常主要是2孩出生性别比失常。
- 生育政策相对宽松的人群或地区，出生性别比较为接近正常。

　　有些同志认为，2+政策地区主要是少数民族聚居的边远地区，少数民族的群众男孩偏好没有汉族严重，所以2+政策地区出生性别比低，不是生育政策的作用。但根据表1给出西部地区的男孩偏好最为严重；表3中列出2+政策地区的女婴死亡率偏高高于1孩政策地区。这说明2+政策地区男孩偏好并没有显著低于其他地区。恐怕还是政策本身的影响更大。

　　另外，1.5孩政策地区规定只有第一个孩子是女孩的家庭才允许生第2个孩子，因此第2个孩子的出生性别比失常就不难理解。同时，第一个孩子是男孩的（往往是希望再生1个女孩）没有机会生育，这就使2孩出生性别比的失常更为突出。这一点上，我们与其他国家如韩国、印度的出生性别比失常是有所不同的。由于实行1.5孩政策的人口占全国总人口的绝大多数，所以全国婴儿出生性别比失常主要是 2 孩出生性别比失常。

因此，作者认为现行的生育政策对控制我国人口过快增长起了重要的作用，但随着生育水平的下降，也对出生性别比造成负面的影响。

三、对策建议

20 年来，随着改革开放不断深化，依法治国方略深得民心，法制建设得到极大的加强：群众的维权意识和能力不断增强；政府行政制约的力度和权力逐渐弱化。政府正由"管制"政府向"服务"政府、由"权力"政府向"责任"政府、由"全能"政府向"有效"政府转变。政府的职能也逐渐向"经济调节、市场监管、社会管理、公共服务"的转变。在这种经济、政治重大变革期间，原来依靠简单的行政制约的工作思路和方法已经不能适应。国家人口计生委及时提出了实现"两个转变"，使人口和计划生育工作由以控制人口数量为中心向"以人为本"、"以满足群众需求为中心"转变。同时组织开展了"计划生育优质服务"、"计划生育综合改革"的试点和推广活动，积极探索和建立人口和计划生育的新机制。在抑制出生性别比失常方面，自 1990 年中期以来，我国政府不仅加强了对出生性别比的研究，而且也采取了许多措施来抑制出生性别比失常：国家人口计生委组织开展了"婚育新风进万家"和"关爱女童"活动；与卫生部、药监局几次联合下文，明令禁止非医学需要的胎儿性别鉴定和选择性别的人工流产；在日常计划生育管理中加强了对人工流产的管理。浙江、山东、安徽省计生委近年来非常重视这项治理工作，也取得一些成效，开始抑制了出生性别比不断恶化的势头。但是，出生性别比失常是一个多因素形成，涉及社会的许多方面；特别在目前经济社会正处在转型时期，国家干预的措施从内容、方式、方法上都是新的课题和挑战，必须慎重研究，经过实践的检验。既然我国出生性别比失常已经有接近一代人的历史，化解它也需要一定的时间。

通过上面的讨论，笔者认为：

- 男孩偏好是出生性别比失常的动因。而形成男孩偏好的因素更是多因素综合作用的结果。对它的治理也必须整合各方面，包括经济政策、法律、道德观念、社会舆论、教育卫生等多方面，经过长期的努力，才能进行有效的治理。重男轻女是长期历史形成，改变它也需要一个历史阶段。
- 调整现行生育政策，特别是汉族聚居的农村生育政策，在保证生育水平略低于更替水平的基础上，实行较为宽松的政策，有利于缓解出生性别比失常。当然，对解决出生性别比来说，仅有一个较为宽松的政策是不够的。
- 积极开展"以人为本"、"寓管理于服务之中"的计划生育"优质服务"和"三结合"活动。妇女从发现怀孕到进行性别鉴定，约有 3 ~ 3.5 个月的时间，基层计划生育服务人员应该有可能，通过经常性的热心、周到的服务，沟通群众与政府的信息；帮助妇女克服生产、生活等各方面的困难；做到正确对待孩子性别问题。
- 积极开展调查研究，及时研究各地出现性别比失常的具体途径。我们曾经计算过，一个年出生 5000 个孩子的县，如果出生性别比为 117，就应该有近 500 人做了性别鉴定，有 250 人左右进行了选择性终止妊娠。因此，只要认真研究，是有可能寻找到当地具体解决出生性别比的措施的。

结束语

我国出生性别比失常已经多年，治理它绝非是一蹴而就的易事。客观地、实事求是地分析它形成的原因只是行动的第一步。笔者初次介入这个领域，实际也是一个学习的机会，在学习过程中有幸得到许多朋友的帮助，在此一并表示衷心的感谢！本文的观点纯系个人看法，文责自负。由于水平有限，不妥之处在所难免，敬请指正。

参　考　文　献

顾宝昌等：中国大陆、中国台湾省和韩国出生婴儿性别比失调的比较分析，《人口研究》1996 年第 5 期。

郭志刚等：《2000 年人口普查国家级重点课题研究报告》，北京：中国统计出版社，2005 年。

石玲等：运用 Hill-Upchurch 标准分析中国 90 年代婴幼儿死亡率的性别差异，《人口研究》2002 年第 2 期。

于弘文：出生婴儿性别比偏高：是统计失实还是事实偏高，《人口研究》2003 年第 5 期。

曾毅等：女婴生存劣势与农村养老保障，《全面建设小康社会人口与发展研讨会论文集》，长春：吉林大学出版社，2004 年。

"巢湖改善女孩生活环境实验区"项目的
设计、实施与效果分析①
Design, Implementation and Results Analysis of the
Program"Experimental Area for Improving
Girls Life Environment In Chaohu"

李树茁　　朱楚珠

摘要： 社会发展项目（或社会发展干预）是一种有组织、有计划、持续不断地致力于解决社会问题或改善社会环境的努力，而社会发展项目的效果需要运用社会研究方法，来研究、评价、并帮助改善社会项目的所有重要方面，包括社会问题诊断、概念化与设计、实施与管理、结果及其功效（罗西等，1999）。中国目前处于急剧的经济社会转型期，社会阶层分化加快、社会弱势人群增加，出现了许多新的社会问题，使中国的人口与社会可持续发展呈现出明显的复杂性。研究、制定和实施相应的社会政策和社会项目，干预和调节社会各阶层之间的利益，保护弱势人群的生存、参与和发展的权利，是实现社会长期稳定与可持续发展的重要途径之一。从1995年起，我们与国内外有关机构合作，对中国女孩的生存与发展问题进行了系统的研究和干预，建立了"巢湖改善女孩生活环境实验区"，取得了较好的效果。本文从背景、设计、实施、效果四个方面介绍巢湖改善女孩生活环境实验区三年的工作实践，并在理性的层次上对我们以往的研究和实践进行反思。

关键词： 社会发展　人口　可持续发展　偏好男孩　歧视

一、项目背景

（一）女孩生存状况

在传统的父权结构和父系家族制度框架内，中国历史上普遍存在偏好男孩、歧视女孩的生育文化，造成了女孩生存处于相对劣势、女孩死亡水平相对偏高的问题，一些有关近代中

---

① "巢湖改善女孩生活环境实验区"项目由美国福特基金会资助，包含安徽省巢湖市的居巢区、庐江县、无为县、和县和含山县。项目由国家计生委宣教司、安徽省计生委、巢湖市政府和西安交通大学人口与经济研究所共同负责实施。联合国儿童基金会为印刷项目宣传资料提供了部分资助。作者作为实验区的技术总顾问，执笔完成本文的写作。

国儿童生存的研究都证实了这种现象的存在（Coale and Banister 1994；Lee et al. 1994；Das Gupta and Li 1999）。进入 20 世纪 80 年代以来，伴随着持续的低生育率，男孩偏好有所强化，使出生性别比持续上升，女孩死亡水平相对偏高的程度加大，0～4 岁儿童性别比从 1982 年的 107.1 持续上升到 2000 年的 120.2，形成了所谓的"女孩失踪"现象，引起了国内外的广泛关注（Zeng et al. 1993；Gu and Roy 1995）。这些数据表明目前中国女孩的生存权利受到了非正常的侵害，特别是在农村地区。

（二）女孩权利

联合国《儿童权利公约》规定，所有儿童具有生存、保护、发展和参与的基本权利，这些权利"不因儿童或其父母或法定监护人的种族、肤色、性别、语言、宗教、政治或其他见解、民族、族裔或社会出身、财产、伤残、家世或地位而有任何差别"（英国儿童救助会，1999）。女孩的生存与发展受到了国际社会的广泛关注，95 北京第四次世界妇女大会通过的《行动纲要》中，将"持续歧视女童并侵犯女童的权利"作为妇女问题的 12 个重大关切领域之一，并制定了改善女孩生存和发展的具体战略目标和行动计划，以及国际社会和各国政府为此努力的体制安排。中国政府对女孩生存和发展问题非常重视，制定了很多保护女孩生存和发展的法律和规定，采取了多种措施致力于保护女孩的生存与发展权利。

（三）女孩生存的研究与初步实践

从 1990 年代中期开始，我们在福特基金会的资助下，与计生委系统合作，对中国女孩死亡水平偏高问题进行了系列研究和干预实践活动。1996～1998 年，我们对中国偏高女孩死亡水平的生成机制、原因和后果进行了系统研究（朱楚珠等 1998；李树茁等 1999；李树茁和朱楚珠 2001），发现导致偏高女孩死亡水平的根源性原因是中国传统的偏好男孩的生育文化，条件性原因是持续的低生育率，并提出了通过文化建设和制度建设来改善女孩生存的政策建议和干预框架（朱楚珠等 1999；李树茁和朱楚珠 2001）。这个干预框架 1998～2000 年间被应用于国家计生委"婚育新风进万家"活动的 39 个"新型生育文化建设"网络县活动中，取得了一定的效果，但也存在一定问题，需要调整工作策略（朱楚珠和李树茁 2000）。

（四）巢湖实验区的建立

安徽省巢湖市位于长江流域，含 4 县 1 区，约 450 万人口，计划生育工作处于中上水平，出生性别比和女孩死亡水平都相对偏高。巢湖市的居巢区在 1998～2000 年间作为全国 4 个重点县之一参与了改善女孩生活环境活动，巢湖市政府认为该项目是深化计划生育工作、稳定低生育水平的一项重要工作，建议在全巢湖市推广该项目。为此我们经过多方面论证后，认为在一个文化同质、经济条件相似的连片区域，深入实验我们提出的干预政策和框架具有相对的优越性。为此，我们向国家和安徽省计生委建议成立"巢湖改善女孩生活环境实验区"。经过近半年的多方协调和筹备，巢湖市政府于 2000 年 3 月 21 日正式建立并启动实验区项目。

二、项目设计

（一）项目目标

本项目基于国家计生委实施全国"婚育新风进万家"活动的背景与框架下，旨在通过各种生育健康培训和社区发展活动，采取各种直接和间接的干预措施，在巢湖市形成有利于女孩的生活环境，降低相对偏高的女孩死亡风险；同时根据巢湖实验区的工作经验，探索并建立中国农村改善女孩生活环境的一般工作模式、工作框架、干预措施和实施策略；最后面向全国，通过各种方式和层次的培训活动和社会发展项目，推广巢湖实验区模式和经验，改善中国农村女孩生活环境，降低女孩死亡风险，并在国际社会传播和交流中国改善女孩生活环境的系列研究和社区干预项目。

（二）项目框架

在以往研究与政策分析的基础上，结合 1998 ~ 2000 年在全国 39 个社区发展网络县改善女孩生活环境实践的初步经验，我们提出了巢湖改善女孩生活环境实验区社区发展项目的工作框架，包括基本思路、宏观和微观干预内容、实施策略和评估体系等，具体见图 1。

（三）项目组织

实验区项目是政府、学术机构和国际组织多方面合作进行社区干预项目，各方具有不同的职责。在巢湖市方面，巢湖市各级政府建立实验区项目领导小组，全面领导实验区工作；巢湖市各级计生委具体负责实施实验区工作；巢湖市各级相关部门配合计生委开展实验区的工作。在计生委系统方面，国家计生委宣教司和安徽省计生委负责指导和协调工作，并分别负责在全国和安徽省的宣传与推广工作。西安交通大学人口与经济研究所为实验区工作提供技术支持。

实验区是一个复杂的大规模社会发展干预项目，项目的执行本着边实践、边总结、边推广的原则，分成三个阶段进行。

2000.3 ~ 2001.2，实验区初期试点阶段。项目进行启动培训，建立实验区工作机构、计划和组织；在全市进行有关女孩改善生活环境的宣传与教育工作，同时在 5 个县区的 32 个重点村开展具体的项目试点工作，探索经验；重点在于建立保护女孩的生存与发展的社会意识，实验区项目工作人员的项目意识。

2001.3 ~ 2002.2，实验区中期小规模推广阶段。在全市 256 个农村乡镇，每个乡镇将项目工作重点推广到 3 个行政村，重点在于在女孩生存风险高危地区，具体落实改善女孩生存的直接干预措施，解决项目工作与计划生育日常工作的相结合问题。

2002.3 ~ 2003.3，实验区终期大规模推广阶段。将改善女孩生活环境的具体工作推广到在全市所有的行政村，重点解决实验区工作的各相关政府部门的大联合问题，以及改善女孩生活环境工作的经常化和制度化问题。

三、项目实施

（一）项目培训

分层次、分阶段的参与式培训，对保证社会发展干预项目严格按照项目理论和项目框架执行，从而得到预期效果起着关键的作用。为此，实验区在 3 年的执行期内，多次召开了由项目参与各方、基层政府和项目工作人员、妇女积极分子代表等参加的项目培训与阶段总结会议，会议的组织形式多采用国际上通用的参与式培训方法，并在市级培训会后组织进行多级的分层培训会议，收到了很好的效果。每次培训会的重点与实验区的进程基本保持一致，大规模的培训会议有以下 3 次。

2000 年 3 月，实验区启动与培训会议。在启动培训会议上，重点是讨论国内外有关女孩生活环境现状、问题和对策，巢湖实验区女孩生活环境的现状、问题以及相应措施分析。

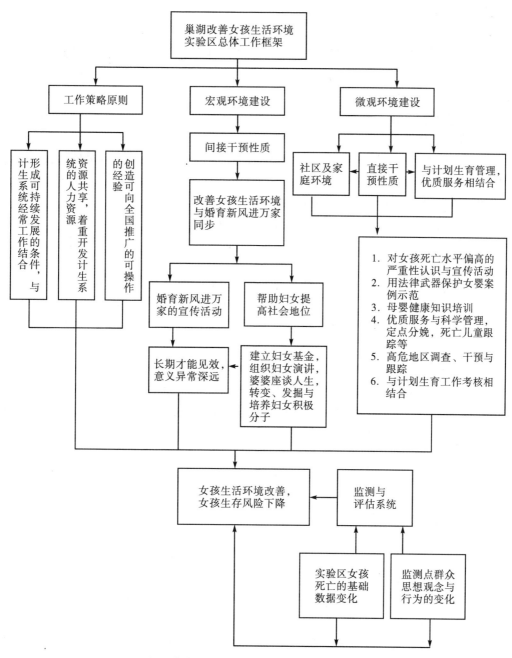

图 1　巢湖改善女孩生活环境实验区工作框架

另外，按照参与式培训方法，项目工作人员分组讨论了巢湖市女孩生存风险卡、目标梯和优先干预领域，并制定了项目工作计划草案。

2001 年 2 月，项目中期阶段工作培训。中期培训的重点是女孩死亡风险高危地区的调查、干预与跟踪工作，项目工作的经常化和制度化建设，以及中期阶段行动计划和工作安排。

2002 年 1 月，项目终期阶段工作培训。终期培训会的主题是选准巩固、提高与推广的突破口。培训会就实验区两年来的工作进行了总结，对终期阶段的工作提出了要求；各县区进行了实验区工作的专题经验介绍；妇女积极分子向与会代表介绍了参加实验区社区活动以来人与社区的变化与感受。

（二）社区发展活动

1．宏观环境建设

宏观环境建设活动的目标在于在社区和民众中建立保护女孩生存和发展的社会环境，从而能够在长期内确保降低女孩死亡风险，使改善女孩生活环境的努力具有可持续发展的基础。按照工作框架，宏观环境建设主要包括以下几个方面。

开展婚育新风进万家活动。实验区以婚育新风进万家活动为主体，以计生委系统为核心，联合宣传、广播电视、教育、卫生、文化、妇联、扶贫、公安、司法等相关部门，利用多种形式和载体，宣传男女平等、生男生女一样好、女儿也是传后人的新型婚育文化，替代传统婚育文化，建设有利于女孩生存与发展的宏观社区环境。这些活动包括：广播、电台、电视、报纸等新闻媒介中的实验区项目专栏；社区中的宣传画廊、展板、墙画、标语、宣传资料、婚育知识袋；社区中的戏剧、电影、文艺汇演与巡回演出等专场演出和婚育新风知识竞赛等活动。

利用自编教材进行培训活动。实验区利用"全国建设新型社区生育文化网络县"系列教材，即"用法律武器保护女孩"、"生男生女一样好"、"鼓励妇女参与社会经济活动、培养妇女积极分子"、"母婴保健知识"四个分册，对社区民众开展了各种类型的"改善女孩生活环境"培训与宣传活动。

开展各种类型的座谈会。在实验区内，层层进行了多种类型的座谈会，通过学习和讨论，试图改变人们的生育观念和对女孩的认识和态度，达到保护女孩的效果。座谈会包括：婆婆座谈会；妇女积极分子座谈会；公公座谈会；丈夫座谈会；用法律武器保护女孩座谈会；基层村干部座谈会。

培养妇女积极分子。利用各种手段，发现与培养妇女积极分子，提高与扩大她们的社会影响，用新的婚育文化替代传统的婚育文化。这些活动包括：实验区在 32 个评估点及其他部分村，对妇女积极分子每 3 个月一次进行了多次人生转盘培训，提高妇女的自我发展意识；实验区建立妇女发展基金，为妇女积极分子提供小额贷款，帮助与组织妇女积极分子发展生产项目，提高妇女的经济、家庭和社会地位；实验区组织多层次的妇女积极分子演讲比赛，宣传改善女孩生活环境的重要性，扩大妇女积极分子的社会影响，使她们成为新型婚育文化的代表者和传播者，实验区项目活动的带头人；实验区开展妇女积极分子"一连十、十连百"活动，形成妇女积极分子网络；"妇女积极分子"、"好公婆"、"好媳妇"的评选活动。

除此之外，还有其他面向妇女的生殖健康、母婴保健知识、生产技能培训、计划生育优质服务系列活动。

2．微观环境建设

微观环境建设活动的目标在于采取直接的干预措施，确保女孩的存活，从而能够在短期内确保降低女孩死亡风险，达到实验区的工作目标。按照工作框架，微观环境建设活动主要包括联合公安、司法等部门，以有关保护女孩生存与权益的法律、条例和农村现实生活中溺弃女婴的典型案例，对农村基层社区和群众进行了保护女孩、爱护女孩的法律教育。同时，实验区五个区县对各自的女孩生存高危乡镇进行了重点调查，制定了高危乡镇改善女孩生活环境的直接干预措施，并实施和跟踪。高危地区直接干预措施，同计划生育的优质服务与科学管理措施相结合，在全实验区实行，收到了很好的效果。这些措施包括 B 超的使用和管理，生育证的发放与管理，怀孕妇女孕情的全程跟踪与服务，定人接生和定点分娩的管理与服务，对出生女孩家庭的产后访视与服务，二胎出生女孩的专项档案，死亡婴儿的报告制度的建立与执行，有奖举报制度等。

另外，实验区在改善女孩生活环境社区实验工作与计划生育日常工作相结合，将项目工作初步转入正常化、制度化和系统化方面方面，做了许多有益的尝试，做出了有效的努力，提高了改善女孩生活环境工作的生命力。这些措施包括将项目工作纳入计划生育年度工作计划内，项目工作纳入计划生育工作考核内容中，项目工作与婚育新风进万家紧密结合，对基层干部和计生工作人员有关实验区项目的教育与培训，定期监测与评估等。

（三）传播与扩散

1．国内交流

本着边实践、边推广的原则，实验区在工作中十分注重实验区工作成果的交流与推广工作，促进了全国改善女孩生活环境的工作。早在 2001 年 4 月，在国家计生委宣教司于巢湖举办的全国计生宣传项目培训会上，实验区就工作目标、框架、策略和措施及其初步效果进行了主题汇报，会议代表还实地参观了项目工作点，同项目工作人员和基层群众交流。实验区的工作得到了国家计生委和与会代表的肯定，国家计生委宣教司决定在全国推广改善女孩生活环境项目。同年 12 月，安徽省计生委在巢湖市召开了全省婚育新风进万家活动现场会，使实验区的工作模式得到了有效的传播。另外，实验区还利用一些重要的会议，如 2001 年10 月中宣部和国家计生委联合召开的全国婚育新风进万家活动颁奖会议，2002 年 10 月安徽省"关爱女孩"工程启动会议和各地市计生委主任研讨会，2003 年 4 月全国生育文化建设研讨会上，介绍实验区工作，以期获得更多的支持和更大的影响。全国和安徽省一些重要的媒体对巢湖实验区的工作，特别是各种类型的座谈会，进行了深入的报道，扩大了巢湖实验区的社会影响。

另外，为了有利于在全国其他地区推广实验区工作，并为其他类似的社会发展项目提供参考，我们正在组织编写有关实验区的《项目工作手册》和《项目效果评估报告》，目的是从理性的高度，从社会发展项目的设计与评估的角度，对巢湖实验区的设计、工作模式与方法、效果以及推广进行系统化和理论化的回顾与总结。

2．国际交流

实验区通过各种方式和途径，在国际社会扩散了实验区项目的影响，对解决中国女孩生活环境问题，起了促进作用。例如在 1999 年 12 月于北京举行的"99 年全国女童问题研讨会"，2000 年 5 月于北京举行的"'95+5'妇女研讨会"，2000 年 9 月于北京举行的"第九届世界公共卫生联盟科学大会"，2002 年 10 月于昆明举行的"第六届亚太地区社会科学与医学大会"上，2002 年 11 月在哈佛大学东亚研究中心的专题讲座上，我们分别介绍了我们在改善中国女孩生活环境方面所做的系列研究、政策分析和社区干预项目，特别是巢湖实验区的工作引起了广泛关注，许多媒体和杂志在会后对项目进行了报道，在国内外产生了很好的影响和社会效应。《福特基金会会刊》2000 年冬季版和福特基金会网页上，发表了"女孩的飞跃"文章，专项报道改善女孩生活环境项目，引起关注。这篇文章随后被哈佛大学公共卫生学院主办的网上在线杂志《世界健康新闻》，作为世界范围内保护妇女权益、健康、平等和地位等重大进展的头版焦点新闻转载。美国新泽西收养中国孩子联合会主动为本项目捐款。这些交流活动向国际社会传播了中国政府、社会和民众在改善女孩生活环境方面所做的努力和工作。

四、项目评估与效果

（一）监测与评估体系

衡量实验区的工作效果需要建立科学的监测与评估框架，而设立项目组和对照组是常用的方法之一。但考虑到实验区社会实验项目的一些伦理与道德问题，我们没有采取这种通常的策略，而是基于实验区项目由点到面推动的实际情况，建立了如下的监测与评估体系。

实验区内 5 岁以下死亡儿童基线和跟踪调查。调查内容包括死亡儿童的个人、家庭和社区资料，以进行项目前后的对比分析，衡量项目的效果。

实验区年度社会与人口资料的收集。为此编制相应的表格，并制定统一的实施标准，由村级开始，逐级上报。年度资料用以衡量和比较实验区在开始后所发生的宏观变化和干预效果，得以判断实验区的进展。

社区民众参与式评估与监测。为此，对应于项目工作框架的 6 个主要方面，编制了含有 28 个问题的简单问卷。根据村子的人文与社会经济条件和计划生育工作水平等，选取了 32 个项目评估村。在评估村内，共随机选取了 640 人，男女各半，并覆盖了不同的年龄组。每 6 个月一次用相同的问题，监测实验区民众观念和行为的变化。

开展人生转盘活动。在项目村内，每 3 个月组织妇女积极分子进行人生转盘活动，观测妇女积极分子观念和行为的变化。关于人生转盘的具体活动与组织，请参见唐慧等（2000）的介绍。

定期实地考察。项目技术顾问，对项目县的活动每 3 个月进行一次实地访问，考察项目的进展和问题。

进行女孩生存风险高危区域的专项调查，以及对不同人群有关社区女孩生活环境问题、原因和可能干预措施的小组访谈，以制订干预方案和跟踪计划。

（二）项目效果

经过 3 年的艰苦努力，实验区项目初步取得了明显的效果，实验区的主要工作目标都基本得到实现，反映在以下几个方面。

下降中的女孩生存风险。实验区的基线调查和跟踪调查数据、2000 年人口普查数据、以及实验区日常统计系统的数据均表明，实验区内女孩生存风险恶化的趋势得到了有效的遏制，女孩死亡风险略有下降，反映出巢湖实验区的工作已经初见成效。如果考虑到全国的整体趋势，那么可以认为实验区的工作效果是非常难得的。在图 2 ~ 4 中可以看出，1998 ~

2002 年间，女孩死亡风险下降表现在以下 3 个方面：出生性别比和 1～4 岁儿童性别比下降；男婴和女婴死亡率均有下降，但女婴死亡率下降的幅度大于男婴死亡率下降的幅度，使得婴儿死亡率性别比上升；男童和女童（1～4 岁）死亡率均有所下降，但儿童死亡率性别比呈波动状态，略有下降。

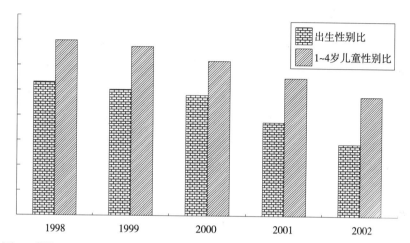

图 2　巢湖 1998～2002 年出生性别比和 1～4 岁儿童性别比（垂直轴底线为 105）

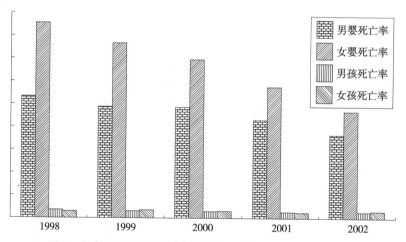

图 3　巢湖 1998～2002 年分性别的 0 岁和 1～4 岁儿童死亡率

改进中的社区环境和民众观念。实验区按计划进行了各种宣传、培训与社区发展活动，培养了一批妇女积极分子，促进了新型婚育文化的建设与传播，人的思想观念发生了重要的变化，在实验区初步建立了关心女孩和保护女孩的社会意识和社区规范，女孩生存的社区环境发生了重要的变化，有利于女孩生活环境的改善。在图 5 中，32 个评估点 640 名社区民众多次参与式的快速评估结果表明，在社区干预框架的 6 个主要工作方面，民众的观念和行为逐渐向有利于女孩生存的方向变化。

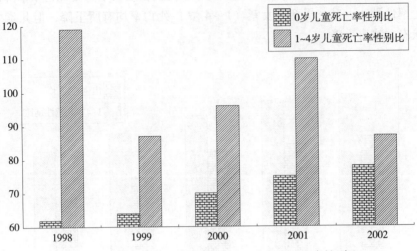

图4　巢湖1998~2002年0岁和1~4岁儿童死亡率性别比

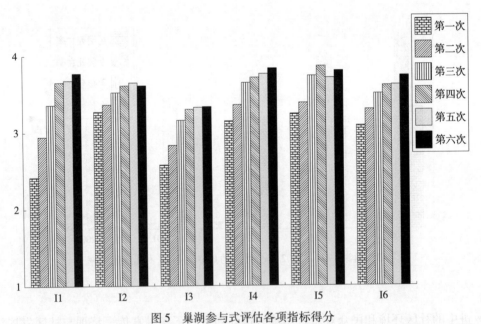

图5　巢湖参与式评估各项指标得分

I1 对女孩生存问题严重性的认识；I2 母婴保健和生殖健康知识；I3 妇女地位；I4 新型婚育文化；I5 计划生育优质服务和科学管理；I6 相关法律宣传和教育。

改善女孩生活环境的可行模式。实验区在将项目工作与计生委日常工作相结合方面做了许多有益的尝试，由于项目工作和计划生育经常工作的结合，实验区初步摸索出了一条项目工作经常化、制度化的途径，为社区干预项目的可持续发展，为将实验区经验和模式推向全国，打下了初步基础。实验区项目通过3年的实践，探索并初步建立了适用于中国农村的改善女孩生活环境的工作框架、策略、模式和途径。实践证明，我们设计的干预框架是基本可行的。巢湖实验区的工作得到了国家和省市计生委的认可，预计在全国和安徽省的推广工作中起到一定作用。

推广和应用。实验区在完成之前，已经得到政府和计划生育等职能部门的充分肯定和认可，初步完成了从试点到应用的过程，实现了巢湖实验区的工作目标。巢湖实验区提高妇女地位和改善女孩生活环境、保护女孩基本权利的理念与行动，在实践中继续得到了巩固和扩展：国家计生委2003年在11个省的11个高出生性别比县，开展了"关爱女孩行动"干预项目；安徽省计划生育领导小组2002年决定在2002～2005年间，以巢湖实验区工作模式为蓝本，在全省开展"关爱女孩工程"；有关中国政府和联合国人口基金第5周期项目中，开展以改善女孩生活环境为基础的计划生育/生殖健康的社会性别促进工作，也正在讨论和实施中。

五、几点认识

巢湖实验区已于2003年3月31项目总结与表彰大会后正式结束，之后改善女孩生活环境的工作已经转入经常化，成为巢湖市政府和计生委的日常工作的主要内容之一，在各项制度的指导和约束下继续进行。在实验区结束之前，安徽省已经在全省范围内开展了"关爱女孩工程"，并将巢湖市列为省级示范市，这对于巢湖实验区的工作是一个新的挑战，也是一个更高层次上的新起点。

自从1995年以来，我们对中国儿童生存社会性别差异的进行了系统的研究，得到了一系列重要的研究结果；在政策分析的基础上，设计了改善女孩生活环境的社区干预框架；通过在全国39个网络县的初步实践，实现了从片到点的战略转移，最终在全国建立了第一个改善女孩生活环境实验区。多年来的研究与实践，使我们对在中国通过社会发展与社区干预项目，改善边缘和弱势人群的福利，有了更为深刻的反思。特别是通过巢湖实验区的研究和实践，我们有以下一些思考和认识，希望能够引发进一步的讨论。

目前中国女孩生活环境存在的问题，根本性的原因在于传统文化中的男孩偏好，条件性原因是持续的低生育率。对女孩生活环境中日益恶化的风险这样一个敏感的问题，是可以研究并以社区实践去实现研究结论的，只是要善于随时找到合理合法的生存空间，然后步步扩展。实践表明，女孩生活环境是可以改善的，女孩的相对偏高的死亡风险是可以降低的，这使我们看到了中国的希望。但对偏高女孩死亡问题严重性的认识和改善女孩生活环境的努力，是一个长期、艰苦和漫长的过程，可能有反复。改善女孩生活环境的效果，也只有长期坚持才能够显现。

关注人的变化，培养社区妇女积极分子，改变干部和社区民众的观念，是实验区项目成功的核心。这也是在中国农村使改善女孩生活环境的努力可持续发展的基础。只有通过社区发展项目促进人的思想和行为的转变，才能真正保证女孩生活环境改善所存在的社会环境得以变化。

项目工作同计生委系统日常工作相结合，使改善女孩生活环境的工作经常化和制度化，进而达到政府制度创新的层次，这才是改善女孩生活环境工作可持续发展的重要制度保证，也是项目工作框架得以在中国农村其他地区应用的前提。

理论研究必须与社会实践相结合。社会科学工作者的责任，不仅仅在于发现社会生活中存在的问题，寻找产生这些问题的原因和解决这些问题的对策，更为重要的是要将理论研究的成果，应用于社会实践，通过社会发展和社区干预项目，来改善社会的福利。从这个意义上讲，充分的理论准备是设计和推进项目、保证项目质量所必需的。更进一步，任何社会发展和社区干预项目也必须以严格的理论研究为基础，否则无法保证项目的成功。

改善女孩生活环境项目是一个风险较大的工作，必须得到政府的认可、承诺和支持，这是开展此类项目并取得成功的重要条件。另一方面，在政府部门相对重视经济发展工作而忽视社会发展工作的情况下，改善女孩生活环境的社区发展项目不像经济建设项目，实验项目投入大，项目资金少，项目又不能产生现实的和直接的经济效益。这些都说明实验项目能否得到政府领导的认可、承诺和支持，是关系着项目能否顺利开展和成功的关键。这也是对在全国其他地区推广改善女孩生活环境项目的重要的启示。

项目进展过程中，虽然要根据项目的目标、工作框架、策略、计划等，扎扎实实地开展工作，但也必须强调审时度势，根据过程监测和评估的结果，及时发现问题，不失时机地调整工作目标、框架和策略，通过实践来改善社会干预项目的设计、提高项目的可应用性和可推广性。

在项目工作中要注意对各种资源的整合性应用。女孩生活环境中存在的各种问题，不是某一个部门的问题，也不是某一个地区的问题，而是关系到中国社会长期稳定和可持续发展的重大社会问题，需要多方面的资源投入。但一个社区实验性干预项目，所能够得到的资源是有限的。这就需要设计者和实施者能够争取各种渠道的社会支持，动员各种已有的社会资源，形成社会各部门的社会资源的联合使用，起到大联合的目的。然而在资源的整合性应用的前提下，实践证明主要利用计生委系统的人力资源来开展项目是可行的。

研究部门、政府部门、社区民众、国际组织的成功合作，是项目正常开展的保证。巢湖改善女孩生活环境实验区的建立、运作和成果，体现了北京世界妇女大会后，中国政府和非政府组织、社会各界和社区民众按照1995年北京世界妇女大会所达成的《北京宣言》和《行动纲要》，在国际社会的支持下，进行的改善女孩生存、参与和发展权利的努力。这些工作，引起了国际社会的关注，树立了中国政府和社会关心女孩发展的良好国际形象，充分体现了一种"宣言下的合力"（朱楚珠和李树茁2000）。

参 考 文 献

李树茁、朱楚珠、韩世红：1999 陕西省泾阳县1994～1996年儿童死亡调查结果分析，《中国人口科学》9（2）：43-52。

李树茁、朱楚珠：2001 中国儿童生存性别差异的研究与实践，北京：中国人口出版社，2001年。

罗西、弗里曼、李普西；2002《项目评估：方法与技术》，邱泽奇译，北京：华夏出版社。

唐慧、张勉、朱楚珠：2000 转出新的人生：人生转盘的理论与实践，《西北人口》（1）：55-57。

朱楚珠、付小斌、李树茁：1998 当前我国农村女孩的生存风险分析，《人口与经济》(6)：10-17。

朱楚珠、李树茁：2000 宣言下的合力——中国农村改善女孩生活环境的社区发展项目，《妇女研究论丛》(4)：21-24。

朱楚珠、李树茁、金安融、张勉：1999 社区发展与新生育文化传播，《人口与经济》(增刊)：94-100。

英国儿童救助会：1999《联合国儿童权利公约参与式培训手册》，昆明。

Coale, A., and Banister, J.：1994 Five decades of missing females in China. Demography 31(3)：459-479.

Das Gupta, M. and Li, S: 1999 Gender bias and marriage squeeze in China, South Korea and India 1920~1990. Development and Change 30(3)：619-652.

Gu, B., Roy, K.：1995 Sex ratio at birth in China, with reference to other areas in East Asia: what we know. Asia-Pacific Population Journal 10(3)：17-42.

Lee, J., Wang, F., and Campbell, C.：1994 Infant and child mortality among the Qing nobility: Implications for two types of positive check. Population Studies 48(3)：395-411.

Li, S., Zhu, C., and Feldman, M.：2003 Gender differences in child survival in contemporary rural China: A county study. Journal of Biosocial Science 36：83-109.

Zeng, Y., Tu, P., Gu, B., Xu, Y., Li, B., and Li, Y.：1993 Causes and implications of the recent increase in the reported sex ratio at birth in China. Population and Development Review 19(2)：283-302.

扭转出生人口性别比失衡的行动建议
ACTING RECOMMENDATIONS ON CORRECTING THE BIRTH SEX RATIO IMBALANCE

中国大陆出生婴儿性别比不平衡：伦理、法律和社会问题
专家研讨会
2004 年 6 月 27 ~ 28 日

一、形势严峻

出生婴儿性别比，是指每百名出生女婴对应的出生男婴数。我国 2000 年第五次人口普查显示这一数值为 119. 92，即当时平均每出生 100 名女婴相对应地出生了近 120 名男婴，这大大偏离了正常范围。20 世纪 70 年代，中国出生婴儿性别比完全正常，而进入 20 世纪 80 年代以来，这一性别比开始持续偏离正常范围，目前已经到了相当严重的程度。例如全国 2000 年出生婴儿性别比（119.92）与 1990 年第四次人口普查结果相比，上升了 8.5 个百分点，比正常值高出近 14 个百分点。全国只有内蒙古、黑龙江、贵州、西藏、宁夏、青海、新疆 7 个省区出生婴儿性别比在 110 以下，而这些省、区的人口只占全国总人口的 10%。占全国人口 90% 的其他 24 个省、区、市，出生婴儿性别比都在 110 以上。可以看出，出生人口性别比升高已经成为一个全国性的严重的问题。

值得注意的是，与出生婴儿性别比不平衡日趋严重的同时，出生婴儿死亡率的性别比也日趋严重。我国 1999 ~ 2000 年每千名女婴死亡率比每千名男婴死亡率高出很多，比正常高出更多，以前第一胎的性别比是相对正常的，第二、第三胎很高，而如今第一胎的性别比也在日益趋于不平衡。

用数字体现的出生婴儿性别比不平衡，以及相伴的出生婴儿死亡率性别比不平衡，意味着多少女童受到不公正的待遇和伤害，多少妇女承受家庭或传统文化的压力去做产前性别检查和性别选择性流产。这是一个维护女童和妇女的权利和利益的重大问题。

二、事出有因

造成中国大陆出生婴儿性别比失衡的根本原因是中国社会普遍存在的重男轻女、偏好儿子的社会性别观念，这种观念渗透在语言、习俗甚至一些规定措施之中（例如男 60 岁女 55 岁的退休政策就是一例，农村自留地不分女儿的有关规定是另一例）。人们（包括决策者）观念的改变远远落后于经济的增长和社会的发展。产生这一观念原因很复杂，大致有经济（农村养老保障制度不健全；生产力落后）、文化（传统男权文化）和社会性别不平等现实因素的影响。而直接原因主要是 B 超以及其他胎儿性别鉴定技术和选择性别引产技术的

滥用。

对出生性别比起直接作用的 B 超以及其他胎儿性别鉴定技术和选择性别引产技术的滥用，虽然有《母婴保健法》明确规定严禁采用技术手段对胎儿进行非医学需要的性别鉴定，虽然有《人口与计划生育法》明确规定严禁利用超声技术和其他技术手段进行非医学需要的胎儿性别鉴定，严禁非医学需要的选择性别的人工终止妊娠，虽然有中华人民共和国国家计划生育委员会、中华人民共和国卫生部、国家药品监督管理局颁布的《关于禁止非医学需要的胎儿性别鉴定和选择性别的人工终止妊娠的规定》，对可以进行胎儿性别鉴定和终止妊娠的器械、设施和药物的配置、流通、使用和保管都做出了进一步规范，但罚则不具体，处罚不力，执法力度不强，对从事非医学需要的胎儿性别鉴定和选择性别的人工终止妊娠的医疗机构、医务人员和违法销售这类器械的厂商缺乏威慑作用。

在上述法律法规的罚则中，几乎都有"构成犯罪的，依法追究刑事责任"的规定。但是在刑事法律法规中，没有对违法鉴定胎儿性别以及违法选择性终止妊娠的相关规定。现实情况多是少量罚款和仅作行政处理，这样处罚力度较弱，缺乏威慑力。

从长远来看，如果出生婴儿性别比持续升高得不到解决，将使越来越多的女婴和女孩遭到虐待和残害，妇女和女孩的社会地位进一步恶化，她们的平等权利和合法利益更难以得到保障，包括家庭暴力和妇女儿童人口拐卖等恶性事件将会增多，对商业性性行为的需求也会相应增加等等。这将与我们承诺的《北京行动纲领》、《儿童权利公约》、《消除对妇女一切形式歧视的公约》背道而驰。与此同时，出生婴儿性别比持续升高还会引发一系列负面的社会问题，例如所谓的"婚姻挤压"问题，即进入婚嫁期时，相当一部分男青年找不到配偶。以上种种后果将引起一系列影响可持续发展、建设小康社会发展战略和社会安定的问题。

三、经验借鉴

与中国大陆具有相同的重男轻女儒家文化的我国台湾省和韩国，以及具有类似重男轻女文化的印度，最近几年采取了一系列有力措施，他们原来失衡的出生性别比已经得到扭转而趋向正常或有所改善，他们的经验值得我们借鉴。

台湾省 1991 年的出生性别比偏高，为 110.41。他们通过大众媒体、计划生育及多种形式的活动，进行健康教育，缓解人们偏好儿子的观念，所用口号是"男孩女孩一样好"；通过出生报告记录检查每个医院和诊所接生时的出生性别比，以此来查找各个医院和诊所是否有可能滥用现代生殖技术进行出生性别选择；为了避免滥用现代生殖技术进行出生性别选择，卫生署发出官方警告文件给所有接生时有或没有异常性别比的医院和诊所，如果有医院和诊所滥用现代生殖性技术进行出生性别选择，将会吊销其营业执照和处以罚金；修改民法和家庭登记条例允许夫妇自由决定孩子的姓；修订法律允许女儿在未出嫁前可以继承家庭的财产；通过公共部门加强老年人的福利并为老年人提供养老保障。由于贯彻了上述措施 2001 年出生性别比已趋于正常。

韩国自 20 世纪 80 年代后半期和 90 年代初期出生性别比一直攀升，1990 年达到 112，1995 年为 113.4。通过强有力的政府干预，政府下令禁止检测胎儿性别，从 1992 年起对违反者课以非常严厉的处罚和管制，进行非法性别选择性人工流产的一些医生被吊销医疗执照和受起诉；通过大众媒体运动，使夫妻改变他们对性别选择性流产的态度；长期政策导向消除对妇女的性别歧视，引导人们改变性别角色规范、价值和态度，并通过有效的教育和就业计划提高妇女地位。到 2000 年出生性别比已经降至 110.2。印度的经验是政府采取坚决措施，遏制产前流产女胎，1996 年 1 月 1 日起"产前诊断技术法令"生效，2003 年作根本的修正使之更全面更严格。为实施这个法令在中央和各邦政府两级建立了专门的监督委员会，由中央政府的卫生部部长或邦的卫生部部长任主席，并成立专属管理机构，其职能是，批准和吊销机构执照，独立调查有关违反该法令的投诉并将投诉递交法院，采取特定的法律行动反对任何人在任何地方使用任何性别选择技术。除了严格实施该法令外，他们还强调对医生进行教育，通过教育和遵纪守法来说服医生改变他们的行为，为此目的寻求专业团体例如印度医学会的帮助。他们认为，长期的解决办法是创造一种境况，在其中社会赋予男女同样价值和地位，那里儿子和女儿具有平等价值。

四、行动建议

胡锦涛主席在 2004 年人口资源环境座谈会上，已经明确地把人口出生性别比的问题提了出来，并且作为未来十年一个很重要的任务。中国政府已经制订了在 2010 年将出生性别比降到正常水平的目标。国家人口和计划生育委员会赵白鸽副主任在国务院新闻办公室举办的新闻发布会上，明确指出中国政府采取政治承诺、宣传教育和通过《母婴保健法》和《人口与计划生育法》等明确规定严格限制非医学原因的性别鉴定等办法来降低出生性别比。为了能够实现在 2010 年将出生性别比降到正常水平的目标，特提出如下建议。

建议 1：制订全国性专门法规

在《母婴保健法》和《人口与计划生育法》基础上参考各地经验，制订关于违法鉴定胎儿性别和非医学需要的选择性别的人工终止妊娠的全国性专门法规，建立或强化监督和管制机制，制定举报制度，规定具体罚则。该项法规包括限额生产和管制销售 B 超及其他可作性别鉴定的仪器或器具。建议设立专门机构有专人负责这项工作，并给予专门拨款。国家计划生育委员会和各省市计生委的领导、卫生部和各省市卫生局的领导要亲自抓这一工作。

建议 2：对严重违法鉴定胎儿性别或违法选择性别终止妊娠者追究刑事责任

可对刑法第三百三十六条非法行医罪和非法进行计划生育手术罪的主体重新界定，把原来的主体"未取得医生执业资格的人"重新界定为"未取得医生执业证或者超出执业范围行医的人"，这样对擅用仪器鉴别胎儿性别或选择性别人工流产的执业医师医师或领有执照的医疗机构，也可依法追究刑事责任。另外，在刑法或在相关司法解释中增加针对医务人员和医疗机构从事非医学需要的胎儿性别鉴定和选择性别的人工终止妊娠等违法行为进行处罚的条款。对"构成犯罪的，依法追究刑事责任"这一条款作具体界定：什么情况下构成犯罪，如何依法追究刑事责任。

建议 3：限额生产和管制销售 B 超及其他可作性别鉴定的仪器或器具

根据医学需要限制每年生产 B 超及其他可作性别鉴定的仪器或器具，并对销售 B 超及其他可作性别鉴定的仪器或器具进行管制，即这些仪器或器具只能销售给卫生行政颁发许可证的医疗单位，禁止销售给未得到许可证的单位及个人。违者吊销其工商业执照，处以重度罚款或/和有期徒刑，对购者也要进行重度罚款。

建议 4：建立或强化医疗或计划生育单位的性别报告制度

要求所有医疗单位或计划生育单位每年向当地卫生局或计生委分别报告所接生男女婴儿

数、人工终止妊娠的男女胎儿数、利用 B 超检测孕妇人数及孕妇所怀男女婴数，以及利用其他技术（例如羊水穿刺）检测孕妇人数及孕妇所怀男女婴数。

建议 5：严肃审理歧视或虐待女婴和女童案件

根据《未成年人保护法》（第八条"不得歧视女性未成年人或者有残疾的未成年人；禁止溺婴、弃婴"）和《妇女权益保障法》（第三十五条"禁止溺、弃、残害女婴"）以及《刑法》（第四章侵犯公民人身权利），建立或强化举报制度，严肃审理歧视或虐待女婴和女童案件，追究当事人的刑事责任，加强对这些案件的立案、侦查和惩罚力度。

建议 6：检查和修改男女性别不平等的法律、法规、政策和措施

成立专家小组检查现行的法律、法规（条例）、政策和措施，并对具有促进男女不平等负面作用的加以修改，例如男 60 女 55 的退休政策，农村自留地重男轻女的分配规定等。又如数据表明，一孩政策地区的性别比为 115.7，一孩半政策地区为 124.7，二孩及以上政策地区基本正常，这表明一孩半政策（生女孩可以再生一个）本身具有性别不平等含义，应考虑加以调整。要努力做到所有法律、法规、政策和措施对性别具有敏感性，为男女在社会一切领域提供平等机会，对男女平等对待，提高妇女的社会、经济、政治和文化地位，促进男女平等。

建议 7：在全国范围内推广"关爱女孩行动"

"关爱女孩行动"已收到良好效果，希望能够推广到全国各个地方，尤其在农村。建议党政领导人和受广大公众欢迎的文化、体育、音乐界人士出面支持"关爱女孩行动"。建议所有学校，包括小学、中学、大学都要加强促进性别平等的教育，批判重男轻女、性别歧视的偏见。建议媒体加强对女童、女孩和妇女在各方面所做贡献的报道，坚持不懈地批判重男轻女、偏好儿子的性别歧视和偏见，树立"生男生女顺其自然"的新型生育观，同时防止在新闻报道及广告中出现性别歧视和偏见的形象，为实现性别平等作出贡献。

建议 8：加大对独女和双女户的优惠政策

建议检查各省市对独女和双女户已有的优惠补助政策落实状况，并研究适当扩大该优惠政策的范围。

建议 9：在各行各业开展性别平等的教育

建议在各行各业中开展性别平等的教育，首先在党校、行政干部学校、教师、新闻工作人员中进行性别观点和出生婴儿性别比问题的培训。建议媒体领导制止对出生性别比的恶性炒作，错误地将它归结为几千万光棍问题，而看不到对女性群体及个人的所受的严重伤害。

建议 10：大力发挥民间组织的作用，加强国际合作

扭转出生婴儿性别比失衡不但是政府的责任，也是全社会的责任。要加强民间组织的教育、监督和维权作用。在实施有关出生婴儿性别比的法律和规定中，民间组织对医疗和计划生育机构及医务人员的监督、对执法人员的监督、在基层或社区对可能发生虐待女婴的监督作用十分重要。同时，出生性别比又是一个国际性现象，加强国际合作，取得国际上的支持，与具有相同问题的国家交流经验，也十分重要。

ACTION RECOMMENDATIONS ON CORRECTING THE BIRTH SEX RATIO IMBALANCE

Expert Workshop on Ethical, Legal and Social Issues
of Birth Sex Ratio Imbalance in Mainland China
June 27 ~ 28, 2004

I . Grim Situation

Birth sex ratio refers to births of male infant corresponding to 100 births of female infant. According to the fifth National Census in 2000 the birth sex ratio is 119. 92, that is then almost 120 male infants was born corresponding to average 100 female infants. The figure is greatly deviant from the normal range. In 1970s, the birth sex ratio is quite normal in mainland China. However, since 1980s this birth sex ratio has been persistently deviated from normal, now the deviation is very serious. For example, in comparison with the results of the fourth National Census, birth sex ratio has risen to 8. 5%, 14% higher than the normal ratio. Except 7 provinces or autonomous states, such as Inner Mongolia, Heilongjiang, Guizhou, Tibet, Ningxia, Qinghai, Xinjiang where birth sex ratio is below 110, and their population altogether only amounts to 10% of national total population, in other 24 provinces and municipalities birth sex ratio is higher than 110, and their population altogether amounts to 90%. It indicates that the increase of birth sex ratio is national grave problem.

It should be noted that at same time with the increasing imbalance of birth sex ratio, the sex ratio of infant mortality at birth has been increasing high too. In 1999 ~ 2000 female infant mortality per 1000 is much higher than male infant mortality per 1000, and much higher than normal. In the past the birth sex ratio at first parity is normal, whereas that at second and third parity are very high, but now the birth sex ratio at first parity tends to increasing imbalance.

The figure which shows the imbalance of birth sex ratio accompanying with sex ratio of infant mortality means how many female infants or girls are unfairly treated and harmed, and how many women are undergoing prenatal sex identification and sex selective abortion under the family and cultural pressure. This is a grave problem of safeguarding girl and women's rights and interests.

II . Causes or Reasons

The fundamental cause which led to the imbalance of birth sex ratio in mainland China is the widely prevalent idea of gender prejudice with sexism and son preference in the society. This prejudice has been penetrated into the language, conventions and even regulations or practices. For example, the retirement policy is 60 years old for men, and 55 for women, and family plot is only allocated to son, but not to daughter. The change of people's including policy-makers' mind much far lag behind economic growth and social development. Son preference was shaped by a complex of factors including economic(backward productive force needs male labour force, there is no security for elderly), cultural(patriarchal tradition), social(gender inequality) etc. But the direct cause is misuse or abuse of these devices such as B ultrasound, other techniques for sex identification and sex selective abortion.

As for as the misuse or abuse of B ultrasound, other techniques for sex identification and sex selective abortion, although in the Law of Maternal and Infant Health Care the application of technologies to sex identification of fetus with non-medical purpose explicitly and strictly prohibited, although in the Law of Population and Family Planning the use of ultrasound and other techniques to sex identification of fetus with non-medical purpose and sex selective abortion with non-medical purpose are explicitly and strictly prohibited, although in the Regulations on Prohibiting of Sex Identification of Fetus with Non-Medical Purpose and Artificial Termination of Pregnancy with Sex Selective Purpose jointly promulgated by State Commission on Population and Family Planning, Ministry of Health, and Food and Drug Administration the allocation, circulation, use and storage of equipments, facilities and drugs for sex identification of fetus and termination of pregnancy were regulated, but the rules of penalty are not specified, the punishment is lightly, and the enforcement is not seriously. There is no deterrence to those clinics and professionals who provide the services of sex identification of fetus with non-medical purpose and artificial termination of pregnancy with sex selection, and those companies which illegally sell these equipments.

In the laws and regulations there are articles on penalty in which it is stated that "If the crime is constituted, he shall be investigated for criminal liability in accordance with law". However, in the Law of Criminal there is no article on illegal identification of sex and illegal termination of pregnancy. The reality is in the most cases the fine is few, only administrative measure is taken, so the punishment is very light and there is no deterring power.

In long run, if the persistent increase of birth sex ratio cannot be lowered, more and more female infants and girls would be abused or killed, the social status of girls and women would be worsen, their equal rights and legal interests would be more difficult to be safeguarded, . he vicious events including domestic violence and women/children trafficking would increase, the demands for commercial sex would be inflated etc. This would run counter to our commitments to Beijing Action Programmes and Conventions on Elimination All Forms of Discrimination against Women. Meanwhile, the persistent increase of birth sex ratio would cause a serious of negative social problems, such as "marriage squeeze", that is a considerable young men could not find wife to marry. The various consequences above in turn would cause a range of issues which may affect the sustainable development, the strategy of developing a Xaio Kang society, and societal security.

III. Experiences from Outside

In the countries or regions where there is same Confucian sexist culture with mainland China, such as Taiwan and Korea and similar sexist culture, such as India a series of effective measures have been taken to correct the imbalance of birth sex ratio to normal or to improve it. Their experiences are valuable for us to learn.

In 1991 birth sex ratio was relatively high in Taiwan, 110. 41. The idea of son preference has been weakened by the education in mass media, family planning and other forms of activities. Their slogan is "Boy and girl are same". They tried to search whether hospitals and clinics abused modern reproductive technologies to do prenatal sex selection by scrutinizing the birth sex ratio when deliver took place there with the records of birth report. In order to avoid to abuse modern reproductive technologies for prenatal sex selection, the health authority issued official documents to warn all hospitals and clinics with or without abnormal sex ratio when delivery that if they abuse modern reproductive technologies for prenatal sex selection, their license would be suspended, and fined. They revised the Civil Law and the Regulation on Family Registry so as for a couple to decide the family name of their child, and for daughter to be able to inherit family's property before marriage. And measures was taken to improve elders' welfare and provide their insurance. In 2001 the birth sex ratio became normal by means of these measures.

Since the late of 1980s and he beginning of 1990 the birth sex ratio has been increasingly risen in Korea: 112 in 1990, 113. 4 in1995. The government took a series of powerful interventions, such as ordering to prohibit sex detection of fetus, very stringently punishing violators since 1992, suspending the license of physicians who performed illegal sex selection abortion and suing them into the court. Meanwhile, attempts were made to change the attitude of couples towards sex selection abortion especially through mass media, a long-term policy was taken to eliminate the gender discrimination against women, educate people to change the norms of gender role, and heighten the women status by effective education and employment programmes. In 2000 the birth sex ratio has already been lowered to 110. 2. Indian experience is that the government took decisive measures to control prenatal abortion of female fetus. Since The Prenatal Diagnosis Technique Act went into effect in January 1, 1996, and became more comprehensive and stringent after revised in 2003, special oversight committees were established at the federal government and state government levels with the chair by the Minister of Health in Central Government and State Government respectively, and special regulation agencies were established too the functions of which include: approve and suspend the license of institutions, independently investigate the complaints about the case of violation and submit them to the court, and take particular legal actions to oppose any use of sex selective techniques by anyone in any place. Apart from strict enforcement of the act, they emphasized the education of physicians and persuaded them to change their behaviour with the help from Indian Medical Association. They hold that the ultimate solution is to create a situation in which men and women are assigned to equal status, and son and daughter have equal value.

IV. Action Recommendations

The President Hu Jintao explicitly raised the issue of sex ratio in population at the 2004 Symposium on Population, Resources and Environment as one of the very important tasks to correct it in the future 10 years. Chinese government has already develop the target to lower birth sex ratio to the normal by 2010. At a Press Conference organized by the News Office of the State Council, the Deputy-Minister of State Commission on Population and Family Planning Zhao Baige explicitly pointed out that Chinese government takes such measures, as political commitments, education and publicity, and strict limitation of sex identification with non-medical purpose according to the Law of Maternal and Infant Health Care and the Law of Population and Family Planning in order to lower the birth sex ratio. The following recommendations are suggested for being able to achieve the target of lower the birth sex ratio to the normal.

1. Develop a National Specific Law

On the basis of Law on Maternal and Infant Health Care and Law on Population and Family Planning with the reference of experiences in main China develop a national specific law on illegally identifying fetus sex and artificially terminating pregnancy with the non-medical purpose of sex selection, establish and enhance the mechanism of monitoring and regulating, set up an exposure system, and prescribe the rules of penalty. The law should include limiting and regulating the production and sale of ultrasound B device and other apparatus that can be used for sex determination. Special institutions should be established, special budget be allocated, responsible persons be appointed. The leadership of national and provincial/municipal commission on population and family planning should be personally responsible for the work.

2. Criminal Liability Should Be Investigated for Those Who Illegally Identify Fetus Sex and Terminate Pregnancy for the Purpose of Sex Selection

Redefine the subject "those who do not get the license" as "those who do not get license and do medical practice beyond permissive scope" in the Article 336 on illegal medical practice and illegal performance of family planning operation of Criminal Law so as to investigate the criminal liability of those persons or institutions which possess license but illegally identify fetus sex and terminate pregnancy for sex selection. In addition, in the interpretations of Criminal Law and other laws concerned provisions on penalty to those who illegally identify fetus sex and terminate pregnancy for sex selection should be added. For "If the crime is constituted, he shall be investigated for criminal liability in accordance with law", it should be defined that under which condition the crime is constituted, and how to investigate him for criminal liability in the interpretation.

3. Limiting the Production of Ultrasound B Device and Other Apparatus That Can Be Used to Identify Sex with Quotas and Regulate Their Sale

According to medical need limit the production of ultrasound B device and other apparatus that can be used to identify sex with quotas and regulate their sale, i. e. the sale only permissive to medical institutions which possess the license issued by health administration, and the sale to any individual or any institution which do not possess the license is prohibited. For those sellers who violate this item their license will be cancelled, heavy fine be imposed or/and they be put in prison. Heavy fine will be imposed on the buyers too.

4. Establish or Enhance the Sex Reporting System for Hospitals and Family Planning Institutions

All hospitals and family planning institutions are required to report the numbers of boy and girl newborns delivered, the numbers of boy and girl fetus aborted by artificially termination of pregnancy, the numbers of pregnant women and fetus sex tested with ultrasound B or other techniques(e. g. amniocentesis) .

5. Seriously Treat the Cases of Discriminating and Abusing Female Infants and Girls

According to the law of Protecting Minors(Article 8 "Must not discriminate against female and disabled minors; prohibit drowning and abandoning of infant") and the Law on Protecting Women's Rights(Article 35 "Prohibiting drowning and abandoning of infant") and Criminal Law(Chapter 4 Violating Citizen's Personal Rights) exposure system should be established and enhanced, the cases of discriminating and abusing female infants and girls be seriously treated, the criminal liability of those offenders be investigated, the register, investigation and penalty of these cases be enhanced.

6. Review and Revise the Laws, Regulations and Practices with Gender Inequality

A team should be set up to review current laws, regulations and practices, and revise those which promote gender inequality, for example, the retirement policy for male 60 years old and for female 55 years old, the distribution of land for family only to male in rural areas. Data indicate that in the areas of one child policy the sex ratio is 115. 7, but in the areas of 1. 5 child policy the sex ratio 124. 7, however, in the areas of two or more than two children policy the sex ratio is normal, so the 1. 5 child policy(a family which only has a girl is permissive to have another child) has the implication of gender inequality, and thus should be changed. Efforts should be made for laws, regulations and policies to be gender-sensitive, to provide equal opportunity in all social areas for male and female, to treat equally male and female, to improve women's social, economic, political and cultural status and to promote the equality between men and women.

7. Spread the "Action of Care for Girls" to All over the Country

"Action of Care for Girls" has got positive results, this Action should be spread to all over the country, and to rural areas in particular. Party and administrative leaders and popular persons in culture, sports and music come out to support this Action. Education on promoting gender equality and criticizing the prejudice of sexism and gender discrimination should be carried in all schools, including primary schools, high schools and universities. Mass media should report more about the contributions made by girls and women, unremittingly criticize the prejudice of sexism and son preference and prevent any images of gender prejudice and discrimination from media, and make contributions to promoting gender equality.

8. The Preferential Policy to the Family with Only One Girl or Two Girls Shall be Widened

The enforcement of the preferential policy to the family with only one girl or two girls should be reviewed in all provinces and municipalities. And it is necessary to study how to widen this policy.

9. Education of Gender Equality to all Professions

Education of gender equality should be carried out to all professions, first, to party schools, administrative schools, teachers and journalists. The editors in chief of mass media should stop to make fuss of birth sex ratio which was reduced to an issue of hundred millions bachelors in media, and what they did not see is that the birth sex ratio first is an issue of great harms suffered by girls and women.

10. Play the Role of NGO and Enhance the International Collaboration

It is not only the governmental responsibility but also societal responsibility to correct the imbalance of birth sex ratio. The education, monitoring and advocacy role of NGO should be enhanced. It is very important for NGO to monitor the conduct of hospitals and family planning institutions and their medical professionals, monitor the conduct of enforcement agents and monitor the possible cases of girl abuse in community in the enforcement of laws and regulations concerning birth sex ratio. Meanwhile, birth sex ratio imbalance also takes place in other countries, it is also important to strengthen the international collaboration, get support from international community, and exchange experiences with those countries that have same issue.

反对性骚扰

Fighting against Sex Harassment

性骚扰的基本概念及对它的斗争基调报告
The Basic Concept of Sex Harassment and the Fight against It

Constance Thomas（康　妮）

摘要： 本基调报告从国际的视角，论述了性骚扰的定义、后果以及反对性骚扰的措施。

关键词： 性骚扰　工作场所　自尊　尊严　立法

我要向会议组织者，尤其向邱仁宗先生选择这个话题，并邀请我在今天早上作报告表示祝贺。我个人参与反对性骚扰的斗争达25余年，先在美国作为一名律师，与受到高度尊敬的Katherine McKinnan律师和教授共事；后来是国际劳工组织的一名官员。我坚定地相信，妇女凡在性骚扰不受遏制的工作场所并无任何实在的意义上的平等机会、对待和地位。我也相信，任何工人，不管是男工还是女工不必担心或容忍性骚扰。在今日的世界，对工人有那么多压力要他们生产出更好的东西–这不应该也不需要添加到这些压力上。

当20世纪70年代在美国有了一个名称，形成了一个概念，并根据反歧视法成为可起诉的行动，性骚扰问题一直作为在全世界种种文化和职业情境下可辨认的现象逐渐出现。国际劳工组织、全世界现在都认识到性骚扰是一个真正具规模的问题。

早在1985年，国际劳工会议就认识到，工作场所的性骚扰有害于雇员的工作条件，有害于他们的就业和提升，并要求制订政策来促进平等，包括采取措施反对和预防性骚扰。以后，国际劳工组织的政策文件和研究报告，都指性骚扰为侵犯工人们的基本人权，宣告：性骚扰构成一个安全和健康问题，一个歧视、不可接受的工作条件的问题，以及一种形式的（＊反对妇女的）暴力。

通过国际上广泛的研究和讨论，我们现在知道性骚扰存在于所有国家，在所有职业和经济活动的所有部门之中。我们已经在中国从事的研究确认，这同样适用于中国，而且我想像今天在座的许多人对这种社会和工作互动的很不幸的表现已经拥有第一手的经验，我应该告诉你们，我们正在继续支持对中国发生的性骚扰类型和方式做进一步的事实性调查研究。

一、那么当我们谈到性骚扰时，我们在指什么？

一般来说，在全世界，法律、法规、政策、法院裁决和集体协议中所用的定义在细节上可能有不同，但大多数性骚扰定义都包含以下关键要素：

1. 具有性性质的行动和基于性的影响妇女和男人的其他行动，这种行动不受受者欢迎的，无理的和冒犯受者的；

2．一个人拒绝或顺从这种行动，被明言或不明言地用作做出某种决定的基础，这种决定影响到那个人的工作（获得职业培训、获得就业、继续就业、升迁、报酬或任何其他就业决定）；或

3．创造一种对受者起恐吓作用的、不健康的、敌对的或蒙羞的工作环境。

判断一个行为是否是性骚扰，依赖于该行为对特定个人是否"受欢迎"还是"冒犯"这一标准（这在定义中占突出地位），这意味着，编纂一份完全的骚扰行为清单，既是不可能的，也是不合意的。正是这一定义的适应性，强调了它跨越部门和文化的普适性和普遍应用性。换言之，某一特定行为是否"不可接受"或"冒犯"不是一个定义问题，而是一个将这个定义应用于特定案例的问题

该行为必须是受者不欢迎的或讨厌的，这是一清二楚的。正是这一点将这种行为与友好行为，即是受欢迎的和相互的行为区分开来。骚扰者的意图不起决定作用。正是受者，她才能决定具有性性质的行为是受欢迎的还是不是。

二、性骚扰的后果是什么？

国际劳工组织以及其他人的研究显示，性骚扰对雇员、雇主以及作为一个整体的社会，有负面后果。性骚扰导致挫折感、丧失自尊、矿工和生产率下降。它能引起健康问题和社会关系紧张。

三、采取什么措施反对性骚扰？

在国家层面上，世界差不多一半以上国家已经采取某种形式覆盖性骚扰的立法。越来越多的国家的劳动法禁止性骚扰，这是可取的办法。许多国家将性骚扰包括在覆盖另一主题的法律之内，例如人权法、反对不公正解雇法、合同法、侵权责任法或刑法。在一些国家，法院判决认可性骚扰这个术语，并给出了定义。但在数目越来越多的工业化和发展中国家，人们采取专门的立法或条款直接对付这个问题，惩罚和防止性骚扰。我相信中国在这方面有了最新的立法进展。虽然其条款较为笼统，并且仅限于妇女，但《妇女权益保障法》的最新修订至少是承认性骚扰有错的第一步。

在中国的情境下也许特别有意义的是，除了立法以外，许多政府部门和组织强调，为处理性骚扰问题，制订行为准则、指南、政策声明以及提高公众意识规划的重要性。政府机构、雇主组织、非政府组织和独立咨询机构组织了反对性骚扰的培训活动。一些雇主组织已经建议他们的法律部门，帮助其成员制订政策、培训职工，确立投诉程序。在一些国家的工会已经发起了提高意识的运动，在劳资双方谈判集体合同时包括反对性骚扰的禁令。

国际劳工组织要继续进行研究，在立法和起草政策方面提供技术援助，并正在支持技术合作活动，来帮助提供意识、防止和对付性骚扰。

我必须说，凡是认识到性骚扰是一个或被法规或被法院规定为法律上独特的错误的国家，往往会为性骚扰的受害者提供更为有效的保护。

虽然立法是不可缺少的，单靠立法不可能实现摆脱性骚扰的工作场所。对这个问题的最佳途径的预防，应在国家、组织和企业层层以及工会各个层级采取积极的步骤。要做的事是在性骚扰发生之前停止性骚扰——做些事情让人们想到他们不应该采取这类行动。赋权于妇女使妇女能够说不，而没有使她们的生涯或工作受到威胁。法律行动实际上是最后的选择。

　　预防和反对性骚扰涉及处理与人类关系陈旧模式相关的敏感问题。它涉及改变对妇女在工作中作用的态度,作为工人如何对待她们和评价她们。它涉及使男人和女子对他们的行为要敏感,他们要学习新的行为。它涉及所有人都要承担某种责任。它也涉及要教育管理人员明白在工作场所不预防、不阻止性骚扰的代价和后果。对我们所有人的挑战是,要能够建立这样的工作场所气氛,在其中阻止性威胁和不受欢迎的性行为,而且促进放松的、同事的和富有成效的工作环境和关系,所有个人的尊严得到所有人的尊重。

　　这不是一夜之间就能完成的事–这是一个必须一步一步实现的过程。通过促进讨论,就如何在中国的情境下更好理解和对待这个问题以及如何前进交换意见,我希望这次研讨会将是在这个过程中的又一步。在此,我要提醒大家注意,中国政府刚刚宣布核准《国际劳工组织关于就业和职业中歧视的111号公约》。虽然在《公约》中的语言没有明确提及,但监督遵循公约行为的国际检查委员会发布了总观察报告,宣称禁止以性为基础的歧视覆盖反对男人和妇女的性骚扰。该委员会呼吁所有已经核准公约的国家,采取行动,在工作场所预防和禁止性骚扰。

邱仁宗　译

关于中国工作场所中的性骚扰及其控制措施的研究报告[①]
Sex Harassment in the Work place in China:
Status quo and Interventions

唐　灿

摘要：这是一篇系统的研究中国工作场所中的性骚扰及其控制措施的报告，内容涉及概括与方法，关于性骚扰的公共意识及立法和研究工作进展，对工作环境中性骚扰的调查分析，对现有制度控制方式的个案分析，反性骚扰斗争的最新进展及其中的诉讼、声援、困惑，以及最后结论和行动建议。

关键词：性骚扰　女性权利　人权　民主法制　制度建设

一、概况与方法

性骚扰在中国正在成为日益凸现的社会问题。自中国实行改革开放以来，随着经济社会结构的变动，这类现象呈现出增长的趋势。据一份 1995 年发表的报告称，在 70 名 31～45 岁的被调查妇女中，有 52 人（占 74.29%）表示，性骚扰在近 10 年中比以往有所增加[②]。另据 2000 年在中国最大的经济开发区深圳市对 600 人的一项问卷调查显示，32% 的受访者表示曾遭到过不同形式的性骚扰，其中女性受害者占女性总样本的 43%，男性占 19%[③]。2002 年最新的一项关于性骚扰的调查显示，在被抽查到的 200 位北京市居民中，曾遭遇过性骚扰的女性占 120 名被访女性总数的 71%[④]。性骚扰作为外来语汇，主要是在 20 世纪 90 年代以后才被介绍到中国来的，在此之前，对这类行为中国人称之为"耍流氓"，将其主要归于道德和社会治安问题。由于中国传统道德文化的禁欲主义倾向，与性有关的话题通常被认为是不体面、不严肃的，对性骚扰问题，中国的主要报刊和妇女团体在过去很长的时间里基本保持着沉默的态度，这在很大程度上妨碍了中国公众对这一现象的深入认识和进一步采取行动。但是性骚扰这一概念以及国外立法和司法事例的传入，刷新了公众的看法。许多中国人，特别是城市妇女开始了解并接受了外部世界从权利和平等的角度对性骚扰的解释，她

---

① 本文原载《国际劳工组织中国反对工作场所性骚扰国际研讨会内部资料》。这里略有删改。

② 唐灿：1995 性骚扰在中国的存在－169 名女性的个例研究，《妇女研究论丛》第 2 期。

③ 《深圳周刊》精确新闻调查中心、深圳大学法学院社会学系：2000 关于性骚扰的调查报告，《深圳周刊》4 月 22 日。

④ 勺海市场调查研究公司：2002 调查性骚扰，《北京青年报》4 月 10 日。

们意识到，性骚扰并不单单从属于道德和治安领域，它同时还是侵犯妇女权利和尊严的行为，尤其是工作环境中的性骚扰，更直接违背了平等和正义的法则，是对妇女的公然歧视和伤害。这一权利意识的苏醒，使得近几年来，中国社会开始改变了以往在性骚扰问题上的沉寂，在一些正统、严肃的报刊中出现了有关的报道和讨论，要求立法惩治性骚扰的呼声也在出现。

与性骚扰不断增长的趋势相比，在中国，谴责性骚扰的公共舆论虽然已经初步形成，但还不够强大，并主要囿于知识妇女范围，从法律和制度的角度研究和探索制止性骚扰的社会氛围还没有形成，这就是中国的性骚扰问题及其社会反应的基本状况。我们下面将要描述和分析的工作环境中的性骚扰问题及其惩治措施也无法偏离这样一个基本现状。

本研究报告所使用的材料主要来自以下几个方面：

1. 国内外的有关文献资料，包括法律法规、研究论文、调查报告、报刊文章和一些企业的内部管理章程等。

2. 问卷调查和访谈，包括本人在 1994 年参加的在珠江三角洲对女农民工的劳动保护状况的问卷调查；1993～1994 年本人在北京等 4 个城市对 169 名女性关于性骚扰问题的访谈；2000 年 8～9 月本人在北京、天津对部分女性性骚扰问题的访谈。

3. 座谈会，在天津召集了两次共 10 个企业的女工代表参加的座谈会。报告的研究范围和适用范围将主要集中于经济开发区。

二、关于性骚扰的公共意识及立法和研究工作进展

（一）公众对性骚扰的认知和态度

迄今为止，中国还没有自己对性骚扰的法律或其他权威性界定，公众主要通过西方国家，尤其是美国的司法解释了解什么是性骚扰。从已公开发表的文章中看，在以下几个方面人们的看法是一致或相似的：

1. 它是一方向另一方做出的与性有关的、不受欢迎的举动。

2. 它不但包括身体接触行为，也包括口头的或其他带有上述性质的行为。

3. 它是违背对方（通常是妇女）意愿的强迫行为，强迫手段包括以权力和利益相要挟等等。

4. 它对受害者造成心理、生理、人格以至经济等方面的伤害，是一种性别歧视。

已发表的文章普遍将性骚扰分为两类，一类是公共场所中的性骚扰，另一类是工作环境中的性骚扰。前面提到的调查都表明，在中国，公共场所是性骚扰的高发地点，而工作环境中的性骚扰也有愈益扩大和普遍化的趋向。2000 年深圳关于性骚扰的调查显示，公共场所被认为是最易发生性骚扰的环境。2002 年北京关于性骚扰的调查则显示，公众在回答"最容易导致性骚扰的人际关系"时，首选的是"上下级关系"，"公共场所中的陌生人关系"被列为第二（分别为 61% 和 58%）。对性骚扰在中国的普遍性，公众给予广泛的认同。深圳的调查显示，有 86.6% 的人认为现实生活中存在着不同程度的性骚扰，其中有 6.8% 的人认为性骚扰的情况十分严重。在北京 49% 被访者表示，自己曾听说过周围人这样那样的性骚扰经历。虽然性骚扰的对象可能是任何一种性别，但公众仍普遍认为，女性较之男性更容易受到性骚扰，她们是性骚扰受害者的主体。在深圳，54.9% 的被调查者认为必须通过立法惩治性骚扰，但是只有 12% 的人表示，如遭遇性骚扰会向司法机关或上司报告，大多数人

选择"不事声张"的自我保护方式（超过70%），还有少数人选择"逆来顺受"。在北京，被调查者中呼吁立法解决性骚扰问题的比例上升为91%，但仍只有14%的人表示会用法律维护自己的人身权利。在2000年以前，据中华律师协会的一位专家说，在该协会登记的所有律师事务所的统计资料中尚找不到任何一个有关性骚扰的案件①。公众对不愿通过法律解决性骚扰问题的解释是，"羞于启齿，害怕不被周围人理解"，（占48%），"目前的法律环境不支持，找不到更好的办法"（占22%），"自己的事情没有必要让别人知道"（10%），以及"对方是自己的上级，害怕报复"等（占7%）②。没有一个好的舆论和法律环境给受害者提供足够的支持，被认为是迫使受害者忍气吞声、保持沉默，并纵容性骚扰继续发展的主要原因。

在推动反性骚扰的行动方面，一些非政府组织（NGO）和妇女团体、工会组织做出过某些尝试。"北枣红枫妇女心理咨询服务中心"曾于1996年向中国人大内务司法委员会妇女儿童工作小组提交报告，其中建议给予性骚扰司法界定。但总的说来，通过组织或机构特别是正式组织或机构策动的反性骚扰行动，包括宣传、声援、推动立法等等，在中国还比较少见，大多数反性骚扰的行动都处于个体化、分散的状态，组织化程度和影响力都比较有限。

（二）性骚扰的法律调控现状和立法之争

中国目前尚无直接和明确禁止性骚扰的法律条款。适用于性骚扰的法律条文，在1979年制订的《中华人民共和国刑法》中有对"流氓罪"的判定，1997年修订后的《刑法》中取消了这一罪名，并在237条规定"以暴力胁迫或其他方式猥亵妇女或侮辱妇女的"处5年以下有期徒刑或拘役。此外，《中华人民共和国治安管理处罚条例》第19条第4款规定，对"侮辱妇女或者进行流氓活动"的扰乱公共秩序行为给予行政处罚。《妇女权益保障法》中也对保障妇女的人身权利做了大量规定。

对工作环境中女工权益的保护，中国的《劳动法》中有专门的条例规定，但那主要涉及的是劳动中和孕期、产期及哺乳期等的权益问题，对性骚扰等侵犯女性人身权利的行为没有明确规定。受这一法律框架的影响，在中国的企事业单位在制订内部管理章程和规则时，基本都没有禁止性骚扰的规定。要不要对性骚扰专门立法加以限制，法律界有不同的看法。主张立法的人士认为，"由于中国法律并未对性骚扰做出直接、明确的规定，而且未对性骚扰做出界定，这很容易使得在实际操作中出现性骚扰受害人权利得不到保护或保护不周的情况"③。另外，现有的法律条文中对侵害和侮辱妇女行为的规定大都偏向于"公共场合性"，对工作环境中的性骚扰还缺乏有效设定。1998年，在中国第九届人大常委会第三次会议讨论《执业医师法》时，全国人大常委会委员、江西省人大常委会副主任陈葵尊第一次在立法机构中严肃地提到性骚扰这一问题，他建议增设禁止"利用职务之便对异性进行调戏，进行性骚扰，侮辱病人的行为"这一条款。虽然提案最终未获得通过，但这个举动立即引起中国社会的强烈反响，全国妇联机关报《中国妇女报》次日便在头版刊登了这一消息，许多大报也纷纷转载和进行专访。2002年，全国人大代表、西南交通大学陈大鹏教授再次

① 性骚扰的界定：二难命题，《华西都市报》2000年7月28日。
② 匀海市场调查研究公司：2002调查性骚扰，《北京青年报》4月10日。
③ 刘东华：1999性骚扰问题的法律调控，《法制天地》第2期。

在人民代表大会上呼吁制定反性骚扰法，他提交的《关于制定"反性骚扰法"的议案》中指出，性骚扰现象目前在各国普遍存在，但中国关于性骚扰的法律法规确实存在盲点，仅仅在《民法通则》中有一些对侵犯公民人身权利的原则性规定，不够具体，不易操作。例如，对何种程度的性骚扰，应给予何种程度的制裁，均未见规定。"性骚扰受害人的合法权益　要想得到全面保护，在现有法律下就显得相当遥远和不实际"[①]。

不主张专门对性骚扰立法的法律界人士认为，这"不是很有必要。其实我们面临的不是无法可依，不是实体法的问题，而是程序法的问题。"他们认为，现在中国的许多法律都可以为制止性骚扰找到相关法律依据，在这种情况下，可以通过加强各法律相关部分的条例，来达到对性骚扰行为进行规避的目的。比如在《民法典》中就可以就人格权这部分加强修订；另外像《劳动法》也可以规定雇主对雇员在合同期间的精神和人身负责[②]。此外，取证难的问题也被许多法律界人士认为是难以对性骚扰立法的主要障碍。反对声音中最直率、最有代表性的观点来自中国一位著名的妇女法专家，她的主要观点是：第一，目前大量拐卖妇女、强奸、家庭暴力等等显性犯罪行为尚得不到有效的遏制，性骚扰这样一个仅限于精神损害而没有实质性伤害的问题还不到立法的阶段；第二，立法需要大量的典型案例和数据，但目前连一件案例都找不到，更不要提数据了（巫教授的这番谈话是在 1999 年发表的，2001 年中国出现了第一起性骚扰诉讼案）；第三，反性骚扰法属于禁止性法律，放在行业管理法中不太协调，只有在《妇女权益保障法》的"人身权利"条款中可以放入，因为这是一部跨行业的、综合性法律。但是对男子的性骚扰又该如何处置呢？第四，性骚扰本身存在诸多暧昧、模糊的区域，法律的实用性何在？第五，举证困难，目前并没有科学的方法来证实性骚扰行为。

尽管性骚扰立法目前还存在种种障碍，但还是有许多人认为，在反性骚扰的法律出台之前，可以考虑先建立一些内部机制，比如在企事业单位的内部管理办法或劳动合同中，加入制止性骚扰的条款。毕竟不能等到消灭了强奸罪之后再来管理性骚扰。

（三）研究简述

由于视性骚扰研究为不严肃、不入流的偏见长期存在，中国关于性骚扰问题的深入调查和研究成果少之又少，主要成果有：

1995 年，中国社会科学院社会学研究所副研究员唐灿发表了"性骚扰在中国的存在－169 名女性的个例研究"，这是中国关于性骚扰问题的第一份研究报告。报告主要探讨了性骚扰在中国日益严重化的原因。

同年，唐灿又向世界妇女大会提交论文"从性骚扰问题看中外妇女的性权利意识和状况"。文章指出，中国妇女的性权利意识和有关法律保障与西方妇女相比还有差距，同时认为，中国的性骚扰问题有更为复杂的原因和背景，仅仅套用性别的解释模式是不够的。

1996 年，唐灿又发表论文"性骚扰：城市外来女农民工的双重身份与歧视"，这或许是中国第一份关于工作环境中的性骚扰的研究报告。报告描述并分析了女农民工因低下的就业身份和性别身份而遭受的双重歧视。

---

① 中国新闻社北京电讯稿，2002 年 3 月 12 日。
② 马忆南就性骚扰问题答记者问，《新浪网》2002 年 11 月 29 日。

2000 年，《深圳周刊》、深圳大学等单位进行了中国第一次对性骚扰的专题大规模的抽样调查，虽然调查范围仅限于一个城市，但它标志着性骚扰的研究正朝越来越科学的方向发展。关于性骚扰的法学研究也有初步进展。1995 年，法学专家谭兢嫦和信春鹰在编译的《英汉妇女与法律词汇释义》一书中对性骚扰给出一个法学上的定义："性歧视的一种形式。通过性行为滥用权力……这种行为包括语言、身体接触以及暴露性器官。性骚扰也是性伤害的一种形式，是性暴力延续的一部分。"

1999 年，北京大学副教授刘东华发表文章呼吁法律应以明确态度对一切形式的性骚扰予以禁止，同时对法律操作形式进行了积极探讨。

三、调查分析：工作环境中的性骚扰

（一）性骚扰的分布和类型

在对调查和访谈结果分析比较后，可以发现工作环境中的性骚扰在分布上呈现出这样的特点：

第一，新兴的经济类型中性骚扰更为突出。所谓新兴的经济类型是指中国改革开放后才出现的外商独资、中外合资、私营等等经济形式。珠江三角洲是中国 20 世纪 80 年代后才发展起来的经济开发区，新兴的经济类型是开发区内的经济主体。我们于 1995 年在这里对女工的劳动保护状况进行调查，其中包含有关于性骚扰的提问。调查显示，在 759 名接受调查的女工中，有 36.8% 的人曾受到过不同形式的性骚扰。有的女工在调查问卷上写道："有女工好看，叫厂方老板看中是没办法跑掉的"，另有女工报告，工作稍有差错，男上司便会用下流的语言对女工进行侮辱。

另据 1993～1994 年在北京的调查，在新兴经济类型中工作的女性有近 40% 的人曾遭受过性骚扰；而在传统经济部门，如国营、集体企事业单位中工作的女性在工作中遭到性骚扰的不到 18%。

《深圳周刊》、深圳大学的调查报告也支持了以上印象。报告显示，分别有 48.5% 和 33% 的被调查者认为，私营企业和外资、合资公司是最容易发生性骚扰的地方；而认为在政府机关和国有企事业单位容易发生性骚扰的分别只有 7.1% 和 2.9%。

第二，管理规范化程度较低的企业更容易发生性骚扰。同样在珠江三角洲，我们发现在一些规模较大、管理严格的新兴经济类型的企业中，较少有关于性骚扰的报告。本人注意到，这些企业大都有规范的生产和人事制度，有环境良好有序的工人生活区，工人处在一个相对有制度可循的生产生活环境中。性骚扰更多地发生在那些规模偏小，管理松散、混乱的企业中。这些企业往往劳动条件较差，有的不与工人签订劳动合同，有的甚至不允许女工结婚、生育，随意解雇，随意奖惩，许多都没有工会组织，企业和部门主管的权力少有制约。一个私营企业的女工诉说，那里的老板常常欺负打工妹，如有反抗便威胁不发工资，"女工在那里都做不长"。还有报告说，在有的工厂，女工凡想提升，都得过这关（指性骚扰）。

在天津的调查加深了本人对规范化管理与性骚扰之间存在内在联系的认识。天津是中国的传统工业城市，在开发区的组织管理方面有着丰富的经验，政府和工会对所有企业执行《劳动法》的情况，对企业工人的生活管理都有定期、严格的检查和反馈制度。因此在那里，企业无论大小大都规则明确，按章行事，工会组织在维护工人的权益方面有着一定的影

响力。在举行的工人代表座谈会上，除服务业报告有来自顾客的性骚扰外，只听到一例企业内部的性骚扰报告，且一经发现即在工会的干预下被严肃处理。来自工人生活区周边的性骚扰事件也很少见，而这在珠江三角洲则是女工反应比较强烈的问题。我们在工人宿舍区进行访谈时了解到，在这个开发区，工人大多集体居住在统一规划的宿舍区中，并且有良好的生活和物业管理，这就减少了女工在分散混乱的生活条件下可能遭遇到的种种伤害。

第三，服务业是性骚扰高发的行业。

辽宁省妇联在 2000 年对餐饮娱乐服务业的一项调查显示，70% 以上的服务业女性受到过不同形式的性骚扰①。《深圳周刊》、深圳大学的调查也证明，深圳人将娱乐服务业列为最容易发生性骚扰的行业。本人在北京对服务业的女性进行访谈时也发现，该行业存在较为严重的性骚扰问题。被访的 7 名女性中有 3 人报告说曾受到过来自顾客的性骚扰，其中一名还曾受到过老板的性骚扰。在天津市召开的座谈会上，服务业的女工代表也承认，来自顾客的性骚扰现象是该行业的主要性骚扰形式。在服务业中，又以娱乐业和个体、私营企业的性骚扰问题更为突出。娱乐业的这类问题突出多半与其经营内容和经营范围与色情业之间界限不清有关；而个体和私营企业较为严重的性骚扰问题，则常常是因为企业对员工缺乏明确有效的保护措施。几位个体和私营服务业的女工诉称，在工作中缺乏安全感，没有人告知遇到性骚扰该如何处置，也不知道该向谁去投诉。如果顾客动手动脚的情况比较严重，或提出过分无理的要求时，有些老板会过去劝解一下；但在情节不十分严重的情况下，老板大都睁一眼闭一眼；甚至有的老板还指点女服务员既要设法勾引住顾客，又"不要闹出大事来"。据本人了解，从农村流入城市的年轻女性，多数把餐饮服务业视为最不安全，最缺乏人身保障的行业。但是天津市的几位女工代表提供了服务业中不同的管理经验，据介绍，在一些较大的饭店中，店方大都从两方面入手防止性骚扰事件的发生。一方面，店方对所有女性都要进行自尊、自重和有关自我保护方式的岗前培训；另一方面，店方也制定了一系列应变措施，以确保文明的经营环境，如在有性骚扰现象出现时，如何恰当地更换服务员，经理又该在何种情况下以何种方式进行劝解等等，直至将有严重性骚扰行为的顾客送交警方。这些措施对减少性骚扰的发生，保证饭店的经营秩序确实起到了积极作用。分析性骚扰的主要分布范围，我们大致可以形成这样的看法，那些缺乏制度传统和制度保护措施的地方更容易发生性骚扰。如缺乏企业管理基础的新兴经济开发区；在保护工人权益方面缺少制度安排和监督机制的新兴经济类型；特别是这种经济类型中那些管理秩序较为混乱，或雇主、管理者权力过大、缺少约束的中小企业等等。从这个意义上说，性骚扰几乎可以被认为是不规范或无规则管理方式的衍生物。调查表明，口头性骚扰在工作环境中是最主要的性骚扰形式。1996 年发表的在珠江三角洲的研究报告显示，"下流话"是女工最常遭遇的性骚扰形式，见表1。

在天津、北京两地的访谈结果也表明，在服务业中，来自客人的口头性骚扰也是最为普遍的性骚扰形式。

---

① 性骚扰：浮出水面的话题，《中国妇女报》2000 年 11 月 23 日。

表1 遭遇过何种形式的性骚扰（可以选多项）

选项	人数	比例（%）
说下流话	251	33.1
动手动脚	91	12
被强暴	6	0.8
没有	112	14.8
未填写	368	48.5

在工作环境中，除来自同事、上司的性骚扰外，还有来自工厂和工人居住区周围陌生人的性骚扰。严格地说，后一种原不能被看作是工作地点的性骚扰，但本人注意到这样一个事实，在珠江三角洲调查时，不少女工都把街头流氓围住自己厂门口和宿舍区的性骚扰行为指为工作环境中的性骚扰，把它解释为对自己身份的一种歧视。她们诉称"上班受老板欺负、下班受当地人欺负"，还有人报告说，从农村流入当地的女农民工比当地人更容易受到性骚扰，她们说，那些当地的小流氓不敢得罪当地人，"专捡打工妹欺负"。如果把工作环境中的性骚扰理解为，利用优势资源对处于劣势地位的一方进行性欺侮的话，那么发生在珠江三角洲的这类事件则不能仅仅视为是一种街头流氓行为。在这个经济开发区中，聚集了大量从农村流入的农民工，尽管他们在人数上已数倍于当地人口，但因低下的身份，在就业、提升、分配等一系列方面都处于被歧视的地位。那些女农民工在街头特别容易被性骚扰的经历，只不过是他们在一个大的工作环境中，面对诸多歧视中的一种性别形式。

（二）女工的处理方式

如果在工作地点受到性骚扰，女性会以怎样的方式解决？在中国的法律和企业章程对性骚扰均没有明确禁止规定的情况下，女性的期望和实际处理方式令人关注。限于资料，本报告将主要以女农民工为对象进行分析。从1995年在珠江三角洲的调查结果看，希望通过制度途径解决问题是多数人的首选。见表2。

表2 受到性骚扰时打算如何处理

对策	人数	比例（%）
投诉	324	42.7
找老乡帮忙	174	22.7
不知怎么办	75	9.9
私了	30	4
其他	52	6.9
未填	104	13.7

我们了解到，女工选择投诉的部门一是司法部门，二是行政部门。但与这种要求不相适应的是，许多女工表示出对制度现状的不满或失望。有人在问卷上写道："投诉了，我认为有关部门不过不了了之。"还有人反映"想去投诉，但又总觉得无可奈何"，"不知去找谁，谁会管"。还有"外地人投诉他们，没用"等等。有的受访女工表示，之所以选择"不知怎么办"这一项，就是因为觉得投诉也不解决问题。

投诉往往会面临三重障碍：一是有关机构或部门因种种原因，如尚无具体法规等不予办理。如一位女工曾找到过有关部门投诉老板的性骚扰，但被告知，"大事还管不过来，你那事自己注意点吧！"二是举证困难，一些女工表示，一般不到十分严重的地步，不会去投诉。三是即使投诉后，肇事者受到惩罚，女性仍会面临巨大压力。在天津发生的一个性骚扰案例中，尽管女工投诉后，骚扰者受到解雇的严厉处分，女工的工作也被妥善安排，但不到一年后，这位女工仍辞职而去。据分析，辞职的原因是舆论压力太大，抬不起头来。在中国，女性一旦被卷入到与性有关的事件中，无论是否受害者，都可能面临种种对其生活作风方面的猜测。舆论对女性受害者的不宽容，不管在过去还是今后，都会限制女性通过公开的、制度化的渠道解决性骚扰难题。

利用老乡、亲友之间互助共济式的关系，解决工作和生活中的困难，这是农民工最常采用的方法。在面临性骚扰时，这种处理方式被作为第二项选择。事实上有女工表示，如果投诉不成，就会采用"找人报复"的方式"出一口气"。另外还有部分女工选择个人处理的方式，如"私了"，即与骚扰者进行谈判；还有"骂他一顿"、"辞职不干"和"大事化小、小事化了"等等。

总的说来，在女农民工中，寻求制度保护的意识正在普遍化，而这种认识水平的发展源自于这个弱势群体对权益保障和公平待遇的真诚期待。但在另一方面，中国在处理性骚扰问题方面的制度现状还不能令她们感到满意，这既反映在她们对某些办事机构的失望情绪上，如"告了也没用"的说法，也反映在她们在现存的制度框架中还难以找到针对性骚扰的明确而有效的庇护办法，如她们反映的"不知找谁去"等等。在明确而完善的保护制度还未建立起来的时候，我们注意到，那些诉称遭到性骚扰的女工，实际上极少有人采用投诉的方法解决问题，有女工表示："事比较大就找人帮忙，一般也就忍了"。私下解决和躲避、忍耐，这是女工最实际的处理方式。

四、个案分析：现有的制度控制方式

控制工作环境中性骚扰发生的最好办法是，以制度的形式保护在不平等的经济关系中处于弱势一方的人身权利，为此，需要探索和建立一套针对性骚扰的专门而有效的预防和惩戒措施。事实上，尽管在中国的法律和绝大多数企业的规章中尚无针对性骚扰的专门条款，但在那些内部管理规则比较完善和规范的企业中，我们还是能或多或少地发现一些对性骚扰具有一定预防和约束意义的管理办法。分析并探讨这些管理方式，将会对今后的制度建设带来一定启示。

（一）国有企事业模式

国有企事业模式是指国有、集体企业、事业单位在控制性骚扰问题上通常采用的管理方式。

中国是共产党领导的国家，共产党的意识形态在国有和集体企事业单位的干部选拔、任用及奖惩中一直发挥着重要的影响作用。在共产党历来的干部政策中，党员干部的道德问题始终被作为一个重要的内容加以强调。对猥亵、侮辱妇女或者进行淫乱活动的行为都严厉禁止，并规定了相应的处罚办法。

在对一位国有企业的负责人访谈时，他介绍了两个事例，以证明"生活作风问题"，亦即道德问题在国有企业对干部的前途具有怎样的影响。一例是数年前，他的一位上司被女下属举报称有比较严重的性骚扰行为，上级机关对此事给予异乎寻常的重视，派工作组专门调查，最终举报被证实。尽管上级机关也承认这位上司工作有魄力、有成绩，但还是以"生活作风败坏"为名，给予其留党察看，行政降级的严厉处分。另一例是他的一个同事，因妻子找到主管部门控告其有婚外恋情，上级机关以"生活作风有问题"为名，取消了对他的晋升。这位负责人谈到，"在国有企事业单位，道德、特别是性道德，在干部的评价和选拔过程中，通常有着与工作业绩同等重要的意义。一个人工作上犯错误还有机会重新改过，在生活上犯错误就可能难以改变别人的印象"，相信在中国的国有企事业单位供职过的人对此话都有同感。

对性道德的特别强调，不仅在党的干部政策中有所体现，中国两千年的道德文化也是如此。这种在干部选任和行政裁决中严厉的道德主义倾向，也确实在调控干部的行为方面起到一种警示性作用，它使那些企图以权力谋取某些性利益的人，不能不顾忌这种行为可能付出的沉重的代价。这种道德调控方式的可借鉴之处就在于，它明确了党对干部在与性有关的种种问题上的立场，并将其制度化，体现在对干部的选拔、任用、提升、奖惩等一系列环节中。同时这种立场也给了女性一个明确的信息，即当她们受到性侵犯时，她们是可能指望肇事者按相应的规定受到处罚的。虽然囿于种种原因（如同样受道德文化的影响，受害者可能不愿举报等）在国有企事业单位，性骚扰现象并不能得到禁绝，但应当说，它基本上是被控制在个别的范围以内的。前述调查数据也基本证明了这一点。

但随着中国的国有、集体企事业单位向市场化的改革，道德的调控作用近年来正在逐渐弱化。这首先因为效率在市场化的过程中越来越成为主宰企业命运的因素，意识形态的重要性在下降，在对干部的选用上，能力已成为最主要的标准。同时，随着中国改革开放后，社会道德价值观念的转变，较之以往，人们对性道德的宽容度在增加，但在有的地方和有的时候，也走到了对性道德甚至忽略不计的地步。其次，随着市场化的进程，企业的自主性在增强，特别是在中层以下干部的任用上，企业有了绝对的发言权，上级部门的道德控制作用被削弱。许多迹象表明，近年来，国有企事业单位中的性骚扰也有增长的趋势；与此同时，骚扰者较少受到纪律的处罚，而更多受到权力的保护的事例也不断有所听闻。本报告在第五部分将会对此加以介绍和分析。在市场化的条件下，国有企事业单位应采取哪些新的措施，以避免性骚扰上升和骚扰者得到惩罚，保护受害者的人身权利和尊严，这是需要进一步探讨的问题。

（二）跨国公司模式

跨国公司是企业制度化、规范化管理的重要标志。

由于一些西方国家对性骚扰有专门的立法，我们了解到，许多跨国公司在本国的企业管理规则中都有禁止性骚扰的专门规定。我们也注意到，这些跨国公司在中国的生产企业管理规则中，又大都没有关于禁止性骚扰的明确规定。在本人接触到的10余份跨国公司在中国的生产守则和管理章程中，只见到一例，即著名的运动用品制造商 Reebok 在其企业的《人权生产标准中》明确规定有"不骚扰政策"，其具体如下："工厂不得从身体上惩罚、胁迫或激发工人，也禁止使用性别、心理或言语上的骚扰和侮辱。""禁止性骚扰，工厂应有保密的程序让员工报告性骚扰，员工可以将此报告给专人而不是他/他的直接领导。"同时在《生产标准》中，Reebok 还对什么行为构成性骚扰作了详细的解释。或许我们可以将 Reebok 的这种做法作为不歧视的范例广为介绍。

虽然多数在中国的跨国公司在内部管理中没有关于性骚扰的明确规定，但前面曾指出，与那些管理混乱的中小企业相比，这些企业在对性骚扰的控制方面，明显好于后者。在天津的几家跨国公司为我们提供了一些管理上的有益启示。

首先要介绍的是，一家跨国公司在其《员工守则》中写进了肯定"个人尊严"这样的条款。公司还承诺，"接待员工申诉及抱怨"，"处理各种纠纷及意外事件"。在 Reebok 的《人权生产标准》中，我们也看到了类似的条文。把对个人价值和权利的尊重作为一种管理理念加以推广，这或许即是一些跨国公司所称的"人性化管理"方式。对这种管理方式的实际运作状况暂时还无法了解更多，但是这种在企业中倡导尊重、平等的价值观念的管理方式，其本身就值得赞赏，它为控制工作环境中的性骚扰以及其他形式的歧视，营造了一个必要的企业文化氛围。

本人还注意到，在一些重要的人事制度环节上，如员工的处罚、中止合同和开除等等，一些跨国公司都有审慎而又细化的规定。如有的规定，开除职工必须有职工委员会参与审议。还有的规定，公司如提出解除劳动合同，工会认为不适当的，有权提出意见，也有权要求重新处理；职工本人申请仲裁或提起诉讼的，工会应依法支持和帮助。这一系列规定的可取之处在于，企业在涉及员工的惩处问题上，建立了必要的内部制约和监督制度，这种做法使得企业有可能避免对员工的错误的判定，同时也避免了权力的滥用，它对肆无忌惮的以权力进行要挟的性骚扰行为将会有所制约。但是在中国的跨国公司现有的管理方式中还存在着以下缺陷，首先是绝大多数企业在管理规则中都没有明确禁止性骚扰的规定，企业对人权价值的宣导，尚没有具体化和可操作化为反性骚扰的制度和措施。其次，监督制度还不够完备。这表现在，第一，缺乏独立的监督系统。虽然规定了职工委员会可以部分参与企业的人事仲裁，但职工代表的产生和替换大都由企业决定，作为企业雇员，受利益牵扯而难以具有独立的立场。有的工人代表称，"不敢说话，怕得罪老板。"第二，缺乏必要的社会监督制度。企业在性骚扰等与人权有关的问题上，基本采用自查自省的管理方式，员工权益状况的好坏，依靠的是企业管理者的良心。而我们知道，在涉及人权方面，这种良心机制是一种不可靠并且危险的机制。人权问题是公共问题，有必要建立一种社会监督的制度，在这方面，Reebok 的经验可以供人参考。据知，它在印尼聘请了企业外部的专业人员，定期对企业进行包括性骚扰问题在内的员工权益状况监查。但是这种制度绝大多数企业都还没有建立起来。

（三）服务业的培训方式

本报告在前面提到天津市的一些饭店采用对女职工进行岗前培训的方式预防性骚扰的发生，据本人所知，在中国，似乎只有一些服务业的企业才有这种针对性骚扰的培训工作，尽管这只是针对来自顾客的，这种培训的内容主要包含以下两种：

一是进行自尊自爱的教育。告诫她们在工作中要爱惜名誉，保持尊严，同时指导她们保持端庄的举止，许多饭店在店规中都要求"女职工可涂脂抹粉，但要保持淡雅轻妆，文静大方，不得浓妆艳抹。"以及不得留长发，不得佩戴饰物等等。店方认为，轻佻的举止往往容易引起顾客的性幻想，许多情况下性骚扰止于自尊自爱者。

二是进行一些自我保护方式的培训。企业往往会请一些有经验的女职工进行示范，例如用语言制止性骚扰，当客人提出无理要求时，可以告诉他，"这是店方不能允许的"或"是否我请经理来帮助"等等，以巧妙地制止性骚扰。

在西方，也有一些公司非常重视针对性骚扰的培训工作，但在培训方式和内容上与中国的服务业有所区别。据国际劳工组织在欧盟国家的一项调查，有50%的被调查公司是对员工和管理人员同时培训，有的公司甚至对总裁也进行培训；有近30%的公司对经理人员的培训时间还要长于员工。在培训内容上，对员工旨在提高他（她）们的权利意识以及对性骚扰的认知能力，指导他（她）们了解公司内部的各种申诉程序；对管理人员则是进行职责教育，告诉他们在法律和管理规则下他们该做些什么，如何去做①。应当肯定的是，天津一些饭店所采用的岗前培训的管理方式，是一种积极的经验，是极少数有目的的针对性骚扰现象采取的预防性措施。但是严格地看来，这种培训无论在内容还是形式上都还有待改善。对女职工重责任轻权利的教育培训内容，容易强化这样一种道德偏见，即在性骚扰问题上，女性是有责任的。这种偏见将无助于女性对性骚扰的自觉抗击行动。另外，与西方一些公司管理人员和员工同时培训的方式相比，中国的企业在把女工的人身权益纳入职责范围的意识上，还显得不够清晰。

五、诉讼、声援、困惑：反性骚扰斗争的最新进展

2001年，中国反性骚扰的斗争因中国第一起性骚扰诉讼案的出现而向前迈进了一大步。新闻界对女性这种突破"隐忍"，走上法庭的行动评价是，经过多年的努力，"性骚扰终于从一个个人秘密变成一个可以公开讨论的话题。"从此，中国关于性骚扰的讨论不再是"没有一起诉讼案例"的"哗众取宠"式的议论，反性骚扰的行动也终于因受害者的勇敢而成为一场"面对面"的斗争。

2001年7月，西安市一位30岁的国有事业单位的女职员童某正式向法院提起诉讼，指控她的上司对她进行性骚扰。这是中国首例进入司法程序的性骚扰案件。受此影响，中国各地开始陆续出现一系列性骚扰诉讼案，自愿暴露身份走上前台指控性骚扰的"勇敢的女性"不断出现。在此后一年多的时间里，中国的新闻媒体就性骚扰问题展开了前所未有的大量的严肃而深入的报道和讨论，对声援受害者，以及向公众普及反性骚扰的意识起到了积极作用。虽然几乎所有性骚扰案的原告最终都遭到败诉的打击，面临甚至更加艰难的生存环境（这使得许多后来者对起诉性骚扰望而却步），但这些事件毕竟在中国宣告了对性骚扰的公开的反抗，促使公众开始思考现存舆论环境和制度在反对性骚扰，保障女性的人身权利和尊严方面存在的种种问题。

（一）诉讼

2001年7月，西安市某国有公司一位30岁的女职工童某将其所在公司的总经理推上法

---

① Ariane Reinhart: 1999 Sexual harassment-an ILO survey of company practice, International Labor Office, Geneva.

庭，理由是该经理对其实施性骚扰，童某的要求是总经理对她公开赔礼道歉，她也因此成为中国首例性骚扰诉讼案的当事人。童某在诉状中称，早在1994年总经理就以将她调到好的部门工作为诱饵，在办公室里对她动手动脚。在遭到她多次严厉斥责后，经理不仅没有收敛，反而变本加厉，甚至要她一同到酒店开房。再度被斥责后，总经理开始在工作中处处对她进行刁难，甚至停止了她的工作，并无故扣发她的奖金和福利。由于在工作单位常年精神压抑，加之身体不太好，童某多次晕倒。在接受记者采访时，童某说道，那一段"我觉得活得特别特别痛苦，它是一种无法用语言表达的，说不出口又长年压抑着你，不断在心里想着这件事情，觉得是一种羞辱，日子过得挺难，老生闷气，经常晕倒，也不敢同丈夫讲"，"上级部门也不太管"。童某曾请律师找那个总经理协商，让他赔礼道歉，停止骚扰，但没有结果。"剩下的就只有打官司，通过法律来解决这条路了"。为保护当事人的隐私，2001年10月24日西安市莲湖区法院不公开开庭审理了此案。最终法院以缺乏证据驳回了童某的起诉。

童某虽遭败诉，但这起诉讼还是拉开了中国性骚扰受害者主动走上前台的序幕，并引发了此后一系列的性骚扰诉讼。

2001年12月，杭州市一位50多岁的高级工程师林某，勇敢地走进中央电视台演播室，成为第一位面对全国观众公开讲述自己被性骚扰迫害经历的女性。16年前，林某30多岁时，单位一个行政办公室主任第一次在林的办公室对她实施了性骚扰。"当时办公室只有我一个人，他走过来搂住我，突然向我胸前抓了一把。我狠狠骂了他一句，马上跑出办公室。"此后，林某处处注意避开这个男人，但他仍寻找一切机会骚扰林某，并多次威胁道"看你能逃到哪里去！"不可思议的是，这个人对林某的骚扰竟一直持续了16年，直到他退休。在这16年中，林某先是忍耐，采取一些个人反抗措施，忍无可忍之后，便开始了一级一级的上诉。"我们单位领导不仅不管这事，还说那个办公室主任老婆身体不好，让我多谅解"，"还有些领导不管，当听故事；反映到上级单位纪委，他们居然别有深意地看着我说：你是否应该检点一下你自己，为啥那些人不骚扰别人只骚扰你？一个女领导居然还点着我的脑门说我弄不清楚，人家帮你做过那么多事（工作上的事），你还要告人家骚扰。"林某痛苦不解地问："难道女人被骚扰反倒是女人自己的错?!"

从2001年底到2002年7月，中国的性骚扰诉讼案、准备提起诉讼的案件以及向上级举报、向媒体公开的案件空前增多。

2002年2月，贵州省遵义市板桥镇一位女性严某向法院提起诉讼，告一男子深夜对她实施电话骚扰，法院经审理后认为被告行为只影响了严某的"安宁权"，不构成性骚扰，驳回原告诉讼请求。

2002年3月，重庆市一位女大学毕业生在招聘时被考官盘问隐私，并试图亲自为她量"三围"，女大学生愤而聘请律师准备控告考官性骚扰，但终因压力太大，胜算太小而作罢。

2002年3月，深圳市一位年轻的女病人沈某在接受背部按摩时被男医生骚扰。医院在处理意见中解释到，医生是"无意中碰到沈某的乳房的"，但因该医生违反了医院内部规定，没有事先告知病人治疗中可能会碰到身体什么部位，所以"为达到教育本人和警示其他医生加强自我保护意识的目的，对该医生罚款2000元，并向沈某道歉"。沈某不服，决定起诉。

2002 年 4 月，贵阳市某供电局 29 岁的女合同工王某的父母，以监护人的身份对该局局长、58 岁的俞某提起诉讼，诉状称俞某在 2001 年 5 月以谈工作为由，其办公室强行对王某猥亵、侮辱，遭到反抗时威胁原告说要解雇她。虽然在上级的多次教育下，被告承认了骚扰王的事实，但欠缺诚意的赔礼道歉无法安抚王某，致使王某因恐惧逐渐患上精神分裂症。法院最终因证据不足驳回原告请求。

2002 年 7 月，昆明市某国企 30 岁的计算机工程师梅女士状告上司对其多次用下流语言挑逗，甚至动手动脚进行性骚扰，遭反抗后威胁她"不用来上班了"。公司对此的调查结果是"男女之间有说话不严肃、不检点的地方，但不存在性骚扰"。梅女士不满单位对此事的调查，向法院递交了诉状，请求法院判令被告立即停止对她的性骚扰行为，公开赔礼道歉。

同月，武汉市女教师何某因不堪上司的性骚扰行为，向江汉区法院提起诉讼。何某现年30 岁，是英语教师，经常受到上司盛某的性骚扰。身心疲惫的何某将这一切告诉了丈夫，遂出现了丈夫支持妻子打性骚扰官司，并一同走进广播电台讲述受害经历的场景。学校方面在调查了解此事后，责成盛某公开检查，并同意他辞去教研室副主任职务。但在公开的调查结果中称盛的行为只是"过于随便"，"由玩笑失当发展到行为举止失当"。何因认为校方的处理意见有"袒护"被告之意，因此走向法庭。

2002 年 3 月，深圳市还发生了一起轰动全国的外国人对中国妇女的性骚扰案件。在中国工作的美国男青年 Mark 在公共汽车上当着众人的面，拉开一年轻妇女的衬衫向里看。被斥责后，Mark 不但不认错，反而满口脏话，还说"我是美国人，这有什么关系，我就是把你杀了，你们又能把我怎么样。"Mark 的行为激怒了全车人，他们把他送交警方。事后Mark 的道歉毫无诚意，那位妇女表示要把骚扰者送上法庭。Mark 的性骚扰行为引起了全中国人的愤怒，最终他被聘用单位辞退，并被要求返回美国。

（二）声援

在声援受害者，呼吁性骚扰立法的行动中，中国的新闻媒体始终扮演着最积极的角色，一些专家、学者和部分法律界人士也参与和支持了这一行动。

2001 年 11 月，中国中央电视台素以对重要话题进行深入报道和权威分析著称的王牌栏目"新闻调查"，对西安的"中国性骚扰第一案"进行了深入采访和报道。在这档耗时近 1个小时的节目中，原告一方讲述了此案在送交法院前后所面临的艰难处境，受理案件的法院、主张立法的人大代表和有关专家也被邀请发表了自己的看法。节目最后呼吁，"西安市莲湖区法院能够在相关法律缺乏的情况下受理这起案件，本身就是对民主法制建设的一个推进；而作为受害人的原告，能够冲破舆论压力站出来维护自己的权益，实属难能可贵。尽管我们国家对性骚扰的立法还有一段路要走，但是我们可以期待这一天的早日到来。"应当说，自有性骚扰报道以来，这是性骚扰问题第一次被作为重要话题在中国的新闻报道中占据权威栏目，这使得性骚扰问题的重要性和严肃性都得到大大提升。由于中央电视台，特别是这档节目的重要地位，他们的做法和态度对新闻界产生了积极影响，在客观上引领了对受害者的声援行动。

在"新闻调查"之后，中国许多严肃的报纸和新闻媒体也都开始辟出大量或重要版面刊登有关性骚扰的报道和讨论。中央电视台的女性节目"半边天"于 2001 年 12 月将杭州的受害女工程师林某请到演播室。林某流着眼泪的控诉感染了现场的许多观众。这一节目被制成长达近 40 分钟的上下两集，在电视台滚动播出多次，影响范围极广。此后，一些电台、电视台和报纸也纷纷效尤，把受害者请到前台，鼓励她们把遭遇和痛苦讲出来，同性骚扰展开面对面的斗争，并以此作为对她们的声援。在报刊界，仅举在全国拥有 100 多万读者的《北京青年报》为例，从 2001 年 12 月～2002 年 4 月这 5 个月的时间里，该报就用了超过 9 个整版的版面刊登关于性骚扰的报道和讨论。占用的篇幅以及报道和讨论的深度都是以往的性骚扰报道不能比拟的。

从 2001 年下半年开始，中国新闻界关于性骚扰问题的报道明显增多，篇幅也在增大，从中央到地方的各级各类报刊、电台、电视台和网站，都或多或少参与了对各类性骚扰事件的报道和讨论。尽管在一些问题上，比如对性骚扰的界定、该不该立法等，媒体之间还有不同观点，但多数媒体一改以往将性骚扰问题更多当作花边新闻的做法，表现出比较郑重和认真的态度。讨论的内容也愈加深入，越来越多地从单纯的谴责进入到从道德、法律和其他制度层面思考性骚扰存在的原因以及制止的方法。

在新闻界的影响下，越来越多的公众开始参与到谴责性骚扰和声援受害者的行列中来。一些过去把性骚扰看成是"暧昧"话题，是"一种笑话"的人，开始意识到这一话题的严肃性，有人表示被童某和林某等人的遭遇所震动，"第一次真切地感觉到，性骚扰能导致这么严重的后果，它能摧毁人的权利和尊严，摧毁一个人的一生"（一个"半边天"节目的现场观众的发言）。《北京青年报》在 2001 年 1 月 21 日刊登的读者讨论中，40 位参与者中有 26 人表示支持受害者反击性骚扰的行动，并同意"尊严大于压力"的观点，即面对性骚扰，应当不惜代价捍卫自己的尊严。

社会、特别是具有影响力的新闻界的声援行动，对饱受歧视、迫害的受害者不仅是一种巨大的安慰，也成为一种资源，鼓舞着她们反抗性骚扰的勇气。武汉市受害者何某的诉讼经历证明了这一点。在何某准备起诉时，她的律师曾担心法院不会受理此案，因为"法律关于性骚扰问题还是个空白"，更何况西安的案子又刚刚败诉（何某对本文作者的谈话）。但她和律师采用了一个策略，首先向新闻界公开自己的经历，利用舆论的力量迫使法院受理案件。在坚持与施害者抗争、推进性骚扰问题进入司法程序方面她成功了，"这总比连法院都不让你进，连个说话的地方都没有要强一些"，何某这样说。

2001 年开始出现的对性骚扰受害者声援的社会行动，还存在着一些缺陷。比如，声援行动的主要策动者是新闻界，而新闻报道和评论以事件、人物为中心的特质决定了，以新闻界为领头的反性骚扰行动难以具有持续性和计划性。随着 2002 年下半年性骚扰诉讼案件和其他轰动事件的减少，反性骚扰的社会行动也陷入沉寂。另一个重大缺陷是，在对受害者的声援行动中，很少能够听到来自组织或机构的声音。如果没有疏漏的话，除了深圳市妇联在外国人性骚扰案发生后发表了一个谴责性声明外，本人没有收集到任何来自正规组织和机构的声明或其他形式的表态。但前面提到过的 NGO "红枫妇女热线"的负责人在回答记者提问时曾表达过对受害者的同情和声援，也对制定相关法律表示了期待。此外，北京大学妇女法律研究和服务中心的工作人员也曾在接受记者采访时，表达了对受害者的同情，但对诉诸法律的行动表示了不同看法。在声援受害者的行动中，组织或机构的缺席意味着，这个行动缺少更具社会行动能力的组织者、规划者；也意味着受害者缺少群体代言人。这对于弱势群体的抗争行为，对于社会行动的持续性都是非常致命的缺陷。

（三）困惑

除深圳市的外国人性骚扰案外，前面提到的多数性骚扰申诉案，最终都没能使受害人获得令她们满意的结果，有些人甚至因此面临更加艰难的处境。分析外国人骚扰案能够得到迅速处理的原因，一是 Mark 是在公共汽车上、众目睽睽之下实施的骚扰，证据充分；二是 Mack 的一些言行伤害了中国人的民族感情，触犯了众怒。显然，与多数更具"隐蔽性"，受害者又通常处于弱势一方的性骚扰案相比，这个案例并不具有普遍的适用性。付出极大勇气的面对面斗争，并没有带来令人期许的结果，这给受害人、法律界，还有反抗性骚扰行动本身都带来种种困惑。

1. 受害者的困惑

"性骚扰第一案"的原告童某在长达 5 个月的起诉过程中，面临着两方面的巨大压力，一是由于举证难而可能遭受败诉。为取证她和律师费尽周折，但因被告是总经理，因此无人愿意配合，即使知道也不愿说；二是起诉行为给她带来了意想不到的后果：首先是按规定请假期满后，她所在的部门不准许她上班，借口是她的假条有问题。其次，她的家人，甚至丈夫的领导、同事都收到了对她带有侮辱性质的匿名信，她所在单位的工会主席找到她的母亲，女儿的学校也有人拜访，目的都是施加压力要她撤诉，工会主席甚至威胁说，如果这个案件不成立她要承担诽谤的刑事罪名。该案一审判决后，童某放弃了上诉的权利，极度伤心绝望。她说"我的家人因为这件事受到了很大的伤害，连孩子在学校也受到骚扰，我在办公室都能听到隔壁人的议论，那种压力和伤害太大了，官司再这样打下去，我的整个家都会毁了……""我感到极度失望，没想到法律有这么大的弹性，我失望的不仅仅是法律的尴尬……早知道今天这样，我是绝对不会打这场官司的。"

童某的遭遇绝不是个别的。归结许多申诉者的经历，采取诉讼或其他的公开反抗方式，可能面临的后果是：第一，败诉。据法律界人士介绍，由于中国在司法审判过程中常常参考判例法制度的做法，因此西安"第一案"的败诉可能会影响到今后的相同案例。第二，失业。武汉的何某就是在做好被辞退的心理和物质准备后才决定起诉的；重庆的女大学生也是因为性骚扰事件被报道后，面临无人招聘的局面时才决定放弃诉讼的。第三，舆论压力，包括谣言和在第三部分中提到过的因对女性的偏见而导致的种种猜测和不宽容。杭州的林某在电视中讲述个人遭遇后，遭到许多非议，例如"这么老了还风骚"，"她是在卖弄自己漂亮"，"受骚扰这么多年，为什么不提前退休"等等。第四，以上打击引起的身心进一步受损。

2002 年下半年后，性骚扰诉讼案鲜有听闻，这不能不说与受害者接连的受挫有关。在中国目前的条件下，公开反抗性骚扰无疑是一种代价太过沉重的选择。面对难以躲避的性骚扰，或者忍受，或者选择高风险的反抗，许多受害者目前面临选择上的困惑。

2. 法律界的困惑

在性骚扰问题上，中国的法律界也面临着种种困惑。

首先，究竟是不是有法可依的问题。虽然许多法律专家、学者都在强调中国对性骚扰行为不是无法可依，《民法》、《刑法》、《妇女权益保障法》等等对此都有相应的条款；但是在具体操作中，性骚扰案又可能面临不被法院受理的窘境，例如前面提到过的何某的案例。许多受理过性骚扰案件的律师和法官都认为，性骚扰问题目前在法律上"还没有一个明确的概念"，"没有界定"，"还是一个空白"，这是处理这类案件时最大的难题之一。

其次，在这个问题上法律该如何履行自己的职责。法律负有主持正义、保护公民的人身权利的责任，但现行法律却无法有效地保护那些期望通过法律获得援助的性骚扰受害者，不能为她们讨回公道。几乎所有的法律专家都认为，造成这种状况的最大障碍是证据问题。西安童某的律师曾向法庭提供过两个直接证据和七个间接证据，其中一个最重要的证据——一个同事曾在总经理办公室的门外听到过里面的撕打声以及童某的喊声："你不要这样……"（这个证据是在这位同事已调离该公司，因此不用担心被报复的前提下才获得的），但法院仍以缺乏直接证据驳回起诉。对于像性骚扰这种几乎不可能有直接目击者的侵权案例，法律该做出那些调整来保护公民的人身权利呢？

第三，什么时候法律工作者才能把对受害者的同情转化为实际的援助行为。据北京大学妇女法律研究和服务中心的工作人员介绍，对于性骚扰问题她们也有许多无奈，不少满怀信心来咨询性骚扰问题的女性，在经她们对案情和证据分析后，都放弃了诉讼的初衷，甚至工作人员有时也帮助求助者做出这种选择。妨碍这些法律工作者实现救助愿望的原因，仍然是证据等技术性问题。

3. 反性骚扰行动自身的困惑

在目前存在诸多法律难题的情况下，通过诉诸法律来遏制性骚扰的行动暂告失败。那么应该给今后的反性骚扰行动制定哪些具体目标和行动计划呢？又应该由哪些机构或组织扮演反性骚扰行动的呼吁者、组织者的角色呢？是一直对性骚扰问题默不作声的正规组织和机构？还是本身存在角色缺陷的新闻界？还是其他？该怎样把这些社会力量整合在一起？

在现有的道德舆论和制度环境下，还要不要鼓励受害者采用法律或其他公开的行为反抗性骚扰？如果这种反抗方式将以受害者更深重的痛苦为代价，那么该寻找什么样的既符合原则又切合实际的行动方式？

在有关性骚扰的法律正式制定之前，应采取哪些过渡性的措施遏制它的发生？许多人提到了把反性骚扰条款纳入企业的内部管理规章，但在企业普遍充当性骚扰行为的"袒护"者的情况下，谁来监督这些规章的执行？谁来接受性骚扰的投诉？在缺少专门法律的情况下，中国应当建立怎样的反性骚扰的制度体系？

上述种种问题，中国目前尚无人应答。困惑始于思考，终于行动。相信通过努力探索，上述问题终会解决。

（四）走向立法：2003～2005 年中国反性骚扰行动的新进展

2003 年以来，中国的反性骚扰行动终于迎来了令人欣喜的局面。在法律层面，在社会各界的努力之下，反对性骚扰的规定首次被写进中国的有关法律似乎已是指日可待。

2003 年北京市人大常委会召开会议，对 2003～2007 年的立法规划项目草案进行研讨，出席会议的法制建设顾问、中国社会科学院法学所所长王家福提出，应当在北京市的立法规划中增加修订"妇女权益保障法实施办法"一项，并在实施办法中列入有关反对性骚扰的规定。这是中国权威的法律专家第一次在立法建议中正式提出增加反性骚扰的内容。

同年 6 月，全国妇联的位负责人表示，《妇女权益保障法》的修改工作已经开始启动，反性骚扰是修改工作的主要内容之一。8 月，全国人大常委会副委员长、全国妇联副主席顾秀莲在记者招待会上表示，如果工作场所发生性骚扰案件，单位负责人难辞其咎。次年，全国妇联在北京召开了《妇女权益保障法》修改的大型研讨会，性骚扰作为其中重要的讨论内容引起广泛的关注。这是中国最大，最权威的妇女组织首次就性骚扰问题做出的正式表态。

2005年3月，中国的全国人民代表大会和政协全国会议召开之际，中国各大新闻媒体纷纷刊登报道：《妇女权益保障法》修正案已列入今年新的立法计划，其中明确禁止了对妇女性骚扰，还提出了单位要采取措施防止工作场所的性。这将是中国法律中首次提出"性骚扰"的概念。

在社会舆论层面，2003年以来，反性骚扰行动的新进展充分表现在：第一，包括法律专家在内的知识界精英们，在性骚扰问题上已大体形成初步的共识，这就是，重视性骚扰问题的危害性，并通过立法和其他制度形式对其加以控制。过去对性骚扰立法尚存某种疑惑的学者，现也大都成为立法主张的积极支持者。第二，对性骚扰的认识程度及其危害性认识有了大幅度的提高，要求采取立法和制定单位内部规章制度的方式对性骚扰的主张获得广泛认同。据2005年初中华女子学院的一份调查表明，58.2%的男性被访者和67.1%的女生被访者认为，有必要在单位的规章制度中加入明确的禁止性骚扰的内容；还分别有77.5%和84.8%的男女被调查者认为，单位对发生在工作场所的性骚扰应承担责任[①]。第三，有关性骚扰的诉讼案在中国各地频繁出现。社会学专家认为，这体现出人们人权观念和尊严意识的提高。

2003～2005年中国反性骚扰行动的可喜局面主要来自两方面的推动：第一，2003年发生的几起典型案例对公众的反性骚扰意识起到了积极的推进作用。2003年春夏之交，一位名叫雷曼的女青年以劳动权益被损害将其原公司的一位负责人告上法庭。这起案例之所以被新闻界命名为"北京的第一例性骚扰案"，盖因雷曼认为其劳动权被侵害与上司对她有性骚扰行为有关。这起诉讼案以原告败诉而终结，但因为其发生在资讯高度发达的首都北京，在当年引起巨大轰动，直至今天仍在被人讨论。同年6月，中国出现了"第一例性骚扰胜诉案"，武汉市法院判决前文提到过的因性骚扰而提起诉讼的何女士胜诉。上述两起案例引起当年公众的极大关注，也引发了妇女界和知识界、学术界的热烈讨论，将反性骚扰纳入到司法进程的步伐由此加快。

第二，不可讳言的是，国际组织的努力对中国反性骚扰行动的进程也起到了很大的推进作用。2003年，国际劳工组织在中国出版了中国第一部以反对性骚扰为主题的著作《拒绝骚扰——亚太地区反对工作场所性骚扰行动》，中国人首次对国外反性骚扰的制度设计有了系统的了解和认识。此后，国际劳工组织又邀请劳工标准专家与中国学者的座谈，性骚扰不仅是妇女权益问题，而且是劳工权益问题的观念渐渐深入人心。同年7月，英国首相布莱尔与夫人访华之际，英国驻华使馆组织了在北京的法律和社会学等专家与布莱尔夫人进行研讨，布莱尔夫人在会上就欧盟对性骚扰的办公室和法律措施等等发表了演讲。这是中国学者第一次以性骚扰为主题的研讨会。会上学者们对性骚扰要不要立法基本达成共识，同时对性骚扰的定义、法律建议等等进行了讨论，此外，挪威驻华使馆等其他一些外国和国际机构也在各种研讨会中多次将性骚扰问题纳入到人权、劳动权和其他妇女问题的范畴内，使得性骚

---

① 女性被性骚扰单位有责，《新京报》2005年3月9日。

扰问题有机会在更为严肃和视野更加开阔的平台上展开讨论。所有这些努力都对推进中国人对性骚扰问题的认识和行动起到了不可忽视的作用。

六、结论和行动建议

在中国，工作环境中的性骚扰正在成为一个社会问题，在一些企业，这一问题甚至已达到比较严重的程度。这一状况与中国向市场经济转型，各种制度尚未完善或建立的国情有关。在传统的计划经济中，以道德意识形态控制性骚扰的方法，在新的市场经济体制下已不适用。在中国对性骚扰尚无明确的法律条文的情况下，除极严重、触犯刑律的性骚扰行为外，在工作环境中，大部分这类行为只能依靠企业文化，依靠企业管理者和员工的自身素质，依靠对权力的有限约束进行调控。而在那些管理混乱，员工权益缺乏有效保障的企业里，性骚扰问题则更不被纳入管理者的视线。女工们面对性骚扰"不知该怎么办"或投诉而又无效的声音，都是对现存制度状况的批评。

建立禁止性骚扰的法律法规和企业制度，在社会形成谴责性骚扰的强大舆论，这是我们实现平等、公正和互相尊重的社会秩序的重要一环。为此特提出以下行动建议：

1. 推动禁止性骚扰的立法工作，以从根本上提高公众的反性骚扰意识。

首先，敦请国际组织对成员国进行呼吁，在有关的国际人权公约中加入此项内容，以提高成员国对此问题的重视。

其次，应考虑在中国进行一次关于性骚扰问题的正式调查，以便为制定法律提供必须的依据。

第三，在中国召集围绕性骚扰问题的专门研讨会，团结有志于此项研究和法律探索工作的组织和人士，形成专门的队伍。

第四，在有专门调查和研究的基础上，吁请舆论界加强对性骚扰从人权和道德角度的谴责。公共舆论往往是法律法规的催化剂。

2. 在反性骚扰的法律正式建立之前，应采用一些过渡性的管理措施，它包括：

第一，在一些性骚扰现象较为严重的地区和行业，应考虑在地方的《妇女权益保障法》或其他法律的实施细则中，加入禁止性骚扰的明确规定。

第二，要求企业在管理章程中至少加入对女工（或全体员工）人身权益保护的条例，推动企业对员工有意识的保护从生产领域向人权领域扩展。

第三，推动那些有影响的大企业，在其企业内部规则中加入反性骚扰的条例，具体解释可先参照西方或香港的模式；同时相应地制订对此行为的行政处罚性条例，建立专门的投诉程序和部门。对跨国公司，则应要求它们采用平等的态度，对其无论本土还是发展中国家的员工都明确给予禁止性骚扰的制度保护。

第四，建立对企业员工人身权益进行监督的内外部机制。随着国际资本的流动，国家政府对跨国企业的控制力在下降，传统的工会组织对企业的监督和制衡作用也被削弱。在这种情况下，应动员国际社会的力量，呼吁企业建立内部相对独立的监督系统，至少应有能真正为工人代言的组织和机构出现。由老板指定工会成员，又由这样的工人代表参与对员工权益的仲裁，这种监督模式应当加以改进。

西方消费者运动的经验表明，跨国资本的人权纪录在很大程度上是由外部监督推动改进的。在发展中国家，应推动建立更多的民间团体，倡导更多的舆论关注，以实施对跨国资本和本国企业在性骚扰问题上的监督，同时，Reebok 采用的外部监督制度也应加以提倡。

　　3．加强对女性乃至全社会的性权利意识的培养。动员媒体对性骚扰问题进行深入的分析、讨论和报道。应当说，中国公众的许多新观念都是通过这一方式传播的。在企业，实施岗前培训的方法应提倡，应在其中加入性骚扰与女性权利的内容。

参 　考 　文 　献

Husbands, R: 1992 Sexual harassment law in employment: An international perspective, International Labor Review, 131(6).

精确新闻调查中心、深圳大学法学院社会学系：2000 关于性骚扰的调查报告，《深圳周刊》。4 月 22 日。

李银河等：1995 珠江三角洲流动农民工状况，《中国社会科学》第 4 期。

刘东华：1999 性骚扰问题的法律调控，《法制天地》第二期。

Long, J: 1995 Sexual harassment: Gender paradigm of the 1990's, a paper to the Conference on Punishment and Eradication of Violence Against Women in Hong Kong.

Reinhart A: 1999 Sexual Harassment-An ILO Survey of Company Practice, International Labor Office, Geneva.

《人民日报》网络版，性骚扰的偏袒，2000 年 8 月 10 日。

Sexual Harassment: Research and Resources, the National Council for Research on Women, November 1991.

谭兢嫦（Sharon Horn）、信春鹰；1995《英汉妇女法律释义》，中国对外翻译出版公司。

唐灿：1995 性骚扰在中国的存在-169 名女性的个例研究，《妇女研究论丛》第 2 期。

唐灿：1995 从性骚扰问题看中西方妇女的性权利状况与保障，《视点》第 7、8 期。

唐灿：1996 性骚扰：城市外来女农民工的双重身份与歧视，《社会学研究》第 4 期。

性骚扰的界定：二难命题，《华西都市报》2000 年 7 月 28 日。

香港妇女基督徒协会编：1993《两性平等教育资料》。

周以光：1995 评法国妇女反性骚扰斗争及其社会效果，《社会科学战线》1 月。

性骚扰概念之界定
The Definition of Sex Harassment

林建军

摘要： 性骚扰论述的产生是一种社会建构的结果。我国修改后的《妇女权益保障法》首次明确规定禁止性骚扰，但该规定被切实遵从尚需对性骚扰的科学界定。借鉴不同国家、地区的立法例，性骚扰行为应主要依据被骚扰者的主观状态、性骚扰行为的性质、骚扰者的主观状态等加以判断。

关键词： 性骚扰　社会建构　人格　尊严　权利

20 世纪 70 年代，性骚扰在西方被提出。迄今为止，多数国家已通过专门立法或某种形式涵盖性骚扰问题的立法来规范该行为。在中国，随着近年来性骚扰概念和国外立法、司法判例的传入，性骚扰进入人们的视野，并很快赢得法律的回应，修改后的《妇女权益保障法》第一次明确禁止性骚扰，但该规定被切实遵从尚需对性骚扰的科学界定，只是由于性骚扰的动态、多元和论述的建构性质等原因使界定性骚扰并不容易。

一、"性骚扰"概念的提出及其立法

尽管"性骚扰"行为本身从古至今都存在于人类社会之中，但它在相当长的历史时期内并没有成为一种论述，更没有纳入法律视野。可以说，法律规范"性骚扰"并扮演重要角色完全是现代法律尤其是现代文明发展的结果。

"性骚扰"是建立在发达资本主义社会"骚扰"论述之上被社会建构的产物。"骚扰"的论述则源于现代社会的"自我"意识和"人格独立"的理念，人只有实现身体的自由和人格的独立，才称其为"人"而非其他动物。而传统社会，人我关系不清，自我的身体界限、独立人格没有得到承认，"骚扰"根本没有立足之地。现代社会，日益注重公民个体的身体与人格独立，每个人都独立地拥有自己的身体，每个人都有权捍卫自己人格的独立、自由、平等与尊严，身体作为自我的肉体疆界不容他人逾越、侵入，人格作为自我的灵魂疆界不容他人贬损、玷污。可以说，在现代社会，自我是私密的，人我是相互独立的，人们不再以血缘、宗族、乡里等传统关系相联系，也不必再预设这些传统关系，而是彼此完全独立、平等、自由地相处。此时，如何做到既能保持独立、平等，又能文明共处成为现代人际关系的核心，每个人既有权自主地和他人在生活中和平相处，同等享有权利；同时也有责任把握

自己的言行举止，不让人感到被冒犯或感受到敌意。否则，对他人身体与人格的敌意、干扰与冒犯等，都会构成现代的"骚扰"，现代人际关系的核心要素则使每个人拥有免于这种"骚扰"的权利。

"性骚扰"是在"骚扰"之后与"性"的价值理念结合而产生的。在传统社会，社会几乎对所有的性都表现出敌意，并且由于当时女性的主要活动领域局限于家庭，性没有进入公共领域。随着工业和信息文明使现代生活出现复杂的人际互动，越来越多的女性走上社会拥有自己的职业从而扩大了性别互动的场域，两性物质联系的纽带松弛了，加之医学技术尤其是避孕技术的发展使性行为与生育、性与爱相分离。这些都大大提高了性行为的发生率，性的触角越来越广。但与此同时，性价值的最高境界仍然是建立在隐私与亲密关系中的性，是以婚姻和生殖为目的性、爱性合一的性、一对一的性，那些没有爱情的性、破坏婚姻的性、进入公共领域的性、变态的性以及滥交的性则被排斥。当这种"性"价值、"性"道德与"骚扰"的理念结合在一起，并随着女人主体力量的提升和立法的介入，便诞生了现代社会"性骚扰"的论述，从而使原本"骚扰"这个主要是公领域的问题和一向被视为隐私的"性"发生了交集，使得原本"骚扰"论述中无关性别的身体和人格，现在拥有了性别。一些原本可能互不相干或分属不同范畴与层次的言语、行为等等，都被归纳为同一个类别，并且有了统一的名字"性骚扰"。

最早提出"性骚扰"一词的是美国康奈尔大学的教授林·法利和她的两个同事。1975年，康奈尔大学的一位物理学家的秘书卡米塔·伍德因无法忍受物理学家不断向她提出的性要求而辞职。引起了林·法利的关注。法利在康奈尔大学教授的课程讨论的恰好是女雇员为躲避老板非分的性要求而不得不辞职的现象。法利和她的两个同事将这一现象称为"性骚扰"[①]。1979年，女权主义者、美国密歇根大学的法学教授凯瑟琳·麦金农发表了一篇题为"工作妇女的性骚扰"的论文。麦金农在她文章中提出了一个全新的概念"交换性"骚扰，"交换性"的意思是用发生性关系等作为获得某种东西的代价。同一时期，美国联邦最高法院先后受理了几例涉及工作场所性骚扰的诉讼，性骚扰由此成为法律问题被关注。之后，很快在西方社会发展壮大，并借助经济"全球化"的趋势在世界范围内广泛传播，纳入很多国家的法律视野。

性骚扰的提出和立法随之带来的是法律界定问题，性骚扰的概念是性骚扰被抽象认知的前提，也是认识性骚扰非常有价值的关注对象和研究性骚扰必须回答的课题。但实际上界定性骚扰的概念，描述性骚扰的表征并不容易，一些国际组织、国家、地区乃至学者给出了众多的答案。在国际层面，目前还没有任何一个生效的国际公约把性骚扰作为明确的主题，唯一明确禁止性骚扰行为的是国际劳工组织（ILO）1989年第169号《土著与部落居民公约》[②]，该公约第20条明确禁止对土著以及部落女性和男性的性骚扰行为[③]。当然，国际公约尚未把性骚扰作为明确的主题并不意味着对该问题没有关注。联合国、一些国际论坛、国

① 克拉拉·宾厄姆、劳拉·利迪·甘斯勒著：《洛伊斯的故事——一个改变美国性骚扰立法的里程碑案件》，法律出版社，2004年9月版，77。
② 参见南莲·哈斯贝尔等著：《拒绝骚扰——亚太反对工作场所性骚扰行动》唐灿、黄觉等译，湖南大学出版社，129。
③ 第20条：政府应尽最大努力，阻止处于这些人（指性骚扰者）中间的员工和其他员工间的歧视，相应措施应包括必要手段，确保……（4）与性骚扰者共处的员工拥有工作中的男女机会平等权和待遇平等权，并使其免受性骚扰。

际劳工组织的监督机构已经提及并谴责了性骚扰行为，并认为它应被现行的关于人权、性别歧视、妇女暴力、工作和安全国际条约所包括①。

消除对妇女一切形式歧视委员会于1992年通过了关于针对女性暴力的第19号一般建议，号召各国采取措施保护妇女免受性骚扰，并认为性骚扰是一种暴力。该一般建议把性骚扰定义为：以语言或行动形式，带有黄色或性要求性质，具有性取向的不受欢迎的身体接触和冒犯或带有性色彩的话语。这种行为可能是侮辱性的，并可能导致健康和安全问题②。

美国平等就业机会委员会（EEOC）提出了性骚扰的确切的法律定义：不受欢迎的性接近、性好处的要求，其他具有性内容的言辞或身体动作，当：①服从这样的行为被明示地或暗示地作为个人就业的一个条件或前提；②个人对上述行为的服从或拒绝，决定着该个人的就业；③这样的行为有下列目的或效果，即不当干涉个人的工作或使工作环境具有威胁、敌意或侵害性③。

国际劳工组织（ILO）认为，性骚扰是任何形式的非本人愿意的带有性色彩的关注，包括"侮辱、评论、玩笑、暗示等以及对人衣着打扮、体形、年龄和家庭状况的不适当的品评等；有损人的尊严的故意讨好或家长式伤害人尊严的态度，无论伴随威胁与否；与性相关联的淫荡的表情或者姿势；无必要的身体接触，例如：抚摸、爱抚、拧捏或者伤害等。"④

1981年澳大利亚联邦政府就业和职业歧视国家委员会在其工作中认定性骚扰是一种性别歧视。该委员会在1982～1983年年度报告中分析了性骚扰："因为拒绝了他人提出的索取性好处的要求，此人被剥夺了平等的机会或待遇。要求他人提供性好处的行为在正常人看来是侮辱性的。"该委员会界定了性骚扰的构成标准："①性骚扰行为是正常人所不能接受的且在投诉人明确向被投诉人表明其行为不被接受之后，被投诉人仍然继续这种行为；②这种行为使投诉人感到厌恶或对投诉人基本构成侮辱；③雇员的工作前途受威胁或影响了雇员的工作并构成了有恶意的工作环境。"⑤ 澳大利亚联邦1984年《性别歧视法》中28A条规定："性骚扰指在当时情况下，会使人感到受欺辱、被羞辱或恐惧的不受欢迎的性行为。性骚扰与互相吸引或友谊无关。"⑥

麦金农认为，性骚扰最概括的定义是指处于权力不平等关系下强加的讨厌的性要求……其中包括言语的性暗示或戏弄，不断送秋波或做媚眼，强行接吻，用使叫雇工失去工作的威胁作后盾，提出下流的要求并强迫发生性关系⑦。

2006年2月5日施行的我国台湾地区《性骚扰防治法》第2条规定："本法所称性骚扰，系指性侵害犯罪以外，对他人实施违反其意愿而与性或性别有关之行为，且有下列情形之一者：一、以该他人顺服或拒绝该行为，作为其获得、丧失或减损与工作、教育、训练、服务、计画、活动有关权益之条件。二、以展示或播送文字、图画、声音、影像或其他物品

---

① 参见南莲·哈斯贝尔等著：《拒绝骚扰——亚太反对工作场所性骚扰行动》唐灿、黄觉等译，湖南大学出版社，49。

② 南莲·哈斯贝尔等著：《拒绝骚扰——亚太反对工作场所性骚扰行动》唐灿、黄觉等译，湖南大学出版社，49。

③ 胡田野：美国性骚扰法律制度及其借鉴意义，《河北法学》2004年第6期。

④ 中国社会科学院法学研究所性别与法律研究中心编：《性别与法律比较研究研讨班讲义》，2004年8月，126。

⑤ 转引自孟金梅：澳大利亚关于性骚扰的立法发展及法律原理，《北京政法职业学院学报》2005年第1期。

⑥ 转引自孟金梅：澳大利亚关于性骚扰的立法发展及法律原理，《北京政法职业学院学报》2005年第1期。

⑦ 参见李银河：《制裁性骚扰》，http://www.yunnan.cn2003-11-1417：35：13.

之方式，或以歧视、侮辱之言行，或以他法，而有损害他人人格尊严，或造成使人心生畏怖、感受敌意或冒犯之情境，或不当影响其工作、教育、训练、服务、计画、活动或正常生活之进行。"①

二、性骚扰的法律界定

20 个世纪 90 年代，"性骚扰"以"话语"输出的方式进入中国，当时并没有引起人们的重视，直到近年来性骚扰问题才随着几件轰动全国的案例的出现很快引起国人关注，进而于 2005 年 8 月 28 日被修改后的《妇女权益保障法》明令禁止性骚扰，随之性骚扰法律界定的问题被提上了议事日程。

根据上文介绍，国际组织以及不同国家、地区对性骚扰概念作出了不同的法律论述，显然，这些法律界定不可避免地受到其本身隐含的假设、价值、意识形态的影响，在内容和表述方式上存在一些差异，而且所有的定义都不是自明的，都还需要诠释。尽管如此，上述性骚扰定义仍然存在一些基本趋同的要素，鉴于此，笔者认为，定义性骚扰可以从以下方面考虑。

1. 从被骚扰者的主观状态看，性骚扰是违背其意愿、冒犯性的、不受欢迎的行为，这是不同文化判断性骚扰行为成立的通用标准，也是性骚扰的最本质特征，上述性骚扰定义均强调了这一构成要素。

从被骚扰者的心理状态与外显行为看，由于性骚扰行为违背了被骚扰者的主观意愿，损害了其尊严，常常使其产生不愉快、羞耻、焦虑、烦恼、恐惧、气愤等负面心理，有些情况下还可能进一步导致受害人其他人身利益、经济利益的损害。"女人因为性骚扰而感到沮丧、痛苦、焦虑、羞窘等等是十分真实的。任何人都不应该低估或轻看这些经验，同时，这些经验也是我们抗拒任何压迫的道德基础——因此我们也绝不低估或轻看被性歧视时所感觉到的沮丧、痛苦、焦虑、羞窘……。"②美国、澳大利亚等国以及我国台湾地区的性骚扰定义均以被骚扰者认为某行为"不受欢迎"或"受侵犯"为标准，这一方面因为被骚扰者的判断是区分性骚扰行为与两情相悦的友好或者是调情行为的关键之所在，是性骚扰行为最本质的特征；另一方面还因为性骚扰行为的复杂、多元使其具有不可枚举性，通过穷尽式列举明确其边界既不可能也不可取。

如何判断性骚扰对被骚扰者构成冒犯，根据一些国家、地区的做法，这种认定主要依赖被骚扰者的主观判断，即只有被骚扰者才能判定这种行为是否受欢迎，骚扰者的动机不是决定因素。为了使这种判断更客观，有的国家尝试引入"一般合理的女人"（理性人）的标准，即以理性人的客观标准结合被骚扰者的主观感受来认定是否构成性骚扰，若一个理性人认为该行为足以使受害者感到被冒犯、侮辱或威吓，便足以构成性骚扰。这种"一般合理的女人"的标准也受到了一些质疑，认为虽然其他法律上也有类似依一般合理的标准加以判断的做法，但问题是，在如今这个动态、多元、各种价值观互相交锋的社会里，性态度方面根本就没有代表"一般合理女人"的标准。"一般合理的女人"的概念其实预设了性文化共识的存在，蕴涵着社会对什么是"一般合理的女人"，她们对"性"有什么态度等存在共

---

① 台湾家庭暴力及性侵害防治委员会：《性骚扰防治法规汇编》，2006 年 4 月出版，2。
② 性骚扰的共识建构与立法：对吴敏伦观点的进一步讨论，载于《性/别研究：第五、六期合刊〈性侵害性骚扰之性解放〉专号》，台湾中央大学英文系性别研究室，1999 年 6 月，311。

识。实际上，除非我们处于极端理想化的社会，要么社交封闭、仪礼严谨，任何陌生男女的性企图就可能是性骚扰；要么相反。但是在现代社会中，并不存在既定的、可确定的性文化共识和所谓的"一般合理的女人"，有的只是各色各样、在性方面充满差异的女人以及分裂、多元的性文化，那么这个事实对于性骚扰的立法论述就成了"不方便的事实"，是将许多女人消音，而只呈现一类女人的形象和声音并使之"常态化"，故而必须将这些事实去除。笔者认为，法律应尽可能强调对象的一般性，而避免过分的因人而异，过分的个人化，性骚扰作为客观存在的现象要达到能够客观判定的目的，就必须诉诸像'一般合理的女人'这类判断标准，否则法官将无所适从。

2. 从骚扰者的主观状态看，性骚扰是骚扰者为满足自身性生理、心理需求，具有主观过错的，违背被骚扰者意愿实施的行为。

性骚扰行为人在主观上有过错，明知或有理由知道自己实施的性骚扰行为在该文化中具有侵害性，会使对方感到不满或愤怒等，不为对方所接受，却为满足自身的性需求而希望或放任这种结果的发生。如国际劳工组织（ILO）在性骚扰的定义中强调了行为人的主观状态，是"有损人的尊严的故意讨好或家长式伤害人尊严的态度"。当然，行为人实施性骚扰时的心理状态必然通过其具体行为体现出来，否则如果没有性骚扰的言行，不管行为人内心是否存在性骚扰的意图，均不构成性骚扰。

性骚扰行为人的主观愿望不是表达一种像恋爱一样美好的情感，也不以建立正常的情爱关系为目的，而是为了寻求满足个人的性生理、心理需求，并肆意地认为这是"可以"的，这是性骚扰与恋爱中性爱表达的主要区别。澳大利亚《性别歧视法》规定"性骚扰与互相吸引或友谊无关"。

3. 从骚扰者的行为看，是具有"性本质"，或者说具有"性色彩"的骚扰行为。

首先，性骚扰是骚扰者实施的具有"性本质"的行为，骚扰者意图通过这种行为宣泄性冲动或者获得性满足。如何理解"性本质"？根据1984年澳大利亚联邦《性别歧视法》的有关规定，"属于性本质的行为有三种：①涉及个人性特点的行为；②涉及相同性别人群专有的特点的行为；③涉及一般可归咎于相同性别人群的特点的行为。"①考察性骚扰的"性本质"特征应注意考察该行为发生的文化和环境背景，因为不同文化和社会对性骚扰的容忍度常常存在较大差异，如某些文化中，见面打招呼身体接触是正常行为，而在其他文化中可能被视为一种骚扰。

其次，性骚扰不同于性暴力。我国台湾地区《性骚扰防治法》明确将性骚扰区别于性侵害犯罪。从语言角度而言，"骚扰"与"暴力"相比，两者的程度不同，骚扰指"使不安宁，扰乱"②；暴力指"强制的力量；武力"③。显然，骚扰是程度相对较轻的词汇，其指向是一种使人烦恼的行为；而暴力指有形的武力。从后果看，暴力的后果较为严重，通常使人遭受身体的伤害；而性骚扰一般不会对身体造成伤害，虽然性骚扰并不是没有伤害，但两者的伤害程度是不同的。当然，这两者把握起来并不容易，因为这实际是一种"度"的区分。

4. 从侵犯的客体看，性骚扰是侵犯被骚扰者性自主权的行为。

---

① 转引自孟金梅：澳大利亚关于性骚扰的立法发展及法律原理，《北京政法职业学院学报》2005 年第 1 期。
② 台湾家庭暴力及性侵害防治委员会：《性骚扰防治法规汇编》，2006 年 4 月出版，938。
③ 中国社会科学院语言研究所词典编辑室编：《现代汉语词典》，商务印书馆 1980 年 11 月版，42。

　　对性骚扰侵犯的权利客体在我国的理论和实务界争论较大，其中比较多的观点认为性骚扰侵犯了公民的人格尊严或者名誉权，笔者对此持不同观点。人格尊严属一般人格权内容，具有解释、产生和补充具体人格权的功能。是指民事主体作为'人'所应有的最起码的社会地位并且受到他人和社会最起码的尊重①。从表面看，任何一种性骚扰行为都违背了受害人意愿，对被骚扰者缺乏最起码的尊重，侵犯了他人的人格尊严。但是，如果有具体人格权的法律规定适用于性骚扰侵犯的客体，就不宜引用人格尊严这样抽象的一般人格权作为其法律基础，因为所有的人格权保护问题，都涉及人格尊严，以侵害人格尊严界定性骚扰，过于模糊。至于比较多的人主张性骚扰侵害了名誉权。名誉是对民事主体的品德、才能以及其他素质的一种客观的社会评价②。侵害名誉权的事实应为受害人以外的人知悉，才能导致对受害人社会评价的降低。众所周知，性骚扰行为具有很强的隐蔽性，通常发生在很私密的场所，有时还是突发的，多数只有两个人在场。因此，在性骚扰未被他人知晓时，显然不会降低公众对被骚扰者的社会评价，认定性骚扰侵害被骚扰者的名誉权不符合名誉侵权的构成要件。当然，如果性骚扰行为已经为公众知晓，或骚扰者四处张扬、毁损被骚扰者名誉，则该行为构成名誉侵权。笔者认为性骚扰侵犯了妇女的性自主权，所谓性自主权，是指自然人按照本人意愿进行性行为的具体人格权。自然人只要到达一定年龄，具有表达性意愿的能力，就有权自主支配性行为，任何人不得干预和侵害。性自主权的行使，以个人达到一定年龄和性成熟，具备性行为能力为前提。对不具备性行为能力，或者对具有一定性行为能力的人违背其意愿，强制性地对其进行性方面的侵扰，即构成对性自主权的侵害。前文提到，性骚扰行为的重要特征在于，它是骚扰者违背被骚扰者的意愿实施的与性有关的行为，显然侵犯了被骚扰者的性自主权。

　　5. 从表现形式看，职场性骚扰具有方式、手段的多样性。

　　根据其他国家、地区的法律规定，性骚扰的行为方式可谓多种多样，概括而言，分为语言骚扰、行为骚扰、环境性性骚扰。语言骚扰包括各种带有性含义的侮辱、贬低、冒犯被骚扰者的言论，这些言论既包括口头语言形式的，也包括网络、手机短信等文字语言形式的，尤其是近年来随着高科技的发展和网络的普及，借助网络、短信等现代沟通手段实施性骚扰的事例频频出现，成为语言骚扰中的一种重要形式。行为骚扰包括猥亵、触摸、搂抱等各种身体挑逗行为或低俗下流动作等。环境性性骚扰指采用在某一场所周围布置色情图片、照片、物品，播放淫秽音像制品等方法，使对方感到难堪。当然，这几种形式之间有时相互交错，很难截然分开。

　　综上所述，性骚扰是行为人为满足自己的性需求，通过语言、行为和环境设置等方式违背他人意愿故意实施的，侵犯受害人性自主权的行为。

---

①　参见魏振瀛主编：《民法》，北京大学出版社、高等教育出版社 2000 年 9 月第 1 版，641。
②　参见王利明主编：《民法》，中国人民大学出版社 2000 年 6 月第 1 版，523。

浅析性骚扰的原因及其影响
A Preliminary Approach to the Causes and
Impacts on Sex Harassment

毛新志

　　摘要：性骚扰是当今社会的一种比较普遍的现象。本文简单地阐述了性骚扰的定义以及分类，重点分析了出现性骚扰这种不良社会现象的原因以及性骚扰对个人、家庭、单位和社会的不良影响与危害。鉴于性骚扰危害的范围广、影响深，它作为一个严重的社会问题或现象应该受到社会的普遍关注和高度重视。

　　关键词：性骚扰　性侵犯　性观念

　　性骚扰是当今社会的一种比较普遍的现象，也成为一个严重的社会问题。性骚扰在一定程度上反映了社会的病态或者人的病态。如果我们不能有效地解决这个问题，将给个人、家庭、单位和社会带来许多不良影响和危害。鉴于性骚扰的危害大和影响深，它作为一个严重的社会问题或现象必须引起全社会的关注。

一、性骚扰的含义及分类

　　性骚扰是当今社会的一种比较普遍的现象，在一定程度上年反映了人的病态和社会的病态。女性或男性在公共场所（如公共汽车、电影院）和私人空间（私人办公室、家里）都有可能受到异性甚至同性不同程度的性骚扰，尤其是女性经常受到男性的性骚扰。例如，女性在公共汽车上受到男性有意地挤压或触摸，男上司（经理）在办公室对自己的女秘书动手动脚，或者女秘书在办公室有意穿着暴露并以各种语言或动作对经理进行性暗示，这些都是性骚扰的表现。性骚扰是通过语言的挑逗、暗示或威胁、身体动作的暗示和身体的接触对他人进行性暗示、性要求或者性侵犯的一种不良个人行为，这种行为会给被骚扰者带来生理、心理和情感上的伤害，也可能导致骚扰者的盲目自大，精神失常或性变态甚至走向犯罪的道路。一般而言，性骚扰对被骚扰者的伤害要远远大于对骚扰者自身的伤害。性骚扰有狭义和广义之分。狭义上的性骚扰主要是指异性之间的性骚扰（包括男性对女性的性骚扰，也包括女性对男性的性骚扰，前者居多），这也可以说上传统意义上的性骚扰。广义上的性骚扰还包括同性之间的性骚扰。本文更多的是指狭义上的性骚扰。

　　我们可以根据不同的标准对性骚扰进行分类。根据性骚扰的方式，一般可以分为三种类型：①口头性骚扰：当面给他人讲黄段子；要求提供性服务；通过下流或淫秽语言，讲述和描绘个人性经历或色情文艺。例如，宾馆小姐打电话给宾馆客人说可以提供性服务；②行为性骚扰：故意碰撞或触摸异性敏感部位，如在公共汽车上故意碰撞女性的乳房；将身体的隐私部分暴露给他人看，如"露阴癖"；诱导或强迫异性看黄色录像带或刊物、照片；③环境性骚扰：在工作环境设计淫秽图片，摆设淫秽书籍，散发黄色广告，播放黄色音乐等。根据性骚扰的特点，可以分为直接性骚扰和间接性骚扰。直接性骚扰是当面直接对他人进行性骚扰，例如当面对他人提出性要求或者性暗示，当面触摸他人的隐私部位等等。间接性骚扰是指一种非面对面地通过语言挑逗、黄色信息等形式的性骚扰。例如，通过电话对他人进行性骚扰，用手机给他人发送黄色短信，利用电子邮件给他人传送黄色笑话、淫秽图片和淫秽文字等等。还有其他分类方式，这里就不一一列举。

二、性骚扰现象的原因

性骚扰在一定意义上是人的病态和社会病态的一种表现。性骚扰由先前的个人行为逐渐演变成一种社会普遍的现象，是"人的异化"逐渐发展到"社会的异化"的一种体现。出现性骚扰这种社会现象，主要有以下几个方面的原因。

第一，个人道德的普遍下滑是性骚扰的一个根本原因。随着我国市场经济的建立和经济的快速发展，我国的物质文明建设取得了巨大的成就，但精神文明建设令人担忧，个人道德的普遍下滑是其重要表现。性骚扰就反映了"饱暖思淫欲"的问题。在新形势下，我们应该如何防止出现"饱暖思淫欲"的问题。在个人道德下滑或者扭曲的状态下，人们对事物的判断就容易出现偏差和错误。一些男性错误地认为，摸摸女性的屁股，给女同事讲一些"黄段子"，是娱乐的一种方式，是非常正常的，没有什么大惊小怪的；一些年轻女子在公共场合穿着暴露，袒胸露乳，并"自豪"地认为是"美"的表现。我们纳闷的是，娱乐一定要以"黄段子"这种低级的方式来实现吗？"美"一定要用"袒胸露乳、展露大腿"来表现吗？许多人就会发问："我们的社会到底是怎么啦？我们的道德标准到底怎么啦？"一些人对讲黄段子"不以为耻，反而为荣"，甚至偏颇地认为是"幽默"的表现。一些年轻女子固执地认为"袒胸露乳、展露大腿"是自我魅力的展现，能吸引别人尤其是异性的眼球就是成功的表现。这说明我们的道德标准出了问题，一些人对"美"的理解出了问题。"道德滑坡"已是我们这个时代人类所面临的重要问题之一。正因为社会中的许多成员丧失了真挚的爱情，才使性骚扰以种种变态和夸张的行为出现，并且有它滋生蔓延的空间。当不道德的性骚扰成为一种"消费品"的时候，我们不禁要问，合理的社会道德标准又是什么？全社会都应该对这个问题进行认真的思考和讨论。

第二，各种不合理形式的性传播和性泛滥已经成为社会的一大毒瘤，不良的社会风气为性骚扰提供了社会土壤。如今，各种淫秽书籍、电影和图片在网上随处可见，这容易给那些道德水准低下的人产生性幻想，甚至促使他寻找各种性侵犯的目标。各种性泛滥已经成为当前中国社会的一大毒瘤。中国的许多宾馆、酒店和各种娱乐场所（如夜总会、卡拉 OK 厅、洗脚城和按摩院等等）或多或少、或明或暗的提供各种色情服务。同时，不良的社会风气也滋生助长了性骚扰这种不良的个人行为和社会现象。例如，一些人以"找情人"、"养二奶"和"找小秘"作为炫耀自己有本事和社会地位的象征，并逐渐成为一种"时尚"；一些人为了寻找刺激，追寻"一夜情"；有些人将"老婆是别人的好，孩子是自己的好"奉为自己在外面寻花问柳的"座右铭"；有些人提出"路边的野花你要采，不采白不采"，"家里红旗不倒，外边彩旗飘飘"；有些人甚至提出"以一夫一妻为耻，以三妻四妾为荣"的口号来歪曲中央提出的"八荣八耻"的口号。针对男性的一些不良行为和口号，少数女性提出针锋相对的口号和措施来寻求所谓的"男女平等"，以"包二爷"和"一妻多夫"的口号作为报复男性的手段。这些不良的社会风气成为性骚扰滋生蔓延的社会土壤。

第三，被骚扰者的忍气吞声和保持沉默助长了"性骚扰者"的气焰。对于"被骚扰者"的受害者来说，她（他）们大部分迫于权力的压力、担心反抗或揭发将会受到上司的报复、别人的笑话甚至歧视等等原因，因此选择了"沉默"。例如，有些秘书受到上司（经理）的性骚扰不仅不能得到同事的体谅，反而说"苍蝇不叮无缝的蛋"，甚至说秘书是为了让上司提拔她而故意勾引她。在这种社会情境下，很多受害者认为"多一事不如少一事"，只能忍气吞声。这样就进一步助长了"性骚扰者"的气焰，他（她）们变本加厉，被骚扰者有时是"哑巴吃黄连，有苦难言"。

第四，法律上的"漏洞"和性骚扰案的取证难是性骚扰不断扩展和蔓延的又一重要原因。尽管十届全国人大常委会第十七次会议于 2005 年 8 月 28 日通过了关于修改妇女权益保障法的决定。修改后的《妇女权益保障法》规定，禁止对妇女实施性骚扰；受害妇女有权向单位和有关机关投诉；违反本法规定，对妇女实施性骚扰，构成违反治安管理行为的，受害人可以提请公安机关对违法行为人依法给予行政处罚，也可以依法向人民法院提起诉讼，这为反对性骚扰提供了法律武器。但是，如何将这一法律规定进行细化并具体实施，我们还有很长的一段路要走。有些人大代表和学者提出，我国应该制订"反性骚扰法"。同时，性骚扰案的取证难是一个大问题。就全国出现的性骚扰上诉案件来看，大多数以"受害者"（原告）的失败而告终，这主要是因为性骚扰案件缺乏有针对性和可操作性的法律法规，同时性骚扰案具有取证难的特点。这也给一些"性骚扰者"留下了漏洞和可乘之机。

第五，教育和疏导措施的不力是性骚扰的另一原因。我国面临着这种严峻的现实，愚昧落后的性压抑、性封闭和性泛滥、性混乱并存的景象。但是，我们的社会教育和学校教育中对什么样的性观念和性行为是健康的、符合社会文化发展方向的却很少提起，同时一些假借性教育，甚至淫秽的书刊却让人防不胜防。健康的性知识、性观念和性文化的教育在我国的缺失导致一些人的性观念的扭曲，导致性骚扰这种不良的行为屡屡发生并逐渐成为一种社会风气。而且，国家没有对不良的社会风气和观念的扭转和教育给予足够的重视，改变和扭转这些不良的社会风气和观念的措施不到位，导致不良的社会风气和性观念不断蔓延，给性骚扰的发展创造了社会环境。

三、性骚扰的不良影响

性骚扰的不良影响和危害是极其严重的，也是多方面和多层次的。从个人发展的角度来看，受到性骚扰的人往往感到人格受到侮辱、情感受到挑战、尊严受到亵渎、甚至生命受到威胁。性骚扰所造成的危害，导致了种种悲惨的发生，而且其恶果还在继续蔓延。从社会发展的角度来说，性骚扰对整个人类的精神状况、心理健康、社会文化等都具有破坏作用。性骚扰的危害范围大、影响深，而最直接的受害者大多为女性，像女性的人格和尊严、女性的基本权利、女性的人身安全等等。例如，有的女性因为拒绝上司的性骚扰而被免职，有的女性因为性骚扰而造成家庭破裂等等。我们也看到因为性骚扰而导致种种悲剧的发生，有的受害女性以跳楼或服毒自杀的方式来为了捍卫自己的人格和尊严。因此，性骚扰对个人、家庭、单位和社会都有许多不良的社会影响和危害，应该引起学者、社会公众、国家和全社会的高度重视。

（一）对个人的影响

1. 对工作的影响。

受到性骚扰的同志的情绪反应有愤怒、恐惧、焦虑、内疚、羞辱、难堪、恶心、疲劳、头痛、失眠，导致自我贬低和自我压抑等等，在工作中感到孤独、无助、不安和恐惧，担心会再次受到性骚扰或进一步受到伤害，影响工作的效率。甚至由于"对性骚扰说不"而被解除工作。骚扰者也担心自己会受到被骚扰者的告发而名声扫地，心理总是忐忑不安，毕竟"做贼心虚"，对工作同样有影响。

2. 对心理或身心健康的影响。

受到性骚扰的女性（男性）在身体上、生理上和心理上都有不同程度上的伤害，她（他）们往往感到心理恐惧和惊慌，人格受到侮辱，尊严受到伤害，精神受到创伤，容易产生耻辱感、恐惧感和自我封闭的心理。

（1）耻辱感：性骚扰会影响和限制被骚扰者的生活，损害她（他）的自我形象以及自尊和自信。个人尊严是自我价值的护卫，自信是自我价值的体现，若一个人屡次遭受性骚扰，她（他）就容易怀疑自己的价值，思考自己为何成为别人玩弄的对象。性骚扰带来的耻辱感对女人自尊和自信的损伤往往混淆了她自身的价值标准，使她变得自惭形秽。而这种耻辱感往往又可能导致受害者的人格分裂，甚至极端地认为只有用死亡才能挽回自己的清白从而选择自杀的道路。

（2）恐惧感：由于生理差别和文化影响，很多女人本来对男性就有种说不出的恐惧，性骚扰的发生会增加她对男性的厌恶和恐惧，使她生活在恐惧、怀疑和压抑之中，加上人有想象的禀赋，不快的想象很有可能使她患上"男性恐怖症"，以致严重影响她对整体男性的看法。例如，许多女性就武断地认为："男人没有一个好东西"、"男人靠得住，母猪会上树"等。这种恐惧感所导致的女性对男性的偏见不利于建构和谐社会。

（3）自闭心理：有些女性因为性骚扰的痛苦记忆而陷入到"一朝被蛇咬，十年怕井绳"的习惯性恐惧中，从此有意识地把自己封闭起来，不与男性交往，拒绝恋爱和结婚，变得悲观厌世，成为性骚扰的牺牲品。被骚扰者长期下去，有可能导致心理畸形或变态的地步，影响社会的稳定。

3. 对精神的影响。

被骚扰者尤其是女性可能对性骚扰经常是难于启齿，忍气吞声，保持沉默，不向别人诉说，精神上感到孤独和无援。长期下去就感到精神压抑或精神失常，甚至精神分裂或者成为精神病人。性骚扰者可能由于性骚扰带来的快感、征服感而盲目自大，长此下去不可一世，在精神上有一种自我满足感和对他人的征服感，这样就可能引起精神失常甚至走向犯罪的道路。

4. 对个人名誉的影响。

一旦受到性骚扰的事情被暴露，就可能遭到他人的非议，骚扰者和被骚扰者都可能受到他人的指责、漫骂甚至歧视，对个人名誉造成不好的影响，个人因此要承受极大的心理负担而忧心重重。

（二）对家庭的影响

1. 被骚扰者的情绪不稳定，使家人感到疑惑和担心。

一般来讲，被骚扰者的情绪不稳定，变得沉默寡言，心神不定，做事经常出错，行为异常。这种情绪的变化和行为的异常容易引起家人的注意并影响家人的心情和情绪，家人也为被骚扰者的情绪异常而感到担心和不安。

2. 影响夫妻感情和家庭稳定。

一旦性骚扰被暴露和传播，对骚扰者和被骚扰者的家庭稳定和夫妻感情都有不等程度的影响。轻则导致夫妻之间互相猜疑和不信任，破坏夫妻感情，重则导致夫妻吵架甚至离婚。有的女性则"破罐子破摔"，甚至干脆就成为上司或老板的"情人"或"二奶"，这对家庭稳定带来巨大的冲击，不利于维持社会的稳定与和谐。

（三）对单位的影响

1. 影响上、下级的关系以及同事之间的关系。

在单位里，有上级对下级的性骚扰，也有下级对上级的性骚扰，还有同事之间的性骚扰。骚扰者和被骚扰者见面可能感到尴尬或不自在，气氛变得异常。一旦性骚扰成为公司默认的风气，这种不良风气会不断扩散，破坏整个单位的稳定与和谐。

2. 影响所在单位的声誉和业绩。

一旦性骚扰的事件被曝光，骚扰者和被骚扰者的单位的声誉受到影响。与之相竞争的单位就可能乘机对此进行宣传和攻击，与之合作或有业务往来的单位可能需要重新思考该单位的形象，对于非常重视单位的声誉和形象的合作企业可能终止与该单位业务关系，这会给单位的业绩带来较大的负面影响。

（四）对社会的影响

1. 败坏社会风气　从心理学的角度讲，性骚扰者是处于一种不健康的心理状态。一旦性骚扰者将自己的性骚扰心理外化为性骚扰的语言和性侵犯的行为，用淫秽的语言甚至恶劣的手段对他人进行性骚扰，其所作所为伤风败俗，严重地毒化了社会的风气，造成恶劣的社会影响。例如，一个单位里领导对部下进行性骚扰，就会严重影响和破坏干群关系，造成了上下级之间的心理隔膜，并形成对立关系，这样就不利于领导目标的实现，影响单位的工作。同时，这种性骚扰败坏了单位集体的声誉，毒化了单位集体的风气，使人心涣散，团结荡然无存。而在一个公共场所发生的性骚扰，会在更大的社会层面造成不良的社会影响，严重地影响了社会风气，破坏了社会主义精神文明建设。

2. 破坏社会治安　从法律的角度讲，性骚扰本身就是一种违法犯罪的行为。而且，性骚扰也可能成为其他犯罪的"导火线"。有些性骚扰者为了达到对他人进行性侵犯的目的，一旦被骚扰者进行拒绝或反抗，就强迫被骚扰者与之发生性关系，以致双方互相纠打，甚至导致骚扰者杀死被骚扰者的悲剧发生。有些被骚扰者在事后感到耻辱和愤怒，为了发泄自己心中的愤怒，就对被骚扰者产生了报复心理，并采取行动对被骚扰者进行报复，伤害被骚扰者及其家人。有些品德不良者，为了达到对他人的性骚扰，会利用各种手段，甚至教唆他人，制造事端，引发矛盾，挑拨离间，引发出其他的不良案件。

3. 诱发犯罪　性骚扰首先是一种不健康的心理状态。性骚扰心理也是诱发各种性犯罪的心理诱因。一旦性骚扰心理形成，会成为一种自我放纵的心理习惯，使性骚扰心理者不能自觉地自我克制各种性的诱惑。随着性骚扰快感的不断体验，这种非正常的性刺激不断强化，其生理的性冲动力与其相对薄弱的伦理道德、社会规范、社会行为形成严重的矛盾；这一矛盾的进一步发展，就会导致性意志力的薄弱，遇有时机，就会由性骚扰心理，外化为进一步的性犯罪行为。这是因为不断的性骚扰会助长其得寸进尺的心理，强化其性刺激，从而会发展为对他人的性侵犯，走上犯罪的道路。

4. 冲击价值观   性骚扰对整个社会的价值观的冲击非常大。有人将性骚扰看成获利或进行晋升的机会，有人将性骚扰看成工作中不可避免的问题，有人将性骚扰看成一种时尚，也有人将性骚扰看成对自己的侮辱，也有人把性骚扰看成不道德的问题，有人把性骚扰看成犯罪，还也有人把性骚扰看成个人和社会的病态。这种不同的价值观的矛盾将对整个人口的价值观带来巨大的冲击。如果不能正视性骚扰问题并进行有效处理，长此下去，这种价值观的巨大冲突可能导致一些人的价值观扭曲，甚至人性扭曲，从而导致人类人格的自我否定和神经质，不利于人的身心健康，更不利于社会的和谐发展。

5. 影响社会稳定   性骚扰对社会稳定的影响是不可忽视的，它将使整个社会处于一种病态的发展。由于性骚扰而可能导致主动辞职或被辞职的人增多，可能导致失业人数增多。同时性骚扰对个人的不良影响，对家庭关系的破坏，对单位的声誉和业绩的影响，这些危害或不良影响都会直接或间接地影响甚至破坏社会的稳定。

总之，性骚扰的不良影响和社会危害是多方面的。只有全社会的共同努力，才有可能得到解决。

关于性骚扰立法的舆情调查统计分析
Statistical Analysis of Polls on the
Legislation for Sex Harassment

邵栀兰

摘要： 本文报告了对性骚扰立法的舆论调查结果，并对结果进行了分析。

关键词： 性骚扰　立法　性别歧视　人身自由　人格尊严

随着反对性骚扰被写进《妇女权益保障法》，性骚扰的问题得到了越来越多的重视，关于性骚扰的新闻也成了媒体竞相追逐的对象，群众对反性骚扰立法的呼声也越来越大。在西方一些国家，性骚扰早已就在法律的惩治之下。美国人在 1964 年将性骚扰写入法律《人权法案》。1986 年，美国最高法院将性骚扰认定为一种非法的性别歧视，规定雇主负有调查性骚扰投诉、采取适当的措施对其进行阻止并使之不再发生的法律责任。

由于性骚扰问题的特殊性——发生地点隐蔽，主被动者之间关系特殊等等，中国对于反性骚扰的立法的道路似乎还很崎岖，比如说取证难、量刑难、追究难等。为了了解民众对于性骚扰的理解，对反性骚扰立法的支持度和疑惑，我们采用问卷加访谈的形式调查了四百多位群众，并作出如下报告：

一、调查基本情况

采取街头偶遇式问卷调查，分别在南京市的三个闹市区访问了四百位群众，共回收有效问卷 367 份，回收率达 91.8%，属于大样本统计。样本基本情况如表 1。

表 1　性别分布

性别	人数	百分比（%）
男	160	43.6
女	205	55.9
缺失	2	0.5
合计	267	100

表2　年龄构成

年龄	人数	百分比（%）
15 岁以下	1	0.3
16 ~ 30	275	74.9
31 ~ 45	64	17.4
46 ~ 60	17	4.6
61 岁以上	4	1.1
缺失	6	1.6
合计	367	100

表3　职业分布

职业	人数	百分比（%）
公务员及其他有行政执法权的人	58	15.8
企业主管	9	2.5
专业技术人员	41	11.2
服务业一般员工	27	7.4
企业一般员工	53	14.4
教师	38	10.4
传媒业工作者	42	11.4
个体、私营业主	29	7.9
在校学生	43	11.7
其他	24	6.5
缺失	3	0.8
合计	367	100.0

表4　教育程度

教育程度	人数	百分比（%）
小学及以下	3	0.8
初中	11	3.0
高中、职中	65	17.7
大专及本科	257	70.0
硕士及以上	31	8.4
合计	367	100

　　由上四表可以看出，我们的调查基本符合人口分布规律，而在年龄构成上，我们由于采用的是街头偶遇式为主的调查，则主要集中于 16～30 岁的青年人群，这虽然是本次调查的局限性，但是我们也要看到，这部分人群对社会现象敏感，同时也是性骚扰的高发人群，对性骚扰问题也有一定的认识。

　　问卷的设计采用开放式和封闭式相结合的形式，从对性骚扰定义的理解、性骚扰的性质和严重性、如何制止性骚扰，以及对反性骚扰立法的态度等方面来了解大众舆论的态度。

　　同时，在进行问卷的同时，我们也用偶遇式进行了一些非标准化的访谈，并上网开设论坛，搜集了关于性骚扰问题的各种不同的看法。

二、对性骚扰定义的理解

1. 对于性骚扰定义的理解　如表5。

表 5

选项	人数	百分比（％）
对异性讲黄色笑话	141	38.4
对异性身材或性征评头论足，发表性别歧视的议论	109	29.7
在异性面前展示色情书刊、图片使异性难堪	239	65.1
对异性说下流话进行挑逗，询问性生活方面隐私	306	83.4
对异性做出有性意味的身体碰触，违反意愿的抚摸	322	87.7
对异性提出不受欢迎的性要求以交换工作上的好处	283	77.1
性要挟或强迫对方顺从其要求	266	72.5
通过邮件、短信、网络进行性骚扰	240	65.4
企图强暴	242	65.9
其他	13	3.5

　　如表5所示，选择对异性做出有性意味的身体碰触，违反意愿的抚摸；对异性说下流话进行挑逗，询问性生活方面隐私；以及对异性提出不受欢迎的性要求以交换工作上的好处这三个选项的人数最多，分别为 322、306 和 283 人，占总人数的 87.7%、83.4% 和 77.1%。可见，群众对性骚扰的认识大部分还是在有"抚摸"、"挑逗"等这些有明显的企图侵犯倾向的举止上，"交换工作上的好处"这一选项可见群众已经意识到性骚扰是一种有明显的上级对下级利用权利来胁迫的性质。

　　而选择"对异性讲黄色笑话"这一选项的仅占总人数的 38.4%，"黄段子"算不算性骚扰？对于很多女性来说，有切身体会，比如访谈过程中，一位刚工作不久的文员就有反映——当同事们在茶余饭后肆无忌惮地在办公室讲"黄段子"时，她的脸红得厉害，不想去听，但又不得不听，这甚至影响到了工作。媒体曾报道过一位妇女大会代表的发言："性骚扰越来越多地侵入了女性特别是职业女性的生活，其中'黄段子'是性骚扰的常见形式。

但由于我国法律在这方面存在空白，造成了妇女保护自己免受性侵害时却无法可依，只能从道德的角度给予谴责。因此，修改妇女权益保障法，以立法的形式更好地保护妇女的合法权益已是当务之急。"

然而，黄段子又不能完全定义为性骚扰。性骚扰是一种故意侵权且有明确性指向，但"黄段子"一般是同事、朋友在饭桌上聊天或手机短信的形式比较多，可能是出于调剂气氛而开玩笑，像这样的情况有时不一定有性指向，这就不能被判定为"性骚扰"。

2. 性骚扰的性质　如表6。

表6

选项	人数	百分比（%）
带有性侵犯成分，是严重的犯罪行为，须立法制止；	242	65.9
有权势的人滥用权力	147	40.1
性别歧视的一种形式	87	23.7
道德问题	265	72.2
修养问题	217	59.1
司空见惯，调情而已	13	3.5

选择"性骚扰是道德问题"的人最多，占72.2%，而同样，也有65.9%的人选择了"性骚扰带有性侵犯成分，是严重的犯罪行为，须立法制止"这一选项。

性骚扰到底是一个道德问题，还是一个法律问题？人们对此一直争论不休。由于我国之前没有对性骚扰的法律界定，因而性骚扰到底指什么，也只限于学者的讨论或普通百姓的揣测；也由于缺乏法律上的严格界定，所以人们说不清同事间正常的玩笑与性骚扰之间的区别，这又反过来加重了性骚扰只是个道德问题的气氛。

很多人认为性骚扰不仅仅应停留在道德问题这个层面上，原因有三——首先，目前大量拐卖妇女、强奸、家庭暴力等显层犯罪尚得不到有效遏制，对于性骚扰这样更多时候限于精神损害的问题，还没有到立法阶段；其次，法律上针对侵犯妇女的行为由情节的严重性分别有流氓罪、猥亵罪和强奸罪加以约束，没有必要单独将性骚扰作为单独的对象加以立法；第三，即使立法，性骚扰发生的场所隐蔽，而且一般发生在语言和身体动作上，取证和量刑的难度大。

而认为性骚扰是一种犯罪行为的观点则主要是针对性骚扰的危害这一角度。无论是办公室里上司对下属的性骚扰，还是学校里老师对学生的性骚扰，或是医院里医生对病人的性骚扰，它都不仅仅导致受害人无法正常工作学习，而且还往往对其生活、家庭、事业造成伤害。长期置于巨大压力之下，一些受害人渐渐对生活失去信心，甚至精神崩溃。性骚扰的危害比起其他的诸如流氓罪、猥亵罪等急性犯罪来说是一种慢性的形式，但是其危害性却不亚于它们。因此，从后果角度上来看，性骚扰完全能够被视为法律问题。

三、性骚扰的严重性以及为什么会泛滥

1. 性骚扰的严重性

表7

选项	人数	百分比（%）
已到了不能容忍的地步	71	19.3
存在一些问题，但严重性被夸大了	271	73.8
没有什么大问题，不值得特别关注	12	3.3
缺失	13	3.5
合计	367	100

　　本题的选项比较集中，有73.8%的人选择了"存在一些问题，但严重性被夸大了"这个选项。可见，性骚扰问题已经被群众所认识，而不再是一个"羞于启齿"的问题了。同时，我们要看到性骚扰的广泛性也被群众忽略了。这一选项的选择占如此高的比率，首先，有问卷设计的问题，从"已经到了不能容忍的地步"到"存在一些问题，但严重性被夸大了"这两个选项之间应该有一个选项能够介于这两者之间，比如说"比较严重"等等；第二，这并不能说明群众理解的"性骚扰"这个问题不够严重，事实上，恰恰是受害人深知得不到法律的支持，还有种种社会压力的存在，令他们顾虑重重，没有站出来，没有讲出来，使群众看不到身边性骚扰的例子，认为性骚扰似乎离自己很遥远。然而，媒体中性骚扰的案例却传达给了群众这样的信息——性骚扰是存在的，是有危害的。

　　2. 性骚扰为什么会泛滥

表8

选项	人数	百分比（%）
法律缺失和违法界限模糊是性骚扰猖獗的重要原因	239	65.1
社会观念陈旧，视"性骚扰"为小事不足挂齿，使性骚扰的治理得不到重视	139	37.9
社会道德遭到破坏，使道德低下者肆无忌惮	192	52.3
被骚扰者缺少防护意识和足够的自我保护手段	195	53.1
女性自己不自重，甚至有些人想以此换取某种好处	113	30.8
生活中多少需要一点"带色"的内容调剂，不可能禁止	39	10.6

　　由表8可见，选择"法律缺失和违法界限模糊是性骚扰猖獗的重要原因"这一选项的人最多，占65.1%，其次是"被骚扰者缺少防护意识和足够的自我保护手段"以及"社会道德遭到破坏，使道德低下者肆无忌惮"，分别占53.1%和52.3%。可见群众已经认识到立法对于反对性骚扰的重要性，群众对于法律的呼声强烈。而除了道德因素以外，也认识到了自我保护的重要性。在法律得以实施以前，只有通过自我保护，才能避免性骚扰的袭击，这

在一个角度也看出了道德约束在性骚扰问题上的无奈。

四、如何制止性骚扰

1. 如何制止性骚扰 见表9。

表9

选项	人数	百分比（%）
改变的观念，提升文明礼貌、尊重妇女的社会行为准则	238	64.9
立法惩治性骚扰	234	63.8
女人要自爱，穿着不要过于暴露	108	29.4
女性要增强自我保护意识	275	74.9
因情节、场合而定，不一概而论	79	21.5

选择"女性要增强自我保护意识"、"改变的观念，提升文明礼貌、尊重妇女的社会行为准则"以及"立法惩治性骚扰"的人最多，分别占74.9%、64.9和63.8。关于选择"女性要增强自我保护意识"和"立法惩治性骚扰"这两个选项的分析在上段中已做分析，本段不作赘述，而选择"改变的观念，提升文明礼貌、尊重妇女的社会行为准则"这一选项的比例如此之多也反映出除了对性骚扰立法的呼声，我们也同样看到了在社会范围内尊重妇女以及提高妇女地位的良好风气。

2. 对于反性骚扰立法的态度 见表10。

表10

选项	人数	百分比（%）
很赞同	249	67.8
有保留的赞同	98	26.7
不赞同	17	4.6
缺失	3	0.8
合计	367	100

有67.8%的人选择很赞同立法，仅有4.6%的人选择了不赞同。而反对或对立法持保留态度的原因，除了上文所分析的"认为性骚扰是道德问题"以外，也有如下几点：

A、29.7%的人选择了"性骚扰应不分性别"。不分性别，包括两个含义——首先，打破性骚扰只是男性对女性的骚扰行为的传统观念，同样将女性对男性的性骚扰也列入立法范围。很多男性朋友认为女性在工作场所中穿着暴露，或者故意俯身、下蹲，令男性们不知如何放置他们的视线，他们认为这也是一种性骚扰。而女上司骚扰男下属的事例也常常见诸报端，女性同样也可以利用职务、职位之变，对男性下属进行骚扰。其次，媒体曾报道过在同一办公室里，同事因妒忌而冒用异性口吻利用电子邮件骚扰同性，同样也对她们造成了思想上的伤害和工作上的影响。像这样的情况是否能够写进《妇女权益保障法》呢？

B、29.2％的人选择了"性骚扰举证不易，立法惩治可操作性较低"。正是因为这个原因，很多民众认为立法的难度大，对立法失去了信心。性骚扰举证困难，但是这不能成为不立法的理由。

C、26.2％的人选择了"需要确定性骚扰的标准和等级，担心将性骚扰泛化"。目前性骚扰在《妇女权益保障法》中并没有明确的界定和等级上的确定标准。这可能造成民众对性骚扰理解上的偏差，由于拥挤而造成的身体上的接触也许也会被女性朋友们视为性骚扰的表现，性骚扰的泛化也会严重影响社会环境和工作环境。

五、调查数据差异分析

1. 性别、年龄和教育程度的交互分布情况　见表11。

表 11

年龄 性别	0～15岁		16～30岁		31～45岁		46～60岁		61岁以上		合计	
	人	%	人	%	人	%	人	%	人	%	人	%
男	0	0	110	30.6	37	10.3	12	3.3	1	0.3	160	44.5
女	1	0.3	163	45.4	27	7.5	5	1.4	3	0.8	199	55.5
合计	1	0.3	273	76.0	64	17.8	17	4.7	4	1.1	359	100

16～30岁的样本群中女性人数约为男性人数的1.5倍。按年龄来分的话，有些样本绝对数较少，因此只能部分地说明问题。这里主要将年龄在16～30岁和31～45岁的样本作比较，分析不同年龄的人群对于性骚扰问题的看法。

表 12

学历 性别	小学及以下		初中		高中、职高		大专、本科		硕士及以上		合计	
	人	%	人	%	人	%	人	%	人	%	人	%
男	0	0	4	1.1	17	4.7	119	32.6	20	5.5	160	43.9
女	3	0.8	7	1.9	48	13.2	137	37.5	10	2.7	205	56.1
合计	3	0.8	11	3.0	65	17.8	256	70.1	30	8.2	365	100

由于样本学历程度分布不均匀，主要分析高中、本专科、硕士及以上三组。三组样本数分别为65人、256人和30人。

2. 不同性别的人群对于性骚扰问题态度的差异分析。

注：以下所有表格都按多项选择题统计。不计算缺失的样本，应此样本总数并不是367而是363或者其他数目，缺失率不超过2％。表13至20中的％①代表的是选择某一选项男

性占男性总样本的比率,%②是选择某一选项女性占女性总样本的比率,%③代表的是选择某一选项人数占总样本的比率。

表 13 性别/性骚扰定义

性别	男		女		合计	
对性骚扰的定义	人数	%①	人数	%②	人数	%③
对异性讲黄色笑话	60	37.5	81	39.5	141	38.6
对异性身材或性征评头论足,发表性别歧视的议论	39	24.4	70	34.1	109	29.9
在异性面前展示色情书刊、图片使异性难堪	101	61.3	138	67.3	239	65.5
对异性说下流话进行挑逗,询问性生活方面隐私	132	82.5	173	84.5	305	83.6
对异性做出有性意味的身体碰触,违反意愿的抚摸	139	86.9	181	88.3	320	87.7
对异性提出不受欢迎的性要求以交换工作上的好处	122	76.3	160	78.0	282	77.3
性要挟或强迫对方顺从其要求	106	66.3	160	78.0	266	72.9
通过邮件、短信、网络进行性骚扰	95	59.4	145	70.7	240	65.8
企图强暴	97	60.6	145	70.7	240	66.3

从表 13 可以看到,对于性骚扰定义的每一个选项,女性的选择率均高于男性,平均高出六个百分点。这一明显差异表明,许多女性认为是性骚扰的行为,在男性眼中则未必是性骚扰,这也是性骚扰发生时男女心理感受的差异所致,也说明相同的行为对于女性的伤害更加严重一些。对于性骚扰的定义,男性和女性也有比较一致的意见,即对除"对异性讲黄色笑话"和"对异性身材或性征评头论足,发表性别歧视的议论"两项的选择率低于40%以外,其他选项的选择率都在59%以上。

表 14 性别/性骚扰性质

性别	男		女		合计	
性骚扰性质	人数	%①	人数	%②	人数	%③
带有性侵犯成分,严重的是犯罪行为,须立法制止;	91	56.9	149	72.7	240	65.8
有权势的人滥用权力	63	39.4	84	41.0	147	40.3
性别歧视的一种形式	30	18.8	57	27.8	87	23.8
道德问题	105	65.6	159	77.6	264	72.3
修养问题	88	55.0	128	62.4	216	56.2
司空见惯,调情而已	8	5.0	5	2.4	13	3.6

在界定性骚扰问题的性质时，男性和女性最集中的观点是认为性骚扰是一个道德问题，选择率分别为65.6%和77.6%。其次是认为性骚扰有性侵犯成分，严重的是犯罪行为需要立法制止，这一观点的选择率分别为56.9%和77.7%。再次是修养问题，选择率分别为55.0%和62.4%。

认为性骚扰是调情而已，司空见惯的人数仅13人，男女的选择率分别为5.0%和2.4%。可见大多数人都不把性骚扰当调情看待，在这一点反映了大众的普遍立场，即性骚扰是不受大众欢迎的行为。

在回答性骚扰是不是性别歧视的一种形式时，有18.8%的男性和27.8的女性持肯定态度。所谓性别歧视，是以性别为基础而产生的一种歧视现象，它可以表现为男性对女性的歧视，也可以表现为女性对男性的歧视。《朗曼英语辞典》对"性别歧视"的解释是："以性别为基础的歧视，尤其是男性对女性偏见。"《美国传统辞典》给"性别歧视"所下的定义是："一类性别成员对另一性别成员的歧视。"歧视可以理解为不尊重、忽视和排斥，性骚扰过程中，主动骚扰者显然是没有尊重被骚扰者，因此把性骚扰界定为性别歧视的一种形式是没有问题的。但歧视在我国多用于"排斥"之意，比如"女大学生在就业时受到歧视"。主动骚扰者甚至可以说是因为喜欢对方才会去骚扰异性，根本不是因为排斥而恶意骚扰。所以人们在界定性骚扰时多只用道德、修养问题来形容，一般不具体称之为歧视。

表15　性别/性骚扰的严重程度

性别 性骚扰的严重程度	男		女		合计	
	人数	%①	人数	%②	人数	%③
已到了不能容忍的地步	22	13.8	49	24.1	71	19.6
存在一些问题，但严重性被夸大了	125	78.1	144	53.5	269	74.1
没有什么大问题，不值得特别关注	8	5.0	4	2.0	12	3.3

如表15，在女性眼中，性骚扰问题的严重程度普遍高于男性的判断，女性样本中24.1%的人认为性骚扰问题已经到了不能容忍的程度，而男性选择该选项的只有13.8%。认为性骚扰问题不值得特别关注的人数仅为12人，男性和女性的选择率分别为5.0%和2.0%，这与认为性骚扰是调情行为司空见惯的人数相当，说明样本反映信息的可信度较高。

如表16，男性和女性都普遍认为法律缺失和违法界限模糊是性骚扰猖獗的重要原因，两者的选择率分别为62.5%和67.3%。男女选择比率差异最大的选项是"被骚扰者缺少防护意识和足够的自我保护手段"，男性样本中有78人选择，选择率为38.8%，女性样本中131人选择，选择率为55.1%。六个被选项中男性选择率最高的依次是法律缺失、社会观念陈旧和自保不足三项，女性选择率最高的依次是法律缺失、自保不足和社会观念陈旧三项，相对而言，女性样本认为自我保护更为重要，而男性则倾向从社会环境角度寻找问题产生的原因。

表 16 性别/性骚扰为什么泛滥

性别	男		女		合计	
性骚扰为什么泛滥	人数	%①	人数	%②	人数	%③
法律缺失和违法界限模糊是性骚扰猖獗的重要原因	100	62.5	138	67.3	238	65.2
社会观念陈旧,视"性骚扰"为小事不足挂齿,使性骚扰的治理得不到重视	51	31.9	87	42.4	138	37.8
社会道德遭到破坏,使道德低下者肆无忌惮	78	48.8	131	55.1	191	52.3
被骚扰者缺少防护意识和足够的自我保护手段	78	38.8	117	57.1	195	53.4
女性自己不自重,甚至有些人想以此换取某种好处	51	31.9	61	29.8	112	30.7
生活中多少需要一点"带色"的内容调剂,不可能禁止	17	10.6	22	10.7	39	10.7

表 17 性别/如何制止性骚扰

性别	男		女		合计	
如何制止性骚扰	人数	%①	人数	%②	人数	%③
改变的观念,提升文明礼貌、尊重妇女的社会行为准则	98	61.3	140	68.3	238	65.2
立法惩治性骚扰	88	50.0	144	70.2	232	63.6
女人要自爱,穿着不要过于暴露	50	31.3	57	27.8	107	29.3
女性要增强自我保护意识	107	66.9	167	81.5	274	75.1
因情节、场合而定,不一概而论	32	20.0	47	22.9	79	21.6

　　如何制止性骚扰? 对于这一问题,男性和女性的回答存在显著差异。主要表现在对"立法惩治性骚扰"和"女性要增强自我保护意识"两项的选择上。男性支持立法惩治性骚扰的比率为 50.0%,女性样本的选择率相对高出二十个百分比,为 70.2%。而女性样本选择"女性要增强自我保护意识"的比率仅为 21.5%,男性样本选择率则为 66.9%。可见由于性骚扰的大多受害者为女性,而实施者为男性,从自身利益考虑,女性更支持立法,而另一方面,女性选择"增强自我保护意识"的比率要低于男性,是因为女性更希望通过社会力量如立法、提升女性地位等方面来使自己免受骚扰,这也可以看出,男性在分析问题时倾向于从社会角度找原因,而从个人角度找解决的办法。女性的倾向则正好相反,即从自身角度找原因,从社会环境找解决问题的办法。57.1% 的女性认为被骚扰者缺少防护意识和足够的自我保护手段是导致性骚扰问题的原因之一,29.8% 的女性认为女性自己不自重,甚至有些人想以此换取某种好处。

表18　性别／对性骚扰立法的态度

性别	男		女		合计	
对性骚扰立法的态度	人数	%①	人数	%②	人数	%③
很赞同	95	59.4	152	74.1	247	67.7
有保留的赞同	57	35.6	41	20.0	9	4.4
不赞同	8	5.0	9	4.4	17	4.7

表19　性别／对立法持保留态度的原因

性别	男		女		合计	
对立法持保留态度的原因	人数	%①	人数	%②	人数	%③
需要确定性骚扰的标准和等级，担心将性骚扰泛化	50	31.3	46	22.4	96	26.3
性骚扰举证不易，立法惩治可操作性较低	54	33.8	52	25.4	106	29.0
防止性骚扰不能完全靠法律	61	38.1	66	32.2	127	34.8

表20　性别／反对立法的原因

性别	男		女		合计	
反对立法的原因	人数	%①	人数	%②	人数	%③
相当一部分性骚扰属于修养和道德问题，如说黄段子	44	47.8	48	25.2	92	25.2
影响两性之间的正常交往	33	20.6	25	12.2	58	15.9
法不治众	7	4.4	16	7.8	23	6.3
禁止性骚扰应不分性别	54	33.8	54	26.3	108	29.6

如表18，女性很赞同立法惩治性骚扰的占样本的74.1%，比男性的选择率高出近十五个百分比。而男性对立法持保留态度的比女性多十五个百分比，原因主要为"需要确定性骚扰的标准和等级，担心将性骚扰泛化""性骚扰举证不易，立法惩治可操作性较低""防止性骚扰不能完全靠法律"三项，选择率分别是31.3%、33.8%和38.1%。不赞同立法的比率男女基本相当，理由主要是相当一部分性骚扰属于修养和道德问题，另外禁止性骚扰应该不分性别。

总的看来对于性骚扰这一问题，性别差异较为明显，主要表现在对于性骚扰行为得范围界定和主要从个人角度还是社会角度解决性骚扰问题。女性认为的性骚扰范围较男性更广，女性更倾向于通过改变社会制度和观念来解决这一问题，男性则主要从被骚扰个人出发，要求被骚扰者加强自我保护，防止性骚扰行为的发生。

3. 不同年龄的人群对于性骚扰问题态度的差异分析 表21。

表21

对性骚扰的定义	0~15		16~30		31~45		46~60		61~		合计	
	人	%	人	%①	人	%②	人	%	人	%	人	%
对异性讲黄色笑话	0	0	96	34.9	39	60.9	3	17.6	1	25	139	38.5
对异性身材或性征评头论足，发表性别歧视的议论	0	0	74	26.9	30	46.9	2	11.8	0	0	106	24.9
在异性面前展示色情书刊、图片使异性难堪	0	0	175	63.6	51	79.7	7	41.2	1	25	234	64.8
对异性说下流话进行挑逗，询问性生活方面隐私	0	0	228	82.9	57	89.1	12	70.6	3	75	300	83.1
对异性做出有性意味的身体碰触，违反意愿的抚摸	1	100	240	87.3	59	92.2	15	88.2	1	25	316	87.5
对异性提出不受欢迎的性要求以交换工作上的好处	1	100	207	75.3	52	81.3	14	82.4	3	75	277	76.7
性要挟或强迫对方顺从其要求	1	100	198	72	47	73.5	12	70.6	2	50	260	72
通过邮件、短信、网络性骚扰	1	100	177	64.4	46	71.9	8	47.1	2	50	234	64.8
企图强暴	1	100	79	65.1	42	65.6	11	64.7	3	75	236	65.4

如表21，在第一项"对异性讲黄色笑话"的选择上，各年龄层之间的差异最为明显，30岁以下样本的选择率为34.9%，31~45岁的样本选择率为60.9%，46岁以上的选择率为19.0%（由重新分组计算所得），人数分别为96人、39人和4人。

注：由于部分年龄段样本绝对数较小就不作差异分析，仅比较样本绝对数较多的两个年龄段（15~30和31~45）。%①表示16~30岁的人群中选择某一项的选择率，即选择该项的人数除以16~30岁年龄段样本总数再乘以100%所得。%②表示31~45岁的人群中选择某一项的选择率，即选择该项的人数除以31~45岁年龄段样本总数再乘以100%所得。

表22

年龄 对性骚 扰的性质	0~15		16~30		31~45		46~60		61~		合计	
	人	%	人	%①	人	%②	人	%	人	%	人	%
带有性侵犯成分，严重的是犯罪行为，须立法制止	1	100	197	71.6	32	50	4	23.5	3	75	237	65.7
有权势的人滥用权力	1	100	130	37.5	26	40.6	11	64.7	2	50	143	39.6
性别歧视的一种形式	0	0	64	23.3	17	26.6	3	17.6	0	0	84	23.3
道德问题	1	100	207	75.3	40	62.5	10	58.8	2	50	260	72.0
修养问题	0	0	172	62.5	32	50	9	52.9	1	25	214	59.3
司空见惯，调情而已	0	0	8	2.9	4	6.3	1	5.9	0	0	13	3.6

表22中，%①和%②比较，认为性骚扰有性侵害成分，严重的是犯罪行为，需立法制止的人数分别为197人和32人，选择率分别为71.6%和50%，%①高出%②二十个百分比。如表23，两年龄组对性骚扰问题严重程度的判断差异不大。

表23

性骚扰的严重程度	16~30		31~45	
	人	%①	人	%①
已到了不能容忍的地步	56	20.4	11	17.5
存在一些问题，但严重性被夸大了	203	73.8	46	73.0
没有什么大问题，不值得特别关注	9	3.3	2	3.2

表24中，%①和%②差异最大在"女性自己不自重，甚至有些人想以此换取某种好处"一项上，选择率分别为28.4%和37.5%，年龄在30~45的人群更多地赞同这一观点。

如表25，与表24相似，在女性要自爱一项的选择上，%②比%①高出近二十个百分点，分别为24.4%和42.2%。年龄在30~45的人群更多地赞同这一观点。两表比较可以推测认为年龄越高，对于女性要自爱自重观点的支持率越高（由于总样本分组不均，这一趋势在其他组别间不明显，所以只能推测说明）。

表24　年龄/泛滥原因

性骚扰 泛滥的原因	0~15		16~30		31~45		46~60		61~		合计	
	人	%	人	%①	人	%②	人	%	人	%	人	%
法律缺失和违法界限模糊是性骚扰猖獗的重要原因	1	100	180	65.5	44	68.8	6	35.3	3	75	234	64.8
社会观念陈旧，视"性骚扰"为小事不足挂齿，使性骚扰的治理得不到重视	1	100	107	38.9	22	34.4	5	29.4	0	0	135	39.4
社会道德遭到破坏，使道德低下者肆无忌惮	0	0	139	50.5	34	53.1	11	64.7	2	50	106	51.5
被骚扰者缺少防护意识和足够的自我保护手段	1	100	152	55.3	30	46.9	2	71.2	1	25	191	52.9
女性自己不自重，甚至有些人想以此换取某种好处	0	0	78	28.4	24	37.5	7	41.2	3	75	112	31.0
生活中多少需要一点"带色"的内容调剂，不可能禁止	0	0	30	10.9	5	7.8	3	17.6	0	0	38	10.5

表25　年龄/如何制止

	0~15		16~30		31~45		46~60		61~		合计	
	人	%	人	%①	人	%②	人	%	人	%	人	%
改变的观念，提升文明礼貌、尊重妇女的社会行为准则	0	0	179	65.1	42	65.6	10	58.8	4	100	235	65.1
立法惩治性骚扰	1	100	78	64.7	40	62.5	6	35.5	3	75	228	63.2
女人要自爱，穿着不要过于暴露	1	100	67	24.4	27	42.2	7	41.2	3	75	105	29.1
女性要增强自我保护意识	1	100	214	77.8	44	68.8	8	47.1	3	75	270	74.8
因情节、场合而定，不一概而论	0	0	64	23.3	8	12.5	3	17.6	0	0	75	20.8

表26

对性骚扰立法的态度	16~30		31~45	
	人	%①	人	%①
很赞同	191	69.5	41	64.1
有保留的赞同	68	27.4	21	32.8
不赞同	13	4.7	2	3.1

表27　年龄/立法保留原因

	0~15		16~30		31~45		46~60		61~		合计	
	人	%	人	%①	人	%②	人	%	人	%	人	%
需要确定性骚扰的标准和等级确定，担心将性骚扰泛化	0	0	76	27.6	13	20.3	3	17.6	1	25	93	25.8
性骚扰举证不易，立法惩治可操作性较低	1	100	74	26.9	26	40.6	4	23.5	1	25	106	29.4
防止性骚扰不能完全靠法律	1	100	92	33.5	26	40.6	4	23.5	0	0	127	35.2

表28　年龄/反对原因

	0~15		16~30		31~45		46~60		61~		合计	
	人	%	人	%①	人	%②	人	%	人	%	人	%
相当一部分性骚扰属于修养和道德问题，如说黄段子	0	0	67	24.4	20	31.3	6	35.3	0	0	93	25.8
影响两性之间的正常交往	0	0	42	15.3	13	20.3	3	17.6	0	0	58	16.1
法不治众	1	100	18	6.5	4	6.3	0	0	0	0	23	6.4
禁止性骚扰应不分性别	0	0	82	29.8	19	29.7	6	35.3	2	50	109	30.2

　　如表26、27、28，年龄组16~30和31~45的样本对于立法惩治性骚扰的赞同程度基本相同，后者略低于前者。%①和%②差异最大在"性骚扰举证不易，立法惩治可操作性较低"这一选项上，选择率分别为26.9%和40.6%。

　　总的看来，年龄差异的规律不是十分明显，这是样本选择面不均匀导致，但是可以推测，年龄越大，看待这一问题的态度越为保守，对于女性自身要自爱、自保的呼声也越高。当然不同年龄层的样本对于增加反对性骚扰的专门法律条款的支持率基本相同。

3. 不同教育程度的人群对于性骚扰问题态度的差异分析　见表29。

表29

项目	小学		初中		高、职中		大专本科		硕士以上		合计	
	人	%	人	%	人	%①	人	%②	人	%③	人	%
对异性讲黄色笑话	1	33.3	2	18.2	19	29.2	102	39.7	18	58.1	142	38.7
对异性身材或性征评头论足，发表性别歧视的议论	1	33.3	1	9.1	12	18.5	80	31.1	15	48.4	1.9	29.7
在异性面前展示色情书刊、图片使异性难堪	2	66.7	6	54.5	38	58.5	168	65.4	25	80.6	239	65.1
对异性说下流话进行挑逗，询问性生活方面隐私	3	100	9	81.8	46	70.8	219	25.2	29	93.5	306	83.4
对异性做出有性意味的身体碰触，违反意愿的抚摸	3	100	8	72.7	52	80	231	89.9	28	90.3	322	87.7
对异性提出不受欢迎的性要求以交换工作上的好处	2	66.7	7	63.6	38	58.5	209	81.3	27	87.1	238	283
性要挟或强迫对方顺从其要求	2	66.7	5	45.5	51	56.9	196	76.3	26	83.9	266	72.5
通过邮件、短信、网络性骚扰	3	100	3	27.3	33	50.8	175	68.1	26	83.9	240	65.4
企图强暴	2	66.7	7	63.6	34	52.3	176	68.5	23	74.2	242	65.9

表30　文化/性质

项目	小学		初中		高、职中		大专本科		硕士以上		合计	
	人	%	人	%	人	%①	人	%②	人	%③	人	%
带有性侵犯成分，严重的是犯罪行为，须立法制止	1	33.3	6	54.5	43	66.2	173	67.3	19	61.3	242	65.9
有权势的人滥用权力	1	33.3	5	45.5	21	32.3	109	42.4	11	35.5	147	40.1
性别歧视的一种形式	0	0	1	9.1	11	16.9	70	27.2	5	16.1	87	23.7
道德问题	2	66.7	6	54.5	46	70.8	109	73.9	21	67.7	262	72.2
修养问题	2	66.7	4	36.4	40	61.5	152	59.1	19	61.3	217	59.1
司空见惯，调情而已	0	0	0	0	1	1.5	12	4.7	0	0	13	3.5

表31

项目	高、职中		大专本科		硕士以上	
	人	%①	人	%②	人	%③
已到了不能容忍的地步	9	13.8	55	21.6	4	12.9
存在一些问题，但严重性被夸大了	50	76.9	186	72.9	24	77.4
没有什么大问题，不值得特别关注	2	3.1	9	3.5	1	3.2

表32　文化/泛滥

项目	小学		初中		高、职中		大专本科		硕士以上		合计	
	人	%	人	%	人	%①	人	%②	人	%③	人	%
法律缺失和违法界限模糊是性骚扰猖獗的重要原因	0	0	5	45.5	31	47.7	180	70.7	23	74.2	239	65.1
社会观念陈旧，视"性骚扰"为小事不足挂齿，使性骚扰的治理得不到重视	1	33.3	3	23.7	22	33.8	103	40.1	10	32.3	139	37.9
社会道德遭到破坏，使道德低下者肆无忌惮	1	33.3	4	36.4	23	35.4	147	52.2	17	54.8	192	53.3

续　表

项目	小学		初中		高、职中		大专本科		硕士以上		合计	
	人	%	人	%	人	%①	人	%②	人	%③	人	%
被骚扰者缺少防护意识和足够的自我保护手段	2	66.7	4	36.4	36	55.4	138	53.7	15	48.4	195	53.1
女性自己不自重，甚至有些人想以此换取某种好处	1	33.3	3	37.3	22	33.8	29	30.7	8	25.8	113	30.8
生活中多少需要一点"带色"的内容调剂，不可能禁止	1	33.3	1	9.1	10	15.4	25	9.7	2	6.5	39	10.6

表33　文化/禁止

项目	小学		初中		高、职中		大专本科		硕士以上		合计	
	人	%	人	%	人	%①	人	%②	人	%③	人	%
改变的观念，提升文明礼貌、尊重妇女的社会行为准则	1	33.3	7	63.6	38	58.5	175	68.1	17	54.8	238	64.9
立法惩治性骚扰	1	33.3	7	63.6	36	55.4	168	65.4	22	71.0	234	63.8
女人要自爱，穿着不要过于暴露	0	0	4	36.4	17	26.2	76	29.6	11	35.5	108	29.4
女性要增强自我保护意识	3	100	5	45.5	47	72.3	197	76.7	23	74.2	175	74.9
因情节、场合而定，不一概而论	2	66.7	2	18.2	10	15.4	58	22.6	7	22.6	79	29.5

表34

项目	高、职中		大专本科		硕士以上	
	人	%①	人	%②	人	%③
很赞同	41	63.1	183	71.2	15	48.4
有保留的赞同	21	32.3	63	24.5	11	35.5
不赞同	3	4.6	9	3.5	4	12.9

表35 文化/保留态度

项目	小学		初中		高、职中		大专本科		硕士以上		合计	
	人	%	人	%	人	%①	人	%②	人	%③	人	%
需要确定性骚扰的标准和等级确定，担心将性骚扰泛化	2	66.7	2	18.2	20	30.8	67	26.1	5	16.1	96	26.2
性骚扰举证不易，立法惩治可操作性较低	1	33.3	0	0	18	27.7	78	30.4	10	32.3	107	29.2
防止性骚扰不能完全靠法律	1	33.3	7	63.6	27	41.5	84	32.7	8	25.8	27	34.6

表36 文化/反对立法

项目	小学		初中		高、职中		大专本科		硕士以上		合计	
	人	%	人	%	人	%①	人	%②	人	%③	人	%
相当一部分性骚扰属于修养和道德问题，如说黄段子	1	33.3	1	9.1	20	30.8	66	25.7	5	16.1	93	25.3
影响两性之间的正常交往	0	0	1	9.1	12	18.5	41	16.0	4	12.9	58	15.8
法不治众	1	33.3	1	9.1	4	6.2	15	5.8	2	6.5	23	6.3
禁止性骚扰应不分性别	2	66.7	5	45.5	26	40.0	68	26.5	8	25.8	109	29.7

　　总体看来，文化程度越高，界定性骚扰行为的范围越广，各选项中%③均高于%②和%①。对于性骚扰问题性质的界定，文化差异不大。文化程度越高对于女性更加尊重，大学和硕士学历的样本对于立法惩治性骚扰问题的支持率更高。

　　5. 不同职业的人群对于性骚扰问题态度的差异分析　见表37。

表 37

职业 定义	公务员等		企业主管		技术人员		服务业工		企业员工		教师		传媒业者		私营业主		在校学生		其他		合计	
	人	%	人	%	人	%	人	%	人	%	人	%	人	%	人	%	人	%	人	%	人	%
讲黄段子	25	43.1	4	44.4	18	43.9	5	18.5	25	47.2	18	47.4	18	42.9	7	24.1	12	27.9	9	37.5	142	38.3
有色议论	25	43.1	2	22.2	11	26.8	4	14.8	16	30.2	14	36.8	11	36.2	3	10.3	16	37.2	7	27.2	109	29.8
示色书画	42	72.4	4	44.4	23	56.1	14	51.9	39	73.6	31	81.6	25	59.5	16	55.2	28	65.1	15	62.5	239	65.3
逗询隐私	49	84.5	6	66.7	35	85.4	17	63.0	43	81.1	35	92.1	36	85.7	23	79.3	37	86.0	23	95.8	306	83.6
带色揩油	53	91.4	8	88.9	34	82.9	22	81.5	44	83.0	36	94.4	37	88.1	23	79.3	39	90.7	23	95.8	321	87.7
以职谋色	46	79.3	8	88.9	32	78.0	12	44.4	38	71.1	32	24.2	35	83.3	23	79.3	33	76.7	22	91.7	283	77.3
强迫要挟	45	77.6	7	77.8	30	73.2	14	51.9	37	69.8	31	81.6	26	61.9	20	69.0	36	83.7	18	75.0	266	72.7
网路骚扰	39	67.2	6	66.7	30	73.2	9	33.3	36	67.9	26	68.4	30	71.4	13	44.8	31	72.1	18	75.0	240	65.6
企图强暴	41	70.7	5	55.6	28	68.3	14	51.9	35	66.0	28	73.7	21	50.0	18	62.1	34	79.1	16	66.7	242	66.1

由于关于职业差异分析的表格过大，这里仅列一个表格作为代表。对于性骚扰的定义，基本有两大趋势，即公务员等、企业主管、技术人员、企业员工、传媒业者之间观点相似度高，界定的性骚扰范围较广，剩下的服务业员工、私营业主、在校学生对于性骚扰的定义较小，平均有75%的样本不把对异性讲黄色笑话界定为性骚扰，认为性骚扰是生活调剂的比率较高些。所有职业的样本对与立法惩治的支持率均高于50%，其中，私营业主对立法惩治的支持度最低，为51.7%。

八、网络调查补充分析

下面是调查员在某网络论坛上作的简短调查

作者：yishuizhilan 发表日期：2005-05-29 00：14：19

一、如果请您对性骚扰下定义，您将如何界定？

二、对于当前热门话题的性骚扰您觉得问题是否严重，是否值得社会关注？

三、您觉得性骚扰属于什么样性质的问题？

四、您觉得当前发生在公共场所、社交场所、和工作场所的性骚扰，哪个问题更大更需要关注？

五、最近有30名政协委员就性骚扰问题向本次政协会议提交第3449号提案，建议在修改《妇女权益保障法》时增加反对性骚扰立法，您对此有什么看法？

六、您觉得有效制止性骚扰的途径是什么？

大家谈谈自己的看法，谢谢！

回应人：之轩- 发表日期：2005-05-29 00：28：48

1. 如何下？不好说

2. 应该关注，尤其现在男性对女性骚扰比较严重，也是从媒体上得知

3. 道德

4. 应该是工作场所吧

5. 性骚扰不能只针对女性，那样是我们鼓励男女平等的讽刺

6. 3267 有法律有界定比较好

回应人：树良叶　发表日期：2005-05-29 08：54：09

这个词也是近些年较为时尚的词，时尚的东西多少缺少些理性，现实中哪有那么多性骚扰，不能扩大化。另：骚扰之所以时尚，也是因为有了"性"。

回应人：三月桃花84　发表日期：2005-05-29 16：17：40

性骚扰界定很广，有语言性骚扰. 行为性骚扰. 现实生活中不是没有，而是很多，只是因为现在比较开放，人的行为规范已经较前有了很大的改观，所以有些性骚扰对一些人来说是不太在意了，当作玩笑了. 比如在办公室里，有些同事在一起开玩笑，但一些玩笑已经超过了行为规范，构成了性骚扰行为，而且有些人甚至到了病态的地步，所以这个问题应该引起社会关注. 在性骚扰这个问题上我认为是一个道德品质问题，不论是语言行为都能看出一个人的道德品质. 第3449号提案的提案是为了保护妇女的合法权益，但有些女人则另当别论。我觉得有效制止性骚扰的途径有很多，办法是人想出来的，仅靠法律来制定只是一个方面，关键是大方妇女要自尊、自爱、还有自强，这样即使有人想对你进行语言及行为性性骚扰。也会把它消灭在萌芽状态. 省得事态发展到不可收拾再去用法律来保护已经晚矣！！！

回应人：本色男人　发表日期：2005-05-29 17：39：18

一、这个定义不好下。是否是骚扰随场合、人群、个人情绪的不同而不同。

二、我的身边几乎没看到。

三、道德、个人素质和品味的问题。

四、工作场所发的可能性更大些。

五、恐怕这种立法过不了多久又得修改。

六、教育。

回应人：公共版斧　发表日期：2005-05-29 18：23：19

这个话题已经敏感了很久，或许每个人工作的环境不同所见不同，或许是因为这本身就关联着个人的隐私名誉，或许还有一些男权女权的问题，所见到的经常是网络上报道的事件，而这些事件也多见于一些不规范的合资企业，独资企业，受委屈也大多是女性. 在这个社会里，女性就是弱者的代名词，是时代根本没有进步，还是在逐渐的退步无法说清. 所以挂起来，有兴趣的板油们可以就此发表自己的议论和建议.

以前在韩资企业待过，骚扰的事情有见到，有听到过

回应人：鼠天歌　发表日期：2005-05-29 20：40：25

视对象而定。在不很熟悉的女人面前我是君子，但在相处了十余年相当了解的同事和朋友面前我说话还是很随意的。如果硬要上纲上线的话，那很多人的语言包括女同事的语言都能算

得上是性骚扰了……

回应人：口天一郎　发表日期：2005-05-29 21：19：56
大多数国人都还没有那么亢奋与胆大……

回应人：绿竹枝　发表日期：2005-05-29 21：37：01
性骚扰的行为方式有很多，很难为性骚扰下一个明确的定义，圈定一个确切的范围，界定哪些行为属于性骚扰。我认为，所有这些都要视受害者的感受和损害的结果而定。比如，你的朋友用手机发一个黄段子给你，你的同事向你暗送秋波或者路人向你抛个媚眼，这算不算性骚扰呢？我想这不是一个单行的法律能够明确的。
所谓林子大了什么鸟都有，不论是在生活中还是工作中，在现实中还是在网络中，我相信很多人不同程度的接触过性骚扰。

回应人：本色男人　发表日期：2005-05-30 09：06：30
报载，有年轻女子做擦皮鞋的工作，有意把领口开得很低，结果生意出奇的好。有人提出，你用那里吸引顾客，让别人看不觉得吃亏吗？擦皮鞋女子说，看看有什么吃亏，他愿意看就看吧，我又不亏本。
不知这是女性对男性性骚扰还是男性对女性性骚扰，或者算不算是性骚扰？

回应人：泪雕琥珀　发表日期：2005-05-30 12：25：34
我以为性骚扰实际是一种试探或萌芽状态，所以得把它消灭在萌芽状态. 省得事态发展到不可收拾再去用法律来保护已经晚矣！！！

回应人：阿兔13　发表日期：2005-05-30 17：38：46
那擦鞋女的行为是在拉生意做广告

回应人：非台　发表日期：2005-05-30 15：44：51
性骚扰应该是男女身上都可能发生的异性带有性暗示（明示）的侵扰行为，包括视觉上的。公共场合的性骚扰最值得关注。
不仅仅是道德问题，也是社会的、心理的问题，性骚扰需要制止，当然性骚扰施行者的心理健康也需要得到关注。
社会教育和立法是最好的解决途径。

回应人：影儿的影子　发表日期：2005-05-30 16：23：57
当然是道德上的，
需要严防严打。

回应人：^_ ^*　发表日期：2005-05-31 10：20：38

无聊的问题,

去关心一下民生吧。

还有很多人饿肚子呢。

回应人：憎恨南京遗忘历史　发表日期：2005-05-31 10：36：10

无聊的日本人开的先河,

恶习啊!

回应人：飘零 sz　发表日期：2005-05-31 12：49：20

没遇到过，说不好。

　　分析：网络论坛的参与者对于这一问题比较感兴趣，在短时间内就给予了热情回复，调查员挑选观点较具代表性的一个论坛的所有回帖为例。

　　这些网友探讨的方面基本涵盖了性骚扰立法所面对的五大难题：

　　第一、性骚扰的行为方式有很多，很难为性骚扰下一个明确的定义，如何圈定一个确切的范围，界定哪些行为属于性骚扰？

　　第二、性骚扰发生时，受害一方是否有勾引的嫌疑或者怀有其他目的，如开低领口弯腰为人擦鞋的打工妹，是她服务的对象受到骚扰（或者意外的引诱）还是她自己受到了骚扰？

　　第三、立法惩治性骚扰时，是否只保护受到骚扰的女性？女性对男性的骚扰和同性之间带有性意味的恶性骚扰该如何解决？

　　第四、性骚扰行为如何举证？

　　第五、性骚扰问题似乎没有关系到国际民生，是否应该受到如此的关注？

　　在制定新的法律条款时，这五个问题是必须给予明确回答的。

　　性骚扰到底是一个道德问题还是一个法律问题？如果要把性骚扰纳入法律规范的范畴，首先必须明确"性骚扰"的概念。作为法律概念，应该明确规定它的性质，是刑事犯罪行为、行政违法行为还是民事侵权行为；应该明确它的责任，是受刑罚制裁、行政处罚还是民事赔偿；应该明确它的外延，哪些行为属于性骚扰，哪些行为属于性犯罪；应该明确它的内涵，性骚扰侵犯了公民的什么权益。法律概念关系公民的权益保护，关系到法制建设。难怪给"性骚扰"下定义那么难，但要想在法律层面关注性骚扰，就不得不给性骚扰下定义。尽管给"性骚扰"下的定义很多，在立法机关没有采纳之前，仍属于学术上的观点。有鉴如此，湖北伟宸律师事务所律师张绍明试图给性骚扰下如下定义：性骚扰是一种以侵犯他人人格尊严权为特征的民事侵权行为，它以不受欢迎的与性有关的言语、行为、信息、环境等方式侵犯他人的人格权。这一界定比较适合我国国情，性骚扰虽然还没有危及到国计民生，但在性骚扰发生的每一个角落，它正威胁着许多公民的正常生活，作为一个公民的人格权受到侵犯时，法律有义务保障公民的权益并且惩治制造侵犯行为的当事人。性骚扰的发生没有性别限制，所有遭受性骚扰侵犯的公民都有权运用法律武器保护自己。而提高立法适用度的关键在于形成详细具体的举证办法。

　　九、案例补充

　　案例一：2001 年 6 月，我国首例性骚扰案在陕西省西安市立案。10 月 23 日，央视记者赶赴西安，对这一案件进行调查。这起性骚扰案的原告是西安市某事业单位的女职工，她状告本单位领导对她进行性骚扰。原告称，她经历的事情已4年多时间。由于对方是总经理，而她的工作是内勤，需要常到他的办公室，所以被告经常对她动手动脚。后来被告当了总经理后，曾经几次约原告到东方大酒店，而原告没去，终于使关系变僵了。那后来怎么想到要打官司呢？原告说，遭她严厉斥责后，经理竟在工作中处处刁难，无故克扣她的福利和奖金，加之她身体不好，致使多次受气昏倒。由于上级部门不太管这事，找律师与对方协商又无结果，原告最后只能选择法律来解决此事。

2001年7月，西安市莲湖区人民法院正式受理了这起性骚扰案，原告要求被告赔礼道歉，以维护自己的人身权益。陕西省西安市莲湖区法院乌中一副院长认为，这桩性骚扰案从某种意义上来讲是一个空白点。但不能说是由于法律没有明文规定，法院就不受理这个案子。由于性骚扰是在特定的环境里，是异性间以性为非法要求为核心内容，具有隐蔽性和不公开性，因此对它的取证比较难，同时也就为认证带来了一定的难度。

案例二：南京市某小区发生电梯性骚扰案，某男性乘上电梯的女性单独乘坐时从背后用自己的性器官顶女性臀部，他行凶多时，而仅有今夏一天A女士被骚扰后才报了警。由于这个"电梯色郎"一直在此小区活动，警察才轻而易举地抓住了他。而随即记者采访此小区的女性居民时，他们反应平平，大多数接受采访的女性都表示，如果他们遇到了这种情况，未必会报警，原因主要有：首先，对自己的名誉不利，街坊邻居知道了自己觉得比较尴尬；第二，警察不一定会管这样的小事情；第三，可能作案者不会等到警察来就已经跑了，抓住的概率并不大，那么何苦兴师动众呢？

案例三：一位做销售工作的男性管理者对笔者大倒苦水："性骚扰越来越被重视，这个词也越来越敏感，办公室聊到这个词后，男性们也格外注重自己的言行。但是女性同事们自己呢？她们不穿职业服装，有时穿低胸的衣服还弯腰，令男性们不知将自己的眼光置于何地。而往往女性们，特别是中年女性讲起黄色笑话也毫不逊色于男性……"

十、补充——性骚扰立法的提案历程

但目前我国尚没有相关的法律依据来处理性骚扰问题，也没有指定一个严格的机构来受理性骚扰的投诉。

1998年，全国人大常委会委员、江西省人大常委会副主任陈癸尊第一次在立法机构中提出了性骚扰的问题，引起了社会的广泛关注。

1999年3月在九届全国人大二次会议上，陈癸尊等32名代表正式提交了《中华人民共和国反性骚扰的议案》。

议案中提到，从全国妇联反映的情况来看，妇女受性骚扰正呈上升趋势，而长期以来，社会舆论对性骚扰视为难以启齿、不严肃的话题，因而性骚扰现象得以长期存在。为了贯彻实施《宪法》关于保护公民的人身自由和人格尊严不受侵犯，应及早制订中华人民共和国反性骚扰法。

1999年7月，全国人大常委会法制工作委员会对该项议案进行了答复。答复在肯定议案的同时称，鉴于目前在这方面的司法实践还不是太多，还需要有一个积累经验的过程，等条件成熟了之后再来立这个法。

附录1：关于性骚扰问题的调查报告
Appendix 1: Surveys on Sex Harassment

郭卜乐

《深圳周刊》，精确新闻调查中心，深圳大学法学院社会学系
调查时间：2000 年 3 月
调查范围：深圳市福田、罗湖、南山、盐田、龙岗、宝安六区
调查样本：600 人，其中女性 330 人
（占 55%），男性 270 人（占 45%）

对性骚扰的司法解释

关于性骚扰，学术界有一种定义是这样的：性骚扰是指一方利用不平等的社会地位对不情愿的另一方施加的性需索，最常见的是雇主对雇员的性要求，教师对学生的性要求，治疗师对治疗者的性要求等。

这种关于性骚扰的定义其实是不够准确的，是狭义的。这是因为现实生活中的性骚扰远远超出这种不平等地位之间的关系，同等地位的人，例如同事、朋友、同学之间的性骚扰也常有发生。事实上，还有更多的性骚扰是来自于陌生人或精神异常者。现实生活中的性骚扰除了强加的性要求外，更多的还是非直接的、语言的、形体的性暗示和性挑逗，其对象不仅是异性之间，还包括同性。西方一些社会学研究者认为：只要是一方通过语言的或形体的有关性内容的侵犯或暗示，给另一方造成心理上的反感、压抑和恐慌，都可构成性骚扰。

尽管在理论上至今未有一个公认的、权威的定义，但社会对性骚扰的认识和关注已经超过以往的任何一个时期。如最近发生在日本的一起性骚扰申诉案，就是因为一名参选议员用手触摸了其助手的腰部而引起。

性骚扰一词（sexual harassment）1974 年首次在美国出现。在我国大陆范围内，所有的法律条文中目前都没有"性骚扰"这个词，有关两性之间性侵犯定罪的法律表述只有"流氓罪"、"强奸罪"等等。在香港，直至 1995 年，前立法局才通过了一个《性别歧视条例》，把"性骚扰"纳入民事诉讼的范畴，该条例直到 1996 年"平等机会委员会"成立后才生效。

根据香港前立法局《性别歧视条例》，"性骚扰"的定义为：一方向另一方作出不受欢迎、与性有关的言语或举动，包括不情愿的身体接触、性贿赂、提出与性相关的行为作为给予某种利益的条件；不涉及身体接触的言语、图文展示、眼神及姿势等。性骚扰亦指带有性别歧视的偏见和言论。例如，不断尝试约会对方，并作出猥亵姿势或不恰当的触摸。

这与欧美一些国家对性骚扰的界定基本一致。

深圳人如何判定性骚扰

在本次调查中，在对性骚扰的具体行为和判断依据方面，被调查者对各种性骚扰的阐述按持肯定观点的人数比例大小排列如表1。

从表1的调查可以看出，被调查者对不同形式性骚扰持不同的认同观点。而在实际生活中，性骚扰的形式更加复杂。1998年，《北京青年报》曾刊登一篇题为《数字化性骚扰》的调查报告，该报告是用随机抽样的方式，在北京、上海、长沙和西安四城市对169名女性和40名男性，实际遭遇性骚扰的情况进行的详细调查。我们将这组数据同《深圳周刊》调查结果进行比较，如表2。

从表2的对比数据来看，深圳人遭受性骚扰的人数比例似乎低于其他4个城市的调查，但在其他4城市调查样本的性别比例中女性占到80.9%，男性仅占19.1%，而深圳调查的样本女性和男性的比例分别是55%和45%。由于女性遭性骚扰的程度要高出男性一半以上，因此其他4城市调查的数据几乎是女性遭性骚扰的比例，这从原来的问卷设计上也可以看出。这两组对比数据显示，深圳女性遭受性骚扰的情况比其他城市更为严重。国外的一些调查显示，以下几种女性更容易成为性骚扰的对象：

1. 离婚、分居和独居的女性；
2. 年轻的女性或刚刚踏入社会没有任何社会经验的女性；
3. 签订不合法就业合同的女性；
4. 从事非传统职业的女性，例如秘书、公关小姐、美容小姐和歌星等；
5. 走入异乡的外地女性。

由此可见，由于深圳的女性大部分来自外地，在深圳的人际关系不像在原地那么稳固可靠，而且深圳的女性相对年龄较轻，未婚独居者较多，一部分在私营和外资企业的临时员工没有健全的就业手续，因此就有可能受到更多的性骚扰。

不少深圳女性曾被性骚扰

相对来说，性骚扰的对象以女性为多，这和两性的社会地位和角色不同有关。历来男性大多在社会上扮演着"强者"的角色，而女性则多以"弱者"的面目出现。因此，在"性骚扰"的认识和判断标准上也有所不同。例如，对于异姓之间的性挑逗，更多的女性认为属于性骚扰，而男性可能会认为是"艳遇"。其次，在对待性骚扰的态度上，两性之间也是有所不同的，男性可能更倾向于"保持隐私"，因为他们觉得说自己被性骚扰不但不会引起同情，反而会引起他人的嘲笑，这当然与男性的"强者"角色不符。同样，一部分女性也不愿将被骚扰的经历告诉别人。一方面，目前的社会道德和法律，对性骚扰者的谴责和处罚尚未有统一的判断和法理依据；另一方面，部分女性宁肯把它当作是自己的个人隐私，而不愿招致更多的非议。

从表3可以看出，32%的深圳人表示曾遭到各种性骚扰，其中女性的比例是43%，占女性总数的四成多，而男性则相对要少，仅为18%。为了将深圳的性骚扰现象与其他国家和地区进行充分的比较，我们也来看看其他国家和地区"性骚扰"的情况：

1993年4月6日《参考消息》报道：日本政府调查，20~30岁的日本女性中至少有2/5的人受到过上司或同事的性骚扰；

1993年美国新闻署报告：一份由国际劳工组织的调查显示，工业化国家中有15%~

30%的女性雇员称自己常受到性骚扰；

1993年瑞典公布的一项调查报告说：在以往的13年中，有59%的女性承认受到不同程度的性骚扰；

1984年，我国台湾地区"保护妇女活动委员会"曾向台北的800名妇女进行问卷调查，有超过七成的女性表示曾遭性骚扰；

在德国，据调查有72%的妇女在工作中经历过性骚扰。

虽然在深圳曾遭性骚扰的女性人数的比例同一些西方国家相比较低，但仍有种种迹象表明，深圳人特别是深圳女性遭性骚扰的情况正日趋严重。造成这种情势的原因有很多，首先是工业化和经济成分多元化的产生，使得人际关系特别是劳资关系出现了从未有过的多元性和复杂性。一些外资企业和私营企业上下级的关系更多地体现出雇佣和被雇佣的经济利益关系。经济地位的不平等容易引发以经济利益为威胁和诱惑前提的性骚扰。当然，即使在国家机关和国有企业，也存在利用职务之便对下级进行性骚扰的现象。其次，性观念的"解放"，也成了性骚扰者的托辞。例如，上司拍拍异性下属肩膀，究竟是善意的表示还是有意的侵犯，不同人都有不同的理解。另外，一些公共娱乐场所，例如迪厅和酒吧，因为出入人员复杂，那里的服务人员更容易成为性骚扰的对象。

秘书和服务员最易遭性骚扰

关于性骚扰，有一个比较有趣的话题，那就是什么样的职业最容易遭到性骚扰。有76%和65.2%的被调查者几乎不约而同地认为娱乐场所的服务员和从事秘书职业的人最容易遭到性骚扰。认为其他职业最容易遭到性骚扰的还有：工厂女工（28.6%）、演艺界人士（27.3%）、文员（25.2%）、空中小姐（24.4%）、推销员（22.3%）、寻呼小姐（17.9%）。

娱乐场所服务员主要指舞厅、夜总会和迪厅等场所的服务人员，这些职业基本上以女性为主。由于娱乐场所客人成分较为复杂，因此她们较容易成为一些不怀好意的异性客人的骚扰对象。

秘书是协助上司处理日常工作的助手。由于其服务的对象主要是单位或部门的负责人，与上司的关系比较密切，因而也往往面临着另外一些尴尬。特别是一些私营和外资企业的秘书大都是女性，她们往往面临着来自异性上司的种种性骚扰，因为这些企业的雇佣关系完全建立在经济利益的基础上，某些上司往往会以经济上的诱惑和解雇的威胁来达到对秘书施以性骚扰的目的，而一些秘书也往往成为"办公室性骚扰"的受害者。

工厂女工面临的性骚扰基本来自异性的同事和厂方的管理者，特别是一些私营企业，女工同样面临着因经济地位不平等而造成的性骚扰。

演艺界人士，例如演员、歌手往往面临着导演、制片人和"穴头"的性骚扰，另外也有来自观众和歌迷的性骚扰。

文员面临性骚扰的危机可能小于秘书，但很多时候仍然有可能被异性上司或同事施以性骚扰。对空中小姐的性骚扰，在国外是一个常常引人注意的话题，一些男性客人经常会对一些空中小姐动手动脚或提出非分的要求。

推销员面临的性骚扰危机主要来自于那些别有用心的买主。有人以性的要求作为接受某种商品的代价，其实也确实有一些推销员以牺牲色相作为推销大额产品的手段。

寻呼小姐也经常面对一些客户恶意的性骚扰，一些无聊的人往往深更半夜用电话纠缠寻呼台的小姐，大谈色情话题。

可以看出，最易遭性骚扰的人往往是一些在经济关系、服务关系、雇佣关系或需求关系中处于被动的人。

调查表明，陌生人是最主要的性骚扰者，有37.2%的深圳人表示曾受到过来自陌生人的性骚扰。除此之外，朋友、一般熟人、同事和同学也是较主要的性骚扰来源，分别有15.5%、13.5%、12.8%和10.1%的被调查对象表示曾遭受这几类人的性骚扰。另外还有12%和8.5%的调查对象表示受到过精神异常者和上司的性骚扰。公共娱乐场所、偏僻角落和公共汽车车厢、车站被认为是最容易发生性骚扰的场所。除此之外，办公室、电梯、宾馆、公园和公共浴室也被认为是发生性骚扰的主要场所。而48.5%和33%的被调查者认为私营、个体企业和外资合资公司是最容易发生办公室性骚扰的单位，而认为容易在政府机关、事业单位和国有企业发生办公室性骚扰的人只有7.1%、7.3%和2.9%，这个结果和其他城市调查情况较为一致。

美国人和深圳人看性骚扰

以下一组数字分别来自美国《时代》周刊和《深圳周刊》，用同一组命题作出的调查（表4），第一列为被调查者判断是否属于性骚扰的命题，后两列是两地调查中被调查对象对命题判断为属于性骚扰的人数比例，《时代》周刊的调查对象为美国读者。

通过上述的对比数据，可以看到，在所有的命题判断中，深圳人的肯定判断人数比例都不同程度地低于美国人。由此可见，不同国家的人由于文化和习俗的不同，表现出对性骚扰的不同认知标准。相对来讲，深圳人对性骚扰的判断标准更倾向于"是否直接的性的内容"，而美国人则以"是否有性的倾向"作为判断的标准，这两个标准有交互的层面，也有交叉的层面。例如对"要求女性与自己发生性关系的行为"与"对女性直接提到性或者某种性挑逗行为"两个命题，两地的调查差别并不明显，但对"强迫女性与自己共进晚餐的行为"的命题，深圳人更多地认为它并不具有"直接的性的内容"；而大部分美国人则认为它具有"明显的性倾向和性的暗示"。对其他的几个命题，也存在着这种判断标准上的差异。

怎样面对性骚扰

调查显示，深圳人对性骚扰现象有比较清醒的认识，有86.6%的被调查者认为现实生活中存在着不同程度的性骚扰，其中有6.8%的被调查对象认为"性骚扰的情况十分严重，已经对社会风气构成威胁"。

公众对惩治性骚扰行为的要求十分强烈。有54.9%的被调查者认为必须从立法上予以重视性骚扰现象，对性骚扰者严惩不贷；有21.2%的被调查者认为"性骚扰是一种愈演愈烈的不好现象，但也不必恐慌"。由此可见，大部分的人都对性骚扰现象持有强烈的反对态度。

当受到办公室的上司、同事或其他朋友、同学性骚扰时，37.4%的人表示会"打个哈哈，引开话题，保护自我"；还有41.4%的人表示"十分气愤，并表明态度，制止性骚扰"；而表示"愤而反击并不惜以被解雇或遭报复为行动代价"者只有9.2%；另有8.7%和3.4%的人表示"尽管十分气愤，但由于受制于他人或碍于情面，只好逆来顺受"和"无所谓"。

由此可见，当面临性骚扰时，有相当一部分人能够采取较明确的回应态度，也有较大一部分人能巧妙应付，但也有近一成的人进行非常强烈的反击。

当遭到来自上司、同事或其他朋友、同学性骚扰时，谁会是被骚扰者倾诉的对象呢？调查显示，朋友或配偶是最主要的倾诉对象，分别占到被调查者的31.7%和20.2%，另外有15.0%的被调查者表示会告诉其他家人，有9.7%和3.3%的人会向公安机关报告或告诉较高层次的领导或上司。除此之外，仍然有20.1%的被调查者表示宁愿不作声张。

那么究竟采取什么样的措施来对付性骚扰呢？究竟应该向什么人倾诉或反映呢？香港特区平等机会委员会在其宣传资料上是这样建议的：

1. 表明态度，制止性骚扰者的骚扰，并且马上举报；

2. 记录每次被骚扰的时间、地点和情节，或马上告诉你信任的人，免得对簿公堂时拿不出证据；

3. 寻找一个支持者或者辅导员，因为他们能够给予你情绪上的支持，提供有关机构正式投诉程序；

4. 向平等机会委员会投诉；

5. 法律诉讼。

在国内，假如遭到性骚扰时，女性的投诉机构有妇联；学生投诉机构有团委和教育管理机构；另外一些单位还有纪委、工会等机构，这也是可以选择的机构；情节严重的甚至可以向公安机关报案。隐瞒不报方式有可能会让性骚扰者的行为变本加厉。

附录2：　确立人格尊严权，建立有中国特色的反性骚扰法律体系

Appendix 2: Establish the Right to Personal Dignity and Build a Legal System for Fighting against Sex Harassment with Chinese Characteristics

张绍明

性骚扰是我国 2002 年十大热门法律话题，它之所以至今热度不减，是因为最近武汉、北京两例"性骚扰"案的报道不断见于报端，性骚扰遭遇的法律空白引起世人关注，立法惩治性骚扰呼声越来越高。据悉：人大已启动立法程序，准备在《妇女权益保障法》中增加反性骚扰的内容。在《妇女权益保障法》中增加反性骚扰的内容是否合适？中国在反性骚扰方面真的是一片空白吗？在性骚扰的法律定义还没有被确立之前，任何靠增加法律条款来惩治性骚扰都是塞洞补漏，有失法理上的严谨性、立法上的严肃性，司法上更是缺乏可操作性。中国法律应如何面对性骚扰？如何在现有法律中找到反性骚扰的依据？更重要的是如何建立符合中国国情、有中国特色的反性骚扰法律体系？是立法之前首先要研究的问题。法律如何面对性骚扰，如何在现有法律框架内找到应对性骚扰这一社会现象的法律依据，本文想对这些事关性骚扰现象法律本质的问题进行系统的探讨，旨在对今后性骚扰的立法和司法实践有所推动。

一、"性骚扰"的由来

性骚扰（sexual harassment）是一个外来名词，是女权运动的产物，是女权主义法学家与不尊重女性人格尊严的社会陋习和歧视女性的传统观念斗争的成果。性骚扰概念之所以首先在美国提出，主要驱动力来自于 20 世纪 60 年代始的女权主义运动和随之诞生的女权主义法学；也来自于法律不得不应对美国日渐突出的性骚扰问题。女权主义者凯瑟林·麦金侬是提出"性骚扰"概念的第一人。麦金农给性骚扰下的定义为：处于权力不平等关系下强加的讨厌的性要求……其中包括言语的性暗示或戏弄，不断送秋波或做媚眼，强行接吻，用使雇工失去工作的威胁作后盾，提出下流的要求并强迫发生性关系。虽然性骚扰现象不限于工作场所，也不只限于上级对下级，但美国并没有制定反性骚扰单行法规，而是在 1964 年民权法第七章（Civil Rights Act）禁止就业中的性别歧视的规定中找到法律依据，对性骚扰者提起性别歧视之诉，使受害人能求得法律救济，并通过不断扩大性骚扰概念的内涵和外延，建立起一套较为完善的反性骚扰法律体系。

美国过去三十多年来，通过公平就业机会法律的规范，联邦各级法院相关判决的诠释，专门行政机关的推动，以及学者的探讨，已使美国成为反性骚扰规定和措施最为完备的国家，而为其他各国竞相效仿。80 年代中后期，许多国家陆续效仿美国，通过立法来制裁性骚扰。1984 年，澳大利亚颁布了联邦《性歧视法》；1987 年和 1991 年，新西兰分别在《劳

工关系法》和《雇佣合同法》中就性骚扰问题规定了特别条款；1989 年，西班牙政府通过法规，以保护女雇员免受性骚扰；1991 年，瑞典通过的《平等机会法》作出新的规定，要求雇主对工作场所的性骚扰采取措施。1992 年，日本福岗县地方法院审理了日本首起性骚扰案件，法官认定被控告的男性上司实施了"触犯妇女权利的性骚扰行为"，判处其向原告支付 12500 美元的"性骚扰赔偿费"。除此以外，英国、法国、加拿大、比利时等国也先后明确规定性骚扰属于应予禁止的非法行为。对于严重的性骚扰行为，加拿大、法国还将其规定为妨害风化罪，西班牙等国则将其归入侵犯性自由罪。2001 年 6 月 7 日，欧盟委员会曾提出过一项关于惩治在工作场所对妇女"性骚扰"的立法草案，建议欧盟 15 国对性骚扰制定共同的标准。台湾"内政部"也于 2001 年拟订了《性骚扰防治法》（草案）。依据该草案，对性骚扰者将处以新台币 3 万元以上、30 万元以下的罚款；机关、部队、学校或雇用人若未对性骚扰采取适当的预防措施，也将被处以 5 万元以上、50 万元以下的罚款。目前加拿大、澳大利亚、新西兰、英国、法国、比利时等国也先后明令禁止性骚扰，但这些国家大多把性骚扰归为性别歧视，如香港的《性别歧视条例》，日本虽然制定有《性骚扰惩治基准》，那也只是针对公务员的行政处罚。

纵观各国性骚扰立法，没有哪个国家从一开始就制定一部专门的《反性骚扰法》，也没有哪个国家通过在国家的基本法律中增加具体条款来规范性骚扰行为。各国都是根据本国的具体国情，在本国法律体系框架内寻找反性骚扰的法律依据，并通过判例等手段不断扩大其内涵和外延，以适应社会发展的需要。

二、性骚扰在中国

性骚扰这个名词为国人所熟知，是从克林顿性骚扰案件开始。尽管 20 世纪 90 年代初性骚扰就是一个使用频率很高的词汇，但直到 1999 年才首次被收入新版《辞海》。《辞海》给性骚扰下的定义是：性骚扰是 20 世纪 70 年代出现于美国的用语，指在存在不平等权利关系背景条件下，社会地位较高者利用权利向社会地位较低者强行提出性的要求，从而使后者感到不安的行为。是性别歧视的一种表现。

这个定义将性骚扰定义为权利骚扰、性别歧视，一开始就受到质疑，武汉大学医学院副教授廖皓磊曾两次著文批驳。但这不是一个法律上的概念，我们无须过多的责难。但中国并不是不存在性骚扰，据调查七成以上女性曾不同程度遭受过性骚扰，这么多女性权益受到侵犯，到 2001 年中国才有第一起性骚扰维权案例，这起案例中法律表现的无奈和无力让人们困惑。在美国，高达 3000 多万的性骚扰惩罚性赔偿，美国总统因为性骚扰丑闻差点下台，澳大里亚总督最近因性骚扰被迫辞职，而中国一位女性遭受性骚扰仅要求一个赔礼道歉尚得不到法律的支持。法律的苍白不仅使人维权艰难，还让骚扰者有恃无恐。在美国，称他人为"莱温斯基"都将面临性骚扰的指控，而外国流氓马克在街头非礼中国女性竟若无其事，赔礼时还嬉皮笑脸。中外对待性骚扰的巨大反差使人们不得不思考这样一个问题：难道中国的法律管不了性骚扰。

的确，找遍法律条文也找不出有关性骚扰方面的规定。《刑法》第二百三十六条规定有强奸罪，但那不一般老百姓理解中的性骚扰。《刑法》第二百三十七条规定了强制猥亵、侮辱妇女罪，但其手段需有"强制"才行，对一般性骚扰行为处分稍重。《治安管理处罚条例》规定，对"侮辱妇女或者进行其他流氓活动"扰乱公共秩序的行为可以进行治安处罚，这种处罚只不过十五天以下行政拘留或两百元以下罚款，对那些造成他人终生痛苦甚至家破人亡的骚扰者，这点处罚明显太轻。1979年《刑法》倒有一个口袋罪——流氓罪，严重的性骚扰行为可以装进这个口袋，新《刑法》已将这个罪名取消。法律之剑之可能在哪些骚扰者强奸、侮辱、猥亵他人，并且达到犯罪的程度才会落在他们的头上。

生活中普遍存在的性骚扰可能是终日不断的肮脏的话语、下流动作，这些言语或行为够不上犯罪，不发生在公共场所，甚至够不上"流氓"行为，无法给予治安处罚。再者，刑法和行政法规侧重于维护社会的正义与公平，就算给骚扰者处以刑罚或治安处罚，给受害者造成的伤害又如何补偿呢？

性骚扰受害者要想获得应有的补偿，只能寻求民法的保护。尽管《民法通则》第5条规定：公民、法人的合法权益受法律保护，任何组织和个人不得侵犯。第101条规定：公民、法人享有名誉权，公民的人格尊严受法律保护。禁止用侮辱、诽谤等方式损害公民、法人的名誉。但要想通过民事诉讼方式维护自己的合法权益，哪怕是讨个说法让骚扰者赔个礼道个歉也是难于上青天。

首先，你找不到起诉的案由，法院300种民事案由中没有性骚扰这一说；就算你找到个理由进了法院的大门，取证难也会让官司胜败难料；没有现成的法条，法官难以适用法律。于是人们惊呼：法律面对性骚扰是一片空白。要求立法的呼声逐渐高涨。

三、性骚扰，法律面临的难题

法律关注性骚扰，给受害者以司法救济是摆在我们面前一件刻不容缓的事情。可法律应如何关注性骚扰，是以专门法的形式系统规范还是修改现有法律？是在现有法律中寻求依据还是移植外国的法律？

目前，在我国较有影响力的呼声一是以陈癸尊等为代表的制定一部《反性骚扰法》，另一种是在《妇女权益保障法》中增加有关反"性骚扰"的内容。

制定专门法律惩治性骚扰反映了人们希望严厉惩治骚扰者的良好愿望，但我认为目前的条件尚不具备并且没有这个必要。

首先，"性骚扰"概念尚未明确，它侵犯了公民的什么权利、哪些"性骚扰"行为属于民事侵权范畴，哪些应该归为刑事制裁或行政处罚范畴这些根本性原则性问题还未讨论清楚，如果匆促立法最后因法律不完善而不停地修改甚至废止，有损法律的权威性。

其次，法律大多调整某一方面的法律关系而非规范某一行为，对"性骚扰"还未达到需要由专门法来调整那样严重的程度，国外也没有反《性骚扰》单行法规的先例。

第三，一部新的法规必须与国家现有的法律体系相配套，必须在《宪法》这部国家根本大法中找到依据，必须先有大量理论研究和判例作基础，这些立法最基本的条件我们都还不具备。

制定专门法律条件不具备，是不是可以通过修订现有法律来规范性骚扰行为呢？当前，在《妇女权益保障法》中增加有关"性骚扰"的内容是呼声最高的一种观点。在《妇女权益保障法》中增加了反性骚扰的内容是不是就能解决性骚扰问题？我认为不能，仅凭修订《妇女权益保障法》想解决性骚扰问题最终只会违背立法者的初衷，百害而无一利。

首先，在《妇女权益保障法》中增加有关"性骚扰"的内容沿用了国外性骚扰是一种性别歧视的思路，在我国性骚扰绝大多数不表现为性别歧视，不符合我国国情；

其次，国外性骚扰大多发生在工作场所，对骚扰者惩处同时雇主同样承担责任，而我国无论是刑事制裁、行政制裁还是民事制裁都无单位承担责任一说；

第三，在法律中明确规范"性骚扰"行为先确定性骚扰的性质，应承担的责任是刑事责任、行政责任还是民事侵权责任，《妇女权益保障法》作为一部保护特殊弱势群体的法律难以担当如此重任。

第四，如果仅将性骚扰界定为男性对女性的骚扰，以后出现女性骚扰男性或者同性间的骚扰怎么办？

第五，就算在《妇女权益保障法》中增加了有关"性骚扰"内容，受害人到法院同样难以起诉，会因为没有案由而被法院拒之门外；会因为举证难而官司难打；会因为无损害结果证据而无法获得精神损害赔偿。这些难道是修订《妇女权益保障法》所能解决了的吗？

我国法律体系不属于英美法系，判例不能成为法律渊源。这决定了我们不能先制定法律后通过用判例不断完善法律来解决日益突出的社会问题。虽然现有的几起案例都是发生在工作场所，很多国家靠《劳动法》等有关法规来规范性骚扰行为，但我国劳动关系是合同关系，可以要求单位制定内部防止性骚扰的规章制度，由于我国并没有雇主对雇员个人侵权行为承担责任的规定，这种规定缺乏强制性，更解决不了非工作场所出现的性骚扰问题，想依靠劳动法规的修订解决面临的日益严重的性骚扰问题一样行不通。

四、如何给"性骚扰"定性

性骚扰到底是一个道德问题还是一个法律问题？如果要把性骚扰纳入法律规范的范畴，首先必须明确"性骚扰"的概念。作为法律概念，应该明确规定它的性质，是刑事犯罪行为、行政违法行为还是民事侵权行为；应该明确它的责任，是受刑罚制裁、行政处罚还是民事赔偿；应该明确它的外延，哪些行为属于性骚扰，哪些行为属于性犯罪；应该明确它的内涵，性骚扰侵犯了公民的什么权益。

法律概念关系公民的权益保护，关系到法制建设。难怪给"性骚扰"下定义那么难，但要想在法律层面关注性骚扰，就不得不给性骚扰下定义。

尽管给"性骚扰"下的定义很多，在立法机关没有采纳之前，仍属于学术上的观点。有鉴如此，本人试图给性骚扰下如下定义：性骚扰是一种以侵犯他人人格尊严权为特征的民事侵权行为，它以不受欢迎的与性有关的言语、行为、信息、环境等方式侵犯他人的人格权。

该定义包含着以下内容。

首先，明确性骚扰性质是一种民事侵权行为，这将他与刑事犯罪行为区分开来，从广义上讲，强奸、强制猥亵、侮辱妇女对妇女也是一种骚扰，但既然《刑法》对它采取了更为严厉的处罚，从程度上看把它称作性侵害更为合适。从主体看，强奸、强制猥亵、侮辱妇女罪的犯罪主体大多是男性（当然不排除女性作为强奸妇女罪的共犯），刑法可以对特殊的弱势群体进行保护，民法强调公平等价有偿原则，不宜对部分群体进行特殊保护，将以上性犯罪行为排除在性骚扰概念之外，由《刑法》加以调整更为合适。

其次，从本质上讲，它是一种侵犯他人人格权的行为。人格权是公民依法享有的基本权利，在法律上人格权人人平等。同财产权不同，财产权因一定的法律事实而取得，人格权则从公民出生就享有，并不因贫富、美丑、地位有所差异。性骚扰骚扰方式不一，侵权的内容也有别。但它们侵犯的都是他人人格权而不是别的合法权益。

第三，从侵权特点上讲，它是以侵犯他人人格尊严权为特点的民事侵权行为。对异性触摸搂抱，侵犯其身体权；宣扬与异性有特殊的男女关系，侵犯了其名誉权；性骚扰行为表现多样，给受害者造成的伤害不一，大多具有隐蔽性、突发性，但不论哪种性骚扰行为，骚扰者主观上绝不是想侵害女性的身体或名誉，而是无视女性尊严的存在。侵犯的是他人的人格尊严权。

第四，性骚扰概念的外延包括不受欢迎的与性有关的言语、行为、信息、环境等，性骚扰的表现现在已经不限于下流话语、流氓行为，黄色短信息、骚扰电话、邮寄色情出版物等恶习在现代生活中大量涌现，这些行为有愈演愈烈之势，讲几句黄段子或发一条黄色短信息够不上刑事处罚，也可能够不上治安处罚，但在异性面前讲不受欢迎的黄段子或发不受欢迎的黄色短信息是无视他人人格尊严，对他人人格是一种侮辱和亵渎，起码是一种民事侵权行为。民法应最大限度保护公民的人身权利，哪些在刑法和行政法规调整之外的行为，只要它侵犯了公民的人身权利，民法应尽可能予以救济。

第五，判决是否是性骚扰的标准：不受欢迎的与性有关的言语、行为、信息等。性骚扰行为与性有关容易理解，是不是所有与性有关的行为都属于性骚扰？像卖淫、性贿赂、未婚同居等与性有关的丑恶现象是不属于性骚扰？不是。因为判别是否属于性骚扰行为还有第二把尺子：是否受欢迎。如果说某一行为侵犯了他人人格尊严权，那它首先是违背了对方的意愿。如何知晓自己的行为违背了他人的意愿呢？是以是否取得对方同意为标准还是以对方作出欢迎或不欢迎的表示为标准？本人认为以不受欢迎的与性有关的行为作标准较为妥当。其一、同意或不同意属主观心理范畴，他人难以把握和判断，而作出不欢迎的表示是不同意心理状态的外在表现，容易被侵权人所感知。其二，有些情况下的同意也是违背他人意愿的，那些存在职务胁迫或恐吓下的骚扰行为，受害人虽然同意但并非自愿，如果以同意做标准受害人则可能丧失司法保护的机会，以"不受欢迎"作为标准则不同，只要受害人有证据证明自己"不欢迎"这种行为，同意是被胁迫的，她同样可以寻求法律的保护。第三，"不受欢迎的与性有关的行为"比较容易取证，避免司法实践中对受害人的主观感难以判定而带来的种种不便。把是女性是否作出"不受欢迎的表示"作为判定性骚扰行为是否成立的标准为当今大多数国家所采用，我们有必要采用这个标准。

五、本人"性骚扰"定义的特点

性骚扰是一种以侵犯他人人格尊严权为特征的民事侵权行为，它以不受欢迎的与性有关的言语、行为、信息、环境等方式侵犯他人的人格权。这一定义在法学理论和司法实践方面体现出中国特色，相对于其他国家性骚扰的定义而言，应该说是一大进步。

第一，它首次冲破将性骚扰界定为"性别歧视"范畴这一国外传统观念，国情不同，法律将性骚扰纳入调整的范畴也不同，西方国家过去和现在都是将性骚扰视为性别歧视的一种表现，这是因为性骚扰在西方国家大多发生在工作场所，主要表现为男性对女性的侵害，法律从保护女性的角度规定它为一种性别歧视行为，并通过判例等形式将性骚扰范畴由男性对女性的骚扰扩大到女性对男性的骚扰、同性之间的骚扰，由直接的性骚扰扩大到间接的性骚扰。同时，像美国将性骚扰定位于性别歧视行为，受害人可以依据保障公平就业法律提起性别歧视之诉。我国的国情不同，我国的性骚扰既表现为工作场所的性骚扰，也表现为公共场合的性骚扰，还有包罗万象的家庭生活中的性骚扰。在我国，性骚扰所表现出来的特征不是性别歧视而是对受害人造成的精神损害。我国没有完善的保障公平就业法律体系，法律上将性骚扰定位于民事侵权更为合适。

第二，它首次提出性骚扰是侵犯他人人格尊严权的概念。如果说性骚扰是一种性别歧视行为，它侵犯的是他人的平等就业权；如果说性骚扰是一种民事侵权行为，它侵犯的是到底是什么权利？按照我国权利分类，公民依法享有人身权和财产权，人身权包括人格权和身份权，性骚扰应该是侵犯了公民的人格权。但它侵犯的是人格权中的什么权项？人格权是公民依法享有的固有的权利，我国人格权一般分为生命权、健康权、姓名权、名称权、肖像权、名誉权、隐私权，仔细分析一下，用现有人格权内容中的哪一项来解释性骚扰行为的本质都不合适。要想明确性骚扰到底侵犯了公民人格权中的什么权利，必须明确规定公民依法享有人格尊严权。当前学术界并没有把人格尊严权作为人格权一个单独的权项。是不是没有单独把它作为一个权项就不存在人格尊严权，不是。自从启蒙主义者提出"天赋人权"以来，人格权不但在法律上平等，而且内容也在不断丰富和发展之中。隐私权过去也不是人格权一个单独的权项，随着社会的发展进步，公民依法享有隐私权如今已为理论界和法律所认同。人格尊严权是公民依法享有的作为做人尊严的一项最基本的权利，我国是社会主义民主法治国家，《宪法》明确规定公民的人格尊严不受侵犯，承认人格尊严权并不困难，只是理论上如何去研究和认识人格尊严权，并为立法和司法实践所采纳。我国法学理论上有一般人格权概念，人格尊严权并不为理论界所接受，最高人民法院关于精神损害赔偿若干问题的解释中首次提出了人格尊严权这个概念，它的内涵和外延到底是什么？它与一般人格权的关系是怎样？是当前需要仔细研究的问题。

尽管很多学者不同意本人提出的人格尊严权这个说法，但要想从法律层面解释清楚"性骚扰"这个概念，就不得不承认公民依法享有人人平等的人格尊严权。在奴隶制社会不存在奴隶主对女奴隶的性骚扰，因为奴隶社会的人格权是不平等的，女奴隶只是奴隶主的私有财产，根本没有人格尊严权可言。侮辱、诽谤、诬陷他人是对他人人格的一种侵犯，无视他人的人格尊严，对他人实施性骚扰同样是对他人人格的侵犯，我国传统道德观念根深蒂固，性还是一个十分敏感的话题，它关系到一个人是否清白、社会地位是否稳固、家庭生活是否和谐，如果性骚扰只有达到社会对他人评价降低的程度受害者才能去法院提起名誉权侵害之诉，面对大量隐蔽的突发的性骚扰行为，受害者即便有证据证明也无法得到法律救济。面对社会上存在的种类繁多、轻重不一的性骚扰行为，只有从人格尊严权的角度才能解释其侵权本质，才能使众多的受害者得到法律的保护。

第三，它不仅丰富了我国人格权的内容，有利于推进我国法制进程和社会的文明进步，而且在世界各国的法律体系中也具有独创性和进步性。

在世界范围来讲，把性骚扰归为性别歧视也好，就业不平等也好，都没有很好解释性骚扰侵犯了公民什么权利这个根本问题。面对日益严重的性骚扰现象和种类繁多的性骚扰行为，很多国家都在以打补丁方式不断修订法律，或者以新的判例不断完善性骚扰概念的内涵和外延。我们性骚扰方面的立法还没有起步，我们的法律也限制了我们不可能以判例形式去扩大性骚扰法律概念的内涵和外延，因而我们在立法之前就应有前瞻性，应该在研究清楚性骚扰现象本质的基础上，通过立法惩治性骚扰行为。

性骚扰现象的本质是什么？在人格权的诸多内容中，人格尊严权应该说是一项最基本的权利。性骚扰现象的本质就是侵犯了他人的人格尊严权。从这一理论高度看待性骚扰，法律保护的不仅仅是女性而是全体公民，对哪些性骚扰，哪怕是轻微的性骚扰也不再是一个道德问题而是一个法律问题，法律关注性骚扰，会促使社会形成一种尊重女性、尊重他人格权的良好氛围，有利于社会的文明进步。更重要的是，通过确立人格尊严权，不断可以丰富我国人格权的内容，而且体现国家对人格尊严的尊重和保护，对西方国家污蔑中国人权也是一个很好的回击。以人格尊严权为基石，构筑有中国特色的反性骚扰法律体系。

当今社会性骚扰现象是那样普遍而法律显得那样苍白无力，于是反骚扰立法的呼声越来越强烈。陈癸尊代表曾在人大会议上提案制定一部《反性骚扰法》。《反性骚扰法》肯定不属于刑事法律，那它属于行政法规体系还是属于民事法律范畴？如果属于行政法规，它能规范所有的性骚扰行为吗？在《妇女权益保障法》中增加有关"性骚扰"的条款同样存在这样的问题，怎样认定性骚扰行为的性质、怎样应对性骚扰案件中的取证难，如何对受害者进行赔偿这些性骚扰案件所面临的难题在一部偏重于对弱者进行保护的专门法规中很难找到答案，更不用说对以后出现的男性骚扰女性或者同性之间的性骚扰它无法解决。

任何一部法规的出台都应考虑本国的具体国情，都必须与现有的法律体系相配套。在对某一社会现象没有充分研究之前，不应草率地忙于立法，而应在现有法律体系框架内寻找解决问题的依据。性骚扰现象给法律带来的难题是立案难、定性难、判断标准难、取证难、赔偿难，有解决这么多的难题，在法律上必须有合法的依据，在法理上必须有稳固的基石。

人格尊严权正是构筑我国反性骚扰法律体系的基石。

（一）它是侵权行为是否成立的标尺。

受本国传统习俗和礼仪的影响，不同国家的人对性的问题有不同的思维习惯和处理方式。西方人见面相互拥抱或贴面是一种礼仪，我国男女之间相互拥抱或者贴面就很有可能构成性骚扰。机械地认定哪些行为属于性骚扰，哪些行为不属于性骚扰在法律上行不通，法律具有规范性，它需要有判定某一行为是否合法的标尺，这一标尺就是该行为是否侵犯了他人的人格尊严权。西方人见面可以相互拥抱是因为他们压根就没有认为这种方式侵犯了自己的人格尊严，而我国一般男女之间拥抱会被视为非礼，是对自己人格尊严的极大冒犯。无故触摸女性身体无疑是一种性骚扰行为，但医生因检查身体的需要可能触摸女性身体甚至是隐私部位，这也属于性骚扰，因为女性并不认为这种行为侵犯了自己的仍尊严。

（二）它为法院立案找到了案由。

起诉难是性骚扰面临的最大的难题，法院的门都进不了法律救济更是无从谈起，最高人民法院2000年10月30日发布的《民事案件案由规定（试行）》中有三百种民事案件案由，其中并没有"性骚扰"这一说；与之最相近的恐怕只有第216项的侵犯名誉权。现有的三起影响较大的性骚扰案件都是以侵犯名誉权立案。但侵犯名誉权以侮辱、诽谤他人为主要手段，并且要造成毁损他人名誉的后果才会获得赔偿，这对具有隐蔽性和突发性特点的性骚扰而言，就算进了法院的门打赢这样的官司是万分艰难，更不用说哪些无法证据自己名誉权受到损害的人连法院的门都进不了。法律明确规定了人格尊严权，性骚扰受害者就不会因为找不到案由进不了法院的门而发愁，法院也不会因无案由而难以立案而拒公民于法律保护之外。

（三）它有利于法院依法判案，维护当事人的合法权益。

法院认定某一行为是否构成民事侵权要靠证据，侵权的性质不同，对证据的要求也不一样。一些特殊的民事侵权适用举证责任倒置，性骚扰侵权虽然不属于特殊的民事侵权，但如果将它定位于侵犯人格尊严权，在证据的要求上也应有它的特点，因为是否侵犯了自己的人格尊严属受害者主观范畴，从证据角度看，不能根据受害者的主观感受去认定他人是否侵权。性骚扰侵权是否成立有两个标准，一是骚扰者实施了与性有关的骚扰行为，二是受害者明确地对这些行为说过"不"，即受害者明确地表示不欢迎这种行为。即便骚扰者有某种场合受害人"同意"的证明，有他们之间平时关系很融洽的证明，也不应免除其骚扰行为所依法应承担的民事侵权责任。因为从人格权的特征来看，一时的同意不能构成以后随便侵犯他人人格的理由，平常两人关系好也不能成为侵犯他人人格尊严的免责条件。同时，侵犯人格尊严权引起的主要是精神损害，审理性骚扰侵权案件应弱化损害后果证据，不能因为受害人没有拿出身体受到伤害的证据就不给予司法救济，对那些行为显著轻微没有造成损害的侵权行为，哪怕是判令侵权人赔礼道歉也表明了法律对其侵权行为予以否定的明确态度。

（四）它为受害人请求精神损害赔偿提供了法律依据。

人格权损害主要表现为精神损害，人格尊严权更是如此。按照一般的民事侵权理论，要想获得损害赔偿，先得拿出受到损害的证据。物质损害的证据相对而言比较容易找到，损害大小也容易确定。精神损害的程度如何证明呢？法院一般要看病历、医院收费单，如果受害者没有去医院，即便她终日泪流满面，即便她因别人的骚扰弄得家人误会夫妻反目，也可能因为拿不出损害证据无法得到赔偿，对那些遭受他人几年甚至十几年骚扰的受害人而言，她们可能终日甚至终生都生活在恐怖的阴影之中，会因性骚扰而背上恶名蒙受一生的不白之冤，这种痛苦和伤害难道是几张病历几张收费单所能证明了的？确立性骚扰是侵犯人格尊严权，就为受害人请求精神损害提供了法律依据。根据骚扰人实施骚扰行为的手段、方式、场合、次数、持续时间长短等，结合给受害人造成伤害的程度，法院就能判令骚扰人给予一定的精神损害赔偿，而不是根据受害人提供的身体受损害的证据才判定其获得赔偿。

（五）有利于应对性骚扰案件中出现的取证难。

取证难是目前性骚扰案件在诉讼过程中面临的最大难题。鉴于性骚扰行为具有隐蔽性、突发性的特点，一些人认为要取得性骚扰的证据几乎不可能，对性骚扰案件应看作特殊民事侵权，适用举证责任倒置。从侵犯人格权角度看，要别人证明自己侵犯了他人的人格尊严权，在法理上也说不过去。但受害人的确面临着举证不能的窘境，解决这一问题采用举证责任转移比采用举证责任倒置更为妥当。

现有案例中西安首例性骚扰案最为典型。当事人有证据证明她曾在领导的办公室大声叱喝过领导的性骚扰行为，外面也有人清楚地听到了这些话语，但法院认为证人没有进门，不能认定领导办公室里的人就是领导。领导办公室的门紧锁，员工能破门而入吗？如果法律针对性骚扰侵权的特点，采用证据转移规则，领导应证明当天那个时刻他绝对不在办公室，否则应承担侵权责任。

六、如何构筑有中国特色的反性骚扰法律体系

以人格尊严权作为中国反性骚扰法律体系的基石，在现有法律中是否能找到依据呢？回答是肯定的。

《宪法》第38条明确规定：公民的人格尊严不受侵犯。《妇女权益保障法》的39条：妇女的名誉权和人格尊严受法律保护，禁止用侮辱、诽谤、宣扬隐私方式损害妇女的名誉和人格。《民法通则》第5条：公民、法人的合法的民事权益受法律保护，任何组织和个人不得侵犯。第101条：公民、法人享有名誉权，公民的人格尊严受法律保护，禁止用侮辱、诽谤方式侵害公民、法人的名誉。《最高人民法院关于确定民事侵权精神损害赔偿责任若干问题的解释》更是第一次从司法实践上肯定了人格尊严权，该司法解释第一条规定：公民的身体权、人格尊严权受非法侵害的，有权向人民法院请求精神损害赔偿。

我国在根本法《宪法》中有人格尊严不受侵犯的庄严宣言，《民法通则》中有法律保护人格尊严的庄严承诺，最高法院更是以司法解释形式规定了人格尊严受到损害可以请求精神损害赔偿，谁说我国性骚扰法律规定是一片空白？我们只不过没有明确性骚扰是一种侵害他人人格尊严权为特征的民事侵权行为。侵害人格尊严权的方式有很多种，现有法律明确规定的方式有侮辱、诽谤（《宪法》第38条、《民法通则》第101条）、诬告陷害（《宪法》第38条）、宣扬隐私（《妇女权益保障法》第39条），但抽象的法条不可能包罗所有的社会现象，从本质上讲，对他人实施性骚扰行为实际也是对他人人格的一种侮辱，只不过侮辱、诽谤对民事主体的伤害偏重于名誉，性骚扰行为偏重于人格尊严。前者主要表现为社会评价的降低，后者主要表现为精神造成的痛苦。将侵犯人格尊严权的方式从侮辱、诽谤、诬告陷害、宣扬隐私扩大到性骚扰，是当前法律面临的首要问题。

在哪些法律中规范性骚扰，是以单行法形式还是给现有法律打补丁？立法惩治骚扰者还是修订《妇女权益保护法》保护受害者，是目前争论较大的问题。面对性骚扰，难道只能通过立法或者修订法律解决？立法或者修订法律之后就能惩治所有性骚扰行为？不会，立法的草率或修订法律的不完善会给以后的司法实践带来更多的难题，我认为在目前对待性骚扰这一社会现象法律采取的最好应对手段是最高人民法院出台司法解释。这是因为：

1. 反性骚扰立法在理论上和技术上条件都不成熟。修订《妇女权益保障法》的呼声虽高，但它的弊端也显而易见，就算在《妇女权益保障法》中增加了有关"性骚扰"的条款，那也只是原则性的规定，解决不了与现有的民事侵权法、诉讼法等相关法规配套问题。

2. 最高法院的司法解释是我国的法律渊源之一，它具有单行法或部门法所不能比拟的灵活性、可操作性、调整法律关系范围广泛等特点，最适合解决理论上尚未完全定论而法律又不得不面对的社会问题。

3. 司法解释既可指导当前的司法实践，又为今后的立法提供可供参考的案例，积累理论和实践中的经验。

4. 我国以司法解释方式解决法律面临的精神损害赔偿问题就是一个成功的先例。同性骚扰一样，精神损害赔偿最初也是找不到法律依据，但大量精神损害事实的存在法律又不得不正视，经过理论探讨和司法实践，最高法院出台了《关于确定民事侵权精神损害赔偿责任若干问题的解释》，虽然我国没有《精神损害赔偿法》，这一司法解释同样很好地解决了法律所面临的精神损害赔偿问题。

如果说以司法解释的形式是当前解决性骚扰面临的法律问题最好的选择，司法解释中需要对那些问题作出明确的规定呢？

1. 应明确规定性骚扰的性质，即性骚扰是一种以侵犯他人人格尊严权为特点的民事侵权行为。

2. 在法院受理民事案件的案由中增加侵犯人格尊严权这一案由，解决性骚扰目前面临的立案难，使各种性骚扰侵权都能够进入司法程序，体现法律对性骚扰的关注：性骚扰是一个法律问题而不仅仅是一个道德问题。

3. 明确性骚扰民事侵权所应承担的责任主要是精神损害赔偿责任，为受害人请求精神损害赔偿提供法律依据。

4. 针对性骚扰案件存在的取证难，制定特殊的证据转移规则，弱化对受害人受伤害证据的要求。

5. 判定性骚扰侵权事实是否成立，除了要有证据证明骚扰者实施过骚扰行为之外，还应有受害者明确对这种骚扰行为"不欢迎"的证据，以防止有人滥用诉权，侵犯他人的名誉权。

七、我国法律面对性骚扰需要探讨的问题

要完善反性骚扰法律体系，我国现有法律还存在许多需要进行深入研究的课题。

1. "雇主责任"问题：国外性骚扰多发生在工作场所，法律将性骚扰定位在性别歧视，如果雇主在工作场所没有采取很好地防止性骚扰措施，很有可能要承担民事赔偿责任，这就是"雇主责任"。最典型的案例是美国三菱发动机制造公司因被指控公司内部普遍存在性骚扰行为，不得不向均等就业机会委员会（EEOC）代表的受害者支付3400万元的巨额赔偿。把性骚扰定位在民事侵权，我国还没有单位对个人的侵权行为承担责任的规定，对那些主要利用职务实施骚扰行为怎样惩处，对那些因单位制度不完善造成严重伤害后果的行为单位要不要承担责任，单位在防止性骚扰方面是承担主要责任还是次要责任，这都是需要研究的课题。

2. 惩罚性赔偿问题：国外性骚扰指控一旦成立，骚扰者面临的将是惩罚性赔偿。赔偿额往往是百万美元甚至千万美元。我国除了在《消费者权益保护法》规定有消费者因受欺诈有权获得双倍赔偿之外，并无惩罚性赔偿的规定，对性骚扰行为要不要处以惩罚性赔偿，用什么标准进行惩罚，也是今后立法需要探讨的问题。

3. 如何规范工作场所的性骚扰行为：工作场所是性骚扰的主要发生地之一，为避免因性骚扰指控而产生的巨额损害赔偿，国外公司和机构大多制定了企业内部防止性骚扰制度，像哈佛大学法学院制定的反性骚扰行为准则，篇幅长达数万字，像一部完整的法律。雇主还对员工进行反性骚扰培训，在劳动合同中明确员工在反性骚扰方面应承担的责任。我过如何明确单位在反性骚扰方面的责任，是在《劳动法》等相关法规中作出规定还是让当事人在劳动合同中约定，亦是值得关注的问题。

4. 我国行政法规中把性骚扰定位于"流氓"行为，只是在《治安管理处罚条例》中有行政处罚的规定。把性骚扰定性为"流氓"过于简单，仅仅一部《治安管理处罚条例》更难以应对众多复杂的性骚扰现象。能不能针对一些特殊群体制定专门的行政法规，像日本专门针对公务员制定的《性骚扰惩治基准》，让国家工作人员成为反性骚扰的先头兵。

八、结束语

我国对性骚扰这一社会现象研究的远远不够，法律如何关注性骚扰，如何建立有中国特色的反性骚扰法律体系，如何在现有法律框架内找到反性骚扰的法律依据，都是需要深入探讨的课题。以人格尊严权为基石，明确性骚扰是一种以侵犯人格尊严权为特点的民事侵权行为，并以此为基础以司法解释的形式确定性骚扰的性质、特点、案由、举证责任、赔偿责任，既可避免因立法不慎给法制建设带来不利，又能解决当前司法实践中面临的法律真空，是我们目前应对性骚扰这一社会现象最好的选择。

反对工作场所性骚扰的行动建议

反对工作场所性骚扰的伦理、法律和社会问题专家研讨会
2005 年 9 月 24～25 日

　　一、反对工作场所性骚扰符合我国男女平等的基本国策，有利于在我国建立"小康"和"和谐社会"的战略目标。工作场所性骚扰是一种具有性色彩的、使对方反感的、有损于对方尊严的言语或行动，对方的拒绝或顺从会对其工作产生影响，并造成使人感到威胁的工作环境。工作场所的性骚扰在世界各国，无论是在发展中国家，还是在发达国家普遍存在，因为在这些国家性别不平等、性别歧视问题并没有消除。在我国性骚扰，尤其是工作场所的性骚扰问题同样存在。工作场所的性骚扰严重伤害受害妇女的利益，威胁她们身体、心理和社会的健康，侵犯她们的尊严、人身权和人权，对个人、家庭、单位及社会产生恶劣影响。

　　二、工作场所性骚扰在我国发生，反映在我国工作场所和社会中社会性别的不平等，尤其是男女权力结构的不平等。工作场所性骚扰违反我国宪法规定的尊重和维护人权的条款，民法通则规定的公民人身权条款，也违反妇女权益保障法中有关保障妇女人身权的条款。

　　三、在妇女权益保障法中明确规定反对性骚扰的条款是反对性骚扰斗争的重要一步。但需要就性骚扰定义、性骚扰的违法性质和立案理由、性骚扰案的正当程序、案情举证、受害人和举报人的保护、隐私的保护、对受害人的补偿、对骚扰者的处罚等问题制订具体实施细则。

　　四、建议在劳动法中增添有关反对工作场所性骚扰的内容。除了性骚扰定义、性骚扰的违法性质和立案理由、性骚扰案的正当程序、案情举证、受害人和举报人的保护、隐私的保护、对受害人的补偿、对骚扰者的处罚等外，应明确规定雇主在反对和预防性骚扰中的职责，要求所有工作场所制订预防和反对性骚扰的规章。

　　五、由于存在男女不平等和性骚扰发生在只有两人在场的情境之中，处理性骚扰案件时不仅要求受害人提供证据，也应要求嫌疑人提供反证。要建立保护举报人的制度。为便于执法和司法人员处理性骚扰案，有必要向他们进行社会性别和处理性骚扰案件的培训。支持和鼓励为性骚扰受害人提供法律服务的非政府组织，为性骚扰受害人提供法律咨询和救援。

　　六、在工作场所制订反对性骚扰的规章是预防和及时处理工作场所性骚扰的重要措施。这类规章应明确表明雇主反对性骚扰的态度，为工作场所性骚扰给出明确的文字定义，明确规定管理人员和普通员工的责任，具体介绍投诉和处理程序，以及有关交流、培训和咨询的办法。

　　七、对工作场所性骚扰不能采用工作场所一般的投诉程序，单位应建立并启用特别为处

理性骚扰而设计的投诉程序。受害人投诉时应有机会选择正式或非正式的程序。正式程序需立案审查，对投诉进行调查，最后作出定性结论。非正式程序则在受害人、骚扰人与调解人之间协商解决。可在工作场所建立由管理人员代表、工会代表和普通职工代表参加的投诉委员会。投诉委员会负责调查和作出裁决，应办事公正，保护当事人隐私。

八、在处理性骚扰案件时，要采取相应措施注意保护受害人，保护她们免受"二度伤害"，尤其是设法要防止出现勇于抗争的性骚扰受害人受到更大伤害的状况。

九、要对性骚扰肇事人制订具体罚则，除了作为民事案件缴纳罚款外，必须对其作出从严重警告直到开除的行政处分，并在单位全体人员会议上宣布。

十、工作场所发生性骚扰要追究雇主责任。要在互联网上公布每月或每年发生性骚扰的工作单位。雇主与雇员的雇用合同要有保护雇员不受性骚扰的条款。

十一、管理企业的行政机构有防止和反对性骚扰的责任。要制订有关防止和处理性骚扰的行政条例。要求各企业成立由管理人员、工会代表及社区代表参加的防止性骚扰委员会，检查性骚扰发生情况并向企业管理人员提出改进意见。防止性骚扰的工作做得如何应成为考核企业业绩的指标。在省市层次设立有管理企业的行政机构、企业家协会和工会代表参加的防止性骚扰委员会，定期开会讨论本省市各企业性骚扰的状况以及制订相应措施。

十二、企业家协会有防止和反对性骚扰的责任。各省市的企业家协会应每年至少组织一次对所属企业管理人员进行社会性别和防止性骚扰的教育和培训。企业家协会也应听取会员对防止性骚扰的建议和意见。

十三、工会有防止和反对性骚扰的责任。各省市工会应每年至少组织一次对工会会员进行社会性别和防止性骚扰，包括性骚扰发生后如何进行法律诉讼的教育和培训。工会有责任协助和支持受害人，纠正对她们的不公正待遇，减轻她们所受伤害。

十四、各级妇联要将性骚扰纳入议事日程，对性骚扰受害人提供维权和救援工作。

十五、防止和反对性骚扰工作，是媒体的社会责任。要抓住典型的性骚扰案例进行讨论，增强公众对性骚扰危害性的认识，提高公众的社会性别意识，抨击贬低妇女的低级庸俗的文化。在报道中，应防止拿性骚扰案件中的具体情节，作为娱乐性的故事向受众展示，使遭受骚扰之害的女性再次受到伤害。

十六、各级党校和行政干部学校都应有有关社会性别以及防止和处理性骚扰的课程内容，在官员树立尊重妇女的优雅风气。

十七、加强对性骚扰的调查研究工作和典型案例的分析，进一步了解性骚扰在我国的发生情况、原因和社会影响，以及法律和法规在防止和处理性骚扰案件中的作用等。

十八、进一步提高妇女的社会地位，增加妇女参与行政、司法、立法机构的比例，逐步改变男女权力结构的不平等，努力改变轻视妇女、贬低妇女的低级庸俗的社会文化。

ACTION RECOMMENDATIONS ON FIGHTING AGAINST SEX HARASSMENT AT WORK

Expert Workshop on Ethical, Legal and Social Issues
September 24 ~ 25, 2005

1. Sexual harassment at work is a verbal or behavioural action which is sexual, disgustful to the recipient, causing impact to her/his work if refused or subdued, and creating a threatening working environment. Sexual harassment at work exists everywhere, no matter in developing countries as well as in developed countries, because gender inequality and prejudice have not been eliminated yet. In our country sexual harassment, sexual harassment at work in particular exists too. Sexual harassment at work has done serious harms to women victims, threatened their physical, mental and social health, violated their dignity, personal rights and human rights, and had a devastating impact on victim individual, her family, her institution and the society. The fight against sexual harassment accords with our fundamental state policy of gender equality and benefits the strategic goals of establishing well-off(xiao kang) and harmonious(he xie) society

2. The fact that sexual harassment takes place in our country shows that gender inequality exists at working institutions and in the society, gender inequality in power structure in particular. Sexual harassment at work violates the article on respect and protect human rights in our Constitution, the article on citizen's personal rights in General Principles of Civil Law, and the article on women's personal rights in Law on Safeguarding Women's Rights.

3. It is an important step in the fight against sexual harassment to explicitly stipulate the article on fighting sexual harassment in the Law on Safeguarding Women's Rights. However, it is critically necessary to develop more specific practical guidelines of such items, as the definition of sexual harassment, the nature of offence committed by sexual harassment, the due procedure of sexual harassment case, the evidence submitting in such case, the protection of victim and discloser, privacy and confidentiality, the compensation to the victim, and the punishment of the offender etc.

4. It should be suggested to add articles on the fight against sexual harassment at work in the Labour Law. Apart from that these suggested articles should include the definition of sexual harassment, the nature of offence committed by sexual harassment, the due procedure of sexual harassment case, the evidence submitting in such case, the protection of victim and discloser, privacy and confidentiality, the compensation to the victim, and the punishment of the offender etc. , it should be explicitly stipulate that the responsibilities should be taken by employer in the combat and prevention

of sexual harassment, and all working institutions are required to develop the rules of combating and preventing of sexual harassment.

5. In view of that gender inequality exists and sexual harassment only takes place in the context of two persons, in treating the sexual harassment case it is required not only that the victim submits evidences, but also that the suspected submits counter-evidence. The system of disclosure should be set up. In order for enforcement and judiciary officers to treat the sexual harassment case, it is necessary to train them with gender perspectives and experiences in treating the sexual harassment case. It should be encouraged and supported that NGOs provide legal services and counselling to the victims.

6. It is very important measure for preventing and timely treating sexual harassment at work to develop rules for fighting sexual harassment at work. Such rules should explicitly stipulate the combating attitudes of the employer towards sexual harassment, the unambiguous written definition of sexual harassment at work, the responsibilities of managers and employees in the fight against sexual harassment at work, specific procedures of accusation and treatment, and measures of communication, training and counselling etc.

7. Common procedure of accusation is not applicable to he case of sexual harassment at work. The institution should set up and start using specific procedure of accusation designed for the case of sexual harassment. In accusation the victim should have chance to choose formal or informal procedure. In formal procedure the case should put on record, the accusation be investigated, and finally the conclusion be made. In informal procedure, the case can be resolved through the negotiation between the victim, the offender and the intermediary. Accusation Committee which consists of the representative of managers, trade union representative and the representative of employees. Accusation Committee is responsible for conducting investigation and making verdict, and should treat cases fairly and protect privacy of persons concerned.

8. In treating the case of sexual harassment the corresponding measures should be taken to protect the victim, and prevent her from "secondary harm", especially prevent the victim who has courage to fight against sexual harassment from possible greater harm.

9. Specific rules of penalty to the offender of sexual harassment should be developed, the penalty could include: fine as a civil case, administrative disciplines from grave warning to fire, and the announcement of the penalty or discipline at the general meeting.

10. The employer's liability will be traced to if the sexual harassment takes place at his/her institution. The name of the institutions where if the sexual harassment takes place will be publicized at website every month and year. In the agreement of employment between employer and employee there must be a clause on protecting employee from if the sexual harassment.

11. The administrative agencies responsible for administering enterprises have the responsibilities for preventing and combating sexual harassment. The regulations or guidelines on preventing and treating sexual harassment should be developed. The Committee on Preventing Sexual Harassment which consists of managers, representatives of trade union and representatives of the community should be set up in enterprise, examines the situation of sexual harassment, and suggests the recom-

mendations of improvement to managers of the enterprise. The prevention of sexual harassment should be one of the indices to evaluate the performance of enterprises. Committee on Preventing Sexual Harassment which consists of the representative of administrative agency, that of the association of entrepreneurs and that of trade union at provincial and municipal level should be set up and hold meeting regularly to discuss the situation of sexual harassment and lay down corresponding measures.

12. The Association of Entrepreneurs has the responsibilities for preventing and combating sexual harassment. The Association of Entrepreneurs at provincial and municipal level should organize the workshop to train their members in gender equality and preventing sexual harassment at least once a year. . The Association of Entrepreneurs also should listen to the suggestions and opinions on how to prevent and fight against sexual harassment made by its members.

13. The Trade Union has the responsibilities for preventing and combating against sexual harassment. The Trade Union at the provincial and municipal level should organizes the workshop to train its members in gender equality and preventing sexual harassment as well as how to pursue lawsuit in the case of sexual harassment at least once a year. The Trade Union has responsibilities for assisting and supporting the victim, correcting the unfair treatment towards her, and mitigating the harms she may suffer.

14. Women's Federation at all levels should put sexual harassment on the agenda, and provide the advocacy and support to the victims of sexual harassment.

15. It is media's social responsibility to prevent and combat against sexual harassment. It is media's social responsibility to prevent and combat sex harassment. Typical cases of sex harassment should be discussed in the media to enhance the public's knowledge of the harms caused by sex harassment, heighten their awareness of gender equality, and criticize the lower-level and vulgar culture devaluing women. In reporting it should be prevented that the specific story in sex harassment cases be used as entertainment to show the public, it will make the victim in the case harmed again.

16. In all party or administrative cadres schools there should be courses on gender and preventing/treating sex harassment in their curricula, and the elegant ethos of respecting women should be cultivated in officials.

17. The investigation of sex harassment and analysis of typical cases should be strengthened in order to understand its occurrence, causes and social impacts, and the role of laws and statutes concerned in the prevention and treatment of sex harassment cases.

18. Further improve the social status of women, increase the proportion of women in the positions of administrative, legislative and judiciary institutions, gradually change the imbalance of power structure between men and women, and make efforts to change the low-level and vulgar social culture which disdains or devalue women.

妇女自杀的干预

Interventions with Women's Suicide

中国的自杀现状及未来的工作方向①
The status quo of Suicide and the Orientation of Future Work

费立鹏

摘要： 本文讨论了自杀的现状和流行病学特征，中国独特的自杀特征及其解释，以及未来的工作方向。

关键词： 自杀　公共卫生　社区

自杀是中国一个重要的公共卫生问题，严重影响社会和经济的发展。但人们只是最近才意识到这个问题的严重性，因此以社区为基础的自杀预防工作开展得很少。其他国家的经验表明自杀是可以预防的，也能显著减少自杀给家庭和社会所造成的负性影响，但实现这些目标需要政府许多部门和社会机构的通力合作。

一、自杀的现状与流行病学特征

1. 自杀行为的发生率及相应的负担：中国尚未建立全国性的死亡报告系统，因此必须根据卫生部主管的死因登记系统（样本约为总人口的 1/10）或中国疾病预防控制中心主管的疾病监测系统（样本约占总人口的 1/100）来推算包括自杀在内的各种原因的死亡率。以前这两个系统报告的粗自杀率十分接近，但最近几年疾病监测系统报告的自杀率略低于卫生部报告的自杀率。最近 15 年的自杀数据显示，中国总的自杀率及自杀流行病学特征相对稳定。但不同人员用不同的方法对这两个系统的原始数据进行校正，得出的全国自杀率有很大不同，从 14/10 万②到 33/10 万③.

我们将卫生部死亡登记系统 1995～1999 年的死亡率数据推算到全人群，然后根据估计的该系统死亡案例的漏报率(18%,)将死亡率向上调整(通过对比人口统计局估计的总死亡人数和根据卫生部数据推算出的总死亡人数得出死亡的漏报率)，得出中国总的自杀率为 23/10 万，自杀死亡人数为 28.7 万④，这一数据略高于卫生部报告的 25 万（未经调整）⑤。基于此相对保守的估计，自杀是中国第五位重要的死亡原因，是 15～34 岁人群首位重要的死亡原因。根据 WHO 的数据，1998 年自杀和自伤导致 880 万伤残调整生命年（DALYs）的损失，

① 本文原载于《中华流行病学杂志》，25（4）：277，2004.
② World Health Organization: 2001 The Word Health Report 2000, Geneva: WHO, 37.
③ World Health Organization: 2000 The Word Health Report 1999, Geneva: WHO. 102-103.
④ Phillips MR. Li XY. Zhang YP. Suicide rates in China 1995～1999, Lancet 2002, 359：835-840.
⑤ 殷大奎：2000. 中国精神卫生工作的现状、问题及对策，《中国心理卫生杂志》14：4-5.

占中国全部疾病负担的4.2，这使得自杀成为继慢性阻塞性肺部疾病（占损失的全部DALYs的8.1%,）、重性抑郁（占6.9%,）和脑血管疾病（占5.7%,）之后全国第四位重要的卫生问题。由此可见，自杀是全国一个非常重要的公共卫生问题。

尽管学术界对自杀率及自杀的绝对数字一直有争议，但对中国自杀的独特性几乎没有任何疑义。与其他国家不同的是，中国农村自杀率是城市的3倍，女性自杀率比男性高25%，左右。女性自杀率高主要是因为农村年轻女性的自杀率非常高所致：农村年轻女性的自杀率比年轻男性高66%。但在其他亚人群中男女的自杀率接近[1]。

中国任何地方都没有自杀未遂报告系统，因此无法评估确切的自杀未遂率，但卫生部报告每年至少有200万人自杀未遂[2]。我们通过分析中国北方24家各种综合医院急诊室诊治的1.4万自杀未遂者的资料，发现农村地区综合医院急诊自杀未遂人数占急诊总人数的1.65%，而城市仅为0.34%。这提示（而非证明）自杀未遂和自杀死亡一样，也是农村显著高于城市。各类综合医院诊治的女性与男性自杀未遂人数之比为2.5∶1，且2/3的自杀未遂者位于15~34岁年龄段，故推算50%左右的自杀未遂者为40岁以下的农村妇女。

2. 自杀行为的特征及其危险因素：北京回龙观医院和中国疾病预防控制中心在全国23个有地理代表性的疾病监测点，合作开展了自杀和其他伤害死亡原因调查的全国心理解剖研究课题[3]，总共调查895例自杀案例，其中，85%，居住在乡村或乡镇，28%从未上过学，58%服用农药或鼠药，47%的亲友或熟人有过自杀行为，27%有过自杀未遂既往史，63%有精神疾病，仅9%自杀前曾在精神或心理科就诊过。死前一年最常见的负性生活事件为经济困难（40%）、严重躯体疾病（38%）以及夫妻矛盾或不和（35%）。在58%服用农药或鼠药的自杀死亡案例中，77%服用有机磷农药自杀，75%服用家中存放的农药自杀（通常存放在不加锁的橱柜内），62%服毒后曾接受医疗救治，但抢救失败。

控制性别、年龄、居住地和研究地点的影响后，比较882例自杀和685例其他伤害死亡案例的非条件logistic回归分析，发现10个有独立影响的自杀危险因素（按相对重要性大小排列）：死前两周抑郁程度重、有自杀未遂既往史、死亡当时的急性应激强度大、死前一个月的生命质量低、死前两天有剧烈的人际冲突、慢性心理压力大、朋友或熟人曾有过自杀行为、有血缘关系的人曾有过自杀行为、失业或从事没有薪金的工作以及死前一个月社会交往少。个体暴露的危险因素越多，自杀的危险性越高：在收集了所有变量的案例中（1567例），暴露于上述0~1.2~3.4~5.6~10个危险因素的案例死于自杀的比例分别为1%（2/223）、20%（73/366）、72%（379/524）、94%（428/454）。

目前没有全国性的有关自杀未遂特征的资料，但在上述提及的中国北方1.4万自杀未遂案例中，91%服用药物或毒药：54%服用医疗药品（通常为抗焦虑药或镇静催眠药），27%服用农药（其中90%为有机磷农药），10%服用其他毒药。与预计的一样，农村综合医院诊治的服用农药的自杀未遂案例比大城市综合医院更常见（36%∶9%）。

①　Phillips MR. Li XY. Zhang YP: 2002 Suicide rates in China 1995~1999, Lancet, 359: 835-840.

②　殷大奎: 2002. 齐心协力、脚踏实地、全面推进新世纪精神卫生工作—全国第三次精神卫生工作会议报告，《中国心理卫生杂志》16: 4-8.

③　Phillips MR, Yang GH. Zhang YP, et al. 2002 Risk factor for suicide in China: a national case-case-control psychological autopsy study. Lancet, 360: 1728-1736.

通过对主要服务于农村地区的四家综合医院诊治的 635 例病情较重的自杀未遂者进行包括正规精神科检查在内的深入调查后（部分研究结果已发表①），发现其平均年龄为 32 岁（±13 岁），76% 是女性，75% 已结婚，其家庭平均收入与当地一般水平相比无差异，62% 自杀前两天有急性诱发生活事件（通常为人际矛盾，其中多数为夫妻矛盾），51% 有家人或朋友有自杀行为，15% 报告有自杀未遂既往史，38% 自杀当时有精神疾病（主要为抑郁症），仅 11% 曾在精神或心理科就诊过。在这些自杀未遂者中，46% 报告在自杀前考虑自杀的时间不超过 10 分钟，属于冲动性行为。对冲动性与非冲动性自杀未遂者的特征进行比较②，发现冲动性自杀未遂者更年轻、居住在乡村的比例多、自杀前一个月内生命质量比较高、抑郁程度较轻、精神障碍的患病率和自杀意图强度较低、有较多的急性诱发生活事件。

二、如何解释中国独特的自杀特征

自杀未遂的特征有助于我们解释中国相对高的自杀率和独特的自杀特征。与其他多数国家不同的是，在中国没有强大的反对自杀的宗教或法律禁令，因此患有严重精神疾病或长期存在不良生活刺激（如无法治愈的疾病）的个体会将自杀视为解脱痛苦、减轻他们给家庭带来的经济或感情负担的一种可接受的方法。在这种宽容的大环境下，那些没有潜在精神疾病的个体，特别是那些社会支持网络薄弱的年轻农村女性，在急性应激状态（如家庭内部冲突）下也可能出现冲动性自杀行为。和其他国家相似，中国的自杀未遂者（自杀意图不强）也是女性多于男性（2.5：1），但是在中国，尤其是农村地区，自杀未遂者所采取的自杀方式的致死性高，加上农村医疗保健系统对此进行急救的能力差。因此，与那些自杀未遂者采用不太致命的方式自杀的国家相比，或者与那些急救服务较好的国家相比，中国自杀"未遂"者死亡的比例可能较高。这就导致了总的自杀率升高以及女性（特别是农村女性）自杀率相对较高。

三、未来的工作方向

1. 需要开展的研究：为了制定有针对性的自杀预防策略，需要更多地了解自杀和自杀未遂的特征、危险因素及其对社会的影响：①自杀未遂率及地区特征；②人格因素（如冲动性）、生物学因素（如 5-羟色胺水平）、环境因素（如自杀工具的方便易得程度）以及家庭因素的作用；③社会对自杀的态度在支持或抑制自杀行为方面所起的作用；④自杀和自杀未遂对家人、相关人员和社会所造成的影响。不同人群的自杀行为危险因素和诱发因素可能不同，因此我们需要详细研究自杀高危人群和社会所关注的其他人群的危险因素，从而有针对性地开展自杀预防工作，如农村年轻女性、有病的老年人、学生、少数民族以及各种精神疾病患者等。

但是在能够有效地预防自杀之前，我们首先需要知道哪些预防措施在中国真正有效，因此对于研究者来说，目前最迫切且最重要的任务是严格评估提议的不同自杀预防策略的效果如何。为此，我们需要建立与启动一个由多个方面组成的全国性的自杀预防研究项目，以评估不同的自杀预防策略的成本效果。该项目需要尽可能多的对自杀问题感兴趣的不同机构和

---

① 李献云、许永臣、王玉萍等：2002 农村地区综合医院诊治的自杀未遂病人的特征，《中国心理卫生杂志》16：681-684.

② 李献云、费立鹏、王玉萍等：2003 冲动性与非冲动性自杀未遂的比较，《中国神经精神疾病杂志》29：27-31.

部门的参与①，来促进组建一个由专家和对自杀问题感兴趣的社会各机构组成的核心小组，以协调全国的自杀预防工作。

还需要分别在农村和城市评估下述不同自杀预防措施的效果如何：①限制自杀工具的方便易得，特别是农药和有毒药物；②扩大高危人群的社会支持网络；③针对精神卫生和预防自杀的健康促进运动；④提高医务人员识别和处理与自杀有关的精神问题的能力；⑤开展以社区为基础的筛选高危个体的项目；⑥扩大面向高危个体的危机支持服务和有针对性的精神卫生服务；⑦提高初级保健机构处理自杀未遂导致的躯体合并症的能力。鉴于以上内容的涉及范围广，成功地开展这样一个项目就需要几个部门（如卫生部、农业部、教育部、公安部、劳动与社会保障部、广播电影电视总局、媒体等）和机构（如妇联、共青团、专业学会、基金会等）的积极参与及有效协调。

在开展这样的全国自杀预防项目之前，需要在全国许多有代表性的县和城区建立一个针对自杀率、自杀未遂率及与自杀有关的环境因素（如社会对自杀的态度、社会服务的可及性、常见精神障碍的治疗水平等）的监测系统并持续运作。然后在一年的时间内在上述半数地区（干预社区）建立符合各地具体情况的干预措施，并在随后的两年内实施这些措施。最后，比较干预社区和与之相匹配的对照社区在干预措施实施前、实施过程中和实施之后关键指标的变化情况，并依照这个程序评估每一类干预措施（以及合并应用的不同干预措施）的成本效果，以决定随后将哪些自杀预防措施在全国推广。

2. 改善自杀和自杀未遂的监测系统：鉴于自杀死亡和自杀未遂有实质性的重叠，评估各种自杀预防干预措施的成本效果将依赖于评估自杀率和自杀未遂率的准确性。全国疾病监测系统的145个疾病监测点覆盖的人口样本有相当的代表性，可以据此估计出全国的自杀死亡率；但是该系统1998年死亡案例总的漏报率为22.5%②，并且全国范围的心理解剖研究发现较多的自杀案例被归入"意外中毒"或"伤害死亡原因不明"③。另外，全国尚无任何一个地方建立针对自杀未遂率的监测系统。建立一个有效的运作机制以获得准确的自杀率和自杀未遂率是评估任何自杀预防工作效果的必要前提。

3. 建立预防自杀工作的协调组织：仅仅开展研究和监测工作是不够的。高质量的多学科参与的研究可以揭示自杀行为的原因，并确定成本效果好的自杀预防措施，但是降低相对高的自杀率和自杀未遂率需要在全国开展预防工作。单靠研究人员或卫生部门不可能成功地实现这一目标。就像预防AIDS一样，它需要巨大的资源投入以及多个政府部门、非政府机构和全社会的长期协调努力。鉴于自杀在中国公共卫生的重要性，现在中国政府需要认真考虑WHO④和联合国⑤的有关建议，即其成员国建立各自的全国自杀预防计划。2003年11月19～20日在北京召开的"中国国家自杀预防计划研讨会"的参会代表详细讨论了这个问题。

① World Health Organization: 2001 Department of mental health and substance dependence. Report on workshop on suicide prevention in China: Beijing, China 22～24, March 2000. Geneva: WHO, 1–17.

② 杨功焕主编：《中国疾病监测报告》(10)，1999年中国疾病监测年报，第16页。

③ 王黎君、费立鹏、黄正京等：2003中国人群自杀死亡报告准确性评估，《中华流行病学杂志》24：889–892.

④ Krug EG, Dahlberg LL, Mercy JA, et al.: 2002 World report on violence and health. Geneva, World Health Organization, 184–212.

⑤ United Nations: 1996 Prevention of suicide: guidelines for the formulation and implementation of national strategies. New York: United Nations, 11–18.

多个政府部门、非政府机构的领导以及 WHO 和多个国际机构的代表参加了此次研讨会。与会代表共同建议：国务院和地方政府迫切需要建立由不同部门和机构代表组成的预防自杀委员会，赋予该委员会相应的责任和资源，来制定、实施和监测全国、地区和地方自杀预防计划。

自杀是一个迫切需要解决的重大公共卫生问题。鉴于自杀问题的复杂性，预防自杀需要许多不同机构采取协调的行动，否则就会造成许多不必要的重复。另外，国外的自杀预防工作常常缺乏明确的科学依据；这样的预防工作往往无效，并且浪费有限的资源。为了避免类似问题，国内目前应该大力呼吁各级政府迅速建立多部门参与的协调委员会，以科学为依据来指导全国的自杀预防工作。

我们的倾诉
We Confide

许　容整理

活着就是幸福

（小环口述）我是一名村民，来自海兴。去年腊月，我和丈夫吵了几句嘴，一时冲动喝了除草剂。我丈夫是村医，他赶紧给我采取催吐等急救措施，喝进去的药大部分吐了出来，随后又把我送到县医院，洗胃、点滴，满嘴起了好多泡，很长时间什么东西也吃不了，难受极了。我在床上躺了二十多天，终于闯过生死关，逐渐恢复了健康。经过这一回，我悟出了一个道理，一个人活着就是幸福。

经过这几天的学习，我更加珍惜生命，热爱自己的生活，回去以后，我会把我所学到的知识，告诉我周围的姐妹，并积极地帮助她们排忧解难。

早参加培训至少不会失去妹妹

（云花口述）在我七岁那年，母亲因为妯娌间生气，上吊自杀了，妹妹才五岁，弟弟还不满周岁，在我幼小的心灵里埋下了一颗痛苦的种子，我的苦难生活也是从那时开始的。

先是后母进门，她对我们不是很关心，我和妹妹从那时起做着一些同龄孩子想都无法想的事，那些生长在母亲翅膀下的孩子们，体会不到我们那时的艰辛。妹妹太小，刷锅不够高就踩个小凳子，冬天那么冷，她的小手都冻裂了。

一天又一天，一年又一年，我和妹妹弟弟都长大了，我也有了一个幸福的家。后来妹妹谈了一个男友，然而灾难又一次降临在我这个不幸的家庭。妹妹的婚事受到全家人的反对，他的对象是东北人，大家怕她去的太远，不放心，不同意这门亲事，妹妹无奈，原本快乐的她变得不多说话，于是，就在她结婚前一个多月的时候服农药自杀了。当时我感到天都要塌下来了，相依为命的妹妹瞬间离我而去，无论如何我都接受不了这种打击，我痛苦、绝望，眼泪都哭干了，我就有一种念头，也想随她而去。那时我丈夫和公公婆婆每天都看着我，生怕我有什么意外，每天都苦口婆心地劝我，要是没有他们的爱，我也活不到今天。然而这些事始终像一片阴影笼罩在我的心头，痛苦不堪。

县妇联的姐妹们知道我的遭遇，多次上门鼓励我参加农家女机构举办的心理健康培训班。开始我只是抱着散散心的想法来听听。几天来听到各位专家教授的讲课，我深受感动，也深受启发，如果我早接受这样的培训至少不会失去我的妹妹。

我回去后会用今天所学的知识来帮助周围和我有同样经历的姐妹，使她们热爱生活，热爱生命，自强、自立、自尊、自信，因为有了爱就有了一切，有了爱人生才不会寂寞，才会有意义，才会更加精彩。

我要把身上的包袱甩掉

（梅子口述）我是一个农村女孩，我的事情是和别人不一样的，是一个在社会上被人看不起的人。我和我丈夫是在北京打工认识的，我们俩非常相爱，可是，在农村是不会同意我这个婚姻的，也不让自由恋爱，所以，在父母的要求下他结婚了，因为他比我大好几岁。可是结了婚的他并不幸福，经常吵架，几年后他离了婚，于是我被指责成第三者，成了他们婚姻的破坏者。我不怕父母的反对和别人的议论，与他结合了。我原以为我是一个活泼的女孩，是可以承受住舆论压力的，可是我错了，从嫁到他们家的那天起，我被婆婆、公公、大伯哥们看不起，和别人一样被压倒了。我在村里只有夹着尾巴做人，每天低着头走路，从家里到地里，就知道埋头在地里干活，不敢和旁人说话，不敢穿新的、鲜艳的衣服，即使这样谨慎小心，我仍然被人们指指戳戳，没想到的事一件一件地发生，我就不一个个地说了，我不得不走上自杀这条路，我觉得这个世界上已没有让我活着的路了，别人说我是"一个这样不好的女孩"，也有人说的更难听。婆婆对我打骂，我想活着不如死了好，前年春天，我吃了安眠药。

经过了一周的学习，我放开了，活着就是一种幸福。走自己的路让别人去说吧！吴老师说的好，谢老师说的好，许老师，是你给我这些勇气说出来，从今天起，我要把身上的包袱甩掉。谢谢，谢谢！

好好活下去，活出个样子来

（岫平口述）我是一个农村妇女，名叫岫平。我在县城开了一个美发美容院，有工作人员 10 名，美容院已小有名气，这与我的努力和坎坷经历是分不开的。

十多年前，我有一个人人羡慕的家庭，有一个爱我的丈夫和一个可爱的女儿。初开理发店时，丈夫兢兢业业，对我和孩子体贴入微，我俩技术不错，待人又和气，生意日渐红火。

日子一天天过去，我又添了一个漂亮女儿，月子里，丈夫一日三餐端到床前，问寒问暖，我心里不是滋味，为没生儿子而苦恼，丈夫安慰我："有儿子还得攒钱盖房娶媳妇，这咱不享一辈子清福吗？月子里养好身子，不要胡思乱想。"我很感动，深深感到，我这一生没有了他将毫无意义。

随着生意的红火，丈夫结交的朋友也多了起来，店里过于忙碌，我们还招收了几名徒弟。然而，我美好的生活憧憬也就此破灭了。

丈夫整日热衷于应酬，今天这个朋友来，明天跟那个朋友走，久而久之生意也不过问了，对我和孩子也不太理会了，而且还常常喝醉酒回来。有一天，他醉醺醺地深夜两点才回来，我赶忙给他倒洗脚水，顺嘴埋怨了几句，他踢开脚盆喊："瞎唠叨啥？你看人家媳妇比你漂亮，比你有风度，嫌回来晚，明天我不回来看你那张臭脸，有你吃，有你喝，哪学来那么多臭毛病！"结婚这么多年，丈夫头一次冲我发脾气，他一反常态越骂越难听，随后拾起刚脱下的外衣东摇西晃地推门走了，我伤心地哭了。

没想到他这一走就是几天，毫无音讯。我把酸楚深藏在心里，强打精神支撑门店。有一天，一个常来美容的姐妹提醒我说，你的丈夫我见到过，跟一些不三不四的人混在一起，我的心刹那间揪紧了。我马上跑上楼看钱箱，里面少了 2000 元现金和一个 5000 元的存折，他拿这么多钱干嘛去了？我不敢深想……

几天下来我茶饭不思，精神恍惚，人瘦了许多，胃病又犯了，这天，正当我吃胃药时，丈夫突然出现在我面前，我喜出望外，忙过去迎他，丈夫却板着脸，扔过来几句冷冷的话：理发我干够了，我想做买卖，没想到"点儿"背，赔了，再给我拿点钱。我下意识地看了一眼放钱的皮箱，那是我的血汗钱，是我和孩子的活命钱，决不能让他拿走。他推开我去抢皮箱，我抱住他的腿，乞求他留下来，他恶狠狠地踢了我一脚，吼道：要想要这个家赶快给钱，不想要这个家，你滚出去，咱就离婚！两个孩子听到吵闹声吓哭了，他像一只被激怒的老虎，拿起一根铁棍朝我的腿部打来，"老子在外面吃喝嫖赌，你整得了吗？不休你就是给你面子了！"抢到钱头也不回地走了，孩子的哭声丝毫没有打动他，我简直不敢相信那个凶神恶煞的人竟是十几年恩爱的丈夫？

看着自己被打得青紫的腿、肿胀的脸，止不住泪水涟涟，以后我怎么去见人呢？别人曾羡慕的家变成这个样子，我的脑海时时呈现出他那凶狠的模样。"生命诚可贵，爱情价更高"这句名言在我心中翻腾，没有了爱情的生活，我的生命还有什么意思？望着自己刚哄睡的两个女儿，我的心碎了，我彻底崩溃了，以后的日子可怎么过？我擦干眼泪，把孩子的房门关好，拿了 20 片安眠药，慢慢下楼来，一看表，已是凌晨 4 点，"孩子，你们要保重"，一横心，我吃下了手中的药，随后躺在沙发上不知不觉地什么都不知道了。

不知过了多久我醒了，发现自己躺在医院的急诊室，屋里站满了我的家人和邻居，那些关切的眼神，焦急的神态，还有两个哭红了眼的孩子，我的心里难受极了，内心充满了愧疚，泪水扑簌簌地流下来。

在众人的劝说与鼓励下，我的心平静下来，正向大姐说的：人活着不要让别人担心，越是这样越要好好活下去，而且要活出个样子来，不要为别人而活，要为自己而活，让你丈夫看看，没有他，照样能把孩子养大，照样能过好日子。是啊，我死了，孩子怎么办，家人怎么办？

出院后，没有静养几天，我就重新开门营业，干得很有劲，不久，又租了一间门脸儿开了一家分店，生意又红火起来。

今天，丈夫又回到了我的身边，他回来的当天，当着我们全家人痛哭失声：岫平，对不起，我们能不能重新再来。我接纳了他，对以前的事，我从不过问，他浪子回头金不换，自己把以前的事原原本本告诉了我，他又回到从前，体贴我，爱护我，他深深懂得了，失去的东西才是最宝贵的。经过一阵暴风雨，我们的生活又恢复了平静，我拿出一万元钱让他去北京进修，提高技术，现在他已是县城的名剪。

这次在北京农家女学校学习听课，觉得心里特别豁亮，回来后每天晚上临睡前我都要看半个小时的笔记，经过坎坷的我，增强了自信，我还想把店做大，想在市场也成立一个健康支持小组，让姐妹们遇到不痛快的事有地儿说。

现在我重新认识了自我，很想告诉周围的姐妹们，没有了生命你将一无所有，又何谈什么爱情？生活中难免遇到困难，只要你勇敢面对，你有生命才有一切，学会在逆境中创造自己，珍惜生命吧，生命属于我们只有一次。

领着儿子艰难度日

（**素芬口述**）我叫素芬，今年46岁，丈夫4年前自杀，撇下我们娘儿仨撒手走了。

我嫁到婆家，这是一个大家庭，我们和公公婆婆过，丈夫老实巴交，只会种地，我们的日子过得紧紧巴巴。四年前，因老房破旧不堪，我们和公公婆婆合计着在老房前边儿盖新房，手里钱不够，就全家凑，这样就欠了大伯子、大姑子、小姑子几千元钱。大伯子是军医，大嫂子知道我们日子艰难，盖房的钱就只当是给了，每年春节回家看看，从不向我们要账，大小姑子们可就不一样了，为了讨债，她们经常回家找病，参与娘家的所有事情，本来公公婆婆就看不起我们，在她们的挑唆下，经常辱骂我，甚至还打过我，大小姑子们也常常找茬骂我，我受了不少气。每逢这时，丈夫就在一边忍气吞声地看着，不敢出来帮我，也不敢说他的姐妹，他只会唉声叹气，无可奈何。

房子盖好的时候，丈夫那天在老屋跟我说了很多话，他说，还了账我们就不受气了，我们好好过，你的扣子连着我的襟，我的扣子连着你的襟……，我听了他的话连连点头，没想到这是他跟我说的最后的话。

第二天，我们又还了1000元的账，丈夫去了新房，我先回老屋做饭，好长时间不见他回来，我让儿子喊他吃饭，他见了儿子说，再见儿子最后一面，随后他跌跌撞撞扑回老宅，我看他摇晃着身子，以为他犯了高血压，忙下台阶迎他，他一下子扑到我怀里，说见我最后一面，随后歪倒，大汗淋漓。我一惊，明白他喝药了，邻居们帮忙把他送进医院，抢救四个小时人没活过来。

丈夫自杀以后，我一个妇道人家领着两个儿子过日子，白天下地，拾掇秋，天擦黑就关门，我呢，很难，没有一个男人，你说这日子怎么过？我三年不与外人交往，三年夏天不出来，和姐妹们坐不到一块，怕招惹是非，怕招来闲话。我那小孩说怎么不出去妈妈？咱一个妇道人家，出去晚了回来关门，人家能没旁的话？俺的姨就常嘱咐我说，把门关好，我说对，我把门关好。我个人觉得老难了。村里有人以为我不会再呆下去了，但我为了孩子，受多大苦，遭多大罪也要在这个村子里活下去。

前年，我的二小子十三，大的十七，就来说，妈妈，走吗？我说，走，上地里去，得早。我说不行啊，你套车。他说行，没有事儿，他一说着我这转晕呵。我两个孩子就套车，我那孩子套车往街上一走，拉了一个转儿回来了，就说叔叔大爷看见了，都说唉呀，唉呀。我也装着听不见，我小孩儿就说，妈妈，谁，谁说，唉呀，唉呀。我说我早就听见了，要是说家里有个男的呢，孩子受不了这样累。

去年，村里成立了妇女健康支持小组，姐妹们关心我，北京"农家女"把我举得老高老高，我原先老觉得矮人家一截子，现在我觉着村里很多不认识的姐妹儿都主动跟我说话。今年，又把我接到北京农家女学校来学习，认识了更多的姐姐儿，我没文化，学习时认真听老师讲课，积极发言，后来，大家还评我一个"发言之星"。长这么大，头一回当这么多人说话，头一回得奖，得到了一件T恤衫，我高兴极了！回去以后，我一定把学到的东西记在心里，多参加小组活动，跟姐妹们念叨念叨，跟周围的人说叨说叨，不管生活中遇到多大的难，都不要走死的道儿，要不让活着的人老难老难的了。

最后，我还得说，感谢"农家女"，解决了我心里的老多问题，我今后一定坚强地活下去。

我找到了上学时的感受

（玲玲口述）我21岁结婚，婚后我和丈夫的生活不是很好，我很要强，喜欢积极向上。丈夫很内向，不爱说话，思想守旧，爱发火，可他又能吃苦耐劳，人老实肯干。在性格上我们存在差别，动不动就生气、打架。有一次，我与他赌气，竟拿生命开了一次玩笑，吵架后，我当着丈夫的面喝下一口农药，当时我绝没有自杀的念头，只是想吓唬他一下，想试试他能不能去救我，结果他很害怕，也很自责，我幸存了下来。

我也后悔为什么跟自己的生命开那么大的玩笑，后来我们有了两个活泼可爱的女儿，我们彼此都在克制自己，改变自己，取长补短，这就叫磨合吧。经过这十几年的奋斗，我们的生活算不上百分之百的幸福，也可以说比较幸福吧，在生活中我总是让着他，为了我可爱的孩子，为了我的家，我丈夫也改变了很多，我比较满足了。我们彼此谁都没有提起过以前的那件事，因为那是个阴影，提起它我很痛苦，请许老师原谅我的不爱发言。

我很想到农家女学校来学习，听了几位老师的讲课，我学到了很多知识，扔掉那些家务事、烦事，到学校跟老师轻松愉快地学习，我找到了上学时的感受，我都34岁了，还能拿起笔来听课学习，这机会多么难得。课堂上讲的都是我们农村妇女最需要的东西，特别是《社会性别与妇女心理健康》和《开发潜能追求成功人生》这两节课对我启发很大，我觉得我变了，变得更加坚强自信。

非常感谢老师们和"农家女"对我的关心和帮助，回去以后，我会活得更加幸福快乐。

培训后我和丈夫共同受益

（小樱口述）我和丈夫原本感情是很好的，1998年前我们开办了家具厂，两人一心一意地干，生意红红火火，一年能收入几十万。

手中有了钱，丈夫的心渐渐浮躁。他开始结交一些不三不四的人，不顾家，不顾厂子，常从家里拿钱走，说出差买料，但货账总对不上。家里、厂子的事只有我一个人管。逐渐地厂子也支持不住了，货卖不出去，料进不来，原本盈利的厂子，让丈夫这么一折腾，年年亏损，欠了一屁股债。

我一次次地规劝也无效，软的不行就来横的，后来，他发展到经常不回家，我们就经常吵架。有一天，我急了，把汽车、厂房全泼上汽油，我想一下子点着算了，我能跑就跑，跑不了死了算了，此时丈夫死死抱住我，没有点成。我的脾气也越来越坏，一张口就闹，一伸手就打，骂完当时管一会儿事，时候一长，他就又是老样子。

学习回来以后，我们好好谈谈，把学习的知识跟他念叨念叨，他逐渐地心平静下来，想和我重新开始，我们把厂子卖了，还一部分账，打算不开家具厂，改做买卖，丈夫还和我一起去了趟海兴县，找我们一起培训的学员，进了一批洗浴海盐。现在，无论做什么事，我们又能一起商量了，我又找回了从前，我感到学习真是好事，它让我们共同受益。

我想改变现在的状况

（凤儿口述）我刚做了手术出院，感到生命的可贵。知道学习的事儿，我争取来了，丈夫也同意让我来。

前几年我们开了家具厂，生意一直不错，可现在日子好过了我们两口子却经常打闹，感情受到伤害，丈夫比较内向，平时不爱讲话，爱喝酒，吸烟也不少，一喝就醉，醉酒后就发脾气。一般都是我主动找丈夫沟通，但不知为什么他不理我，我又爱面子，不想找外人帮忙与丈夫沟通，所以，丈夫不愉快，我感觉也不好，又无法改变目前这种状况。打的厉害了，我曾经当着他的面吃过安眠药，让他看着我吃，我想吓唬吓唬他，但不管用，过后还那样。现在我们处于冷战状态，谁也不理谁。学习以后，我回去按老师讲给我们的方法去做，调整一下，换位思考，我很想改变现在的状况。

愿天下姐妹快乐幸福

（康莲女口述）在这七天当中，我学到了很多东西，吴清老师给我们讲了在大自然的生命中有小狗、小猫、小鸡、小鸭，有小草、小花，它们都是有生命的，人人都要爱护它们。人的生命是可贵的不要轻易放弃，不要一想不开就轻易去喝药、去割腕、不要伤害自己，因为自杀或者自残都同时也伤害了所有爱你的亲人、朋友。

在生活中我们要做勇者。过去我们的生活也很困难，在我很小的时候母亲就瘫痪在床，我当时不仅要上学，还要给母亲擦洗、喂饭，母亲曾经几次想轻生，每当发现母亲有这种情绪时，我都抱着妈妈哭成一团，母亲再不能动，只要活着有口气儿，我们就有妈，就有母爱，母亲是在我们这些孩子的支持和呵护下，坚强地活下去的。

改革开放以后，允许多种经营了，我就和丈夫开了香油店，自己磨香油自己卖，也不误种地，每月能挣千把元。遇到村里困难户来买香油，我就只收成本，不要加工费，更困难的干脆就不收钱，尽一些微薄的力量来帮助弱势人群。

现在我已成为妇女健康支持小组的积极分子，我要用自己的实际行动，感染带动周围的姐妹，愿大家天天快乐，天天幸福。

换个活法

（雅君口述）老师的话语深深地打动了我的心，自从来到农家女学校，看到了日新月异的校园，听到姐妹们互诉衷肠，我想到了自己。其实，我的不幸和姐妹们相比根本不算什么。

我从小父母离异，母亲把8岁的我带到继父家，从此，寄人篱下的感觉伴我度过了16年，24岁经人介绍结了婚，有了孩子，靠着孩子维持着贫穷的家。由于公公年纪大，婆婆岁数小，婆婆又不甘寂寞，常常把村里的光棍往家领。1993 年，婆婆和一个放羊的光棍好上了，她想把这个人招到我家，由于我们的阻拦，战争从此爆发，三天一小战，五天一大战，战争一直持续了五年，在这五年里，我几次想到过死，可是看到幼小的两个孩子，始终下不了决心。后来，我开始反思，我应该换个活法，我和丈夫商量着离开这个家，搬到外面借住，尽管别人的房子很破，但毕竟能遮风挡雨。几年过去了，现在我们生活的很好，通过这次学习，我更加坚定了信心，相信我们的明天会更好。

我再也不会去跳海

（素香口述） 我是一个普通的农民。原来我和丈夫都是县丝绸厂的工人，1991 年因厂子改制、裁员，我们夫妻俩双双下了岗。下岗后没有任何生活来源，连房租和水电费都交不起，我们只好拖儿带女回到丈夫的老家农村安家。

回到村里，是小叔子将自己园子的一块地给我们，让我们盖房安家。当时，我们连一根草一分田都没有，娘家人支援了我们 200 元钱，夫妻二人带着孩子每天到河滩捡石头，含辛茹苦地盖起了两间十米左右的小房，外头下大雨，屋里下小雨，艰难度日。

一个偶然的机会，在邻居的带动下，我们夫妻俩来到秦皇岛北戴河打工，靠捞些小鱼小虾卖钱度日。我俩从未干过农活，再加上旅游景区的生意越来越不好做，一天也挣不了几个钱，常常吃了上顿没下顿，生活的压力让我们透不过气来。我们原本和睦的家庭开始出现矛盾。

1995 年 8 月份，因为生活再次出现困难，我们夫妻俩又争执起来，我气急之下跑出家门，跑到海边愣神儿，我绝望了，我没有活着的信心，一咬牙，纵身跳进了大海。

后来，我被邻居救起，抢救后保住了性命，但留下了许多病症，风湿性关节炎常年困扰着我。手中没有钱，家无隔夜粮，我活得好自卑啊！

今年 5 月，幸亏我有机会到北京农家女学校学习，听了那么多的专家教授讲课，尤其吴青老师说要珍惜生命，对我启发很大，生命属于人只有一次，我走了，留给孩子和家人的是一生的痛苦，孩子回家叫"妈"都没人答应，为了孩子我也要活下去。

我们村一共去了 6 名妇女学习，回来后成为好姐妹，互相关心鼓励帮助，变化最大的是小云，她承包了她二伯子的一个废品收购站，带起了我们一大拨子妇女，我们村现在有 150 多人收废品，交到小云的站上，我也加入其中，这样先解决基本生活来源，我的女儿也到一个香厂上班，丈夫打点儿零工，生活有了保障。

学习使我坚定了生活的信心，妇女健康支持小组使我又找到了家的感觉，今后无论再遇到什么困难，我都要勇敢面对，再也不会去跳海。

（项目官员回访：再见到素香的时候，她的精神面貌发生了很大变化，她已加入到收购废品的队伍中，脚踏实地地去追求新的生活目标，她自己也感觉，有事做，这儿疼那儿痛的毛病也少了，而且还减了肥，那种绝望和自卑已荡然无存。另外，青龙妇女促进会已通过县民政局帮助素香夫妻俩办理下岗职工最低生活保障，不久将会落实。）

生活像一团麻，培训班帮我解疙瘩

（翠翠口述）我家的生活还算富裕，在村子里算是好过的了，但由于我与丈夫之间感情一直不和，所以生活常常像一团麻，为一点儿事就能打得不可开交，我认为光有物不行，精神生活很重要。

在我过去的生活中，因为常与丈夫吵架，先后四次自杀未遂。

第一次 1986 年的一天，我们二人一同上山收拾地，丈夫先下山回家，快中午时，他想起自己的夹克衫落在山上，这是新买的衣服，所以就在山下喊我，让我把衣服带回家，我没听清，没看到衣服，只带回了一双手套。丈夫见了大发雷霆，破口大骂，话难听极了，劳累一天的我非但没得到丈夫的丝毫关心，反遭辱骂，难道我还不如他那件衣服吗？我委屈极了，情急之下，我吞服了几十片"敌百虫"，丈夫看见也没有丝毫的恐惧。我躺在炕上，大约两小时后想去厕所，但身体已经不听使唤了，我艰难地爬到炕沿，豆大的汗珠往下淌，丈夫一看情况不妙，这才慌了神儿，叫来邻居把我送进乡医院抢救，命保住了，但由于服药过多，人一直无力动弹，在医院躺了一个多月。出院后，仍不能自由活动，又在炕上躺了半年多，那可遭老罪了。

经过大半年的调养，身体逐渐恢复了健康，但心理的病没有治好。七年后，我 31 岁时，我俩又因为家庭琐事起了争执，那次丈夫动手打了我，把我又推向了绝望的边缘，我深感活着没劲，还不如死了呢，一扬脖儿喝下"乐果"，经医院抢救，又幸存下来。

四年后，我嫌丈夫懒，不思进取，有一天我俩又吵起来，互不相让，怒火中我喝下了卤水。

这之后的一年里，我们除了种地，开始做起小买卖，生活逐渐好转，我俩又都好上了打麻将，这"麻将"又成了我们家引发矛盾的新导火索，谁也不顾家。1999 年 7 月，有一天我打麻将很晚回家，进门就遭丈夫劈头盖脸地痛打，我被打得浑身青一块紫一块，又打不过他，气没地儿出，当晚我就服下了"安眠药"。

四次自杀经历，我从鬼门关过了四次，身体也比以前差多了。经过学习，我提高了认识，我知道了自杀不是解决问题的唯一办法。事实证明，丈夫并没有因为我的一次次自杀而改好了脾气，反正是一到梗节儿上互不相让的时候，他脾气准上来，那时候谁也不为对方考虑。

经过学习，我懂得了"换位思考"，"在改变不了别人的情况下，先要改变自己"的道理。回来以后，我也试着老师说的方法，遇事变个法儿，我也跟他交流交流学习的体会。现在觉着我们俩都有点儿变化，虽说不是多大的变化，但都在往好里变，是培训学习让我解开了心里的疙瘩。

通过学习我不再想自杀了

（安荣口述）我生长在一个小山村，名叫安荣。原先，我也是一个很健康的农村妇女，只是平时不爱讲话，不爱与人交往。

2002 年冬天，我丈夫得了肺炎住进了医院，原来好端端的家庭一下子失去了主心骨，为丈夫的担忧，生活的压力统统压在我的头上，我承受不了，得了抑郁症，整夜不能入睡，白天也没精神做活，看到别的姐妹在田间劳作，回家为丈夫孩子做饭，而自己却打不起精神，什么都不想干。

丈夫住院一个月，肺炎就好了，而我的抑郁症却加重了。想到自己病了，几乎成了废人，非但干不了活，还要花很多钱治病，原本不富裕的家庭让自己这么一折腾更是雪上加霜，我感到自己是家里人的包袱，拖累了大家，如果我死了，就可以为家里节省一大笔开支。这样想着，就为怎样死法做着准备。丈夫觉察了，家里人把所有危险的东西都藏起来，什么刀啊、剪啊、绳啊，特别是农药，统统都锁起来，我无法行动。

有一天，我到妹妹家散心，偶然发现她家后院有一瓶敌敌畏，我忙收好藏在大棉袄里抱回家，悄悄喝了，后被丈夫及时发现，送往医院抢救，保住了性命。得了抑郁症的我，当时就是一根筋，像傻子一样，就想死，连孩子都不会想到，其实孩子们都很懂事，学习成绩又好，可我病得连孩子得了第一都不知道高兴。

家里人都对我好，谁也没嫌弃我，积极带我去看病，我现在定期到唐山精神卫生中心去看病，按时服药，抑郁症得到了有效控制。

这次有机会到北京农家女学校来学习，心里特别高兴，多少年没有那么高兴了，一起参加学习的姐妹对我生活照顾得特别周到，像亲姐妹一样，学校的老师，项目的老师，讲课的教授，对我都是那么好，那么热情，没有人瞧不起我们，而且所有老师的课都讲到我心里去了，她们告诉我，抑郁症患者只要遵医嘱坚持服药，再配合心理治疗就一定能治好，现在我再也不想自杀了。

有了爱就有了一切

（玉环口述）梦想成真了，我们自己的——农家女学校到了，实现了我们朝思暮想的夙愿，心里别提多高兴了！

一进校门我们就看到了影壁墙正面"团结、自立、分享、共建"八个金光闪闪的大字，进到院子里，看到影壁墙背面是著名女作家冰心的题词：有了爱就有了一切。教师里传出孩子们朗朗的读书声和歌声，后来知道这是来自大西北贫困山区的辍学大龄女童班。

随后，学校的陈老师和农家女中心的许老师接待了我们，她们和蔼可亲，让我们感到像姐妹。晚上，肖老师、许老师还有天真可爱的孩子们给我们唱歌，教我们跳舞，又为我们义务洗头、点蚊香，给了我们真正的爱心，让我们感受到人间的温暖，打消了我们从未出过远门的胆怯，增强了我们好好学习的信心。

学习期间，我们观看了升国旗仪式，到纪念堂瞻仰了伟大领袖毛主席遗容，又逛了王府井大街，这一切都使我终生难忘。

几天的学习虽然短暂，但对我来说收获太大了。几位专家、教授的讲课非常生动、透彻，符合现实生活，我们听得津津有味，引人入胜，使我们懂得了不少知识，逐渐丰富了头脑。

以前，我认为像我们这样的农村妇女没人瞧得起，也就是个"锅台转"，知道喂猪、打狗就行了，再有一个健康的身体能干点活也就算行了，从没想过还有什么社会地位、性别意识、妇女权益等等。通过学习心理健康知识，使我深深懂得了一个女人在社会中占有很重要的位置，我们只有用积极的态度去对待社会、家庭、学习和工作，才能战胜一切艰难困苦，只有自强、自信、自立、自尊才能发挥自己的潜能，事业才能成功。有了爱就有了一切，爱的价值非常重要。

可有不少的农村妇女受旧的传统观念影响，总觉得女人就低人一等，没有自信，只有自卑，有的因婚姻、家庭争吵悲伤，产生绝望，从而以死为代价，认为只有死才能解决问题。我的姐姐就是上吊死的，原因是因为儿子的婚事，她不同意，多次以死相逼，企图拆散这桩婚姻，儿子一直坚持，我的姐姐就真的用死来"解决问题"，其实什么问题也解决不了，她带给亲人的只有悲伤，儿子仍和她反对的女人结了婚，几年来小两口的日子过得也挺好，就是有时候一想起他妈心里就难过。我姐姐家的日子比较富裕，她并不是因为经济困难而走上了绝路，姐姐死后的一段时间对我打击很大，我想她的日子那么好过还自杀了，我的生活很困难，守着锅台有啥意思，觉得活着没价值，也想过死。

现在通过学习认识到了"预防自杀是全社会的责任"，我一定要把这颗充满爱心的种子带回去，不仅自己要以身作则，还要做好宣传工作，做姐妹们的知心朋友，互相帮助，互相谈心，做到人人都有健康的心理，热爱生命，珍惜生命，让这颗种子在农家女的心里开花结果。

（项目官员回访：玉环回村以后，将她学习的笔记抄在挂历纸的背面，贴在村子的宣传栏里，自己在晚饭后经常给村里的姐妹们讲学习的收获，她们村目前还不是我们项目的试点村，但玉环凭着自己一颗朴实的爱心，力所能及，确实起到了"种子"的作用，她的这种精神难能可贵。）

我知道的自杀事件（学员讲述选登）

1. 邻村沙河村有一个幸福的三口之家，丈夫秀品，妻子春梅，还有一个可爱的儿子，夫妻二人感情一直很好。1993年2月的一天，由于家庭琐事，两人发生口角，丈夫动手打了妻子，妻子震惊、委屈之极，万分悲痛无法解脱，当下喝了卤水，抢救无效死亡，留下了年仅5岁的儿子，从此失去亲娘。

2. 同年（1993年）9月，同村的凤清，也喝卤水自杀身亡。凤清与丈夫文茂感情很好，膝下一子。因家境贫寒无住房，住在村里的饲养处，生活的困境使二人原本和睦的感情逐渐产生裂痕。秋收之时，农活的繁重、家务的繁忙、生活的窘迫，使凤清喘不过气来，这个原本挺坚强的农村妇女不堪重负，情绪一直低落，她觉得那些日子丈夫有些冷漠，看着不顺眼，收工回来就与丈夫打了起来，两人都不示弱，绝望的凤清喝下了卤水。邻居们发现了，但不懂急救的方法，延误了有效时间，在送往医院途中，年仅29岁的凤清离开了人世，留下了6岁的儿子。

3. 我姑姑的村子里，有一对年轻夫妇，有一对可爱的儿女。在改革后的农村，农民想致富的心情特别迫切，这夫妻俩成了养鸡专业户，越做越大，从几百只发展到五千只，就在夫妻俩沉浸在丰收的喜悦中时，一场鸡瘟夺去了所有鸡的生命，夫妻俩所有的投入，几天之内化为乌有，灾难像青天霹雳一样打得夫妻俩精神崩溃，面对空荡荡的鸡舍，两人一起喝了农药自杀身亡，丢下两个孩子，大女儿8岁，小儿子5岁，成了孤儿。

4. 我们村里，有一家人家，日子过得还可以，这家的媳妇大概30岁出头，挺年轻、能干的。这年麦秋，他们家人在场上压麦子，就用三码子车拉着碌子碾麦子，也不知怎么的，麦子突然起火了，越烧越旺，扑救不过来，麦子全烧光了。这个媳妇当时就疯了，疯哭、疯跑，家里人怕出事，整天看着她，也带她上医院瞧，没见好。一年多了，她想回娘家住一阵子，丈夫给送了回去，临走嘱咐一定要看住了，没过几天，这个媳妇趁娘家人不注意，就跳了井。估计那麦子着火一定是三码子车打火引着了麦子，天又热，麦子又干，一会就烧没了，眼瞅着一年的收成一把火烧没了，心疼啊，那媳妇承受不了打击，可人得往开了想，麦子明年还能长，这人没了可就回不来了。

5. 我看到村志上记录了我们村好多年前的一件自杀案例。有一个年轻媳妇当时也就二十三四岁，怀里还抱了一个胖小子，在一天的黎明时分母子俩撞火车身亡。原因是她的丈夫是个游手好闲的人，整天东溜西逛不务正业，偶尔打打短工，挣了钱就喝酒，不管家，不顾孩子，外号"五赖子"。为了让丈夫学好，媳妇苦口婆心劝说，没用，说的多了，丈夫还打。有一天，丈夫又醉醺醺地回来，他们俩吵了一夜，媳妇看到家不像家，丈夫没有出息，她绝望了，抱起熟睡的孩子走向铁道。据说当年这母子俩的尸首在院子里停了一个多星期，娘家的人来闹，不让入殓。后来这个院子就再没敢住人，现在那个院子的草都长得有一人多高了，谁经过都觉得瘆得荒。过了几年，那个丈夫又找了个媳妇，但好逸恶劳的恶习不改，种地、带孩子、管家全靠后来的媳妇。看来，自杀不是解决问题的唯一办法。

我们的谈心

项目官员的话： 培训班已经进行好几天了，我天天和她们生活在一起。学员们对培训班产生了感情，互相之间从陌生到亲密，从沉闷到开心。在班上学员们学习普遍都很认真，从开始的被动逐渐转为主动参与。但我总能发现一些学员心事重重，而且从不发言，我看得出，她们有一肚子的话要说，只是没有勇气，或是时机不成熟，或是不敢当众说。出于对她们的尊重与保护，我鼓励她们会下与我谈心，我告诉她们，倾诉出来心病就好了一半，不要带着问题回去。随着学习的深入，从第三天晚上开始，很多人都开始约我谈心，我和她们每天谈心都到午夜时分，她们有的是紧锁眉头而来，满面笑容而去，看来，培训期间采取多种形式的倾诉是多么重要，给学员一个宽松的环境，不搞一刀切，让她们从背着包袱来到放下包袱而去，这不仅需要爱心、耐心，而且还要有灵活多样的工作方法。下面摘登几位学员的谈心内容，因为谈心当时不好记录，记录会影响氛围，对学员也不够尊重，所以，我是根据追忆整理的内容，为保护她们的隐私，名字全部用化名。

我要早五年参加学习该多好

学员小云，直到临走前的一天晚上才找我谈心，她开门见山地说，过去我总是心烦，除了打麻将什么也不想干，我参加学习晚了五年，孩子都长大了，要再早的话，我就可以给她们像样的母爱。她还说，以前就觉得活着有啥意思呀，还不如死了呢，我们家人说我是365天，300天都是阴天，剩下那几天晴天还是在麻将桌上，赢了钱有暂时的笑容，回家以后照样烦，看什么都不顺眼，别说话，一开口就是高音喇叭，孩子是在我的骂声中长大的，跟她们说话从来没好气儿。就说我儿子小的时候，有一天拿来一条牛仔裤，裤裆破了这么长一个大口子，说着小云双手比划着有半尺来长，孩子让我帮他缝缝，我没好气搡他，说不管，孩子在一边央告说，妈妈，好妈妈，你就帮我缝缝吧，我一甩手走了。后来，不几天，我发现孩子的仔裤用白线缝上了，我一问，是孩子自己缝的，当时他才五岁啊！现在想起来真后悔，可当时那劲儿就过不来，经过学习懂了，说抑郁症就是对什么事都没有兴趣。其实，我丈夫对我一直就挺好的，是我常常撒邪火儿，回去以后我要"换位思考"，从新做起。

项目官员回访：小云回去以后，承包了他二伯子的一个废品收购站，村里有150多人加入了收购队伍，每天忙里忙外，生活得很充实，她骄傲地告诉我们，每月能有二、三千元的收入，还带起了村里一大片人，有成就感，她说学习回来后，要换个活法儿。我们到村里的时候，小云的丈夫、子女、亲戚都跑来看我们，说是专门来谢谢，二伯子说，在这个村子里，他们这一大家族就有24口人，小云学习回来变化这么大，整个家族都高兴，多少年谁说都没用；她丈夫说，小云变好了，救了我们一家人；女儿说，妈妈像变了一个人，我感到从来没有的幸福；小儿子还没开口，就抹上了眼泪，问他是不是看到妈妈的变化内心感到激动，他连连点头。小云在一旁说，他这儿子从不掉泪，无论是摔破了，还是手上烫起了泡，他都不哭，这回看到你们来激动地。在我们的要求下，儿子拿来了那条蓝色牛仔裤，我看到上面粗针大线缝的白线，好歹把破口连上了，可以想见，当时多么难为才五岁的儿子。

我们又看了小云的废品收购站，屋里院外堆满了各种废品，分类码放，正巧那天上家有人来收购，小云与她们讨价还价的那个熟练劲儿，让你感到像是在看一段小品，我发现原来小云是那么聪明，脑子是那么好使，一个人当她明确了生活目标以后，她所迸发出的潜质是不可估量的。

（许　容　整理）

老师，我想找你谈心

学习的第五天晚上，我们正在多功能厅开联欢会，开到一半的时候，学员雪溶悄悄走过来跟我说，老师，我想找你谈心。我马上站起来说，走，上宿舍。

我和雪溶面对面坐在沙发上，我仔细端详了她，四十二、三岁，微黑、清秀，眉宇间透出一股干练，微笑中透出一种苦涩。

她先开了口说，老师，这些天一直没发言，想说，就是心里老打鼓。我鼓励她说，其实，我看出你们都有话想说，随便谈，不要有顾虑。

她向我敞开心扉，娓娓道来。她告诉我，她结婚已经22年，没有一天觉得幸福，婚姻是父母包办的，她第一天见到他就没看上眼，一天天凑合着过。原先光靠种地，日子不好过，后来，雪溶在乡里开了一家理发店，丈夫在县城修车，有了活钱收入，日子一天天好起来，孩子也一天天大了，两个孩子，小的十七，大的二十，都在天津打工，按说应该没什么愁事了吧？但雪溶说，她和他就是整天怄气。这么多年，家里的一切开销都是她一个人支应，丈夫从不给家里钱。我问，他不是修车吗？雪溶说，是啊，一问他要钱，他就说没挣，这几年，他有数儿地往家里拿过几桶油和几袋面，孩子要学费他都没给过。这次来学习之前，为了交电话费的事，她和他大吵一架，他刚从县里修车回来，明明有钱，就是不交电话费，雪溶几乎是含着眼泪上路的，在农家女学校学习这几天，她不能想他，一想他她的头就要裂，前天晚上，她和同屋的人说起他就头痛欲裂，脑袋直撞墙，雪溶不让同屋人告诉许老师。今天白天，到天安门广场一转，心里豁亮许多，回想几天来专家教授的讲课，觉得老师们说的都是农村姐妹心里的事儿。雪溶停了好一会儿慢慢说，"老师，你知道吗，临来之前的两个月里，我脑子里反复想的一个问题就是：怎么去死！怎么个死法！二十多年跟丈夫生活没感情，这日子过得有什么劲？我是被姐妹们楞拉来的。"

听到这里，我的心确实一惊，干预，这个干预多及时啊！雪溶边说边哭，在农村要想离婚是一件比死还难的事，女人离婚她将无处可去，婆家不让你住，娘家你又回不去，难啊！

我们探讨了良久，婚姻的离合不能离开中国国情，她想，应该按老师说的，"在改变不了对方的情况下，先改变自己。"她表示回去试试，不跟丈夫计较，反正孩子都能自立了，小理发店也够过日子的，他交钱也罢，不交钱也罢，她都不要太在乎。说到这儿，雪溶脸上终于有了笑容，起身告辞，说天太晚了，老师能听我说，就让我痛快了许多，以后下乡老师一定要到她家。

送走了雪溶，我站在院子里仰望着满天星斗，心里不免有一丝惆怅，尽管已是初夏，身上仍觉有一丝凉意。

雪溶的家不在项目试点村，距离很远，所以，我下乡几次都没有机会去看她，但我每次都向姐妹们打听她的消息，知道她按着学习时找到的方法在调试自己，至少她已彻底打消要死的念头。生活还是那样过着，但心情开朗多了。

丈夫说我没白学

写在前面：兴仙在培训班学习时，很怕发言，她说一让她发言，她的心就要突突到嗓子眼儿，临走之前，她交给我一张纸，上面写了几行字，她说，这是多少年来，写得最多的字了，现将它刊录如下：

许老师：你好！

好不容易争取到这个机会来北京学习，这几天对我启发很深，我想到怎样做人，怎样自立自强。我回家以后，要帮助周围的姐妹好好度过人生，在不同的岗位上发挥一点小小力量，好好地活着就是幸福。

　　　　　　　　　　　　　　　　　　　　　　　　　　　　　　　兴　仙

（项目官员回访：培训班结束后，我们又来到兴仙所住的村庄，她见了我们有说不完的话，变得更加开朗活泼，下面记载的就是我们在她家的谈话追记。）

兴仙告诉我们，她们家四口人，夫妻俩还有两个孩子，一儿一女。孩儿他爸在县城搞建筑，主要是安装暖气，每月能收入800元，她自己在家绣绣花，能挣2、300元。今年麦子收了3、4千斤主要留自己吃。今年计划养10头猪，一头猪能卖8、900元。她指向窗外，我们看见她丈夫正蹲在墙根下磨猪圈。她说，丈夫支持她养猪，要赶在这个月里把猪圈砌好，然后陪她一起去逮（买）猪崽。

我们望着这幸福的一家，不住地夸赞。兴仙摆摆手说，哎呀，以前可不行，结婚3、4年光打仗了，我看不上他，两人说不到一块儿，我嫌他素质低，不会接待人物，凡事处理不行，红白喜事我出去，他在外面吃了亏，我不捎扯他。说着兴仙切了几块西瓜，递给我们，然后又到院子里，递给丈夫一块西瓜，回来接着说，我比他文化高，我初中毕业，心挺高的，不想比别人差，刚结婚年轻气盛，我想干点事儿，干什么他都不同意，有一次，我跟他说，想开个澡堂子，他不是会安暖气嘛，可我怎么说，他就是不干，怕白搭进去4、5千块钱，赔了本，我们俩吵了架，我觉着结婚这几年想干什么都不成，活着没劲，一气之下打开煤气，就想寻死。后来，闺女放学回来发现了，赶紧关阀，我只觉得恶心呕吐。丈夫后来知道这件事，以后不和我争了。

以前农闲扎花，农忙下地，空落落的，现在我们村里有了小组活动室，每次活动我都去，搞娱乐活动我开心，看科技光盘教我们科学种田，都说"农家女"办实事，我就爱那个"家"。还发给我们书《妇女身边的医生》，我常看，有一次，觉得阴部痒，就根据书里说的知道去买什么药，用了三次，有口服，有外洗，我还跟村里人说了，挺管用，

到北京学习回来，村里影响可大了，看见就说，过来过来看看你变了吗？白了，胖了。

我自己会反省自己了，以前和对象（丈夫）上不来，不痛快，一说话就抬杠，这咋就熬到六、七十了呢？通过学习也知道想想，自己也有错，不能自己都对，不能什么都依着咱，脾气勉勉，就算平衡了吧！老师说的对，以后遇事不要太烈，要宽容，对象都说不白学，说话和气多了。

中国农村妇女自杀现象分析及社区干预模式探索
An Analysis of Suicide among Women in Rural Areas and Exploration of the Model of Community Intervention in China

谢丽华

摘要：本文报告了中国农村妇女自杀的情况，分析了自杀的原因，以及自杀干预项目工作的情况和成果。

关键词：自杀 心理危机 干预

卫生部公布的一项调查显示，我国每年有 28.7 万人死于自杀，在全国人口最重要的死因中，排序第五位，而在 15 至 34 岁人群的死亡中，自杀是第一死因。另外，我国每年还有约 200 万人自杀未遂，而每一个有自杀行为的人至少对周围 5 个人产生巨大的影响。最近，我国第一个自杀研究机构——北京心理危机研究与干预中心在北京回龙观医院正式揭牌宣告成立，国内各大新闻媒体第一次用较大篇幅公开披露了权威部门有关自杀的调查数据和特征。

与世界上其他国家相比，中国是世界上自杀率最高的国家之一，总自杀率为 23/10 万，而国际平均自杀率仅为 10/10 万，中国自杀率是国际平均数的 2.3 倍。在世界卫生组织提供的 39 个国家和地区的自杀数据中，中国是惟一一个女性自杀率高于男性的国家。数据显示女性自杀率高于男性 25%，而发达国家的男性自杀率至少是女性的 3 倍。中国女性自杀率高，主要是农村妇女自杀率高，每年大约有 15 万以上的农村妇女死于自杀，有近 100 万的农村妇女自杀未遂。

自 1996 年至 1998 年，《农家女》杂志（全国妇联主管），通过对 40 个农村妇女自杀个案追访和对 260 个自杀个案的分析，我们发现农村妇女自杀有六高现象：

1. 16~36 岁年轻妇女自杀率高，占自杀妇女的 60%。这些人受教育程度低，生活阅历浅，心理承受力差，一遇到挫折就很容易想不开。

2. 冲动性自杀率高，占自杀妇女的 70%。另一调查显示，37% 的自杀未遂者自杀前考虑自杀的时间未超过 5 分钟，60% 考虑自杀的时间不超过两小时，而男性自杀、精神抑郁病人自杀往往是有准备的，甚至是蓄谋已久的。

3. 因家庭矛盾和个人情感引起的自杀率高，占自杀妇女的 70% 以上。依次顺序是：夫妻矛盾、恋爱受挫、子女与家长的矛盾、婆媳矛盾以及其他家庭纠纷。另一调查显示，60%

自杀者前两天都有一个急性诱发事件，而夫妻矛盾是最常见的社会应激源。

4. 喝农药的自杀率高，占70%以上。在农村农药随处可以买到，没有任何限制，而且几乎家家都储存农药，冲动性自杀往往采取喝农药方式，因为顺手拿来非常方便。其他自杀形式依次是吃安眠药、溺水、上吊、割腕、剖腹等。

5. 经济贫困和相对封闭的地区自杀率高。自杀属于一种绝望行为，对未来有所期望的人，不会产生自杀之举。在偏僻落后的农村，贫困、枯寂、无助，加之对女性的种种歧视，虐待，甚至家庭暴力，使一些妇女感到绝望，因此她们觉得选择自杀是最好的解脱。

6. 有自杀传统的地区和家庭自杀率高。调查中发现，自杀是有传染性的，尤其在村子里或家族中，较有威望的人自杀，无形中给了一些人一个暗示——在无路可走的时候，自杀也是一条可走的路。在这点上，女性比男性更容易效仿。

为什么会有这"六高现象"的出现？到底什么原因导致中国农村妇女的自杀率居高不下？在我们编辑出版的《中国农村妇女自杀报告》一书中得出的结论是，它有表层的原因，也有深层的原因；有现实的原因，也有历史的原因；有个人的原因，也有社会的原因。我们将这些原因归纳为以下几点：

1. 重男轻女和男尊女卑的封建传统观念和传统文化的影响。中国是一个有两千多年封建社会历史的国家，男尊女卑、重男轻女是封建社会的主流文化之一，为了限制女人除家庭之外的活动，中国有几百年裹小脚的历史。虽然这个历史已成为过去，但这种根深蒂固的影响并没有消除，有一条无形的裹脚布仍裹在妇女心中，导致女孩子从一出生就受到歧视，有的甚至连出生的权利都没有。从出生性别比的失调到溺弃女婴现象；从女童失学辍学的现象屡禁不止到女性文盲的比例仍占70%以上；从以男性为中心的家庭土地联产承包制到女性参政的比例过低等等，都充分证明中国女性的实际地位（而不是法律地位）大大低于男性。在这种男尊女卑的社会文化背景中生活的女性自小就会受到一种暗示：女人的生命和价值不如男人重要。另一方面封建文化还规范了女人很多行为准则，也就是说给女人规定了很多标准，你如果不守"妇道"和规矩就不是个好女人，如果不是好女人，就会被人们歧视、冷落，你就会很孤独、无助。也就是说没有了人的尊严，没有了面子，那么女人就很容易选择自杀。

2. 改革开放之后，农村的现行政策和历史形成的城乡分割的户籍制度导致了农民的弱势地位，农民在政治、经济、文化等各方面的权利得不到保证；在市场化的过程中，城乡差别、贫富差别的加剧，社会不公平造成的心理伤害，也是导致农民自杀比例高于城市人3倍的深层原因。而农村妇女又是弱势中的弱势，尤其是贫困地区，妇女们更是生活在无望中。

3. 农村组织结构和支持系统的缺失。家庭联产承包制使资源配置的基本单位由生产队转为家庭，原先发生过重要作用的农村社会组织出现不同程度的缺失。而男人们进城打工的人数又逐年增多，妇女们成了家里的主要劳动力，有很多地区出现了农业女性化的趋势，妇女劳动力占了65%左右。妇女的劳动强度增大，又缺少集体和文化生活，使得个人和家庭陷于孤立。妇女惟一的组织妇代会实际上主要在做计划生育工作，妇女们的情感困惑和心理问题得不到解决和宣泄，有了问题不知到哪里求助。有的妇女说：我们活一辈子和活一年没有什么两样。

4. 社会和公众对自杀和心理问题的忽视。据了解，国际社会对自杀的问题已经有了广泛的研究。美国的自杀干预协会已成立了 30 多年，每年都召开一次年会，每个州都有危机干预热线（2002 年我被邀请参加了他们的年会，并参观了一个热线组织）。而在我国，大家还不能公开谈论这个问题，我们下农村采访，一听说是关于自杀问题，大多数妇联都不愿意配合和接待，把这个公共卫生问题当成敏感问题，当成阴暗面，恐怕给政府捅娄子。我们到一个村搞调查，这个村两年之内自杀 4 人，但 90% 的人填表时都说不知道，有的也许是真不知道，但有的是知道了也不愿说。社会舆论和公众对自杀和心理问题的忽视和回避态度，使自杀者得不到应有的干预和救助。与此相反的，传统的中国社会文化中，自杀是一种可以被接受的，在某些情况下甚至是被鼓励的行为，尤其对妇女。专门研究明清两代妇女自杀的学者认为，在中国的 15～18 世纪，妇女殉夫和守节而死是受到官方鼓励和赞扬的。即使在现在，有些女孩为了保住自己的贞洁，不惜用生命反抗恶势力，仍被媒体炒作为"宁为玉碎不为瓦全"的刚烈女子。我认为，这种被社会舆论塑造的社会心理模式也是妇女自杀的原因之一。

2003 年，北京率先成立了全国第一家心理危机研究与干预中心，各大新闻媒体争相报道相关事件及数据分析，这不能不说是社会的文明与进步。

5. 自杀工具尤其农药容易得到。在城市里买安眠药是受限制的，而在农村，农药市场放开后，谁都可以买到农药，家家户户都有农药，因此，使自杀者中有 70% 是喝农药而死。

知道了以上原因，作为一个直接为农村妇女服务的《农家女》杂志我们能做些什么来挽救姐妹们的生命呢？自 1996 年起我们就开始开展预防农村妇女自杀项目，已经连续进行了三个阶段的工作。第一阶段是调查研究，主要想弄清农村妇女自杀的主要原因到底是什么，主要成果 1999 年出了《中国农村妇女自杀报告》一书；第二阶段主要为基层妇女干部和乡村医生编写《农村妇女生命危机干预手册》，目的是希望基层妇女工作者和医务工作者对农村妇女自杀行为有针对性地采取一些干预手段，并为第三阶段动员农村妇女直接参与干预行动提供指导依据；第三阶段主要是在河北选择了了 3 个县 6 个村进行社区干预试点工作，主要方式是在村一级成立妇女健康支持小组，打破了农村妇女自杀问题沉寂的禁区，让农村妇女直接参加培训，直接参与干预行动。

具体做法是：妇女们以民主选举的方式，选出 5～7 名有组织能力有公益心的妇女，建立一个小组，类似于妇女协会。这个小组的主要任务是：建立全村妇女的健康档案，包括生理健康、心理健康、家庭健康；围绕着提升农村妇女的生活质量，组织妇女参加丰富多彩的集体活动，比如进行农业技术、法律常识、子女教育、夫妻关系调试等方面的讲座和培训，组织秧歌队、小剧团，读书会等，开展文化娱乐活动。当然，要做好这件事，最重要一环是对妇女健康支持小组成员进行培训，让她们懂得生命危机干预的基本知识，和她们一起探讨对不同的人采取不同的干预的方式，让她们成为留在村里的骨干力量。

重点谈谈第三阶段取得的主要成果：

1. 自杀事件明显减少。

评估预防自杀项目最重要的指标应该是降低自杀率。但是因为项目执行范围小，时间短，自杀现象又有很多偶然，所以统计数据只能代表进行试点 6 个村的状况。在项目执行的 2 年多的时间里，6 个项目村仅发生过 2 例自杀未遂事件，而在此之前的 2000～2001 年，6 个村共发生 25 例自杀事件，其中 13 人死亡。

2. 自杀未遂的妇女变化显著，影响大。

把有过自杀行为的妇女组织起来直接参加培训，并请专家一对一进行直接辅导，使她们摆脱了悲观厌世的阴影，对生活有了信心，行为上有了很大的改变，她们的改变又影响了家人和社区。

3. 妇女健康支持小组成为妇女们喜爱的自己的组织。

4. 小组成员和骨干在实践中增长才干，尤其在自杀干预方面，由过去不闻不问到现在的积极干预。

5. 引起社会、媒体广泛关注，使更多的人认识到自杀问题不是私事，而是一个社会问题和公共卫生问题，是可以预防和干预的。

项目评估专家把我们在农村进行的"自杀干预"实践，称为是一项"改造人心的政治"，我觉得是恰如其分的。

我们今后准备再用两年时间，将项目成果扩大到男性人群中，因为只有女性参与的社区干预行动是有局限性的。一是多数女性自杀和男性有直接关系；二是农村男性自杀也占一定比例；三是农村妇女生活质量的提高离不开男性观念和行为的改变。当然，这对我们"农家女"机构来说是一个新的挑战，我们愿意接受这个挑战。希望有更多的有经验的专家和朋友和我们一起推进这项工作，为在中国农村建立起行之有效的自杀干预机制作出我们的贡献。

山东省自杀现状及相关问题的研究
The status quo of Suicide and studies in Related Issues in Shandong Province

张敬悬　翁　正

摘要：目的　研究山东省自杀死亡率及其在不同人群中的分布特征，了解自杀者的自杀原因、自杀方式及其家庭结构特征。**方法** 采用前瞻性定群观察、流行病学抽样调查和病例对照研究方法对山东省的自杀现状进行了综合性研究。**结果**　在≥15岁人群中，定群研究结果为年平均自杀死亡率为22.32/10万，抽样调查结果年平均自杀死亡率为16.66/10万。主要自杀原因为家庭纠纷和精神疾病，主要自杀方式为服毒和自缢。病例对照结果显示，自杀者家庭的亲密度、文化性、娱乐性和组织性较对照组差，而矛盾性较对照组突出。**结论**　山东省自杀死亡率、自杀原因和自杀方式与国内同类研究结果基本一致，与国外资料相比山东省自杀死亡率处于中等水平。自杀者的家庭存在较多的功能缺陷。

关键词： 自杀　自杀死亡率　流行病学　家庭

尽管自杀是个人最隐私的孤独行为，但从自杀流行病学的角度研究就会发现，以众多人的自杀为基础的自杀率中隐含着超越自杀者个人问题和苦恼的社会文化因素，也就是说不同社会、不同文化、不同民族其自杀现象特点各不相同。因此，从社会群体的角度采用流行病学研究方法对自杀现象及其相关问题进行研究是研究自杀的一种非常重要的手段。为研究山东省的自杀现状，探讨山东省的自杀死亡率，分析不同人群自杀死亡的特征，了解其自杀原因和自杀方式，自1988年起，先后进行了对山东省约47万人群自杀死亡率的5年前瞻性定群观察、自杀死亡率的全省流行病学抽样调查和对未遂自杀者的病例对照研究三项有关自杀的系统性研究[3,4]，以掌握山东省的自杀规律，为制定有关预防措施提供可靠资料。

一、资料与方法

（一）研究对象

1. 前瞻性观察：选择社区精神卫生工作基础较好、防治网络比较健全的地区，采用分层整群抽样方法，选择8个观察区（农村5个，城市3个）进行5年前瞻性定群观察，观察区总人口1988年为468343人，≥15岁人口数为371920人，1992年为479438人，≥15岁人口为 383261 人。

2. 流行病学调查：采用分层整群随机抽样方法在全省 15 个地市共调查 26460 户，84767 人，≥15 岁人口数为 67901 人。

3. 病例对照研究：对 74 例农村未遂自杀者和按同性别、同年龄组配对的 74 例正常人进行 1∶1 配对研究。

（二）研究工具

1. 社会人口学资料调查表：用来收集前瞻性定群观察样本人群和流行病学调查样本人群的社会人口学资料。

2. 自杀者一般资料调查表：用来调查自杀者的性别、年龄、职业等一般资料。

3. 未遂自杀者及其对照组一般情况调查表：用来调查未遂自杀者及其对照组一般资料。

4. 家庭环境量表（FACES）：包括 90 个题目，10 个分量表，用来评估未遂自杀者及其对照组的家庭环境。

（三）研究方法

1. 前瞻性观察：自 1988 年 1 月开始对观察区内自杀死亡者通过防治网络中的疫情报告员逐级上报，填写有关表格，至 1992 年 12 月完成。

2. 流行病学调查：采用线索和逐户调查相结合，由当地乡镇卫生院和卫生室对调查住户 1989 年 1 月至 1994 年 12 月的自杀情况提供线索，然后再入户落实并进行逐户筛查。

3. 病例对照研究：在上述两研究的框架区内，以乡镇卫生院自杀者的抢救记录为线索，由两名精神科医生用家庭环境量表对未遂自杀者和对照组家庭进行调查，并收集其一般资料。

（四）统计分析

将所有研究资料均输入计算机进行一般资料的整理，X^2 检验、t 检验，所有计算均由 SAS 软件包运行。

二、结果

（一）自杀死亡逐年发生率

前瞻性定群观察结果显示，1988 至 1992 年，在 ≥15 岁人群中，年平均自杀死亡率为 22.32/10 万，高于 1989 至 1994 年 6 年的年平均自杀死亡率 16.66/10 万，具有统计学差异。但 1989 至 1992 年 4 年间两次研究的逐年自杀死亡率差异不明显（表 1）。

表1 山东省逐年自杀死亡率

年份	前瞻性研究			回顾性研究			X² 值
	研究人口数	自杀人数	死亡率	研究人口数	自杀人数	死亡率	
1988	371920	66	17.75	–	–	–	–
1989	377474	103	27.29	64166	9	14.03	3.80
1990	380010	96	25.26	64897	13	20.03	0.62
1991	382201	70	18.31	65635	8	12.19	1.21
1992	383261	88	22.96	66382	12	18.08	0.61
1993	–	–	–	67137	11	16.38	–
1994	–	–	–	67901	13	19.15	–
合计	1894866	423	22.32	396118	66	16.66	4.92*

* $P<0.05$

(二) 不同人群中自杀死亡率

本研究显示,农村自杀死亡率高于城市,农民高于工人,具有显著的统计学差异。女性的自杀死亡率较男性高,前瞻性研究中差异具有显著性,回顾性研究结果也有明显的这。各年龄组中,15~34 岁年龄组的自杀死亡率相对较高。

表2 不同人群自杀死亡率

不同人群		前瞻性研究			回顾性研究			X² 值
		研究人口数	自杀人数	死亡率	研究人口数	自杀人数	死亡率	
性别	男	944513	164	17.36[a]	196568	25	12.72	2.12
	女	950353	360	37.88	199550	41	20.52	14.22*
年龄	15~	894386	215	24.03	160446	32	19.94	0.97
	35~	612915	135	22.03	143866	22	15.29	2.55
	55~	387565	73	18.84	91806	12	13.07	1.39
职业	工人	580303	44	7.58[a]	72024	3	4.17[b]	1.04
	农民	821639	308	37.49	245461	47	19.15	19.11*
	其他	492924	71	14.40	78633	16	20.35	1.57
城乡	城市	570734	37	6.48[a]	79806	1	1.25[c]	3.28
	农村	1324132	385	29.00	316312	65	20.55	6.77*

* $P<0.01$ 两研究同类人群自杀率的比较。[a] $P<0.01$ 前瞻性研究不同人群自杀率的比较。[b] $P<0.05$,[c] $P<0.01$ 回顾性研究不同人群自杀率的比较。

（三）自杀原因

表3显示：家庭纠纷是导致自杀死亡的最主要原因，结果分别为58.87％、45.46％和63.51％，其次是精神疾病，家庭纠纷和精神疾病约占自杀总死因构成的70％。另外，失恋是导致年轻人自杀的一个非常重要的原因。因躯体疾病而自杀者多为老年和中年人。

表3　山东省的主要自杀原因

自杀原因	前瞻性研究		回顾性研究		病例对照研究	
	自杀例数	百分比	自杀例数	百分比	自杀例数	百分比
家庭纠纷	249	58.87	30	45.46	47	63.51
精神疾病	47	11.11	16	24.24	7	9.46
躯体疾病	32	7.57	2	3.03	2	2.70
失恋	42	9.93	2	3.03	3	4.05
生活困难	9	2.13	4	6.06	5	6.76
其他	44	10.40	12	18.18	10	13.51

（四）自杀方式

服毒是主要自杀方式，均占自杀方式构成的60％以上，其次为自缢。在未遂自杀者中，服毒占90.54％，相对较高，但这很难客观反应未遂自杀者的自杀方式构成，因为该样本是从乡镇卫生院的抢救记录作为线索进行调查而来的。

表4　山东省的主要自杀方式

自杀方式	前瞻性研究		回顾性研究		病例对照研究	
	自杀例数	百分比	自杀例数	百分比	自杀例数	百分比
服毒	263	62.17	44	66.67	67	90.54
自缢	116	27.42	13	19.70	3	4.05
溺水	22	5.20	8	12.12	1	1.35
其他	22	5.20	1	4.00	3	4.05

（五）自杀者家庭环境病例对照研究

表 5　未遂自杀者与一般人群的家庭环境比较

量表因子	① 自杀组	② 对照组	③ 自杀者亲属	④ 对照组亲属	①② t 值	③④ t 值	①③ t 值	②④ t 值
亲密度	6.65±2.21	7.47±1.65	7.22±1.70	7.57±1.67	2.66*	1.22	1.97	0.44
情感表达	5.15±1.81	5.47±1.52	5.62±1.45	5.64±1.44	1.24	0.13	2.06*	1.14
矛盾性	4.89±2.51	3.31±1.53	4.09±2.06	3.16±1.71	5.16*	2.87*	3.41*	0.60
独立性	6.14±1.33	6.08±1.48	6.02±1.47	6.00±1.52	0.33	0.14	0.77	0.43
成功性	6.69±1.62	6.98±1.56	7.01±1.55	7.24±1.36	1.23	1.03	1.65	1.44
文化性	2.81±1.82	4.19±2.07	2.91±1.66	4.05±2.03	4.58*	4.22*	0.50	0.68
娱乐性	3.09±1.73	4.38±1.69	3.41±1.77	4.11±1.70	5.23*	2.68*	1.61	1.33
道德宗教观	5.87±1.42	6.01±1.15	5.85±1.20	5.81±1.21	0.74	0.24	0.16	1.36
组织性	6.47±1.70	7.12±1.49	6.95±1.66	7.05±1.81	2.80*	0.38	2.28*	0.34
控制性	3.90±1.59	4.01±1.55	3.91±1.85	4.28±1.58	0.51	1.78	0.06	1.24

对 74 名未遂自杀者和 74 名正常对照者的家庭环境的研究结果显示：在家庭环境量表的 10 个因子中，自杀者对其家庭的评价在亲密度、文化性、娱乐性和组织性四个方面明显差于对照组，家庭矛盾却较对照组突出。其他家庭成员对两组家庭的评定结果同样显示，自杀者家庭的文化性和娱乐性较对照组差，矛盾性较对照组突出。提示自杀者的家庭职能和家庭结构与对照组相比确实存在较多问题。

三、讨论

自杀作为人类社会的一种特殊现象早已引起了有关学者的重视，法国社会学家 Durkheim 自本世纪初就对法国的自杀现象进行了较系统的研究，并撰写了至今仍具有很大学术价值的专著《自杀论》。20 世纪 50 年代在英美等西方国家，作为政府支持的一些有关自杀的研究机构和由志愿者组成自杀预防组织在一些发达国家迅速发展，对自杀的预防起到了非常重要的作用。我国自杀研究起步较晚，80 年代初，有关自杀的研究资料才散见于各类杂志上。到目前为止，有关自杀的全国性统计资料尚未见报道。因此，为全面系统地了解山东省的自杀现状及其相关问题，自 1988 年起，在进行精神疾病社区研究的同时，从不同角度对山东省自杀现状进行了较全面的研究。

本研究结果显示，在前瞻性定群研究中，≥15 岁人群中平均自杀死亡率为 22.32/10 万，而流行病学抽样调查结果为 16.66/10 万，两研究结果存在一定差异，可能与两研究所采用的方法、两样本人群的经济、文化、地理分布相对差异有关。本结果与国内上海等地的同类研究结果基本一致，与亚洲国家华人群体的自杀率的研究结果也基本相同[2]。该结果还表明山东省自杀率明显高于泰国、马来西亚、菲律宾等亚洲国家，已接近于日本、韩国

80 年代中期的自杀水平，但仍低于欧洲一些高自杀率国家。按 16.66 的自杀死亡率和全省人口 84 392 104 人推算，每年山东省的自杀死亡人数为 14060 人，因此，自杀已是一个非常严重的社会问题。

与上海市区、云南农村和香港等地区的研究结果相同[2]，家庭纠纷是导致自杀的非常重要的原因。为探讨自杀者的家庭结构特点，对未遂自杀者的家庭环境进行了 1∶1 配对研究，发现自杀者的家庭中确实存在亲密度、文化性、娱乐性和组织性较差、矛盾性较突出的特点，从较深的层次探讨了家庭纠纷与自杀的关系，即自杀者的家庭存在着明显的功能缺陷，从而为制定自杀的预防和干预措施提供了有重要价值的资料。精神疾病与自杀密切相关，精神疾病诊断的本身即预示了自杀的很大危险性，本研究显示精神疾病占一般人群自杀死因的第二位，因此，精神疾病患者应作为自杀预防的重点干预对象。失恋是青少年自杀的一个重要原因，加强青少年的心理健康教育，提高其心理健康水平和心理应激能力是一个非常重要的课题。

服毒占本研究中自杀方式的第一位，与国内同类研究及韩国和泰国的研究结果一致，其次为自缢。新加坡和香港的主要自杀方式以跳楼最多，其次为自缢。日本和马来西亚自缢在自杀方式中占第一位，其次为跳楼。与亚洲国家不同的是，在西方国家的自杀者中，开枪自杀占有相当大的比例，可能与西方国家的枪支易于获得有关。

女大学生心理疾病与自杀意念的归因分析
及可行性干预方案
——社会学及社会性别分析视角

An Analysis of Psychological Illness and the Intention of Suicide among Women University Students and Feasible Intervention Program-Sociological and Gender Perspectives

周伟文

摘要：本文介绍了中国大陆女大学生自杀的情况和特点，分析了女大学生自杀的原因，讨论了女大学生心理危机干预现状及其中存在的问题。

关键词：自杀　心理危机　认同危机　干预　社会性别

一、事实与现象

调查表明，近年来，作为显性现象的在校女大学生自杀现象呈多发趋势，但心理疾病和自杀意念普遍的隐性存在于女大学生群体中，这不仅演变为一个严重的公共卫生问题，更是一个严重的社会问题。

本文分析的依据是国内重要报刊的报道和研究者本人对部分高校心理教育和咨询状况的调查和对女大学生进行的个人访谈。

根据 2005 年《瞭望东方周刊》等报刊报道：据不完全统计仅北京高校自杀情况：2003 年 12 月 6 日 中国人民大学一男生留下遗书，赤裸跳楼身亡；2004 年 4 月 16 日 北京师范大学一名研究生跳楼自杀；2004 年 5 月 18 日 中国政法大学男生半夜跳楼自杀；2004 年 7 月 1 日 北京中医药大学医学管理系一研二女生坠楼身亡；2004 年 7 月 15 日 北京大学医学部一名大二女生从宿舍楼九层跳楼身亡；2004 年 8 月 30 日 北京师范大学地理楼前一女研究生坠楼身亡；2004 年 9 月 15 日 北京理工大学经管学院一新生在教学楼跳楼自杀；2004 年 9 月 22 日 北京大学女博士从 13 楼坠下身亡；2004 年 11 月 7 日 北京林业大学 18 岁女大学生先割腕后跳楼自杀身亡；2004 年 11 月 11 日 北京师范大学一毕业生不堪就业压力自杀；2004 年 12 月 19 日 中国矿业大学 一名 21 岁的女子在科技楼坠楼身亡；2005 年 2 月 18 日中国传媒大学一女研究生在家中跳楼身亡；2005 年 4 月 22 日，北京大学一女生在理科 2 号楼跳楼；2005 年 5 月 3 日，紫竹院南路 4 号院内一来京找工作的女大学生从五楼跳下身亡；2005 年 5 月 7 日，北京大学数学系博士跳楼身亡；2005 年 5 月 13 日，北京大学医学部大三学生张某某在成都双流机场跳天桥自杀。

大学生自杀现象呈现出 4 大特点：第一，重点高校多于普通高校；第二，女生多于男生；第三，大部分自杀的女生多有心理疾病导致的抑郁症；第四，城市的学生多于农村学生。

自杀的性别差异：国外与国内的不少学者根据所掌握的统计资料，得出自杀者中男多于女性的结论。事实上，局部的统计资料只能说明局部的问题。比如，美国官方统计资料证明，男子的自杀数量是女子的 3 倍，法国社会学家埃米尔·杜尔凯姆（Emil Durkheim）也持这一观点，但这一结论对我国未必适用。根据上海公安年鉴统计，从 1987 年起，上海自杀的男女比例基本是，女性是男性的两倍。自杀者为 2690 人，其中男性 929 人，女性 1761 人，以后其他年份基本相似。我们需要透过这一性别差异表象，去探寻产生这种差异的社会本质根源。

我国的一项人群自杀意念调查表明，大学生的自杀意念高于中学生，与大学生对人生乐于幻想、情感丰富、理想与现实发生冲突，易萌生自杀念头。

女大学生自杀的原因：在特殊的生理阶段，如青春期、月经期等，心理的适应力和情绪的稳定性都会降低，一旦发生失恋、失学等。由于女性在情绪表达的含蓄性、内心情感世界的敏感性和脆弱性、社会交往的局限性、思维方式的求全性、生活方式的片面性和家庭教育的传统性等特征，是导致女生高自杀率的文化、社会原因。

自杀还有生物学影响因素，包括脑结构和神经内分泌功能等；心理、环境因素即生活事件，特别是负性生活事件。

二、归因分析

问题虽然出在大学，但却是一个长期积累的结果。对于这一代大学生而言，大学是他们人生的第一个理想目标，从童年开始，他们在家庭、学校、社会的期望中不敢有半点懈怠地向这个美好的目标奋斗，在这个过程中，封闭的学习生活，严酷的升学竞争使他们无暇去观察了解社会，单纯的书本知识和唯美的童话和卡通世界影响了他们对真实的现实社会的认知，在某种意义上，他们的社会化过程被阻隔和异化了，这样，当他们进入了大学，开始认真观察这个世界的时候，他们发现，这个世界和他们想象的相去甚远。

据夏海森分析，自杀高危人群的自杀原因包括两个方面：患有精神障碍或心理疾病的人自杀倾向严重，如抑郁症、强迫症、焦虑症、躯体形式障碍、精神分裂症患者；另外，正常人出现心理危机状态也会产生自杀倾向。心理危机状态一般由现实生活中的负性事件引发，如恋爱、婚姻、家庭矛盾、人际交往、工作、学习压力等。

1. 普遍的原因

（1）社会化异常导致的价值整合失常：书本世界和现实世界的脱离，导致社会适应能力不强；价值体系出现分裂，大学里的生活和他们想象的相去甚远。社会化主体：家庭、学校、同辈群体（peer group）、大众传媒（mass media）的影响存在问题。

（2）人生目标受挫：挫折感，没有目标，没有理想和精神寄托。

（3）就业压力。

（4）认同危机：（identity crisis）根据艾里克·艾里克逊的观点（1963），对人的生命中不同时期的认同危机的概括：信任与不信任（婴儿期）、自主与怀疑（儿童早期）、主动与内疚（学龄前）、勤奋与自卑感（学龄前）、认同与角色混淆（青春期）、亲密与孤独（青年期）、代际关怀与自我沉浸（中年期）、完美与绝望（老年期）。大学生处于认同与角色混淆阶段，他们的身体发生了变化、看待世界和思考问题有了新的方法，他们的角色除了儿童时期的女儿、儿子、朋友、学生等外，又加进了新的角色，如男友、女友等，这些新角色必须平缓地与原来的角色结合成新的角色集，以促进强烈的自我认同。在这之前的早些阶段，如果他们已形成了较强的信任感、自主感、主动性和勤奋感，进入青春期后，他们就比那些没有形成这些感觉意识的人有更好的机会获得强烈的自我认同感，避免角色混淆。但如果在这个过程中，由于社会和家庭和个体的原因，没有很好地完成角色转换和自我认同的过度，就很容易产生自我认知方面的困难，导致不同程度的心理问题。

2. 性别差异原因

（1）心理暗示：女性和男性相比，更易接受心理暗示。女大学生用塔罗牌，星座等现代迷信方式占卜命运的现象十分普遍，试图去了解从父母亲人和老师那里得不到答案的问题，期望去了解自己感到很困惑的事物。女大学生对这些"现代迷信"往往就会产生一种依赖。特别是对现代社会产生失望感、人生动力缺失、追求目标茫然的女大学生，容易对现代迷信产生一种心理的寄托。

（2）情感挫折：失恋，对男性失望，对婚姻恐惧。

（3）约拿情结：女性有害怕成功的动机 。（玻璃天花板现象。）对于青春期的女孩子而言则表现为逃避成长。马斯洛称为"惧怕自身的伟大之处，回避自己的命运，躲开自己最好的天赋。往往逃避本性、命运、甚至有时是偶然事件指示（或暗示）给我们的责任，就像约拿徒劳地试图逃避他的命运一样"。

（4）缺乏安全感。是一种综合的安全感，包括精神的、情感的、社会支持的、实际的就业问题等。

3. 一些心理疾病和心理危机得不到及时救助，导致自杀现象发生。

有些严重心理危机者由于得不到及时帮助，采取了自杀行为。北京心理危机研究与干预中心的一项研究显示：我国每年有28.7万人自杀死亡，引发自杀的第一诱因为严重的抑郁症；每年还至少有200万人自杀未遂，但他们到综合医院的急诊科或诊所就诊时，几乎没有得到心理支持或被评估为无精神障碍。

三、大学生心理危机干预系统现状

心理危机干预是一种心理治疗方式，指对处于困境或遭受挫折的人给予心理关怀和短程帮助的一种方式。它能够帮助抑郁症患者正确理解和认识自己的危机，由于患者通常无法看到生活中发生的困境与自己心理障碍之间存在的关系，所以心理治疗者可以通过倾听、提问等直接有效的方法，使患者释放被压抑的情感。

冰冻三尺非一日之寒，大学生心理问题的形成与他们成长的整体社会环境直接相关。大学生心理问题根源于童年，形成于小学到中学，表现于大学。大学的心理干预就显得十分重要。目前大学的心理干预能力十分有限，与实际的需求很不适应，这是需要认真对待的。

目前大学生心理危机干预存在的问题：

1. 心理咨询机构不健全，有名无实，或存在经费不足等问题。我国心理健康教育工作开展有十几年历史，但普及面还不是太广泛。高校有这方面专门心理咨询的机构，对学生成长进行心理辅导，市区、领导比较重视的中小学校开展得不错。但广大的郊区和农村的中小学在这方面还是很欠缺，无论是领导重视程度、人员的配备，还是资金投入方面都有差距。大学生心理问题日益突出，大学生成为自杀的高危人群的现实，迫使许多高校都设立了心理咨询中心，加强对学生进行心理健康教育。北大、清华、北师大等名校都有比较完备的心理咨询中心，但多数情况下，这些中心只是学校的摆设，很少有学生能真正走进这些地方倾诉自己的内心秘密，这既是传统思维问题，认为进咨询中心的人都是神经病，又是现实经费问题，完善的心理干预和治疗机制并没有在高校完全建立。

以哈尔滨为例，大专院校及中小学从事心理咨询的人员很少，全市医学院校每年培养大约100多名心理咨询治疗人员，但留在本市工作的仅有20人到40人。因此，相当一部分存在心理障碍甚至心理疾病的人，因得不到及时、有效的心理治疗和危机干预，而给工作、学习和生活带来极大的影响。

2. 专业人员人数少，专业水平不能满足学生的需求，且还是兼职。北京师范大学心理咨询中心有5位工作人员，他们除了为学生提供心理咨询，还要负责管理、宣传、财务等工作。由于经费和规模的限制，中心只能为本校的学生提供面对面的有限的心理咨询。即使这样，来这里咨询的学生也要提前预约。

对有心理问题的学生尊重不够，不能有效地保护学生隐私甚至还存在歧视现象。大学生对本校进行心理咨询缺乏安全感和信任感，怕被老师知道后被休学。一些有心理问题的学生，怕被同学歧视，被认为是精神病等。

社会心理援助力量薄弱，与实际需求不相适应。北京每年万人自杀未遂自杀干预电话8成占线，800-810-1117是北京心理危机研究与干预中心开设的24小时免费心理危机干预服务热线，该中心宣传主任张晓丽介绍说，平时每天约有500个到800个电话点击该热线，但是只有10%到20%的电话被接听。自杀干预热线两年接听逾5万个。据统计，从2003年8月正式开通到2005年4月，共有来自国内外的逾19万个电话点击该热线，但是只有5万多个电话经历数十次占线后被接通，其中18.6%的来电者身在北京。每逢9月10日的预防自杀日活动，或者该中心与电视台合办大型直播活动，这个热线的点击次数更是直线上升，高达2000次以上。

四、社会支持系统建设：加强对大学生心理危机干预预防自杀的可行性干预方案

自杀的事件发生在大学，但大学只是事件的爆发点，大学生活是年轻人人生链条中的一个点，需要联系起来进行预防。因此，干预方案应该是系统的，整体的方案，大学在其中的角色是重要的。

家庭方案：

要对孩子进行必要的挫折感体验和教育；

让孩子参与家庭事务，分担家庭的困难和忧愁，不要隐瞒家庭的问题和父母之间的矛盾。

教育孩子全面的认识社会，学会和不同的人交往。学会理解他人。让孩子有切实的人生目标，对未来人生有合理和实际的设想。

学校方案：

避免单纯追求分数，关注学生心理健康，避免以道德品质教育取代心理专业课程的现象；

学校设专业人员对学生进行心理辅导、建立学生心理档案；

学校要和家庭建立学生心理状态交流制度。

社会方案：

第一，营造温暖的社会人文环境，特别是加强对心理疾病的宣传和普及心理知识，改变社会对心理疾病的态度，减少社会歧视。

第二，完善心理援助机构，增加心理援助、心理咨询几心理危机干预热线，政府的、民间的要同时加强心理机构的建设。

第三，加强媒体对自杀的报道限制。现代社会的大众传播媒介，即便是新闻报道，也会对自杀产生影响。美国底特律在一个时期内对自杀的报道和限制报道相比，发现限制报道期内的自杀死亡率降低，女性下降较为显著，尤其是 35 岁的青年组下降更为明显。可见，大众媒体对自杀的渲染报道程度是一个值得重视与控制的问题。

自杀的概念和伦理政策问题
Conceptual and Ethical Issues of Suicide

邱仁宗

摘要：本文讨论自杀的概念问题，自杀的类型，自杀的模型，自杀的风险因素，自杀的伦理问题，以及自杀的政策问题。

关键词：自杀　自杀未遂　伦理学　政策　干预

自杀的英文 suicide 源于丁文 suicidium，来自 sui caedere，即"to kill oneself"，与中文字义相近。自杀可定义为有意引致自己死亡的行动。自杀往往出于绝望或归因于某些精神障碍，例如抑郁、躁郁症、精神分裂症、酒精中毒或药物滥用。例如经济困难或人际关系麻烦等压力或灾难往往起着重要的作用。

全世界每年自杀身亡者超过 100 万人，是全世界死亡原因的第 13 位（WHO）。在美国是第 6 位，是青少年和 35 岁以下成年人死亡的主要原因。在世界范围内，男子自杀者为女性的 3~4 倍，但在中国女性自杀却远远超过男子。全世界自杀未遂者估计每年为 1~2 千万人。

一、自杀的概念问题

关于自杀（suicide）的概念有不同的意见。有一种意见认为：自杀是意在死亡的自我伤害的自愿行动，其结局是死亡。这个概念的基本要素是：①有死亡的意向，采取自杀行动是自愿的；②诉诸自我伤害的行动；③结局是死亡。如果结局不是死亡就是自杀未遂（failed suicide）或试图自杀（attempted suicide）。

这样的说法有三个问题：

问题 1：许多的自杀行动，是一种威吓，尤其是在权力结构中处于不利地位者，通常是妇女，采取自我伤害行动，本意不想死亡。希望用自杀行动引起关心她的人注意她的要求。但她服了农药了，不治身亡了。她们的行动是否算自杀？

问题 2：什么情况下自杀是自愿的？为确定死亡案例是自杀还是他杀，鉴定自杀者自愿的证据，在法律上是有意义的。但许多自杀很难说是完整意义上的自愿，因为自杀往往是由于"别无选择"（no choice）。每个人的生命对自己只有一次，谁能真正如此"轻生"，舍弃自身最宝贵的生命，除非真正到了绝路的地步。从伦理学视角看，鉴定自杀行动者是否自愿仅在局限的意义上有用，真正要探究的是，是什么因素导致一个人采取如此轻生的行动？

问题 3：自杀未遂是不是自杀？自杀未遂是自杀中的一种情况。自杀从结局来分，可分为"自杀死亡"或"自杀已遂"和"自杀未遂"。因此，死亡的结局不应该是自杀定义本身之内的要素，而是按结局区分不同类型的因素。也就是说，自杀按其结局可区分：自杀已遂与自杀未遂两类，而不能说自杀未遂不是自杀，自杀者必须有死亡的结局。

二、自杀的类型

学者们根据自杀的理由将自杀分成如下类别：

1. 判决性自杀，即畏罪自杀。有些人犯了罪或给他人或社会造成严重伤害，以自杀了结自己。这等于是自己对所犯罪恶作了判决。其中有人可能认识到自己罪孽深重，以自杀作为谢罪的表现；也有人可能不愿接受审判，宁愿一死了之。不管是哪一种，这都是自己对自己的判决。

2. 利他主义的自杀。这种自杀的目的不是结束自己的生命，而是一种自我牺牲，为了挽救其他人的生命。例如有的临终病人不愿加重家人负担而自杀，以便将稀缺的资源留给他人。但在另一种情况下，例如在战场上有的重伤员为了避免战友因救助他而遭袭击或耽误战斗而自我了结。这都是利他主义的自杀。为抗议非正义战争或专制政治而绝食至死、自焚，苏格拉底的服毒自杀和儒家的"不成功，便成仁"也是利他主义的自杀，因为这些自杀者是为了停止非正义战争、建立一个更美好的制度或为了集体的荣誉、坚守自己的信念、鼓励他人继续为此战斗。Durkheim 认为不一定将这种利他主义的自杀视为自杀，因为其目的不是结束自己生命。但毕竟行动者采取了结束自己生命的行动。

3. 政治或意识形态的自杀。这方面的例子是很多的，为抗议非正义战争或专制政治而绝食至死、自焚、苏格拉底的服毒自杀以及儒家的"不成功，便成仁"，也可以置于这一类型之中。印度寡妇在丈夫葬礼上自焚、日本武士的切腹以及自杀式爆炸的恐怖主义也是这一类型的例子。

4. 存在判断的自杀（existential suicide）。这类自杀源于对自己的存在、生命作出了没有意义的判断，作出这种判断通常是在较高的精神层次上，或在心灵的层次上，基于行动者对自己的存在、生命赋予特殊的意义和价值。医生协助自杀的案例中有些病人要求医生协助他们自杀，通常属于这种存在判断的自杀。

自杀提出了人类生命和人类关系的性质和价值问题。

对下列的行动是否是自杀，存在着争议：

殉难是不是自杀？殉难是为了某种信念或理想受到迫害，坚贞不渝至死，这种死亡是有权者将他或她迫害至死的，不是自杀。

自己引起的意外是否自杀？例如饮酒开车，导致车毁人亡。这不是自杀，因为饮酒开车者在主观上并不是要结束自己的生命。自杀者必须有主观上结束自己生命的动机。同样，采取高危冒险行为（例如爬雪山、冰山）导致死亡不是自杀。

慢性摧毁自己的行为是否是自杀？如吸烟、酗酒、毒品滥用。这些行为摧残自己身体，也可能引起自杀，但其行为本身都不是自杀。这些成瘾者是为了享乐，不是为了结束自己的生命。

为了减轻痛苦自己采取安乐死行动，是不是自杀？这里要区分两种情况：一种情况是，异常痛苦的临终病人，为了减轻痛苦而加大麻醉剂用量，导致死亡，这不是自杀；另一种情况是，他对痛苦难以忍受，减轻痛苦只有一死，采取了安乐死行动，这属于自杀，因为安乐死是安详的、无痛苦的死亡。

以自杀相威胁的行为，并非真想死，只是想改变生活（或称为赌博式自杀或姿态性自杀）。只要行动者采取了结束自己生命的行动，都应该属于自杀。

三、自杀的模型

当代对自杀性质的科学理解可概括为三种模型：

医学模型（medical model）

在 20 世纪影响最大的是医学模型：用疾病来理解自杀，如果自杀本身不是疾病，也是疾病通常是精神障碍的产物。自杀不是自愿的，没有经过慎重考虑的，是个人不能控制的诸因素作用的结局。对自杀中精神障碍发生率的研究往往诉诸这种模型，试图表明精神障碍，通常是抑郁，总是或几乎总是存在于自杀之中，从而推论说，精神障碍或抑郁"引起"自杀。

这个模型可以说明许多问题，但似乎不能说明所有问题。抑郁在西方自杀中的发生率为 80%～90% 左右，在我国仅 40% 左右，那其余的 10%～20% 和 60% 不能完全用医学模型来解释。

求救模型（cry for help model）

由 20 世纪 50 年代 Edwin Schneidman 和 Norman Farberow 提出，将自杀理解为交流策略。这是呼唤救助，试图寻找援助以改变他的社会环境。这种呼唤援助往往有效地动员家庭、社区或医疗资源来协助改变试图自杀者的处境（至少暂时地）。因此这种行动具有"双价"（dyadic）性质，其行动一方面是指向自己，另一方面，也许更重要的是向第二个人传达信息，这第二个人在自杀者生活中占据中心地位。我国农村妇女自杀的许多情况似乎属于这类模型。按照这种观点，重要的是自杀的姿态（suicidal gesture），但自杀者往往没有意识到其采取的试图是致命的。虽然求救在性质上是操控性的，但在动员家庭、社区或医疗资源来帮助改变自杀者生活条件方面往往是有效的。尤其是一些人反复用自杀威胁和自杀尝试，作为与世界协商的方法，但这种试图是致命的。

社会因素模型（sociogenic model）

社会学家 Emile Durkheim（1858～1917）首先提出，将自杀视为社会力量（social forces）的产物。社会力量随个人生活在其中的社会组织类型而异。在个人被高度整合入社会中，个人行为被社会法典和习俗严格支配，自杀的发生是体制或社会的要求，如印度寡妇自愿被烧死，中国妻妾、婢女自愿陪葬，这是利他主义的自杀。整合松散的社会自杀是以自我为中心的。在现代工业化社会，个人整合既不过分又不松散，社会本身对其成员未能提供合适的调控，这种情况引起"失范的"（anomic）自杀。在这类西方社会，体制化的自杀极为罕见，但并不是没有，例如大海航行的船长被期望与他的船只共存亡，普鲁士军队的军官被期望杀死自己，如果他不能还赌债。与医学模型一样，社会因素模型理解自杀是有原因的，但不认为原因是个人的心理病态，而是社会力量。与求救模型相同，社会因素模型将自杀看作回应性策略（responsive strategy），但回应不是一个个人沟通问题，而是与社会结构取得一致，以及对社会创造的社会角色作出反应。

四、自杀的风险因素

精神障碍。在美国的临床研究表明，在自杀病例中87%～98%有精神障碍，然而还有一些其他因素与自杀风险相关，例如药瘾、自杀手段的可得性、自杀的家庭史或先前的头部损伤。

社会经济因素：例如失业、贫困、无家可归和歧视可触发自杀的想法。贫困也许不是直接原因，但它可增加自杀风险，如穷极潦倒的个人是抑郁的主要风险群体；儿童期有过身体或性虐待史等。

绝望：感到改善自己的处境没有希望，是自杀的强有力的指标。有一项研究结果说，在Beck绝望标尺（Beck Hopelessness Scale）上，分数为10分或10分以上者91%最终自杀。感到自己是负担，是感觉到自己的存在是他人（例如家庭成员）的负担，这种感觉往往伴随着绝望。感到自己是负担也是孤独感，主观上的（即感觉）或客观上的（即单独住、没有朋友或缺乏社会支持）的孤独，没有归属的感觉。

人际关系：在一些研究中反复报告IQ与自杀之间有阳性相关，但一些科学家怀疑智能是自杀的原因。根据美国精神病学会报告，无宗教联系的受试者比之在宗教上有联系的受试者，一生中自杀试图更多，自杀的直系亲属也更多。而且，无宗教联系的个人比信教者对自杀在道德上的反对意见也更少。

社会支持：有一项研究发现，缺乏社会支持，缺乏归属感并独立生活，是自杀试图的重要预测指标。

五、自杀的伦理问题

自杀的伦理问题集中在：自杀错了吗？对这个问题一直存在着两大阵营：一派认为自杀是错的；另一派认为自杀没有错。

柏拉图（纪元前430～347）似乎是认真对自杀进行哲学探讨的第一人。他提到雅典人将自杀者死后的尸体与其他公民分开埋葬，并且要把他的手砍掉。毕达哥拉斯派认为自杀是绝对地错的。但柏拉图本人在种种条件下接受自杀，例如羞辱、极端痛苦、贫困、不可避免的灾难以及外部的逼迫，例如雅典法院逼迫苏格拉底自杀。他转弯抹角地坚持认为，对于患慢性、致残疾病或有不可控制的犯罪冲动，应该允许结束自己的生命。但亚里士多德则认为自杀是错误的，断言自杀是胆怯，"不公正地对待国家"。但希腊和罗马的斯多葛派却认为自杀是聪明人的负责任的、合适的行动，是原则、责任的表达或对自己生命负责任的控制。基督教兴起后，由对于生命神圣性的信念，强化了认为自杀是在道德上错误的观点，甚至认为自杀是对上帝的冒犯，是严重的罪行。阿奎那（Thomas Aquinas, 1225～1274）论证说，自杀违反了自我保护的自然律，伤害了社会，冒犯了上帝。

古典的自由主义和道义论哲学家均认为自杀是错的。例如密尔（Mill）在他的"论自由"（On Liberty）中指出，由于自由的前提条件是个人有能力作出选择，所以应该防止一个人作出可剥夺他进一步选择的能力的选择。因此，密尔认为，为了避免排除作出进一步选择的能力，应该防止卖身为奴或杀死自己。康德（Kant）在他《道德形而上学的基本原理》（Fundamental Principles of The Metaphysic of Morals）一书中提出了反对自杀的论证。按照他对绝对命令（categorical imperative）的第二种表述，康德论证说，自杀的行动与人是目的自身的理念不一致。自杀是将自己视为仅仅是手段，而不是目的自身。同时，按照他对命令的第一种表述，自杀这种行动不能普遍化。因而自杀是错误的。但叔本华（Arthur Schopenhauer, 1788~1860）和尼采（Friedrich Nietzsche, 1844~1900）均认为，自杀是人的权利。

然而，到了19世纪末，对自杀的伦理问题的讨论戛然而止了。这部分是由于 Emile Durkheim 的工作（1897），将自杀视为社会组织的一个函数，也是由于弗洛伊德（Sigmund Freud, 1856~1939）等人的工作，将自杀视为精神障碍的产物。这些新的科学观点将自杀重新解释为个人对之在道德上不能负责的非随意条件的产物。

认为自杀是错的观点难以得到伦理学上的辩护。我们撇开宗教的观点不谈，能够作为谴责自杀行动根据的，可能是自杀对自身、对家庭以及对社会带来的伤害。但即使是这些伤害，也是可争议的。拿对自身伤害来说，对于某些自杀者，他们的继续存在就是在延续他们的痛苦，他们每天的生活，都是在受煎熬。因此很难说自杀对他自身构成了伤害，而不是终止了伤害。我们不去致力于消除这些自杀者生命、生活的痛苦，而去责备他们自杀给自身带来了伤害，这难道不是太不公道了吗？如果他有家庭或朋友，对于热爱他、照料他、与他有亲密关系的人，尤其对孩子，他的自杀行动会给他们带来很大伤害，许多试图自杀者最后止步于采取自杀行动，也往往考虑到这些亲人。但不能责备自杀者的行动给他们带来伤害，因为他的最终采取自杀行为是他许多自身不能控制的因素造成的。

认为自杀没有错的，往往基于自主性论点，即人有控制自己身体和生命的自由，关于我们自己的生命，我们有权做我们想做的事，包括结束自己的生命，即有死亡的权利或自杀的权利。这种观点也是值得商榷的，因为自杀很少是一个人的自主选择。这种强调自主性的观点，把一个个人看作脱离社会因素、社会关系的抽象的人，而不是受种种社会因素约束的现实的人。一个决意自杀的人，并不是一个自由、自主的人，是一个不能通过自己的自由和自主的选择，实现自己生活计划和理想，改变自己不幸遭遇的人。自杀是他在绝望条件下作出的无奈选择，是他唯一能作出的悲剧性选择。

基于以上讨论，我们的结论是，自杀是与道德无关的，不应该谴责自杀者，不应该对自杀未遂者歧视或污名化。即使自杀行动带来伤害或损失，其责任不在自杀者本身，因为自杀是非自愿条件的产物，其根源或在于疾病或在于社会结构问题。大多数自杀者在生活中发生危机时，家庭或社会没有提供必要的援助。因此不能责备自杀者不道德，而应该考虑她为什么自杀，家庭、社会中哪些因素造成她去想到自杀，而没有及时预防制止。

六、自杀的政策问题

应该如何对待自杀？首先不能将自杀者作为违法者、不道德者处理。在现代，许多国家已经将自杀"去罪化"，废除了将自杀规定为罪行的法律。

是否应该对自杀行动进行干预？如果认为"自杀是权利"，那么国家或社会就不应该对个人的自杀行动进行干预。鉴于我们上面的讨论结果，自杀往往是个人不可控制的疾病或社会条件的悲剧性产物，因此我们应该采取措施减少和防止自杀。为此：

我们要提高鉴别有自杀风险者的能力，例如鉴别言语和行为的线索，观察与自杀相关的社会、心理和其他变化，学会辨认直接警告（我要杀死我自己），间接警告（我可能不能再见到你了），行为（将喜爱的东西送人）等，对这些表现要敏感。

最根本的是要建立预防自杀的有效框架，包括提醒家庭、与自杀个人有接触的专业人员、其他相关人员某人有自杀企图的征候；建立热线和网络（包括家庭、社区、专业机构）；农药及其他自杀手段的管理，限制其可得性。但对送入精神病院来防止自杀要慎重，因为一则可能有假阳性，二则有可能侵犯个人权利。建立和谐、平等、公正的家庭、社区、社会关系在预防自杀中也很重要。

参 考 文 献

Anderberg, T.: 1989 Suicide: Definitions, Causes, and Values, Lund: Lund University Press.

Battin, M.: 1982 Ethical Issues in Suicide, Englewood Cliffs, NJ: Prentice-Hall.

Battin, M.: 1995 Suicide, in Reich W(ed.): Encyclopedia of Bioethics, vol. 5, pp. 2444−2450, New York: Macmillan.

Donnelly, J. (ed.): 1990 Suicide: Right or Wrong? Buffalo, NY: Prometheus Books.

Novak, D.: 1975 Suicide and Morality: The Theories of Plato, Aquinas and Kant and Their Relevance to Suicidology, New York: Scholars Study Press.

关于加强对妇女自杀行为的预防和救援的行动建议

中国大陆妇女心理危机和干预伦理、法律和社会问题专家研讨会
2006 年 12 月 16～17 日

　　一、自杀业已成为我国一个严重的公共卫生问题。中国尚未建立死亡报告系统，但据专家保守的估计，中国总的自杀率可能为 23/10 万，每年自杀死亡人数约 28.7 万，是我国第五位重要的死亡原因，是 15～34 岁人群首位死亡原因。并且根据 WHO 的数据，自杀和自伤导致 880 万伤残调整生命年（DALYs）的损失，占中国全部疾病负担的 4.2%。根据 WHO 的数据，自杀和自伤使我们损失 880 万伤残调整生命年（DALYs），占中国全部疾病负担的 4.2%，这使得自杀成为继慢性阻塞性肺部疾病（占损失的全部 DALYs 的 8.1%）、重症抑郁（占 6.9%）和脑血管疾病（占 5.7%）之后全国第四位重要的卫生问题，给我国的人民生命健康和社会经济带来重大的损失。

　　二、中国妇女自杀的独特性。与其他国家不同的是，中国农村自杀率是城市的 3 倍，女性自杀率比男性高 25% 左右，而农村年轻女性的自杀率比年轻男性高 66%。目前，中国还没有建立自杀未遂报告系统，但卫生部曾报告每年至少有 200 万人自杀未遂。专家通过分析有关资料，发现自杀未遂和自杀死亡一样，也是农村显著高于城市，并推算出 50% 左右的自杀未遂者为 40 岁以下的农村妇女。因此，自杀和自杀未遂也已经成为我国妇女，尤其是年轻妇女的重大健康问题，对妇女自身、家庭和社会都造成严重的破坏性影响。

　　三、影响我国自杀行为的因素。根据北京回龙观医院北京心理危机研究与干预中心和中国疾病预防控制中心慢性非传染性疾病预防控制中心的调查和研究，与精神疾病有关的自杀行为占 63%，在精神疾病中抑郁与自杀更为有关。这一方面说明精神病因素在自杀中仍然超过半数，但没有达到国外几乎 90% 的水平。差不多 1/3 自杀者没有精神疾病这一事实是对认为所有自杀行为的人都有精神障碍的假说的一种挑战。急性应激强度（如激烈的人际冲突）和慢性心理压力（如久病不愈、经济困难、夫妻矛盾等负性生活事件），对自杀的作用不容忽视。因此，影响自杀行为的因素是复杂的，难以用单一的因素来解释。也许精神疾病、心理压力、社会冲突是影响自杀行为的一级因素；自杀行为者对心理压力、社会冲突的承受力薄弱是其二级因素；社会缺乏对精神疾病、心理压力、社会冲突的咨询、治疗和干预以及自杀手段（例如农药）简便易得是其三级因素。因此，自杀行为不能用单一的生物医学模式来理解，应该在生物–心理–社会模式的框架内才能得到理解和说明，因而必须由多部门合作采取综合防治措施。

　　四、自杀行为与道德无关。应该认为在我国社会转型条件下发生的自杀行为是与道德无

关的。一个人在疾病、压力、冲突中处于无助地位，由于自身心理上的弱点而不能忍受，社会对她缺乏基本的支援，大多在一时缺乏理性的绝望状态下采取自杀行动，怎能责备她不道德呢？认为自杀不道德的传统观点，既是错误的，又是有害的。说它错误，因为它不符合目前我国发生的自杀行为的相关事实；说它有害，因为它极大地妨碍了对自杀行为的预防和救援工作。在某些地方，由于受这种传统观念的影响，自杀致死者的家庭、有自杀未遂行为的当事人感到耻辱，甚至受到歧视；一些地方政府错误地认为本地有一定发生率的自杀行为是政绩不佳的表现，不愿意对自杀行为进行调查研究，即使调查研究了也把结果当作机密保守起来，不愿意进行交流和研讨，甚至不愿意本地区的专业人员去外地参加研讨会。各级政府、各类相关专业人员和广大公众必须重视自杀这一公共卫生问题，必须端正对自杀行为的认识，这是改善我们预防自杀和提供救援工作的前提。

　　五、广泛深入的调查研究。应该对我国的自杀行为进行更广泛、更深入的调查研究，并制定有针对性的有效的自杀预防策略。在 2003 年 11 月以前，北京回龙观医院北京心理危机研究与干预中心和中国疾病预防控制中心慢性非传染性疾病预防控制中心，以及全国其他相关单位对我国的自杀行为在一定范围内作了比较深入的调查，对我国自杀行为的流行、特征、模式、原因以及防治办法提出了很有价值的看法和建议。由于我国幅员广大，人口众多，上面的调查研究仅占我国一小部分，加之 2003 年 11 月以来自杀行为的流行学数据欠缺，因此，需要对我国的自杀行为进行更广泛、更深入的调查研究，才能制定有针对性的有效的自杀预防策略。调查研究的目的是，了解自杀和自杀未遂的特征、危险因素及其对社会的影响，这包括：自杀和自杀未遂率及地区特征；人格因素（如冲动性）、生物学因素（如5-羟色胺水平）、环境因素（如自杀工具的方便易得程度）以及家庭因素的作用；社会对自杀的态度在支持或抑制自杀行为方面所起的作用等，尤其要关注女性以及农村女性的自杀和自杀未遂行为。这项调查研究应该由中国疾病预防控制中心慢性非传染性疾病预防控制中心牵头。

　　六、建立和改善自杀和自杀未遂的监测系统。全国疾病监测系统的145个疾病监测点覆盖的人口样本有相当的代表性，建议将自杀和自杀未遂纳入该疾病监测系统，但需要采取措施降低漏报率，纠正将自杀案例错误地归入"意外中毒"或"伤害死亡原因不明"等情况。另外，应考虑建立针对自杀未遂率的监测系统。建立有效机制以获得准确的自杀率和自杀未遂率是评估任何自杀预防工作效果的必要前提。

　　七、加强全民的心理健康。从青少年开始加强全民的心理健康，提高他们承受现代生活压力和可能发生的负性生活事件的能力。目前由共青团中央、教育部、卫生部和中国青年报发起的"心理阳光工程"是一个多机构参与、目的是促进青少年的心理健康的项目，这种做法值得推广。建议教育部在小学和中学开设有心理卫生内容的课程，对教师尤其是班主任、对大中小学医务室的医护人员进行心理卫生的培训，使他们有能力对学生或学生家长提供心理卫生方面的咨询。

　　八、大力加强社区的精神卫生和社会支持网络。社区的医疗卫生基础设施的建设一开始就应该采取生物-心理-社会模式，而不能仍然沿用单一的生物医学模式。因此，社区医疗机构必须配备具有精神卫生专业知识的医务人员，为社区内居民提供精神卫生、抑郁症方面的咨询、治疗或转诊服务。同时，在社区内由居民委员会、当地妇联组织、医疗卫生机构以及服务于该社区的社会工作者和民间团体共同组成心理健康工作组或工作委员会，结合养老服务制定家访独居老人的计划，在家庭同意下对有心理压力、负性生活事件的家庭成员，尤其是自杀未遂成员提供精神和社会支持。在农村中可参照《农家女》杂志社工作人员的经验，对年轻妇女和男子进行培训，也可考虑建立农村年轻妇女自助小组，帮助组员或同村妇女疏解心理压力，对心理承受力较差的妇女，尤其是自杀未遂妇女提供精神和社会支持。

九、提高精神卫生服务的可及性和质量。 除了大型精神病专科医院外，普遍缺乏精神卫生服务是我国医疗卫生系统的一个重大问题，这样就使得常见精神障碍的治疗率低，增加了社区中的自杀风险。在农村由于缺乏精神科药品（特别是抗抑郁药物）的供应，使得这个问题变得更加严重。因此，急需提高全科医生识别与治疗心理问题的能力及主动性，加强对他们的培训和使他们的药箱内有精神科药品。

十、提高公众对精神卫生问题和自杀的了解。 需要做大量工作端正公众对精神卫生问题和自杀的认识，转变态度，尤其要减少与精神疾病和自杀有关的耻辱感，使更多的社区成员愿意因心理问题寻求帮助。媒体可在其中发挥重要作用。媒体可通过他们的节目提高公众对常见精神疾病的症状与治疗的了解，特别是对与自杀密切相关的抑郁症和酒精滥用的了解，并转变群众对因心理问题接受治疗的不良态度。媒体和电影等报道和描写精神疾病与自杀的方式也需要改进。WHO 和许多其他机构已经制定了报道自杀和精神疾病的指南，以减少有精神疾病者的耻辱感，并有助于减少不恰当地报道自杀后可能出现的"模仿自杀"。建议广播电影电视总局和国家新闻署对这些指南做些调整以适合在我国推广使用。

十一、控制农药和其他致死性毒药的方便易得。 限制不同自杀工具的方便易得并降低其致死性，特别是农药。农村使用致死性工具（主要是农药）自杀未遂的比例较高，可能是我国农村自杀死亡率高于城市的主要原因之一。由于女性自杀未遂人数多于男性（女：男 = 2.5 : 1），这可能也是我国女性自杀死亡率高于男性的主要原因之一。提高急救成功率、限制工具的方便易得显然是降低农村高自杀率所需采取的两个主要方法。

十二、提供培训和技术帮助。 向所有参与自杀预防和研究工作的单位和机构提供人员培训和技术帮助。可先在自杀风险较高的地区进行培训，逐渐扩展到其他地区。培训应该是多方面的，包括如何对抑郁症进行诊断和治疗，如何应对心理压力/负性生活事件和人际冲突的咨询，如何提供精神支持，在热线中如何与病人交流等。

十三、鼓励民间团体参与自杀预防及相关的服务工作。 例如可在省心理和精神科协会的支持下成立专业的自杀预防协会，鼓励其他组织（老年、青年组织、教师协会等）建立专门促进心理健康和预防自杀的分支机构。欢迎愿意提供志愿服务的个人和机构参与自杀预防工作。欢迎自杀者家属和既往有过自杀行为的人志愿参加自杀预防工作。鼓励成立地方和全国性的由志愿者、幸存者、社会工作者、心理学家、社会学家、研究人员和临床医师组成的非专业性的自杀预防协会。

十四、筹资。 为使自杀预防及相关服务、研究工作可持续进行，必须有资金资助。建议中央和各级地方政府为这项工作进行财政拨款。同时建立具有慈善性质的基金会，从私人、企业和国外资源处筹集资金。

十五、制订法律法规。 建议全国人民代表大会制定精神卫生法，精神卫生法内有自杀预防工作的条款，以使这项工作得到法律的支持。

十六、确定负责机构。建议预防自杀的工作由中国疾病预防控制中心慢性非传染性疾病预防控制中心负责。但由于这一工作必须有多部门参与，建议国务院建立心理健康工作委员会，来协调全国不同地区、不同部门的预防自杀的工作，制定、实施和监测全国自杀预防计划。

Action Recommendations on Reinforcing the Interventions with Women's Suicide

Expert Workshop on Ethical, Legal and Social Issues in
Women's Psychological Crisis and its Intervention
16 ~ 17 December 2006

1. Suicide has become one of grave public health problem in China. Death reporting system has not been established yet in China, however, according to experts' estimate, the total suicide rate may be 23/100,000, the total number of death caused by suicide is about 287,000. Suicide is the fifth among the important causes of death, and the first cause of death among the age group of 15 ~ 34. According to WHO's reported data, suicide and self-injury led to the loss of 8.8 millions disability-adjusted life years(DALYs), and acounted for 4.2% of all disease burdens. This made suicide the 4th major health problem following chromic obstructive lung disease(8.1% of the loss of all DALYs), major depression(6.9%) and cerebro-vascular disease(5.7%), and imposed great loss on people's life and health as well as social economy.

2. Unique of women's suicide in mainland China. Different from other countries, the rate of suicide in rural areas is 3 time of that in urban areas, and the average female suicide rate is 25% higher than male, female suicide in rural areas 66% higher than male. Currently attempted suicide reporting system has not been established yet in mainland China, however, the Ministry of Health has reported that there is at least 200 millions of attempted suicide. Through the analysis of relevant data, experts observed that the number of suicide and attempted suicide in rural area are both higher than in urban areas, and calculated that 50% of those who committed attempted suicide are the women in rural areas with the age below 40 years old. Hence, suicide and attempted suicide have become a major health problem for women, younger women in particular, and it results in serious and devastative impact on women themselves, their family and society as a whole.

3. Factors which affect the suicide behaviors in mainland China. According to the studies conducted by Beijing Center for Psychological Crisis and Its Intervention, Beijing Huilongguan Hospital, and Center for the Prevention and Control of Chronic and Non-Communicable Diseases, China CDC, suicide behavior associated with mental disorders accounted for 63%, and the depression was more relevant among total number of suicide. On one hand, it demonstrates that the number of suicide associated with mental disorders is over 50% among the total number, but it does not reach the level of almost 90% as in the other countries. The fact that almost 1/3 cases of suicide are not associated

with mental disorders in main China constitutes a challenge to the widely accepted hypothesis which claims all people who commit suicide are associated with mental disorders. Acute stress with great intensity(such as drastic interpersonal conflict) and chronic psychological pressure(such as suffering obstinate disease for a long time, financial trouble without solution, arguments between couple etc negative events in life) are factors which role in affecting suicide cannot be underestimated. The factors affecting suicide behavior are multiple and complicated, it is difficult to explain suicide with single factor. It may be proposed that there is a first order of factors which affect suicide behavior, such as mental disorders, psychological pressure, and family or social conflict; the second order of factors affecting suicide refer to the adaptive capacity to psychological pressure and family/social conflict being weak in the side of those who commit suicide; and the third factors include the shortage of social mechanism for providing counseling, treatment and intervention to manage mental disorders, psychological pressure, and family or social conflict and easy access to means for suicide(such as pesticide). Therefore, it is implausible to explain suicide with a single biomedical model, instead, it should be understood and explained with a framework of bio-psycho-social model, and hence its intervention should take a comprehensive measures with prevention and management with multi-sectorial cooperation.

4. Suicide is morally irrelevant. It should be claimed that committing suicide especially in the period of social transition in mainland China is morally irrelevant. A person who is in a helpless position experiencing the pressure of disease, stress or conflict, and cannot endure with her vulnerable psychology and shortage of social support, unreasonably commits suicide under a desperate circumstance in the most cases. How can she be blamed as unmoral? The traditional view which sees suicide is unmoral is wrong as well as harmful. It is wrong because it does not confirm with the fact abut suicide what really take place in mainland China; it is harmful because it greatly impedes the efforts for the prevention and rescue of suicide. In some places under the influence of this traditional idea the families of victims who committed suicide or those who attempted to do it were stigmatized and discriminated; some local authorities mistakenly took the prevalence of suicide with certain rate as bad performance of a government, were reluctant to conduct survey on the prevalence of suicide, and stored the findings as confidential even though they have conducted survey on it, and reluctant to provide this information for communication and discussion, even disapproved professionals to participate in workshops on this topic. It is necessary for the government al all levels, professionals from all disciplines concerned, and the public to have a right or appropriate knowledge of suicide, it is the precondition for improving our efforts to prevent suicide and provide rescue work for victims.

5. Conduct comprehensive and in-depth survey and investigation. It is necessary to conduct more comprehensive and in-depth survey and investigation on the prevalence of suicide and to develop targeted, effective prevention strategy on the basis of the findings. Prior to November 2003 Beijing Centre for Psychological Crisis and Its Intervention, Beijing Huilongguan Hospital, Center for Chromic Non-Communicable Diseases, Chinese Center for Disease Prevention and Control, and all other institutions involved al over country conducted in-depth surveys on the prevalence of suicide,

and proposed valuable insights and recommendations on the epidemiology, characteristics, patterns, causes of suicide and its prevention and management. However, China is a country with a vast territory and enormous population, these surveys mentioned above only cover a part of China, and plus fall short of epidemiological data of suicide since November 2003, so it is necessary to develop a program to conduct more comprehensive and in-depth survey and investigation so as to develop a targeted and effective strategy for suicide prevention. The goal of the surveys and investigation is to know the characteristics of suicide and attempted suicide, risk factors and its impact on the society as a whole, including the rate of suicide and attempted suicide and its regional characteristics; the role of personal factors(e. g. impulsivity), biological factors(e. g. level of 5-hydroxy tryptamine), environmental factors(e. g. easy and convenient access to the means for suicide) and family factors; the role of societal attitude towards suicide in supporting or inhibiting suicide etc, and especially need to concern suicide and attempted suicide committed by women and women in rural areas in particular. Center for Chromic Non-Communicable Diseases, Chinese Center for Disease Prevention and Control should take the lead in these surveys and investigation.

6. Build and improve the surveillance system for monitoring suicide and attempted suicide. The population samples covered by 145 disease surveillance points of national disease surveillance system are representative, we recommend that the cases of suicide and attempted suicide be included into this disease surveillance system, however, it is needed to take measures to lower the rate of missed samples, and it should be corrected that cases of suicide were included into the categories of"accident poisoning" or "cause of death unknown" etc. Moreover, it should be considered to build a surveillance system for attempted suicide. Building an effective mechanism for collecting accurate data of the rate of suicide and attempted suicide is a necessary prerequisite for evaluating the effects of any suicide prevention program.

7. Improve mental health of the entire people. From adolescence on the mental health of the entire people should be improved so as to strengthen their capacities to endure the pressure and possible negative life events produced from modern life. Currently, the Mind Sunshine Engineering initiated by the Central Committee, Chinese Communist League, the Ministry of Health, the Ministry of Health and Chinese Youth Newspaper is a program in which multiple sectors and institutions are involved and the goal of which is to promote mental health of adolescents. This kind of practice should be widely spread. We recommend that a course with the content of mental health should be opened up in primary and high schools, and training workshops be organized for teachers, those in charge of a class in particular, medical workers at the clinics of these schools in order to build their capacity to provide psychological counseling to students or parents of students.

8. Strengthen community mental health and social support network with the greatest efforts. From the beginning the building of community health care infrastructure should take bio-psycho-social model, and should not continue use single biomedical model. Hence, community health care facilities should be staffed with practitioners who have the knowledge and expertise of mental health, and provide the services of counseling, treatment or referral on mental health and depression

in particular for residents within the community. Meanwhile, within the community neighborhood committee, local women organization, health care institutions, social workers serving the community and community-based organizations may form a mental health working group or committee to provide mental and social support to those family members who are under the psychological pressure and experience negative life events with the consent from family in combination with family visit in long-term care program. In rural areas with reference to the experiences obtained by workers of the Farmer' Daughters magazine, training workshops be organized for young women and men, young women's self-help groups be formed to help members or women at same village to relieve psychological pressure, and provide mental and social support for women who are psychologically vulnerable and victims of attempted suicide in particular.

9. Improve the accessibility and quality of mental health services. Apart from large psychiatric hospitals, a general lack of mental health services is a major problem of health care system in mainland China, this makes the rate of treating common mental disorder very low, and increase the risk of suicide in the community. In rural areas due to the lack of psychiatric drugs(especially antidepressant drugs) supplies, the problem becomes more serious. Therefore, it is urgent to improve general practitioners' capabilities and initiative to identify and treat psychological problems, strengthen their training and make their medicine box having psychotropic drugs.

10. Improve the public's understanding of mental health problem and suicide. Need to do a lot of work to correct the public's inappropriate perception of mental health problems, change their negative attitude towards suicide, and reduce the stigma associated with mental illness and suicide, so that more community members are willing to seek help for a psychological problem. Among these efforts media can play an important role. Through their programs media can improve public understanding of the symptoms and treatment of common mental disorders, particularly closely related to depression and alcoholism, and change people's negative attitude towards receiving treatment for a psychological problem. The way to report or describe mental illness and suicide in media and movies needs to improve too. WHO and many other agencies have developed guidelines on reporting suicide and mental illness to reduce stigma experienced by mentally ill patients, and help reduce the cases of possible "imitating suicide" which may occur after improperly reporting suicide. We recommend that the administration of radio, film and television and the state news agency adjust these guidelines to the situation of mainland China, and widely promulgate them for use in mainland China.

11. Control of easy access to pesticides and other fatal poisons. Limit various convenient means of suicide and reduce their lethality, especially that of pesticides. In rural areas a higher percentage of attempted suicide with use of lethal tools(mostly pesticides), probably is one of the main causes of higher suicide mortality rate in rural areas than in urban. As the number of females attempted suicide is higher than men(female: male $= 2.5 : 1$), it may also be one of the main causes of higher suicide mortality rate in women than in men in mainland China. It is obvious that improving success rate of first-aid, and limiting easy access to convenient tools are the two main methods which are required to reduce high suicide rate in rural areas.

12. Provide training and technical assistance. Provide training and technical assistance to all unites and institutions involved in suicide prevention and research. Training can first be organized in the areas with higher suicide risk training, and gradually expanded to other areas. Training should be multifaceted, including how to diagnosis and treatment of depression, how to provide counseling on coping with psychological pressure/negative life events and interpersonal conflict, how to provide mental support, and how to communicate with patients on-line.

13. Encourage civil societies to participate in suicide prevention and related service activities. For example, the society for suicide prevention can be established under the support of provincial society for psychology or psychiatry, and it should be encouraged that other organizations (such as society for elderly, youth or teachers) establish specialized branch for the promotion of mental health and suicide prevention. Welcome willing to provide voluntary service of individuals and institutions involved in suicide prevention work. Welcome family members of suicide victim and survivors who committed attempted suicide in the past to volunteer for suicide prevention. Encourage the establishment of non-professional association of suicide prevention at local and national levels which members include volunteers, survivors, women workers, social workers, psychologists, sociologists, researchers and clinicians etc.

14. Financing. In order to make suicide prevention and related services, and research sustainable, funds must be raised. We recommend that central and local governments at all levels allocate financial resources for this work. At the same time we recommend to establish charitable foundations for raising funds from private, corporate and external resources.

15. Legislations and regulations. We recommend the National People's Congress to develop mental health law, in which provisions of suicide prevention are included so that the work be supported by law.

16. Confirm the responsible agency. We recommend that Center for the Prevention and Control for Chronic Non-Communicable, Chinese Center for Disease Prevention and Control be a responsible agency. But as this work must have a multi-sectoral participation, we recommend that the State Council establish a Working Committee on Mental Health to coordinate nationally the suicide prevention work in different areas and departments so as to develop, implement and oversee national program in suicide prevention and rescue.

扩大艾滋病检测

Scaling up HIV Testing

扩大艾滋病检测与 Opt-out
Scaling up HIV Testing and Opt-out

翟晓梅

摘要： 本文讨论了扩大艾滋病检测的必要性和重要性，在我国扩大检测的途径，扩大检测的伦理学原则，扩大检测中所采取的知情同意进路，以及存在的问题。

关键词： 艾滋病检测　伦理原则　知情同意　咨询　保密　3C 原则　opt-out　opt-in

自 2003 年以来，我国的艾滋病防治工作有了显著的改进。政府对艾滋病的防治工作作出了政治承诺，并有效地将这些承诺在各级政府和各政府部门付诸实现；建立了有关艾滋病的政策和法律框架，尤其是《艾滋病防治条例》的颁布，是我国的艾滋病防治工作和保护艾滋病患者和感染者的权利有了法律根据；动员了巨大资源来支持艾滋病防治工作，仅政府拨款一项从 2002 年的 1000 万人民币增加到 2007 年的 9 亿多人民币。

但目前艾滋病防治工作存在着一个瓶颈。根据 WHO 和我国专家估计，我国艾滋病感染人数估计在 70 万左右，目前已经检出约 29 万人，那么其余的 41 万载哪里呢？

一、扩大艾滋病检测的必要性和重要性

在艾滋病的防治工作中，扩大艾滋病病毒（HIV）检测是前提。检测是鉴定 HIV 感染者。在感染者方面，检测结果可使感染者有可能知道自己的感染状态，从而使他们采取必要的行动及时寻求咨询和治疗，防止自己再感染和感染他人。在医疗卫生人员方面，鉴定了感染者才可以向他们提供治疗、关怀和支持，才可以向他们提供咨询，使之避免感染别人。这样才能有效遏制艾滋病的蔓延。

在我国，现在有如下几种类型的艾滋病检测：

1. VCT（自愿咨询检测）：VCT 是属于由病人启动的（client-initiated）检测。例如病人感觉到自己曾有过高危行为，想弄清楚自己是否感染了艾滋病病毒，因此踏进 VCT 诊所，主动要求检测。

2. 诊断性检测：当医生在医院诊治病人时，发现病人的一些体征和症状难以用其他疾病来说明，从而合理地怀疑病人有可能感染艾滋病病毒，要求进行艾滋病检测以弄清病人所患疾病。这种检测是医生启动的（provider-initiated）。

3. 出于公共卫生需要并由法律法规规定的检测：如对供血者，捐赠器官、组织、细胞、

精子、卵、胚胎者进行检测，这种检测由法律法规规定，具有强制性。

以上的检测室可以得到伦理学辩护的。

我国还曾有过或现在仍在进行的两种检测。一种是在一些医疗机构过去或现在仍在进行的检测，他们要弄清病人的 HIV 状况，其目的不是为了感染者的生命健康和遏制艾滋病蔓延，而是为了保护医务人员，担心在手术或操作过程中如果病人感染 HIV，有可能使医务人员通过交叉感染感染上 HIV。这种检测往往是：①无知情同意：病人既不知情，又没有同意，缴纳费用时才知道检测；②无保密：检测结果和其他化验条在一起可以随便翻阅，有时本人不知道，别人倒知道了；③无咨询：检测结果是阳性，也不向他们提供咨询；④无后续服务：没有与 HIV 相关的治疗、预防、关怀、支持服务，甚至拒绝提供服务；⑤要缴费：病人不明不白作了检测，还要缴费；⑥有歧视：本来要作的胃镜或阑尾手术也不做了，把病人推给传染病医院。如此等等。

这类检测得不到辩护，因为违反了艾滋病检测的 3C 伦理原则：同意（consent），咨询（counseling）和保密（confidentiality）。

还有一种艾滋病检测是，过去在我国某些地方，以弄清感染者数字的名义，动员大量人力、财力和物力对某些人群进行强制检测。这类检测是否能得到辩护存在争议：有人认为，这类检测使我们知道艾滋病感染者的确切数字，对控制艾滋病有益；有人则认为即使有效，但在必要性、侵犯个人权益、成本效益分析、后继的咨询服务方面都存在许多问题，因此认为存在受益与风险或伤害、代价存在不相称的情况。例如对数十万脆弱人群进行筛查，获得 HIV 在这些人群中的感染率，但通过哨点监测或其他用统计方法进行抽样调查得出的感染率似乎差异不大，因此对这种做法的必要性提出怀疑。又如在比较短的时间内对那么多人进行筛查，就不可能进行告知、咨询，以及后续服务，容易违反检测的伦理原则。

那么为什么我们要扩大艾滋病检测呢？

我们现在要扩大艾滋病检测是：为了使感染者及早得到治疗、关怀和支持，政府有"四免一关怀"政策，艾滋病可治，早治效果好；为了使感染者及早得到咨询，获知如何改变行为、预防自己再次感染和感染他人的知识；为了减少尚未感染的人感染艾滋病病毒的机会；最后为了遏制以至控制艾滋病的蔓延。

如何扩大艾滋病检测呢？需要"两条腿走路"：一方面增加 VCT 门诊，改进 VCT 工作，使更多的人自愿、主动去 VCT 门诊接受艾滋病检测；另一方面则准备在医疗机构由医务人员启动对病人的检测。

为什么去 VCT 门诊的人比较少？可能有种种原因：有些地方可能宣传部到位，人们不知道 VCT 门诊在哪里；有的可能 VCT 门诊地处偏僻或太远，对受检者不方便；也可能地处闹市，容易遇到熟人，受检者不愿意去；有人可能认为没有后续服务（"挖出来就凉在马路边晒干了"）。可能最重要的是：VCT 门诊采取实名制，受检者认为隐私、保密甚至安全没有保障：一旦他的抗体阳性地位被人知晓，他就可能受到污名和歧视，他就可能失业、失学，甚至无法在家庭和社会立足。这也许说明了为什么许多人不愿去 VCT 门诊作艾滋病检测的原因？应该说，他们决定不去 VCT 门诊做艾滋病检测也是合乎理性的：如果检测结果是阳性，其受益是了解了自己抗体阳性的情况，而在污名和歧视条件下让人得知阳性结果对他的风险、伤害和代价将是巨大的：使他不再能够过一个正常人的生活。

通过 VCT 门诊扩大艾滋病检测大有改进的余地。例如，①应该更为广泛地建立 VCT 门诊，现在一个奇怪的做法是，由疾病控制中心系统建立的 VCT 初筛免费，去医院检测则不免费。在流行广泛或集中流行地区，有条件的医院都应该建立 VCT 门诊，按照"四免一关怀"政策不应收费；②允许并鼓励非政府组织（NGO）或社群组织（CBO）开展 VCT 服务，对此 CDC 可制订准入标准；规定设备和人员的资格；对人员进行科学和伦理培训；对它们进行监督、管理、检查和评估。社群开展 VCT 服务，相信参加检测人数会大幅增加；③实名制可改为编码制，可以用一个"钥匙"（key）将码与实名联系起来，这个"钥匙"由 VCT 负责人或由 VCT 负责人和社群代表共同掌握，这样有助于消除脆弱人群的顾虑；④在交通不便地区，可开展流动的 VCT 服务；⑤对已有 VCT 门诊加强检查、监督和评估，对人员进行继续教育或再培训，尤其是增加伦理培训；⑥关键的是，CDC 系统人员要从仅仅着眼于对艾滋病病毒感染者的管理进路，转变为以病人为中心的进路。也就是说，不能仅仅从考虑如何管理方便有效着眼，而不考虑通常属于脆弱人群的受检者的难处。实际上，唯有我们能以病人为中心来考虑问题，得到未来受检者的充分信任以及他们的通力合作，那么也会使我们单位管理工作更方便、更有效。

仅仅扩大和改进 VCT 这条腿，现在是不能满足扩大艾滋病检测需要的，我们必须要另外一条腿，即在医疗机构由医务人员启动对病人进行检测。主要原因之一，是近年来许多省检出的 HIV 抗体阳性的人，大约有超过 50% 是在医疗机构检查出来的。这表明，艾滋病病毒在我国蔓延出现了一些新的趋势，即艾滋病病毒的传播已经从核心人群或特殊人群（例如非法卖血者、静脉吸毒者等）转移到一般人群，而且一般人群中感染艾滋病的比例可能越来越会超过核心人群或特殊人群。

能不能通过由医疗机构的医务人员采取主动来扩大检测呢？病人来求医，医生发现其症状和体征提示病人可能患艾滋病，则应对其进行艾滋病检测，这种检测是标准治疗的一部分，有利于病人的健康和生命，也有利于公共卫生。那么我们是否能够在艾滋病流行广泛地区，对来院治疗的所有病人进行艾滋病筛查，作为标准治疗的一部分，这是否同样有利于病人的健康和生命，也有利于公共卫生？那么在艾滋病流行不那么广泛地区，是否可对性病门诊、结核病门诊、产前分娩产后服务门诊、儿童门诊、为脆弱人群服务的门诊的所有病人进行艾滋病筛查，作为标准治疗的一部分，这是否也有利于病人的健康和生命，也有利于公共卫生？从原则上来说，答案是肯定的。医疗机构对病人进行这样的艾滋病检测是为了病人的健康和生命，也是为了公共卫生，这在伦理学上也能够得到辩护。反之，仅仅因保护医务人员感染而对病人进行艾滋病检测是得不到伦理学辩护的。然而，在污名和歧视持续存在的条件下，在医疗机构由医务人员启动对病人进行艾滋病检测，有可能存在两类风险：其一，在医疗机构和医务人员方面，将这种扩大检测变成一种变相的强制性检测；其二，在病人方面，则可能因担心受到污名或歧视而不去医院就诊，转而去找那些无行医执照的江湖医生去医治。因此，必须明确在医疗机构由医务人员启动的艾滋病检测（简称临床艾滋病检测）必须满足的伦理要求。

二、临床艾滋病检测的伦理要求

临床艾滋病检测必须实行三 C 原则：即同意（consent），咨询（counselling）和保密（confidentiality）。

　　知情同意是必须执行的伦理要求，其要素有：信息的告知，信息的理解，同意的能力和自由的同意。其中关键的是：要提供全面的信息，不能因其他考虑而提供片面的信息（例如怕病人不参加而"报喜不报忧"）；要设法使病人理解所提供的信息；以及在没有强迫和不正当利诱条件下表示同意。只有满足这些条件，病人表示的同意才是有效的。否则，如果提供的信息不全面，病人没有理解这些信息，或在强迫或不正当利诱条件下表示同意，这种同意是无效的。

　　但知情同意的方式是可以变通的。可以因情境（context）不同而有不同。例如在临床、研究以及公共卫生条件下知情同意的形式都是各不相同的。在临床研究条件下，病人找医生看病，一般情况下病人会同意并相信医生给他们所作的治疗，而且临床工作繁忙不可能每一诊治程序都要病人签署知情同意书，因此在常规医疗措施的条件下，这种早已证明为有效的常规医疗措施，一方面风险小受益明显，另一方面可推定病人会同意或默认同意这些常规医疗措施。因此在常规医疗条件下一般采取的办法是，医生在开处方前给出时间和机会让病人表示是否反对就可以了，不必也不可能事事都要求病人签署知情同意书。但病人可能由于种种原因，不同意医生建议的治疗，希望医生提供其他医疗建议，甚至也可以在诊治前换医生，例如妇产科病人不愿意让男性医生诊治她，希望换女医生。这种做法被称为"opt-out"。但如果医生建议的治疗风险较大、疗效不确定（例如有些治疗癌症的药物毒性大，疗效没有把握）或者具有侵害性（例如手术），则必须在完成知情同意过程后获得病人签署的知情同意书，这时的前提是推定病人不会同意，其默认的模式是不同意。这种做法被称为"opt-in"。在临床研究条件下，研究一般不会使受试者直接受益，而且还可能给他们带来一定的风险或伤害，因此绝不允许采取"opt-out"的进路，而必须采取"opt-in"的进路。这样可以更好地保护受试者。但在公共卫生条件下，有时进行流行病学研究，要采取"opt-in"的进路是不可能的，同时也是不必要的。

　　那么，在医疗机构由医务人员启动进行艾滋病检测采取何种知情同意方式呢？虽然采取opt-in方式可能更为符合知情同意要求，但在繁忙的临床条件下似乎是不可能的，而采取比较简易的opt-out方式也许更为可取和可行。这样就有可能产生两个问题：其一是概念上的问题，opt-out是不是知情同意？其二是实践上的问题，opt-out应具备哪些条件能够符合知情同意的伦理要求，而不至于被滥用而成为变相的强迫检测？

　　现在对opt-out的理解上和翻译上都存在歧义。有人将opt-out翻译为"知情不拒绝"，将opt-in翻译为"知情同意"。这样人们就会错误认为opt-out不是知情同意。因此，这样的译法可能会造成概念上的混淆。如前所述，知情同意可以有不同的方式或做法，opt-in是比较经典的和完备的，其默认前提是"不同意"，opt-out是比较简便的和变通的，其默认的前提是"同意"。方式和做法是因情境（context）而异的。不能认为opt-out的进路因有可能成为变相的强制就不是知情同意的一种方式，实际上opt-in的进路也有可能被滥用，例如个别医院企图利用病人签署的知情同意书来逃脱医疗疏忽的责任。

　　那么，如何才能避免opt-out被滥用而成为隐蔽的强制检测呢？我们可设想如果满足如下条件opt-out也许可以避免被滥用：

　　（1）在医疗机构实施艾滋病检测前，政府有关部门必须召开有专业人员、公众代表参加的听证会，就医疗机构实施艾滋病检测听取各界代表意见；

（2）在听证会基础上，政府有关部门就医疗机构实施艾滋病检测制定相应的规定或办法；

（3）在实施前必须通过政府公告和媒体告知全体居民，今后去医疗机构看病会增加一项艾滋病检测；

（4）可以不必有单独的书面同意，但在医院一揽子同意检查的项目中必须醒目地让病人知道其中有艾滋病检测；

（5）检测前不一定提供包括个人情况评估的全面咨询，但必须提供信息服务，向病人说明为什么检测，如何检测，个人可以选择不参加检测 opt-out，在检测前应让病人有机会表示不参加；

（6）在病人不知情、不知晓的任何情况下对其进行艾滋病检测是错误的；

（7）在病人表示不参加后对病人的治疗等服务不应受丝毫影响；

（8）Opt-out 的实施过程应制定程序；

（9）在医疗机构进行 opt-out 的检测应制订医务人员行为准则；

（10）对医务人员进行有关艾滋病检测伦理培训。

在检测后必须提供相应的咨询和治疗：

检测后咨询是检测的一部分。对于阴性者，咨询应包括：

–说明检测结果

–进行健康教育，对如何预防感染艾滋病和提供安全套提供建议

对于阳性者，咨询应包括：

–清楚说明检测结果，给病人时间来考虑

–确保病人理解这个结果

–允许病人询问问题

–帮助病人稳定因检测结果引起的波动情绪

–与病人讨论谁能直接提供支持

–介绍下一步在医院和社区可得到的支持措施

–安排具体日期和地点进行随访或转诊，进行合适的治疗、关怀、咨询、支持及其他服务（如结核病治疗、性病门诊、计划生育门诊、产前门诊、美沙酮替代治疗、针具交换等）

–提供如何预防艾滋病传播的信息，包括提供安全套

–提供有关其他预防措施的信息，如营养、预防结核病、预防疟疾

–讨论检测结果信息的可能告知：向谁告知，何时告知，告知后可能会发生什么

–鼓励性伴和孩子进行检测和咨询，并提供支持

–讨论可能的步骤，确保检测阳性的妇女的身体安全

检测结果的诊断治疗：因检测结果阳性对受检者与艾滋病无关的疾病不进行诊断（如胃镜检查）治疗（如阑尾手术），推给传染病院是错误的。应根据"四免一关怀"政策对阳性者进行治疗，无条件者转诊。医务人员有责任治疗艾滋病病人。必须将病人的利益置于首位。

要扩大医疗机构由医务人员启动的艾滋病检测存在着医疗机构方面的阻力。目前艾滋病防治的重担过多地压在 CDC 和传染病院身上，必须在政策和体制上改变这种在防治艾滋病

任务上负担轻重不均的情况。一般医疗机构也不愿意承担这个任务，因为检测、治疗艾滋病，不赚钱，承担这份工作，许多其他病人就不来了，断了财源；公立医院的方向错误的医疗体制改革尚未扭转，不可能很好完成检测任务；许多医疗机构的医务人员对艾滋病缺乏基本的知识，存在无知和恐慌；对艾滋病感染者和病人的歧视发生在医疗机构的比例很高，如此等等。因此，要在医疗机构扩大艾滋病检测首先必须扭转医疗市场化、将医生收入与病人缴费挂钩的错误政策，政府恢复对公立医院的投入（例如至少应超过公立医院年收入的51%）；用法规或条例规定医疗机构承担检测、咨询、医疗、关怀艾滋病感染者和病人的义务；制订医务人员在医疗机构进行检测和咨询的工作流程和行为准则；对全体医务人员进行有关艾滋病科学和伦理学知识的培训。

参 考 文 献

CDC, USA: 2006 Revised Recommendations for HIV Testing of Adults, Adolescents, and Pregnant Women in Health-Care Settings, Morbidity and Mortality Weekly Report, September 22, Vol. 55/No. RR-14.

Reference Group on HIV and Human Rights, UNAIDS: 2007 Comments on the draft document "Guidance on Provider-initiated HIV Testing and Counselling in Health Facilities" 15 January.

WHO/UNAIDS: 2006 Guidance on Provider-initiated HIV Testing and Counselling in Health Facilities, 27 November.

UNAIDS 艾滋病与人权专家委员会
关于扩大艾滋病检测和咨询的声明和建议
UNAIDS Reference Group on HIV and Human Rights
on the Statement and Recommendations on Scaling
up HIV Testing and Counseling

邱仁宗

摘要：本文介绍了 2007 年 UNAIDS 艾滋病与人权专家委员会就扩大艾滋病检测和咨询发表了声明和建议，包括实施由医务人员启动的检测和咨询的前提，扩大由病人启动和医务人员启动的艾滋病检测，艾滋病检测的 3C 原则，满足最高危人群需要，进一步反对强制检测，以及 21 条具体建议。

关键词：检测　咨询　知情同意　保密

2007 年 UNAIDS 艾滋病与人权专家委员会就扩大艾滋病检测和咨询发表了声明和建议，其要点如下：

一、导言

使个人和公共卫生的受益最大化，以及尊重、保护和实行人权是做好艾滋病检测和咨询的关键。委员会欢迎 WHO/UNAIDS 的指南，并采取迅速的行动扩大艾滋病的检测和咨询，提供资金，注意保护病人。但增加艾滋病检测和咨询可及性的努力不是在真空中进行的。目前的环境是以证据和人权为基础的政策往往遭到破坏。即使政府增加投入，最脆弱的人对 HIV 预防、治疗、关怀的可及最差。因此担心《指南》的实施，不能增加人权和公共卫生方面的受益。

实施由医务人员启动的检测和咨询的三个前提：

1. HIV 预防、关怀、支持服务和抗病毒治疗在不久的将来将成为可及（作为国家达到普遍可及计划的一部分）；

2. 医务人员有足够的能力在确保知情同意、保密和咨询的条件下实施由医务人员启动的检测和咨询；

3. 在规划中充分注意保护人们不受污辱和歧视。

二、由病人启动和医务人员启动的检测和咨询的可及都应该扩大

对 HIV 进行有效的全球性防控，必须大大扩大对自愿的、可负担的和优质的检测和咨询，这是人权和公共卫生的至上命令（道德要求）。由医务人员启动的检测和咨询可能会有许多好处，如果检测阳性的人：

－能从治疗、关怀和支持中受益；

－可获得预防措施，使之减少传播给他人的风险；

－支持性社会和法律环境保护他们不受污辱、歧视和暴力。

三、3C 原则：咨询、知情同意和保密

检测前的咨询要求可以放宽，但必须做到知情和真正自愿同意，检测后咨询和检测结果的保密。"opt-out"（选择不参加）的政策在权力不平衡时不能真正做到知情和自愿同意。其预设是检测。"opt-in"（选择参加）的政策也许在公共卫生方面较之更为有效，也更尊重人权。其预设是不参加。UNAIDS 的《指南》中有些地方将医务人员启动的检测与"opt-out"等同起来。不管是"opt-in"还是"opt-out"，医务人员启动的监测必须有监测、评价和培训。

四、扩大自愿咨询和检测（VCT）

要改善和扩大病人启动的 VCT，尤其对处于社会边缘的人群。大量研究表明 VCT 是有效的，接近社区，其每天的量和可接受性都在增加。扩大 VCT 的可及尤其重要，因为许多人并不去正规的医疗机构，尤其是他们生活圈在农村，或是流动人口，来自脆弱社群，在正规医疗机构受污辱和歧视。

五、满足最高危的人群的需要

在正规医疗机构实行医务人员启动的检测和咨询可能使一些人不去寻求医疗服务。最高危的人群可能觉得他们无力拒绝检测的建议。《指南》也建议对非常脆弱的人群采取 opt-in 进路。让最高危的人群有代表参与计划、监测和评价。如果没有充分的经济和技术资源，来确保这些建议的实施，最高危的人群仍然会不去寻求医疗服务。

六、艾滋病检测不可能孤立进行

1. 对 HIV 预防、治疗、关怀和支持的普遍可及。

2. 需要更认真和更大努力和投资于防止歧视和虐待。进一步进行法律改革。在扩大检测和咨询前，政府应评估污辱和歧视状况和医务人员工作能力，如有问题，要采取措施加以解决。

七、需要增加人力、技术和财政资源

扩大检测和咨询要求相当的人力、技术和财政资源，如果没有，国家就不能扩大检测和咨询的可及，实施医务人员启动的检测和咨询而没有支持的环境，就不能使检测的受益最大化，其潜在伤害最小化，或将资源从预防、抗病毒治疗、维护人权方面转移。要达到扩大检测和咨询的目的，必须要有新的补充的资源。

八、进一步反对强制检测

强制检测违反伦理原则、同意、隐私、身体完整性的基本权利。除了对血液、血制品、涉及体液或身体部分转移程序前的 HIV 筛查外，强制性检测对公共卫生无效，也违反人权。

UNAIDS 艾滋病与人权专家委员会建议：

建议 1：准备采取在医疗机构由医务人员启动的 HIV 检测和咨询的各国政府应该考虑"opt-in"进路，而不是"opt-out"进路。

建议 2：WHO/UNAIDS 应该制订①从事 HIV 检测和咨询的医务人员的行动准则本；②有关知情同意、保密和咨询的培训内容指南；以及③培训和认证培训老师的最低标准。并在实施、监督这些准则，培训医务人员和争取资源中协助各国。

建议 3：医疗机构应采纳这些准则，并与政府一起采取有效办法来纠正对病人权利的侵犯。

建议 4：WHO/UNAIDS 应确保尽快制订对 HIV 检测和咨询进行监测和评价的详细指南。指南应包括监测和评价的明确指标，包括有关人权以及检测和咨询与预防、关怀、治疗、服务如何联系的指标。

建议 5：政府、资助者和医疗机构应确保监测和评价是由医务人员启动的 HIV 检测和咨询规划的一个组成部分。吸引公民社会，包括以社群为基础的组织和艾滋病感染者/病人的网络参加监测和评价应是一项重要战略。

建议 6：WHO/UNAIDS 应鼓励和支持有目标的评价，评估例如是否增加检测量有利于完成预防和治疗目标。

建议 7：WHO/UNAIDS 应该支持通过由病人启动的 VCT 服务来增加 HIV 检测和咨询的可及性和数量：

– 记录最佳实践

– 更新目前的 VCT 指南

– 对扩大 VCT 服务的国家提供技术支持

– 继续强调 VCT 服务的重要，并增加投资。

建议 8：政府应该确保努力增加 HIV 检测和咨询的可及，包括增加由病人启动的 VCT 服务的可及，这些努力构成实现 HIV 预防、关怀和支持的普遍可及的一个组成部分。

建议 9：WHO/UNAIDS 和其他 UN 机构应特别支持扩大对高危人群进行创新的由病人启动的 VCT 服务。

建议 10：政府应该确保最高危的人群不会因增加 HIV 检测和咨询的可及而受不利影响，应该确保他们容易获得创新的、由病人启动的 VCT 服务。

建议 11：WHO/UNAIDS 应就对最高危人群进行工作的医务人员的培训和监测制订指南。在采取"opt-out"进路的国家，这些指南要具体规定，有关不参加 HIV 检测的权利以及与病人进行"补充讨论"意味着什么。

建议 12：在某些医疗机构为最高危人群开展 opt-out 的由医务人员启动的检测和咨询前，政府应该进行试点，包括有权拒绝的补充讨论，补充的培训和监测，以及对这些活动进行认真的监督和评估。

建议 13：WHO/UNAIDS 应该强调，增加检测和咨询的可及本身不应该是目的，应该强烈主张国家对扩大检测和咨询进行协调和整合工作：

– HIV 检测和咨询的可及

– 治疗的可及

– 循证预防的可及

－对感染艾滋病或对艾滋病易感的人的法律和人群保护

建议 14：鉴于过去这方面的努力未予重视，WHO/UNAIDS 应支持各国在对感染艾滋病或对艾滋病易感的人的法律和人权保护方面国家规划的投入。这些规划应包括法律改革和法律支持服务，"知道你的权利"运动，反对针对妇女的暴力运动，以建立一个有利于检测和咨询，不受污辱和歧视的支持性的社会、法律和政策环境。

建议 15：根据本国情况采纳 WHO/UNAIDS 指南的国家应该评估本国污辱和歧视的程度，以及医务人员的能力如何，如果有问题在扩大检测和咨询之前解决这些问题。

建议 16：国家为扩大检测和咨询应协调他们的努力，将其整合进①实现预防、治疗、关怀和支持的普遍可及；②为艾滋病感染者和病人创造支持性的社会和法律环境的国家计划之中。

建议 17：国家应建立转诊、病人追踪和随访的机制，将之纳入 HIV 检测和咨询规划中，保证受检病人得到预防、治疗、关怀个支持。

建议 18：国家应该审查以及必要时修改政策、法律和条例，以便允许①医疗机构任务有变化；②让非医务人员在接受适当培训后进行 HIV 检测、咨询、监督和评价。

建议 19：WHO/UNAIDS 在发表《指南》后应提供简明工具协助各国实施《指南》，这些工具使各国容易知道在实施由医务人员启动的 HIV 检测和咨询之前和期间，他们需要做什么。

建议 20：国家和资助者应提供越来越多的资金来确保 HIV 检测和咨询的可及能最大限度地使公共卫生受益，以及尊重和保护人权。尤其要有足够的资金来创造实施 WHO/UNAIDS《指南》所需的条件，增加由病人启动的 VCT 的资金投入，以及增加预防、治疗、关怀、支持和人权保护的资金投入。

建议 21：WHO/UNAIDS 需要采取具体而持续的努力来反对要求或允许强制性检测的政策和做法，要支持联合国人权机制和公民社会来监督这种做法。

防治艾滋病的瓶颈：扩大艾滋病的检测和咨询如何解决？
——记"扩大艾滋病检测伦理和政策问题专家研讨会"会议
How to Resolve the Bottle Neck in HIV/AIDS Prevention and Treatment——Scaling up HIV Testing and Counseling

马永慧

　　"扩大艾滋病检测伦理和政策问题专家研讨会"于 2007 年 12 月 22～23 日在京召开。本次研讨会由福特基金会资助，中国社会科学院哲学研究所、中国医学科学院/中国协和医科大学生命伦理学研究中心共同主办。来自 WHO、美国 CDC、疾病预防控制中心、高等院校和 NGO 组织的 60 多名从事艾滋病相关工作的管理者、一线工作者、法律和伦理专家和学者参与了本次研讨会。

　　"Too little, too late"这是当前我国 HIV 检测的现状，据 2007 年 11 月 29 日公布的《中国艾滋病防治联合评估报告（2007）》，截至 2007 年 10 月底，全国已累计报告 22.35 万余例艾滋病病毒感染者和艾滋病病人，其中病人数为 62838 例，死亡报告 2 万余例。截至 2007 年底，我国现存艾滋病病毒感染者和病人约 70 万人，显然，有近 68% 的 PLWHA（people living with HIV/AIDS）都不知道自己的感染状况，没有获得治疗、咨询、关怀和支持，有些继续从事高危行为，传播着艾滋病。如何让这些潜在的"影子"感染者尽早接受检测，得到救治，并防止二代传播，无疑对我国防治艾滋病工作有着巨大的意义，因此，扩增 HIV 咨询和检测的途径就变得尤为重要。

　　美国 CDC 在 2006 年 9 月关于 HIV 检测提出了新的建议，即在所有医疗服务机构，包括公立和私立医院、诊所、急救中心、药物滥用服务点、内科外科门诊等等，将 HIV 检测作为一种常规，对所有前来就诊的病人（包括成人，青少年，孕妇）进行 HIV 筛查，但也保留病人拒绝检测的权利。2006 年 11 月 27 日，UNAIDS 和 WHO 发布了在医疗机构由医务人员主动提供的对所有病人进行咨询和检测（provider-initiated HIV testing and counseling PITC）的详细指南，推荐 opt-out（"知情不拒绝"[①]）的进路，但仍强调病人享有拒绝检测的权利。

　　如何借鉴和吸收 WHO/UNAIDS 的推荐和指南，并将其与我国艾滋病流行和 HIV 检测的现状和特点结合起来，为政策制定者提供既保障人权、符合伦理，又行之有效的政策建议，便是本次研讨会的主旨所在。

　　以下将介绍本次会议的重要内容。

---

　　① 将 opt-out 译为"知情不拒绝"，而将 opt-in 译为"知情同意"是值得商榷的。这会造成认为 opt-out 是不同于知情同意的方式。应该将 opt-out 与 opt-in 看作知情同意的两种方式。因此建议将 opt-out 译为"选择不参加"，opt-in 译为"选择参加"。这二者默认（default）不同，前者默认的是检测，后者默认的是不检测，但二者均应贯彻知情同意原则。－编者注。

WHO/UNAIDS 从 VCT 到 PITC——扩大艾滋病咨询和检测

来自 WHO 的专家王晓春用大量详实的资料，系统回顾了 HIV 检测咨询的历史、现状、面临问题，进而提出检测的新策略——PITC 的具体内容及未来发展。他指出，尽管 VCT（Voluntary Counseling and HIV Testing）工作在全球已经积累了丰富的经验，但 HIV 检测覆盖面明显不足。各国经验也表明，由于个人危险因素评估不能很好的完成，尤其是在男性求询者中，从而影响自愿检测工作的开展。高危人群主动寻求 VCT 服务的人数仍然很低。并由数据表明，考虑过进行 HIV 咨询检测的人数和真正接受过咨询检测的人数相差甚远。而在全球范围内，除了撒哈拉非洲以南艾滋病流行的重灾区，我国不知晓自己感染状况的比例68% 相比较其他国家，是相当高的。

晚检测带来的后果相当严重：①死亡率的增加，因为很多人在检测时已经发病；②伴随着艾滋病的广泛传播；③意味着很长时间没有咨询和救治；④增加了公共卫生的负担，而且更易诱发机会性感染。

然后，王晓春详细介绍了 PITC 的具体内容，不同于 VCT 的是：PITC 是指在医疗卫生机构由医务人员主动提出对就诊者进行 HIV 检测咨询。在这种方法中，医务人员的态度不再是中立的，而是积极鼓励就诊者接受 HIV 检测和咨询。服务内容包括检测前信息提供，HIV 快速检测，检测后咨询。同时，他强调，PITC 的实施原则与 VCT 相同，也是完全自愿的，也遵循 3C 原则：知情同意（informed consent）咨询（counseling）保密（confidentiality）。总结下来，PITC 的要点有：

1. 尽管新检测咨询策略仍然强调知情同意和自愿检测，但采取的是知情不拒绝（opt-out）的原则，即将检测作为一种常规服务，如果就诊者不提出拒绝，就为其进行 HIV 检测；

2. 不再提供检测前咨询服务，而是提供 HIV 检测前信息服务（pre-test information），其差别在于没有了个人危险因素评估和行为改变的内容。

3. 检测后咨询服务主要针对检测阳性者，而对于检测阴性者只是提供简单的咨询服务。

4. 建议在 HIV 高流行地区的所有医疗机构主动为就诊者提供 HIV 检测服务，而在 HIV 中低流行区，建议在所有性病门诊、结核门诊、高危人群服务机构和妇幼保健（门诊）机构主动提供 HIV 检测服务。

5. 建议 HIV 检测能够在当天得到结果（Same Day Result），全面推广使用 HIV 快速检测方法（Rapid Test）及修订 HIV 检测流程（Testing Algorithms）。

最后，他强调，在操作过程中绝不能用 PITC 来代替 VCT，扩大 HIV 检测绝不仅仅是增加了 PITC，而更应该是"两条腿走路"，即 VCT 和 PITC 的联合开展及扩大，这样才能真正保证检测的效果，而如何制定适合我国的相应检测政策，才是当前工作的重心和难点。

美国 HIV 常规检测及其在中国的适用性

美国 CDC 是在怎样的背景下提出 HIV 常规检测？其具体内容是什么？是否适合中国情境呢？本次会议上，美国 CDC 的赵金扣博士以这些问题为线索，做了详尽的回答。

他介绍，早在 1987 年，美国 CDC 就在 MMWR（发病率和死亡率周报）上发布了：关于咨询和抗体检测以预防 HIV 感染和防止 HIV 发展成 AIDS 的指南。1993 年，MMWR 又发布了在医院对住院病人和急诊病人提供 HIV 检测服务的建议。2001 年，又有对 HIV 咨询、检测和转介的修改建议。2003 年的新"动议"又提出把 HIV 常规检测的场所向急诊以外的场所推广。然而，资料仍表明，许多感染者都是在有症状以后才检测，而知道感染后会使高危的性行为大幅度减少。而同时，美国在 HIV 检测方面已积累了丰富经验，快速检测很方便。因此，"关于在美国医疗保健场所进行 HIV 检测的修改建议"，也就在 2006 年 9 月应运而生了。

修改的建议主要有：

针对成人和青少年

对所有 13～64 岁去医疗保健场所就医的人进行常规自愿的 HIV 检测，不管是否有危险行为

对已知有危险的人至少每年重复一次 HIV 筛查

知情不拒绝的 HIV 筛查，有机会问问题，并可以选择拒绝

把 HIV 的同意书与一般治疗的同意书放在一起，不建议有单独的、签字的知情同意书

不必在医疗保健场所提供与 HIV 筛查关联的预防咨询服务

所有的医疗保健场所均提供筛查报务，包括住院部，急诊，性病门诊，结核门诊，公共卫生门诊，社区门诊，药物滥用治疗中心，矫正保健场所，初级保健场所

以其他诊断/筛查检测结果同样的方式对待 HIV 检测结果

提供临床 HIV 关怀，或者建立可靠的转诊制度转诊到合格的部门

在低发地区，则启动筛查后，如果发现检出率小于 1/1000，继续筛查就不再必要

针对孕妇

普及知情不拒绝 HIV 筛查

妊娠后期进行第二次检测

对不知道 HIV 感染情况的孕妇在分娩时作知情不拒绝的快速检测，可以选择拒绝——根据快速检测结果进行抗病毒预防性治疗

如果分娩时母亲的 HIV 感染状况不明，建议对新生儿进行快速检测——根据快速检测结果在分娩后 12 个小时内开始抗病毒预防治疗

之后，他还列举出在美国有诸多调查数据表明：人们在发现感染 HIV 以后减少了他们的危险行为；在医疗保健场所进行 HIV 筛查具有成本效益；Opt-out（知情不拒绝）筛查提高了检测率。

提到中国的适用性，他不乏担忧，他认为国内的现状非常不利于 HIV 筛查，普遍的歧视环境，医院的营利性质，检测设备还不普及，而医务人员缺乏足够的技能，而大多数就诊者会认为 HIV 离自己很遥远，认为医院要求检测是在变相创收，可能会对现存的医患关系雪上加霜。他的建议是：规范已有的检测服务，并针对性地对高危人群进行常规筛查。

WHO/UNAID 指南与美国 CDC 建议比较

来自中国医学科学院/北京协和医学院的翟晓梅教授和马永慧研究生对 WHO/UNAIDS 与美国 CDC 建议作了比较，具体如下：

1. 关于流行情况：指南认为是否开展 PITC，首先要对当地的 HIV 的流行状况及抗病毒治疗的可及性进行风险受益评估，根据不同的流行类型会有不同的建议。美国的建议则是推荐对所有 13 岁到 64 岁的病人进行初筛检测，不必考虑当地的流行状况。

2. 关于知情同意书：指南要求病人签署独立的书面的知情同意书，美国的建议里更加

简化检测的过程，对常规医疗通用的知情同意即包括了对 HIV 的检测同意，不需要单独的知情同意书。

3. 关于检测进路：指南认为，在 HIV 低流行和集中流行的地区，推荐检测应该是有选择性的，对于非常脆弱的人群来说，可以考虑 opt-in 的进路，因为他们面对的耻辱和歧视，以及检测结果对其影响相比较一般人群更加严重，更具有灾难性的后果。而美国的建议则是全国范围内的，普遍采取 opt-out 进路的 HIV 筛查，没有区分出脆弱人群。

4. 关于检测频率：WHO 的指南没有明确的规定，只建议对于有较高 HIV 风险暴露的人来说，每 6~12 个月检测一次是有益的，及 HIV 泛滥流行地区的 HIV 阴性孕妇，还应在孕晚期再检测一次。而美国则明确建议有高危因素的人至少一年检测一次，而 HIV 阴性在怀孕的最后三个月再检测一次。

中国 HIV 检测现状和 PITC 实施潜在困难

艾滋病检测是我国防治艾滋病的瓶颈，如何解决这个问题，很多代表发表了自己的看法。

来自中国医学科学院皮肤病医院（研究所）的曹宁校认为，国家防控艾滋病的政策精神不能完全落实，宣传只停留在表面上，而对一线工作人员和目标人群的宣传远没有达到切实理解的程度。具体表现在："四免一关怀"各地落实存在很大差异；机会性感染的预防措施和求助体系不健全；感染者或病人的一般疾病诊疗存在障碍。他还指出，性病感染增加了艾滋病感染的风险，而目前性病感染较艾滋病感染更加普遍，但是国家对性病、艾滋病感染相互促进作用的重视远远不够。之后，他提出了健全支持系统的建议。

曹教授提到的"四免一关怀"的可及性得到了很多代表的认同。来自北京协和医学院流行病和卫生统计学系的廖苏苏教授认为，应该首先对当地的"四免一关怀"政策落实情况及支持性社会救助体系进行评估，如果当地抗病毒治疗不可及，就不能进行检测，因为这样的检测不能提供后续支持性服务，对病人没有任何益处。来自北京纪安德咨询公司的郭雅琦代表非常担心没有后续救助服务的 PITC，他作了一个形象的比喻："这（PITC）就好像发给医生一人一把锹，在病人中去挖感染者，挖出来后就晒在马路上，无人问津。"同时他介绍了五种咨询检测的方式：第一种是 VCT 检测点。尽管是专门进行检测的但是真正去那里的人非常少。第二种是日常门诊。日常门诊的检测是在治疗其他疾病的同时进行的，有些是不告诉患者，因此起不到 VCT 的作用。第三种是通过献血等方式进行，这种方式对有意愿进行检测的人提供了一定的方便。第四种是通过社群志愿者在目标人群中开展研究性、项目性等目的的检测。更多的是花钱买样本。第五种是以社群外展和同伴教育为主，专业机构配合的咨询检测。

国内首位马丁奖获得者，青岛大学医学院附属医院性健康中心负责人张北川教授，向我们介绍了同性恋人群检测的现状。据《中国艾滋病防治联合评估报告（2007）》，中国至2007 年 10 月，估测现存的 70 万 HIV/AIDS 中，MSM 占 11.1%；但累计报告的 22.3 万HIV/AIDS 中，MSM 仅占 1.0%。导致大量本应参加 VCT 的 MSM 未能检测的原因，涉及多个方面，包括对 AIDS 的无知和恐惧等，性取向歧视也是大多数 MSM 未能参加 VCT 的主要原因之一。分析起来，主要有：一是关于 HIV 感染后身体等状况变化的了解不足，不知在何处检测和检测对个人的益处等，这需要有关机构深入宣传。其二不敢向医生公开自己的性取向，非常害怕受到歧视。而也有大量数据表明，这种与歧视引起的心理问题和伤害与 HIV 在 MSM 人群中非常流行，有明确的关联关系。

来自北京大学人口研究所的任强、郑晓瑛两位代表作了题为"不确定的中国人口和艾滋病发生风险"的报告，报告指出，当前不确定的人口指标，如生育水平、出生性别比、婴幼儿童人口规模等，显著地影响我国未来人口规模和年龄结构。而这种不确定的人口结构直接关系到未来艾滋病患者的规模。此外，性行为模式对性病、艾滋病的传播具有显著的影响，并且依赖于不确定的风险人口规模。而经济的飞速发展、城乡迁移、持续的经济不平等都将进一步加大性疾病的传播以及艾滋病感染的可能性。最后，任强代表认为，关于人口规模、结构的变化对艾滋病传播的影响仍然需要更多、更深入的研究。

扩大艾滋病检测相关伦理学问题

来自复旦大学应用伦理中心的朱伟博士关注以什么方式扩大检测？强制还是自愿？她认为 HIV 检测一定得是自愿知情的，而当前许多强制检测的理由站不住脚。比如很多人认为已有的预防措施力度有限，与其让更多的人存在感染风险，不如让一些人作出牺牲，这是"两害相权取其轻"。她认为，强制检测不可取，理由如下：

1. 强制检测可能使本来想寻求医疗帮助的病人，不去寻求帮助。他们丧失了就医的权利和机会，同时会造成新的传播，加剧了问题的严重性和复杂性。

2. 对可操作性的质疑。比如，对谁做检测？如何定义高危人群？哪些人哪些机构有资格实施检测？这都存在诸多问题。

3. 成本效益低。她列举某些地方强制检测的例子作为支持。

4. 政策产生的负效应令人担忧。受检者的隐私得不到保护，并更有可能遭受社会侮辱，他们丧失了独立自主处理隐私的自由。

最后，她指出，PITC 与强制检测有根本性的区别，因为前者是遵循 3C 原则的，只是采取了 opt-out（选择不参加）的进路，但她同时也强调，这种方式在权利不平衡时不能真正做到知情和自愿的同意。

来自北京大学医学部医学伦理学教研室的学者胡林英，则更多关注当前我国扩大 HIV 检测的伦理困境。她担心如果没有有力的支持性环境，扩大检测本身会造成真正的风险。而造就支持性环境真正的资源是否可及呢？她认为，那些受 HIV/AIDS 影响最深重的地区，恰恰绝大多数是那些资源极度匮乏的国家。没有真正的资源，就不可能普遍提供预防和治疗的机会，扩大检测根本无法实现其本来的目的。之后，她列举了我国扩大检测可能存在的问题，"四免一关怀"政策远没有落实到位，很多地区尚缺乏支持性的社会、政策和救助体系，歧视普遍存在，如果在这样的地方为追求数据，盲目扩大检测，会对病人带来巨大的伤害。最后，她提出自己的观点，即检测一定要遵循 3C 原则，在"有利环境"可及的地区可以考虑 opt-out 进路，其他地区仍然坚持 VCT 和 opt-in 的进路。

CDC 的王若涛研究员也认为扩大艾滋病检测不能一刀切，应该逐步渗透扩大，但是不要过分宣传。他建议可以先从大城市、大医院开始，但是检测和咨询的地点要分离。他对检测的类型划分如下，并提出相关建议：

强迫性（compulsory）——可疑犯人或有保护他人安全必需时

强制性（mandatory）——捐赠血液、器官、组织者

必要性（required）——为了诊断或治疗的需要

选择性（opt-out）———一般身体检查、婚检和一般门诊

自愿性（voluntary）——社区和闹市中的服务

他认为对于"隐私的保护"应该是所有检测类型要严格秉持的原则。这同时也是医患信托关系—义务和责任的基础。

扩大 HIV 检测——NGO 和社区组织的视角

来自鞍山同志社区志愿者工作组的爱辉代表做了题为"加强 MSM 人群自愿咨询检测工作的思考与建议"的报告，他强调了"三个到位"的缺一不可，即政策和技术支持到位、资源和资金投入到位、CDC 和草根组织能力建设到位。同时指出，现在最大的忧虑和障碍就是对于暂时不必使用抗病毒药物的新发感染人群，我们还能为他们做些什么？如何为他们找到一条出路？他认为，这个问题需要有关行政部门的面对和迫切解决，否则，同志人群所遭受的双重歧视将会长期存在，他们参加检测的顾虑不能消除，感染者的生存状态就不会得到改善，这势必引发新一轮的艾滋危机。

云南戴托普（Drug Abuse Yields To To Our Persuasion DAYTOP）的王晓光和陈海龙两位代表介绍了戴托普在 IDU 中开展的 VCT 工作。王晓光代表认为，VCT 咨询师的工作经验和高质量的咨询，需要满足不同层次人群的需求，而良好的后续服务是咨询成功的保证。阳性结果普遍容易告知，但是跟踪随访却极为困难，很多人在检测出阳性结果后就不知去向无法联系。陈海龙代表认为以下两点应是咨询员的工作内容：

1. 帮助经检测 CD4 <300 且体检各项指标符合服药要求的阳性者获得国家免费的抗病毒治疗药物。

2. 为入组的抗病毒治疗者提供定时的短信或电话服药提醒，定期的小组支持活动及依从性咨询。

西安的社区代表安然提出这样的问题：为什么不允许和鼓励社区建立和开展 VCT 门诊呢？他们有能力，而且能更好贯彻 3C 原则，相信会有很多的社区成员前去检测，这将扩大检测的有利途径。

来自上海美丽人生互助会的代表从感染者的视角类比了 opt-in（选择参加）和 opt-out（选择不参加），并提出与之相关的不同态度。之后，他提出"选择参加"过分强调了高危人群的概念，而选择不参加更容易让人接受。而前者由于缺乏诚信机制的保障，缺乏后续治疗工作，将 HIV 问题过度集中在了疾控部门等等原因，效果很不理想。同时，他也提出了选择不参加面临的挑战，是否会演化为强制检测？埋单问题如何解决？将 HIV 问题分散在医疗系统各部门，是否会造成推诿扯皮？是否会给公众传达疫情非常严重的信息，引起恐慌？

集思广益——对在我国扩大 HIV 检测的各方建议

世界卫生组织前副总干事胡庆澧教授在会议结束的当天下午，做了题为"建议的建议"的重要发言。他指出，我们应该看到，这些年来我国政府对艾滋病防治工作所作的努力，从温家宝总理和副总理吴仪的表率作用，到中央财政艾滋病防治专项经费从 2006 年的 8.54 亿元增加到 2007 年的 9.44 亿元，从对农民工、儿童、青少年、大学生开展的一系列重大宣传教育活动，到"减少伤害（Harm Reduction）"策略的具体开展及"四免一关怀"政策的实

施，都可以看出中央政府的决心。我们现在也具备一些有利条件，党和政策的重视及总体上对艾滋病的认识的提高，此外，我国有控制艾滋病的经济实力。他提出，参考 WHO/UN-AIDS 的指南和建议，当前对在我国扩大 HIV 检测的建议应该包括：

1. 由于艾滋病蔓延形势严峻，我们不能消极等待所有条件已经具备的时候才开展扩大检测的工作，而应该积极创造条件。

2. 我们应该两条腿走路：自愿咨询和检测 VCT 及逐步地有条件地开展医务人员启动的检测。

3. 在扩大检测时做好 3C：知情同意、咨询和保密。

4. 有针对性地选择一部分单位创造条件开展试点（大城市？大医院？高流行区？密集流行区？）

5. 这些医疗机构可以包括：门急诊、住院，手术部门，特别是性病泌尿门诊、结核病门诊、妇产科门诊、妇幼保健门诊、生殖健康门诊。必要时在密集流行区可以开设流动点，如在山区，边远地区等。

6. 实际上已有不少单位开展医务人员启动的检测，但要规范化，特别是在保密和歧视方面，要以符合伦理的方式进行。决策者应该尽快研究这些问题，提出指导性意见。

7. 做好医护人员的全面培训（艾滋病的预防、诊断及治疗；伦理问题，社会问题、心理问题等）。

8. 必须做好后续服务的准备和落实工作。

9. 在医疗体制改革的进一步落实中，解决检测及后续服务的费用问题（政府买单）。

10. 政府应该充分发挥其主导作用，并努力调动全社会一切可能的力量，包括社区、媒体、NGO、社群组织等共同做好防治 AIDS 的工作。

附件1：世界卫生组织：在医疗机构由医务人员启动的艾滋病检测和咨询指南加强反对 HIV/AIDS 医疗服务
Document 1: WHO: Guidance on Provider-Initiated HIV Testing and Counseling in Health Facilities

2007 年 5 月

详 细 摘 要

一、导言

这一文件是应国家层次日益增长需要在医疗机构由医务人员启动艾滋病检测和咨询的基本操作指南而产生的。它意在供广大读者使用的，包括决策者、艾滋病项目规划者和协调者，医务人员，提供艾滋病服务的非政府组织以及公民社会团体。

在撒哈拉以南非洲所进行的调查表明，仅有12%的男子和10%的妇女曾检测过 HIV 并获知其结果。让更多的人知道 HIV 状况对及时扩大 HIV 治疗、关怀和支持的可及，以及向感染 HIV 的人提供获得信息和防止将 HIV 传播给他人的方法的机会，十分关键。日益增加 HIV 检测和咨询的可及，为 2005 年 8 国峰会领导人和 2006 年联合国大会采纳的努力达到 HIV 预防、治疗、关怀和支持所不可缺少。

WHO 和 UNAIDS 强烈支持继续扩大服务对象启动的 HIV 检测和咨询，但承认需要另外的、创新的和多样的进路。医疗机构是与 HIV 感染者接触的关键地方，他们需要 HIV 预防、治疗、关怀和支持。来自工业化和资源有限的国家的证据都提示，在医疗机构向病人提供诊断和咨询的许多机会正在消失，而由医务人员启动的检测和咨询促进诊断和 HIV 相关服务的可及。对病人可能受强制以及告知后的不良结果的担心强调要对医务人员进行充分的培训和监测，需要密切监督和评价由医务人员启动的 HIV 检测和检测项目。

本文件建议对医疗机构由医务人员启动的艾滋病检测和咨询（PITC）采取与 2003 年制订的 WHO 政策选项和 2004 年 UNAIDS/WHOHIV 检测政策声明相一致的"opt-out"进路（包括简单的检测前信息）。按照这一进路，建议：①不管流行状况如何，对所有其临床表现拟似 HIV 感染引起的病人进行 HIV 检测；②在 HIV 广泛流行地区 HIV 检测是去医疗机构就诊的所有病人标准医疗的一部分；③在流行集中和低发地区，HIV 检测则是选择性的。如果病人不愿意接受检测，他们必须明确地拒绝 HIV 检测。对 HIV 检测结果告知的不良后果特别脆弱的群体，可要求追加讨论拒绝 HIV 检测的权利，HIV 检测和告知的风险和受益，以及可得的社会支持。对于高度脆弱的人群值得考虑采取知情同意的"opt-in"进路。

PITC 应该伴随一揽子在第 5 节描述的与 HIV 有关的预防、治疗、关怀和支持的建议，并在实现向所有需要的人提供抗病毒治疗普遍可及的国家计划中实施。与实施 PITC 同时，必须努力确保支持性社会、政策和法律框架到位，以使对病人的良性结局最大化，潜在伤害最小化。本指南在国家层次落实要求评估当地的流行病学以及 PITC 的风险和受益，包括评价可得的资源、HIV 预防、治疗、关怀和支持的流行标准，以及可得的社会和法律保护的适宜性。实施 PITC 时应该与关键的利益攸关者协商，包括公民社会和 PLWHA。当建议 HIV 检测和咨询时，医务人员应该始终追求病人最佳利益这一目的。这要求提供病人充分的信息以作出接受检测的知情和自愿的同意，坚持保密，实行检测后咨询以及将病人转诊到合适的机构接受服务。WHO 和 UNAIDS 采纳 PITC 不是容许强制或强迫的 HIV 检测。WHO 和 UN-AIDS 不支持以公共卫生理由强迫或强制对个人进行检测。

二、建议

本文件中对 PITC 的指南按照以下的 HIV 流行病类型进行分类：

1. HIV 低发流行

虽然 HIV 业已存在许多年，但始终未明显地传播到任何其他群体。有记录的感染主要限于有较高风险行为的个人。例如性工作者、药品注射者、男男性行为者。数字代表：HIV 现患率在任何界定的群体一直不超过 5%。

2. HIV 集中流行

HIV 在界定的群体内快速传播，但一般人口中这种传播尚未得到充分确证。这种流行状况提示在此群体内存在着高危活动网络。流行的未来进程取决于感染率高的群体与一般人群之间联系的频率和性质。数字代表：在至少一个界定的群体内 HIV 现患率一直超过 5%，但在城市地区的孕妇中低于 1%。

3. HIV 广泛流行

HIV 在一般人群中牢固地确立了它的地位。虽然高危群体在 HIV 传播中起很大作用，但一般人群中的性活动网络足以使 HIV 流行独立于感染风险较高的群体。数字代表；HIV 现患率在孕妇中一直超过 1%。

● 对所有流行类型的建议

在所有 HIV 流行类型的地区，医务人员应该建议对下列人员将 HIV 检测和咨询作为标准治疗的一部分：

－去医疗机构就诊、具有可表明 HIV 感染的征候、症状或病情的所有成人、青少年或儿童。这包括但不一定限于结核病以及在 WHO 的 HIV 临床分阶段系统规定的其他病情，

－HIV 阳性妇女所生婴儿，作为对这些儿童随访医疗一个常规组成部分，

－在广泛流行地区发育或营养不良的儿童，以及在某些条件下对营养治疗未有合适反应的营

养不良儿童，

－寻求环割术作为 HIV 预防干预的男子。

● 对广泛流行地区的建议

在广泛流行地区，那里支持性环境到位，充足的资源可得，包括所建议的一揽子 HIV 预防、治疗和关怀可得，医务人员应该所有到医疗机构就诊的成人和青少年推荐 HIV 检测和咨询。这适用于内科和外科服务、公立和私立机构、住院和门诊服务以及巡回和外展的医

疗服务。

医务人员应该建议将 HIV 检测和咨询作为提供给病人的常规标准医疗的一部分，而不管病人是否有 HIV 感染的体征和症状，以及病人去医疗机构就诊的理由。

资源和能力的限制可能要求分阶段实施 PIPC。应该考虑以下各项作为广泛流行地区实施 PITC 的优先次序：

-住院和门诊医疗机构，包括结核病诊所

-产前、分娩和产后医疗服务

-为风险最大的人群提供医疗服务

-为年幼儿童（10 岁以下）提供医疗服务

-外科服务

-为青少年提供服务

-生殖健康服务，包括计划生育

- 集中和低发 HIV 流行地区的选项

医务人员不应该建议低发和集中流行地区到医疗机构就诊的所有人进行 HIV 检测和咨询，因为大多数人接触 HIV 的风险低。在这些地区，优先事项应该是确保，给到医疗机构就诊呈现**提示感染 HIV 的体征和症状**（包括结核病）的所有成年人、青少年和儿童，以及已知在围产期间接触 HIV 的儿童进行 HIV 检测和咨询。如果数据表明，结核病人的 HIV 现患率很低，建议这些病人进行 HIV 检测和咨询不在优先考虑之内。

在低发和集中地区是否在所挑选的医疗机构内进行和如何进行 PITC 的决定，应该视流行病学和社会状况的评估而定。在以下医疗机构或服务内可考虑进行 PITC：

-性病服务

-对风险最高人群的医疗服务

-产前、分娩和产后服务

-结核病服务

三、支持性环境

PITC 应该伴随第 5 节表明的一揽子 HIV 预防、治疗、关怀和支持建议。虽然在进行 HIV 检测的同一机构不一定都能提供所有服务，这些服务可通过当地转诊获得。抗病毒治疗的可及性不应该是实施 PITC 的绝对前提，但至少应该合理期望，在实现对所有需要的人抗病毒治疗普遍可及的国家计划内成为可得。抗病毒预防和婴儿喂养咨询是预防母婴传播的重要干预措施。这些干预措施必须作为通过 PITC 被诊断为阳性的孕妇的标准治疗的一部分来提供。

同时，在实施 PITC 时，必须作出同样的努力来确保支持性的社会、政策和法律框架到位，以使阳性结局最大化，对病人的潜在伤害最小化。这包括：

- 社区准备和社会动员
- 充足的资源和合适的基础设施
- 医务人员培训
- 医务人员对待病人的行为准则和纠正方法
- 强有力的监测和评价体系

　　长期提供优质 PITC 要求反对基于 HIV 状况、风险行为和性别的歧视的法律和政策到位，受到监督和执行。由于 UNAIDS 和 WHO 鼓励自愿披露自己的 HIV 状况、合乎伦理的伙伴告知和咨询，也应该制订国家的政策和伦理准则，来在明确界定的条件下授权向伙伴告知。政府也需要制订和执行明确的法律和政策框架具体规定1）未成年自己或他人可同意作 HIV 检测的具体年龄和/或条件，以及（2）应该如何最好地评估和获得青少年的认可或同意。

四、检测前咨询和知情同意

　　根据当地的条件，检测前信息可以个别的信息发布或集体健康信息讨论的形式提供。知情同意应该始终个别地，私下里，当着一位医务人员面提供。当给病人推荐 HIV 检测和咨询时，医务人员至少应该提供给病人以下信息：

- 推荐 HIV 检测和咨询的理由
- HIV 检测的临床和预防受益以及潜在风险，如歧视、抛弃或暴力
- 检测结果是 HIV 阴性或阳性时，可得的服务，包括抗病毒治疗是否可得
- 检测结果将保密，不会与直接参与治疗病人的医务人员以外的任何人分享
- 病人有权拒绝检测，除非病人行使拒绝的权利，检测不会进行
- 拒绝 HIV 检测不会影响病人获得不依赖于知晓 HIV 状况的服务
- 如果出现 HIV 检测呈阳性结果，鼓励告知给其他可能有接触 HIV 风险的人
- 向医务人员问问题的机会

也应该让病人知道有关要求将 HIV 状况告知给性伴和/或药物注射伙伴的法律。

在正常情况下通过言语交流获得同意是足够的。

鼓励要求提供书面同意的司法系统审查这一政策。

　　一些病人群体可能更容易受到强制检测和披露 HIV 状况的不良后果，如歧视、暴力、抛弃或监禁。在这种情况下，为确保知情同意，提供超出本文件界定的最低要求的附加信息可能是合适的。

　　给孕妇或有可能怀孕的妇女提供的检测前信息也应该包括：

- 传播 HIV 给婴儿的风险
- 减少母婴传播可采取的措施，包括抗病毒预防和婴儿喂养咨询
- 婴儿早期诊断出 HIV 的益处。

　　对大多数法定年龄（通常是18岁）以下的儿童和青少年应给予特别考虑。作为未成年人，儿童们不能合法提供知情同意。

　　然而，根据他们发育的程度，他们有权参与所有影响他们生活的决定，使他们的观点让别人知道。应该作出一切的努力来告知儿童，让她/他参与，获得她/他的认可。要求从儿童的家长或监护人那里获得知情同意。有关儿童和青少年同意更详细的讨论见6.1.3节。

　　拒绝 HIV 检测不应该导致不依赖于知晓 HIV 状况的服务质量下降或者拒绝提供服务。

五、检测后咨询

　　检测后的咨询是 HIV 检测过程一个不可分割的组成部分。当提供检测结果时，必须向所有接受 HIV 检测的个人提供咨询，不管检测结果如何。对那些检测结果 HIV **阴性**者的咨询至少应该包括以下信息：

- 说明检测结果，包括出现 HIV 抗体窗口期的信息以及建议在有新的接触时再次检测
- 防止 HIV 传播方法的基本建议
- 提供男性和女性避孕套和指导其使用。

然后医务人员和病人应该共同评估病人是否需要转介给更广泛的检测后咨询或者额外的预防支持。

对检测结果为 HIV 阳性的人，则医务人员应该：

- 简单明了地告知病人检测结果，给病人时间考虑这个结果
- 确保病人理解结果
- 容许病人问问题
- 帮助病人应对这一结果产生的情绪
- 讨论病人直接的担忧，协助病人将决定在她/他的社会网络中谁能提供直接支持，而这种支持是可接受的
- 介绍在医疗机构和社区中可得的随访服务，特别注意可得的治疗，阻断母婴传播的治疗，以及关怀和支持服务和可用的处理，得到，关心和支持服务
- 提供如何预防 HIV 传播的信息，包括提供男性和女性避孕套和指导其使用
- 提供其他相关预防性医疗措施，诸如良好的营养、使用复方新诺明以及在疟疾流行地区经杀虫剂处理的蚊帐
- 讨论检测结果可能被披露情况，这种披露何时、如何发生，披露给谁
- 鼓励和安排伙伴和孩子的检测和咨询
- 评估暴力或自杀的风险，讨论可能的措施来确保诊断为 HIV 阳性的病人，尤其是妇女身体的安全
- 安排具体的日期和时间进行随访或转诊治疗、护理、咨询、支持和其他适宜的服务（例如肺结核筛查和治疗、预防机会性感染、性病治疗、计划生育、产前保健、阿片样物质替代疗法，以及消毒针头和针管的可及）

对于检测结果是 HIV 阳性的孕妇的检测后咨询也应该包括：

- 分娩计划
- 在有医学指征和可得时为了病人自身的健康使用抗病毒药物，并预防母婴传播
- 充足的母体营养，包括铁和叶酸
- 婴儿喂养的选项和支持执行母亲喂养婴儿的选择
- 婴儿的 HIV 检测及必要的随访
- 伙伴检测

六、检测频率

重新检测的建议将取决于病人所受持续风险的情况，以及当地人力和财力资源的可得性和 HIV 发病率。每 6~12 月重新检测一次也许有益于处于较高 HIV 接触风险的个人。

HIV 阴性妇女在每次妊娠应该尽早进行检测。也应建议广泛流行地区 HIV 阴性的妇女在妊娠晚期进行反复检测。

在广泛流行地区也应该建议在妊娠晚期对 HIV 阴性的妇女反复进行检测。

七、HIV 检测技术

使用速检测 HIV 检测对 PITC（特别是对于检验服务薄弱的医疗机构）的好处，包括检测的立竿见影，周转快，增加对检测结果信心，以及和避免事务性错误。HIV 快速检测可能在实验室外进行，不要求专门的设备，可以在初级卫生设施内进行。

在需要进行检测的量很大，立刻提供检测结果不那么重要（例如对住院病人），以及在参照实验室进行检测时，ELISA 检测法较为可取。然而，ELISA 检测法要求专门的实验室设备和人员。

对 PITC 决定使用 HIV 快速检测法，还是使用 ELISA 法，应当考虑的因素有，检测进行的地区；检测包、试剂和设备的成本和可得性；可得的人员、资源和基础设施；要检测的样本数量；样品的搜集、运输和个人的能力。

推荐用病毒检测法诊断年龄不到 18 个月的儿童的 HIV，虽然它更复杂和更昂贵。

八、规划方面的考虑

如何更好地实施 PIPC 的判定，将取决于对特定国家状况的评估，包括当地流行情况；可得的基础设施、财力和人力；可得的标准的 HIV 预防、治疗、关怀和支持，以及现存的社会、政策和法律框架，以防止 HIV 检测的不良后果，例如与 HIV 相关的歧视和暴力。在污名化和歧视比较严重和/或医务人员在知情同意、保密和咨询条件下实施 PITC 能力较差的地方，应该在实施前将充分资源分配于应对这些问题。作出有关实施的决定，应该与所有有关利益攸关者协商，包括公民社会团体和 PLWHA。

九、监督和评价

监督和评价对于实施 PITC 是不可缺少的，但也许需要以重点评价项目的特殊方面作为补充。对医务人员表现和病人满意度的定期评价（包括检测过程、检测前信息、同意过程和检测后咨询）可有助于改进 HIV 检测和咨询服务的有效性、可接受性及质量。

附件 2：美国疾病控制中心：
医疗机构 HIV 检测建议（修订本）
Document 2: US CDC: Revised HIV Testing
Recommendations in Healthcare Settings

2006 年 9 月

对于去医疗机构就诊的病人，新建议有什么不同？

对去医疗机构就诊的病人，本建议中关键的不同是：

- 在告知病人（除非病人不参加 opt-out）要进行检测后，对所有医疗机构的病人进行 HIV 筛查（广泛检测的另一术语）。
- 对 HIV 感染高风险的人，至少一年检测一次。

应该将筛选纳入对医疗的一般同意之中；不推荐使用单独的书面同意。

- 对诊断性 HIV 检测不应要求预防性咨询，也不要求作为医疗机构进行 HIV 筛查规划的一部分。

对去医疗机构就诊的孕妇，本建议中还有的关键不同是：

- 将 HIV 筛查纳入对所有孕妇进行的常规产前筛查检测之中，除非病人选择不参加（opt-out）。
- 在孕妇 HIV 感染率高的地区，在妊娠晚期进行反复检测。

本建议强调，自愿检测的重要性。各方面已经表示这样的关注，建议 HIV 检测不采用独立的知情同意，可能造成病人在他们不知道的情况下接受了 HIV 检测。其他人断言说，要求独立的书面知情同意是使 HIV 筛查在医疗机构难以进行的障碍，取消这一要求会使广泛的 HIV 检测成为可行。

人们对不进行与 HIV 检测相联系的 HIV 预防性咨询也表示关注。CDC 继续支持预防性支持是有助于人们减少他们感染 HIV 风险的一种干预措施，但也承认在繁忙的医院环境中这可能成为 HIV 检测的障碍。CDC 仍然建议病人接受有关 HIV 检测、HIV 感染以及检测结果意义的知识。

为什么 CDC 要求修改建议？

CDC 为什么修改建议有若干令人信服的理由。

- 估计在美国大约 100 万 PLWHAH 中有 1/4 并不知道他们已经感染。也就是说，大约 25 万人可能在他们的性伴一无所知的情况下传播 HIV。随着 HIV 筛查成为医疗常规的一部分，就会有更多的人知道他们感染的 HIV。
- 如果 PLWH 的 HIV 感染及早诊断，他们可得到有效的治疗，从而改善健康，延长生命。目前，许多人仅在他们出现症状后才知道他们感染了 HIV（在一项大规模的对

HIV 感染者的调查中，44% 的人报告说，因为有病他们才第一次去 HIV 检测）。

- 大多数人发现他们感染 HIV 后，采取了减少传播的行为。常规 HIV 检测可有助于保护感染 HIV 而又不知道的人的性伴。在理论上，如果所有感染 HIV 的人都知道他们的感染，并采取与业已知道他们感染的人类似的改变改变，新的通过性传播的 HIV 感染每年可减少 30% 以上。

- 常规 HIV 检测可减少因医务人员对感染风险的担心而进行 HIV 检测引起的污名化。当所有人在其医疗的某个时刻都接受 HIV 检测，这就会使检测避免争论和判断，使之成为照料自己的正常部分。

- 医务人员报告说，在急诊室和其他繁忙医疗条件下要求进行检测前咨询和书面知情同意不可行。

本建议的对象是谁？

本建议的对象是公立医院和私立医院的医务人员。这些医务人员包括医院急诊部、住院部（包括产房和接生室）、惩教机构医疗单位、包括物质滥用治疗的门诊部、公共卫生、社区卫生、小儿和青少年卫生、产前卫生、精神卫生以及其他初级卫生机构。

本建议仅涉及医疗机构的 HIV 检测。这些建议仅限于医疗机构的 HIV 检测。它们并不改变 CDC 关于 HIV 咨询、检测以及将在非临床机构（例如在社区组织）接受检测的 HIV 感染高危的人转诊的建议。

CDC 如何制订本建议？

这些建议是 1999 年开始的一个长期的和深思熟虑的过程的结果，那时医学研究院（IOM）建议采取这样的国家政策，对孕妇进行普遍检测，对病人要告知（opt-out 筛查），取消检测前广泛咨询的要求，以及取消 HIV 检测要求明言的书面同意。采纳 IOM 的建议导致增加产前检测，与合适的医疗结合在一起，使得围产期患艾滋病的病例减少 95%。CDC 开始探索对一般公众采取类似政策的可行性，这可减少性传播的 HIV 感染。在 1999 年与 2006 年期间，CDC 邀请医务人员、专业学会和社区组织的代表、公共卫生官员以及 PLWH 参与研究和改进本建议，以扩展 HIV 检测，尤其是在病人数量大、流行率高的急诊医疗机构内扩大检测。通过这一过程，CDC 试图使最可能受本建议影响的人来参与，确保所产生的建议合乎伦理和公平，并会实现他们所声称的目标。

结论

CDC 相信采取在医疗机构内进行 HIV 筛查将促进早期检出 HIV 感染，帮助医务人员鉴定出以前不知道 HIV 感染的人，向他们提供咨询，使他们接受临床和预防服务，以进一步减少美国通过性和围产期传播的 HIV。

为专业伙伴提供的问答：对去医疗机构就诊的成年人、青少年和孕妇进行 HIV 检测的建议（修订本）

一般背景

1. 为什么 CDC 建议对去所有医疗机构就诊的所有成年人和 13～64 岁的青少年进行 HIV 检测？

CDC 相信在医疗机构采取自愿的 HI 筛查将帮助医务人员 帮助医务人员鉴定出以前不知道 HIV 感染的人，向他们提供咨询，使他们接受临床和预防服务，以进一步减少美国通过性和围产期传播的 HIV。

HIV 感染满足证明筛查合理的所有标准。

○ HIV 是一种能在症状发展前诊断出来的严重疾患；

○ HIV 能用可靠的、低廉的、非侵袭性筛查检测检出；

○ 感染 HIV 病人如果在症状发展前及早开始治疗，可存活好多年；

○ 与预期的受益相比，HIV 筛查的费用是合理的。

若干研究业已证明，现存的根据有高危行为进行检测的战略用于鉴定出感染 HIV 的人已经不够了。事实上，感染 HIV 的人往往在接受 HIV 诊断前去医疗机构就诊好多年。对所有病人进行筛查可有助于在其疾病进程中及早鉴定出感染者。

这些建议基于孕妇自愿 HIV 筛查的成功，这种筛查是为了检出产妇的 HIV 感染，防止母婴传播。通过 HIV 筛查和相应的治疗，出生的婴儿感染 HIV 的人数 1991 年高达 1650 位感染 HIV 的出生婴儿降低到 2002 年估计 144～236 位出生婴儿。

2．HIV 筛查有哪些受益？HIV 筛查有许多受益。

○ 人们可及早接受有效的治疗，导致健康改善和生命延长。目前许多人仅在他们已经有症状（在一项 HIV 感染者的大规模调查中，44% 的人报告说，他们因为生病才第一去检测）后才知道他们感染 HIV。

○ 大多数人在知道自己感染 HIV 后，采取减少 HV 传播的行为。

○ HIV 筛选将会减少根据有高危行为进行检测带来的污名化。

3．有哪些证据证明 HIV 筛查将有助于更多人及早知道他们的 HIV 感染状况？

利用在医院和急诊室进行 HIV 筛查进行的示范性研究发现，病人不知道他们感染的百分比很高。由于病人很少去寻求 HIV 检测，当医院提供筛查时许多 HIV 感染就比原来更早地鉴定出来了。

其他研究已经表明，虽然根据有高危行为进行有针对性的 HIV 检测发现了感染 HIV 的人，但它不能鉴定出许多这样的感染者，他们并不知道他们有感染的风险，或者他们没有报告有高危行为。

4．本建议适用于哪些医疗机构？

进行 HIV 筛查的建议是提供给常规进行其他诊断和筛查服务的公立和私立医院所有医务人员的。这些单位包括医院急诊部、紧急治疗诊所、住院部（包括分娩）、物质滥用治疗诊所、公共卫生诊所、社区诊所、矫正医疗诊所、儿科和青少年诊所、围产保健诊所以及其他初级保健医院。

5．检测几乎所有的成年人、青少年和孕妇是否有成本效益？

成本效益模型表明，HIV 筛查是有成本效益的，即使在医疗机构中 HIV 的现患率低。例如在未诊断的 HIV 感染现患率是 ≥0.1% 的人群中，HIV 筛查与其他已经确定的常规慢性病（例如结肠癌和乳腺）筛查规划一样有成本效益。

在一般美国成年人群中的 HIV 现患率估计为大约 0.4%。CDC 预期很少医疗机构有 ≤0.1%（1/1 000）的现患率。在 HIV 罕见的地区，CDC 建议进行 HIV 筛查，直到表明筛查结果是每筛查1000人中感染者不到1人为止。在这种情况下继续筛查就没有必要了。

6．CDC 的 HIV 筛查建议与美国预防服务工作组（USPSTF）的建议有什么不同？

CDC 和 USPSTF 的建议在对孕妇、有高危因素的人以及 HIV 现患率为 ≥1% 的医疗机构接受医疗的人进行 HIV 筛查是一致的。

CDC 的新建议鼓励对所有成年人和青少年进行筛查，而不考虑其行为是否高危的因素。USPSTF 的结论是，目前尚没有充分的证据来推荐或反对这一政策。由于在繁忙的医疗机构医务人员往往没有必要的时间来进行风险评估，并且有关特定医疗机构 HIV 现患率的明确信息不可得，CDC 新建议的意向是，降低已表明成为筛查障碍的要求。

此外，CDC 已建议，在 HIV 和 AIDS 发生率升高的地区，在妊娠晚期对所有孕妇进行反复进行 HIV 检测。

7．这些建议是如何制订的？

这些建议是一个长期的深思熟虑的过程的结果。

○ 1999 年医学研究院（IOM）建议采取这样一种国家政策，对孕妇进行事先告知（opt-out 筛查）的普遍检测，并取消广泛的检测咨询和对 HIV 检测明言的书面同意。

○ 2001 年 IOM 鼓励联邦和州政府利用成本效益分析来指导资源分配。2005 年三项分别进行的成本效益分析全都得出这样的结论：在医疗机构扩展 HIV 筛查是有成本效益的。

○ 在 2003 年 4 月，基于有效性证据，CDC 主任发出致亲爱的同事们的信，鼓励临床医生利用 opt-out 进路，对所有孕妇进行筛查。

○ 2004 年 3 月，CDC 召开一个医务人员、专业学会代表以及公共卫生官员会议，征求如何最佳地在病人数量大、现患率高的急性医疗机构内扩大 HIV 检测的意见。与会者建议简化 HIV 检测程序，使检测更为可行和更为低廉，并支持对有症状的病人进行更频繁的诊断性检测。

○ 在 2005 年 4 月，CDC 启动了对有关医疗机构 HIV 检测的文献进行全面的复习。根据已发表的证据和从 CDC 赞助的在医疗机构进行 HIV 筛查的示范性研究计划获得的教训，CDC 开始准备实施 2004 年协商会议参与者建议的这些战略的建议。

○ 在 2005 年 8 月，CDC 邀请医务人员、公共卫生机构和社区组织（CBOs），代表，以及 PLWH，审查医疗机构进行常规检测的建议纲要。

○ 2005 年 11 月，CDC 召开研究人员、专业学会代表、参与直接医疗病人的临床医生、PLWH，以及社区组织代表和监督 HIV 感染者医疗的机构，来审查 CDC 提出的建议初稿。

○ 在这些建议最后修改以前，CDC 在全国性的研究人员和医务人员会议上介绍了所提出的修改意见，并且在 2006 年 3 月要求医务人员按照管理和预算办公室对科学评估的要求进行同行评议。CDC 也邀请诸多专业和社区组织给予评论。根据这些人员的评论，最后的建议得到了进一步的改善。

特殊人群

8．建议进行 HIV 筛查的年龄限制是如何决定的？

本建议中规定的年龄段（13～64 岁）包括了这些年龄的人最可能感染 HIV 而不知道。

许多青少年在性的方面很活跃，但在父母面前不愿意揭示这类信息。他们代表新的一群有感染 HIV 风险的人。根据 CDC2005 年青年风险行为调查（YRBS），47% 的中学生报告说，他们至少有过一次性交，37%的性活跃学生在他们最近一次性交不使用安全套。提供 HIV 筛查可使得青少年得到检测，而无需他们揭示他们是否性活跃。

关于本建议的年龄上限（64 岁），CDC 指出，年龄 50～64 岁的人占新诊断出的 HIV 病例的 13%。许多老年人认为他们没有 HIV 或其他性传播疾病（STDs）的风险。研究业已表明，医生并不总是关心这些年老病人的性健康，而且这些年老病人对 HIV 传播的风险因素知之甚少。对 50 岁以上的人进行 HIV 筛查不仅会提高老年人的和意识，而且也无疑会在认为他们没有 HIV 风险的人当中发现新的感染。

由于 65 岁或 65 岁以上的人占新的 HIV 感染不到 2%，CDC 建议 64 岁是对无 HIV 风险因素的人进行筛查的截止年龄。

9. 这些建议是否适用于惩教机构？

是的，这些建议适用于惩教机构的医疗设施。

大多数囚犯当进入惩教机构时要进行健康筛查。在禁闭人群中 HIV 现患率（2.0%）差不多比美国一般成年人群（0.4%）高 5 倍。

对禁闭的人，有关知情同意、医疗可及以及出院计划有特殊的考虑，还有各州法律的区别，在为惩教机构的医疗设施设计筛查规划时必须考虑到这些方面。

10. 对孕妇的 HIV 检测 CDC 建议些什么？

CDC 建议说：

○ 应该将 HIV 筛查包括在给所有孕妇进行的常规产前筛查之内。

○ 在告知病人除非病人拒绝将进行检测（opt-out 筛查）后建议进行 HIV 筛查。

○ 建议给某些高危妇女以及孕妇中 HIV 感染率升高的某些地区建议在妊娠晚期反复进行 HIV 筛查。

○ 孕妇应该接受包括对 HIV 感染的解释、可减少 HIV 母婴传播的干预措施的介绍以及阳性和阴性检测结果的意义在内的口头和书面的信息。

如果孕妇感染 HIV，仍然有机会防止传播给她婴儿。如果采取已知的防范措施（预防性服用抗病毒药物、到时进行剖宫产分娩以及避免母乳喂养）围产期传播率可将至 2% 以下。

11. 妊娠期间建议何时进行第 2 次 HIV 检测？

特别建议满足以下标准的妇女在妊娠晚期进行第 2 次 HIV 检测：①住在特别高发地区；②在每年每 1000 人中至少诊断出 1 例 HIV 的医疗机构内就诊；③已知感染 HIV 高危的妇女。由于医务人员和病人很少知道哪些地区 HIV 高发，CDC 已经在其建议列出了高发的州的名单，并将继续更新这个名单。

12. 如果在分娩时母亲的 HIV 状况未知，CDC 对新生儿有何建议？

CDC 建议，母亲的 HIV 状况未知时，临床医生检测任何新生儿的 HIV。数据表明，通过对所有孕妇进行 HIV 检测检出妊娠期间的 HIV 感染为最有效的干预措施提供了最佳机会。根据 CDC 资助的分娩时母婴快速干预措施（MIRIAD）研究的最近经验表明，妇女的快速 HIV 检测可在分娩时进行，于是可快速地将抗病毒治疗施予感染 HIV 的母亲及其婴儿。所以，对于那些 HIV 状况在分娩时还未知的妇女，CDC 建议进行常规的、快速的 HIV 检测。在分娩开始前母亲的 HIV 状况未知，而分娩期间未作快速 HIV 检测，CDC 建议产后立刻对婴儿进行快速 HIV 检测，从而使抗病毒预防措施可施予接触 HIV 的婴儿。当干预措施在分娩期间或新生儿期间开始时，根据临床试验和观察数据，可实现9%~13%的HIV传播率，这比不加干预预期的HIV传播率减少50%。

Opt-out 筛查、咨询和同意：

13. 什么是opt-out HIV筛查，为什么CDC建议在医疗机构采取这种办法？

Opt-out筛查意味着，在告知病人1）将进行检测和2）病人可选择拒绝或遵从检测。Opt-in筛查意味着向病人提供检测，并要求病人主动地给予允许检测。

在对孕妇以及接受STD服务的病人实行opt-out检测政策的地区，HIV检测率要比实行opt-in政策的地区（在那里给病人提供选择HIV的机会）或要求对检测进行特别咨询的地区高。病人宁愿接受常规的检测，这种检测提供给所有人，而不是被挑出来进行检测，因为此时他们被认为是处于"风险"之中。由于这些理由，CDC认为opt-out进路给更多的人知道他们的HIV状况提供了最佳机会。

14. CDC的预防性咨询建议与以前的版本有什么不同？

CDC建议，预防性咨询不一定与医疗机构的HIV检测有联系。

CDC强烈支持将预防性咨询作为一种干预措施来帮助人们降低他们感染HIV的风险，但也认识到这样做在繁忙的医疗机构偶然或急性就诊时不那么合适或可行。病人就诊时进行预防性咨询，最为合适的是HIV检测和咨询与就诊的情境相一致，例如就诊与行为或临床上的风险有关（如物质滥用或有STD症状）或通常提供其他促进健康的服务时（如作为全面健康评估、生殖健康医疗或计划生育一部分）。由于这个理由，本建议修订本强调提供口头或书面的信息，足以使一个知情的病人决定是否进行HIV检测，以及对诊断为感染HIV的人进行更强化的咨询或转诊。

仍然强烈鼓励对在例如STD诊所有HIV高危的人进行预防性咨询。本建议并未更改现存有关对去非临床机构寻求检测的高危者进行HIV咨询、检测或转诊的准则。

15. CDC不强调咨询或将咨询与检测分开吗？

在医疗机构内，CDC建议将咨询与检测看作两种不同的干预措施，强调对感染HIV的人进行咨询。

预防性咨询对所有性活跃的人仍然是重要的，但咨询不一定与医疗机构内份额HIV检测联系在一起。告知病人将进行HIV筛查，可能导致承认有风险行为，并提供讨论HIV感染以及如何能够预防的机会。对于发现有风险行为（有多性伴的异性恋者或MSM男子，最近诊断为STD的人，用性交换钱或毒品的人，或滥用物质的人）病人和需要协助改变行为的人，应该提供降低HIV风险的服务，或转诊去接受这种服务（例如药物治疗、STD治疗和/或预防性咨询）。

16. 为什么CDC建议，对HIV检测不应该要求单独的、书面的知情同意？

HIV需要单独的、书面的知情同意在起草这些建议期间在不同成员之间产生了争论。对这个问题的意见一直两极化。支持者主张维持目前HIV检测单独的、书面知情同意以及检测前咨询的范式。反对者则坚信，对所有病人要求单独的、书面的同意和检测前咨询是使HIV筛查在医疗机构不可行的主要障碍。

进一步研究揭示，某些州对所有HIV检测要求书面同意；其他一些州则豁免医务人员这一要求，若干州明确地说当对医疗已有有效的一般同意时对HIV检测无须单独的同意。

此外，凯瑟家庭基金会（Kaiser Family Foundation）最近调查发现，65% 的美国成年人觉得对于 HIV 检测，不需要单独的程序，例如从病人那里得到签了字的许可。

　　CDC 认为病人自主性和减少妨碍 HIV 筛查的潜在障碍都是不可或缺的。为了取得平衡，CDC 在总结性声明以及贯穿建议中强调，修订的建议是为医疗机构的 HIV 检测准备的，那里进行常规的其他诊断和筛查性检测，必须告知病人检测，检测必须是自愿的和不受强制的。CDC 建议，在医疗机构内 HIV 检测的知情同意可以结合在治疗的同意内，同时承认每一个单位都必须根据本建议关注的公共卫生考虑来认真掂量知情同意的法律意义。

　　17．其他组织对有关 HIV 检测前的咨询和单独的书面的知情同意说了些什么？

　　1999 年，医学研究院（IOM）认识到 opt-out 筛查，取消全面的检测前咨询和单独的书面同意，为增加孕妇检测 HIV 的比例提供了最佳机会。随后的研究表明，如 IOM 以及美国儿科科学院、美国妇产科医师学会、纽约市卫生部等其他组织建议的这些政策，反映了公共卫生目标、公正与个人权利之间的伦理平衡。

　　18．实践中的这种改变是否意味着，人们将受检测而没有他们的知情或同意？

　　没有本人知情，对谁也不应该进行 HIV 检测。Opt-out 筛查的定义清楚地说明，HIV 检测将在病人被告知将进行 HIV 检测以及病人可选择拒绝或遵从检测后进行。

　　与医务人员相关的信息

　　19．若干州有 HIV 检测要求书面同意的法律，我如何能够既遵循这项法律，又为大多数病人提供最佳医疗呢？

　　在美国每个州和哥伦比亚特区都已颁布执行了与 HIV 和 AIDS 有关的立法，对知情同意和检测前咨询的具体要求各不相同。某些州、地方当局或部门也许不允许 opt-out 咨询，或他们也许对咨询、书面同意、确认检测或 HIV 检测结果的沟通规定了一些与本建议相冲突的具体要求。在其政策与本新建议相冲突的地方，有关当局应该考量最佳实行本建议的战略，并采取解决与本建议冲突的步骤。

　　20．在初次检测后，对那些没有鉴定出风险行为的成年人，应该何时再次进行检测？

　　根据医务人员的临床判断，应该鼓励那些没有已知风险因子的人接受 HIV 检测。

　　21．这些建议是否改变了有关职业暴露 HIV 的检测做法？

　　没有，这些建议并没有改变有关检测和暴露后采取预防措施的原有建议。然而，CDC 希望，实行这些建议将会导致更多的人在暴露发生前知道他们 HIV 状况。除非最新的 HIV 检测结果直接可得，医务人员职业暴露接触到任何人的血液或体液，就应告知该人，并在发生暴露时对她进行 HIV 检测。

　　22．将结果提供给那么多病人是极富挑战性的。是否能够将结果用邮寄或电话方式提供？

　　在许多地区，HIV 检测结果，不管是阳性的还是阴性的，都已经通过电话提供。阳性检测结果应该总是通过个人接触进行沟通，绝不应该通过邮寄提供。

　　CDC 建议，医务人员建立告知病人他们检测结果的机制，如同他们建立告知其他重要医疗信息的机制一样。快速 HIV 检测的使用可能显著减少不能知道他们检测结果的人数，因为在他们在进行检测的就诊处就能知道结果。

　　23．我怎能知道在我的地区有哪些医疗资源可得？

你当地的卫生部门和负责 HIV/AIDS 问题的 CBO 拥有这方面的信息。有关围产期问题，旧金山加州大学主办了一条全国围产期 HIV 咨询和转诊服务热线，电话号码为 888-448-8765，每周 7 天，每天 24 小时运转。全国 HIV/AIDS 临床医生咨询中心有一条全面的热线为 800-933-3413，暴露后的预防措施热线为 888-HIV-4911，以及围产期咨询和转诊热线 888-448-8765。

24. 如果病人拒绝进行 HIV 检测，而我认为他处于感染高危之中，我应该做什么？

一个病人拒绝 HIV 检测有许多理由，包括不觉得有风险，对疾病恐惧，担心伙伴暴力，潜在的污名，担心治疗费用和/或歧视。医务人员应该与之讨论拒绝 HIV 检测的理由。如果病人仍然选择不参加，那么可鼓励他或她在下一次就诊时接受检测。应该尊重病人的决定，并记录在他或她的病历中。

25. 我能够在哪里得到有关如何在特定医疗机构实行 HIV 筛查的信息？

CDC 将在 2007 年春提供新建议的实施指南。这个实施指南将有在特定医疗机构实行 HIV 筛查的例子和信息。专业组织，例如美国医学会、国家医学协会、美国 HIV 医学科学院、国家社区健康中心协会，以及美国儿科科学院也将提供实施本建议的信息。

26. 对 HIV 检测有无补充要求？

某些州、地区或机构也许对检测前咨询、书面同意、确认检测或 HIV 检测结果的沟通有法规或其他管理方面的要求。有时，对孕妇、新生儿或青少年的要求可能不同于对成年人的要求。CDC 对在医疗机构进行 HIV 检测的要求也不同于非临床机构的准则，而州的要求也可能不同。医务人员应该熟悉适用于他们执业机构的条例规定。

公共卫生含义

27. CDC 是否将资金从社区和公共机构转移到医疗机构和私人机构？

没有，CDC 的资金没有被转移到医疗机构和私人机构。CDC 继续支持社区和公共机构的预防努力。因为这些建议是 CDC 减少新的 HIV 感染的全面努力的一部分。CDC 仍然承诺继续加强我们与州的和地方的公共卫生部门和社区组织的伙伴关系。

28. CDC 在改变咨询、检测和转诊（CTR）准则吗？

这些检测建议仅仅处理医疗机构中的 HIV 检测。它们并不更改现有的有关在非临床机构（如在社区组织或外展服务处，如流动车）寻求或接受 HIV 检测的人的 HIV 咨询、检测和转诊准则。是有一些修改有关非临床机构的准则，以反映在非医疗机构实践中目前的科学证据。准则的改变将遵循听取利益攸关者和专家意见的公认程序。

29. 与 HIV 检测相关联的 HIV 污名化情况怎样？

CDC 相信，也有研究支持这种信念，通过使 HIV 检测成为常规医疗的一部分，围绕 HIV 检测的污名化将会减少。常规 HIV 检测减少与要求评估行为风险的传统检测相关联的污名化。重点群体表明，许多病人，尤其是那些已经检测其他 STD 的病人，以为他们已经检测了 HIV，不管这种检测是否已经做。在有些 HIV 常见的社区，接受 HIV 筛查现在被认为常规医疗的一部分，类似定期乳腺 X 片和血压测量。

报销和资助问题

30. 如果本建议在全国采纳，CDC 是否估计将有多少人诊断出 HIV？

很难估计，由于新建议会诊断出感染 HIV 的人数。因为接受和实施准则的情况各异，很难预测通过筛查发现的和通过目前的标准治疗本不会发现的新的 HIV 感染人数。

即使没有由于新建议可能发现的新 HIV 感染人数，CDC 将与其联邦伙伴们一起工作以建立一个安全网络，使得所有新诊断出的感染 HIV 的人能够与治疗联系起来。

31. 如何支付新诊断出的 HIV 感染者的关怀和治疗？

CDC 相信，将新诊断的病人与预防和医疗联系起来是不可缺少的。为此目的，CDC 正与健康和人类服务部以及医疗保险提供者一起工作来解决这个 HIV 治疗覆盖面问题。

目前，估计 HIV 感染者 45% 没有医疗保险，30% 通过医疗援助计划（Medicaid）获得，11% 有私人保险，12% 有其他保险，以及 2% 参与医疗关怀计划（Medicare）。来自 Ryan White CARE Act（RWCA）[①] 的资助给那些没有保险或未被 Medicaid 或 Medicare 覆盖的那些人提供亟需的医疗和服务，所以对确保感染 HIV 的人获得关怀和治疗是十分关键的。重要的是要指出，不是所有没有保险的、新诊断出 HIV 的人都会去寻求 RWCA 项目资助的医疗。不是所有新诊断出的人在他们诊断后第一年都进入医疗，而进入医疗的那些人中，不是所有人都要求服药。

及早检出 HIV 感染的经济好处（降低病毒载量、改善感染者健康以及减少性接触或公用针头的人的感染）是鼓励检测和及早治疗的令人信服的理由。虽然让病人进入医疗的确需要大量费用，但它也产生人员存活的好处–包括能够继续工作，病假减少，等等。总而言之，HIV 的早期诊断可延缓或避免疾病进展。

人们预期，本建议将成为标准治疗，随着费用将会报销，尤其是符合准则的医疗会得到资助（如 Medicaid、私人保险公司）。CDC 预期，将鼓励付费者覆盖筛查费用，或者单独地，或者作为付给医院的费用的一部分。由于 HIV 筛查是有成本效益的，有些机构也许会选择承担费用，或从其他没有成本效益的项目将资金调入。为了支持未享受医疗的原住民的筛查规划，公共资金仍然是必要的。

总结性问题

32. 不实施本建议的潜在后果是什么？

每年新的 HIV 感染的估计数 10 年来一直是稳定的，为 4 万例。本建议通过使美国所有感染 HIV 的人之中 25%（他们不知道他们感染了 HIV）知道他们 HIV 状况，从而提供咨询，让他们知道如何减少将病毒传播给他人的风险以及参加治疗以改善他们的健康，来提供最佳的机会减少新感染的人数。

不实施本建议将导致越来越多的人感染 HIV 但不知道他们的 HIV 状况这种情况的螺旋般上升。于是他们可以不知情地感染他人，后来当治疗无效时他们被诊断出来，导致因治疗更为严重的疾病而使医疗费用更为昂贵。

总之，实施本建议将使人们能够知道自己的 HIV 状况，及早进入治疗，并且防止新的感染。

---

① Ryan White Comprehensive AIDS Resources Emergency(CARE) Act（Ryan White 艾滋病紧急援助法令）1990 年 8 月 18 日颁布执行，是美国国会纪念一位印第安少年 RyanWhite 以他命名的一项法令。White 于 1984 年通过污染的血友病治疗患上艾滋病，由于这个疾病被学校开除。他后来成为著名的艾滋病的维权人士，直到他于 1990 年 4 月 8 日逝世。该法令是美国联邦政府资助的最大的支持 PLWHA 的项目。法令设法给予资助以改善低收入、无保险和保险不足的艾滋病受害者及其家庭医疗的可得性。——译者

提供给一般公众的问答：
成年人、青少年和孕妇在医疗机构进行 HIV 检测的建议修订本

检测问题

1. 为什么我应该接受 HIV 检测？

CDC 认为所有人都应该知道他们是否感染了 HIV，因为知道这一点有重要的健康受益。如果你是 HIV 阴性，你就能采取措施确保你仍然阴性。如果你发现你感染了 HIV，你就能得到治疗，治疗可大大改善你的健康，延长你的生命。

如果你感染 HIV，你也能采取防范措施保护你的伴侣。发现感染 HIV 的大多数人都改变他们的行为，以便减少将病毒传给其他人的机会。

不管你检测的结局如何，知道你的 HIV 状况是有价值的。

2. 我检测 HIV 应该有多经常？

你应该检测 HIV 有多经常，取决于你的情况。如果你从未检测过 HIV，你至少应该检测一次。

CDC 建议如果你做了可能传播 HIV 感染的事，则至少每年检测一次。这些事包括：
○ 用注射针具注射毒品或类固醇
○ 用性交换金钱或毒品
○ 与 HIV 感染者性交
○ 自从你上次检测 HIV 以来，与不止一个性伴性交
○ 自从你上次检测 HIV 以来，你有一位性伴，他或她有其他性伴。

如果你曾接受 HIV 检测，而结果是阴性的，并且你从未做可能传播 HIV 感染的事，那么你和你的医务人员就可决定你是否需要再进行一次检测。总而言之，你应该与你医生讨论 HIV 检测多经常。

3. 为什么 CDC 建议年龄小到 13 岁的青少年进行 HIV 检测？

许多青少年（甚至在中学里的那些青少年）是性活跃的，这将他们置于 HIV 感染的风险之中。CDC 对年轻人的调查发现，几乎 47% 的中学生报告说他们至少有一次性交，37% 的性活跃学生在他们最近一次性交时不用安全套。由于青少年不愿意与他们父母谈论性活动，HIV 筛查意味着，青少年可接受 HIV 检测，而无需承认他们是否性活跃。CDC 关于 HIV 筛查的建议并不意味着，父母不应该与他们孩子谈论 HIV。事实上，父母应该与他们孩子谈论 HIV；父母对他们孩子作出的健康选择有重大影响。

在青少年中开始 HIV 筛查，除了早期检出 HIV 感染外，给提高 HIV 检测的意识和发展 HIV 检测的健康实践提供了最佳途径。

4. 我已经 50 多岁了。为什么我应该接受 HIV 检测？

50 岁及以上的人占新感染 HIV 案例的 15%。许多老年人不认为他们有 HIV 和其他 STD 的风险。医生并不始终与他们的老年病人讨论性，他们的老年病人有时对 HIV 知之甚少。对 50 岁以上的人进行 HIV 筛查不仅提高老年人对 HIV 的意识，而且也会在他们认为没有 HIV 风险的人中发现新的感染。

5．我一直只与一个人有长期关系。为什么我应该接受 HIV 检测？

所有人都应该确切地知道他们是否患 HIV。如果你和你的性伴曾接受检测，HIV 均为阴性，而你们俩仍然彼此忠实对方（一夫一妻制），并且没有其他感染 HIV 的风险，那么你大概不需要另一次 HIV 检测，除非你的情况有了变化。

有关修改建议的问题

6．为什么 CDC 要建议在医疗机构进行 HIV 筛查？

CDC 相信，在医疗机构进行自愿的 HIV 筛查：

○ 将帮助更多的人知道他们是否患 HIV

○ 将帮助感染 HIV 的那些人早日得知，这样治疗效果最佳

○ 可进一步减少一出生就患 HIV 的婴儿数

○ 可减少与 HIV 检测相关的污名化

○ 将使那些感染的人能够采取措施保护他们的性伴。

经验业已表明，HIV 筛查有效。对孕妇的 HIV 进行普遍筛查，结合着正确的医疗，急剧降低感染 HIV 的出生婴儿数，从 1991 年高达 1650 例，降低到 2002 年不到 240 例。

CDC 相信，随着自愿的 HIV 筛查的开展，每年新的 HIV 感染人数可降低 30%。

7．CDC 如何制订这些建议？

这些建议是 1999 年开始的一个长期而又仔细的过程的结果，那时医学研究院（IOM）建议采取一个全国性政策，所有孕妇都应该检测 HIV，除非她们拒绝检测（opt-out）。IOM 也建议取消检测前咨询以及专门的书面许可 HIV 检测。

在 1999 年与 2006 年之间，许多感染 HIV 的人去医疗机构就诊，但是未作 HIV 检测。一系列的研究作出结论说，在医疗机构广泛进行 HIV 筛查是有成本效益的。CDC 着手与它许多伙伴们（例如医务人员、公共卫生官员、PLWH、研究人员、社区团体以及照料 HIV 感染者的人）一起工作，从他们那里获得对建议的意见。

在贯穿这个过程中，CDC 承诺邀请最受新建议影响的人参与其中，以确保建议是合乎伦理、公平和有效。

8．其他组织是否支持这些新建议？

是的。在 1999 年，医学研究院（IOM）认识到，常规检测以及取消深入的检测前咨询和单独的书面许可，是增加检测孕妇 HIV 人数的最佳方法。其他组织，例如美国医学会、美国 HIV 医学科学院、全国社区健康中心协会，以及美国儿科科学院支持这些新的建议。

9．为了找到 HIV 感染者带来的效益，对所有成年人、青少年和孕妇进行 HIV 筛查所花的成本是否值得（是否有成本效益）？

研究表明，HIV 筛查是有成本效益的，即使是在 HIV 不多的地区。就几乎所有地区来说，HIV 筛查与其他疾病（例如结肠癌和乳腺癌）常规筛查规划一样有成本效益。

有关隐私、保险和费用的问题

10．我的检测结果会成为我病历的一部分吗？

是的，你的检测结果将成为你病历一部分。为了使你得到最佳对医疗，让你的医生和其他医务人员知道你是否感染了 HIV，是很重要的。

11．我的隐私将如何保护？

正如你的所有医疗信息（包括那些其他 STD 信息）一样，HIV 检测结果也要遵守同样严格的隐私规则。有关你的 HIV 检测信息，不得你的允许不能泄露。如果你的检测表明你感染了 HIV，这个信息将报告给州卫生部门，正如其他 STD 结果一样。在有关你个人的信息（名字、地址等）消除后，这个信息转过来又发送给 CDC。CDC 使用这个信息来追踪美国的 HIV/AIDS，并将资金和资源指引到最需要的地方。CDC 并不与任何别人，包括保险公司分享这种信息。

12.　我的检测结果会提供给我的保险公司吗？

一般来说，不要求进行检测的实验室将检测结果通知保险公司，仅能通知"得到授权的人"，他可能是病人和/或预订检测的个人或实验室（即转诊检测），并负责使用这些结果。然而，这可因州而异，以及因保险计划而异。如果你向保险公司申请治疗 HIV 或 AIDS，你的保险公司就会知道你感染了 HIV。

13.　如果我检测了 HIV，我的保险公司会不会抛弃我？

保险公司不应该因为你检测了 HIV 而抛弃你。公司也不应该因你感染了 HIV 而抛弃你。某些保险计划对他们理赔什么有限制，包括投保前的情况，但他们不应该因你接受 HIV 检测而抛弃你。

14.　筛查是否增加了围绕 HIV 检测的恐惧和焦虑？

通过使 HIV 检测成为常规医疗部分，CDC 相信围绕 HIV 检测的恐惧和焦虑将会减少。如果医务人员检测他们所有病人，那么就没有一个人是被挑出来的。阴性的 HIV 检测结果并不意味着你处于高危之中，只不过是你经过了检测。

15.　谁将支付我的 HIV 检测费用？

如果你有保险覆盖，你的保险机构会支付 HIV 检测，如果检测作为你的馋鬼医疗的一部分。保险公司往往支付作为医疗常规部分的检测，除非他们已经包括了与检测相关的某一专门的条款。如果你的覆盖有问题，请提交细节。

如果你的保险不支付 HIV 检测费用，你可找到一些地方，在那里 HIV 检测费用低，或甚至免费。请访问 www.hivtest.org 或致电 1-800-CDC-INFO 找到在你地区的检测地点。你的公共卫生部门或当地的 CBO 也可提供这方面的信息。

16.　如果检测表明我有 HIV，谁将支付我的治疗费用？

如果你有保险，你的保险机构可付治疗费用。如果你没有保险或你的保险机构不支付你的治疗费用，政府有一些项目，如 Medicaid、Medicare、Ryan White Care Act 治疗中心以及社区健康中心可帮助你，如果你满足其资格标准（通常是收入和/或残疾）。CDC 正在与它联邦伙伴们一起工作来监管这些项目，以确保需要治疗的所有人都能获得。你的医务人员或地方卫生部门可指导你去联系 HIV 治疗项目。

咨询和同意

17.　为什么人们不再接受咨询？

CDC 强烈地相信预防性咨询，但 CDC 也相信这种咨询不一定与 HIV 检测相联系。例如，如果你因为与 HIV 感染有关的风险，如使用毒品或有 STD 症状去找医生，你应该得到 HIV 的预防性咨询。如果你需要仔细的身体方面的、生殖方面的保健或计划生育，你应该接受 HIV 咨询，作为医疗的常规部分。然而，你仅仅去做 HIV 检测，你无需预防性咨询。

CDC 有关医疗机构 HIV 检测建议的修订本的目的之一是，减少或消除对检测的障碍。医生和其他医务人员已经说了，预防性咨询可能时检测的障碍。CDC 已经看到，当在医疗机构进行检测要求作咨询时，大多数病人不去做检测。

18．为什么 CDC 建议 HIV 检测不采取单独的书面的允许（同意）？

CDC 相信可在签署的总的所有医疗许可书（同意书）之下包括 HIV 检测。CDC 建议 HIV 检测不再使用单独的、书面许可并不意味着，CDC 鼓励未经本人许可对其进行检测。CDC 相信，所有 HIV 检测应该是自愿的，仅在病人知情和同意之下才能做。

19．CDC 建议强制检测吗？

不。CDC 建议自愿的 HIV 筛查。拒绝 HIV 检测的权利称之为"opt-out."这意味着将告知病人，将进行检测，可选择不进行检测。

20．人们会在不知情或不同意情况下接受检测吗？

没有一个人应该在不知情时接受检测。每一个人都有机会拒绝 HIV 检测（opt-out）。永远不应该在人不知情和不允许时检测其 HIV。包括在本建议中的 opt-out 检测的定义清楚地说，提供 HIV 检测将在告知病人将进行检测以及病人可拒绝检测之后。

21．我能选择不接受检测吗？

是的。你的医务人员可能要知道你为什么不要检测，但你有权拒绝任何医疗筛查检测，包括 HIV 检测。

关于扩大艾滋病检测的伦理准则和行动建议

扩大艾滋病检测伦理和政策问题专家研讨会
2007 年 12 月 22 ~ 23 日

一、扩大艾滋病检测的重要性

根据 2007 年 11 月 29 日发表的《中国艾滋病防治联合评估报告》，目前，我国的艾滋病疫情处于总体低流行、特定人群和局部地区高流行的态势。艾滋病疫情上升速度有所减缓，性传播逐渐成为主要传播途径，艾滋病疫情地区分布差异大，艾滋病流行因素广泛存在。截至 2007 年 10 月底，全国累计报告艾滋病病毒感染者和艾滋病病人 223501 例，其中艾滋病病人 62838 例，死亡报告 22205 例。截至 2007 年底我国现存艾滋病病毒感染者和病人约 70 万，全人群感染率为 0.05%，其中艾滋病病人 8.5 万人，2007 年新发艾滋病病毒感染者 5 万，因艾滋病死亡 2 万人。在估计约 70 万艾滋病感染者和病人中约 47.65 万未经检测和诊断，约占 70 万的 68%，高出发达国家的平均 25% ~ 35% 很多。

2005 年的全球首脑会议要求尽可能在 2010 年使预防、治疗和关怀普遍可及。为确保这一战略目标，世界卫生组织在 2006 ~ 2010 年的战略方向是：扩大检测和咨询，预防最大化，迅速扩大治疗，加强医疗系统，其中扩大检测和咨询是前提。检测是鉴定 HIV 感染者，使感染者有可能知道自己的感染状态的唯一途径。鉴定出感染者才可以向他们提供治疗、关怀和支持，才可以向他们提供咨询，使之避免感染别人，从而有效遏制艾滋病的蔓延。扩大检测可使更多的人在症状出现前就知道自己感染状态，而在这时治疗更为有效。有资料表明绝大多数人知道了自己是阳性后会改变高危行为，而且现在已经有了可靠、有效、快速、使人更能接受的检测方法，与预期收益相比，其成本是合理的。因此扩大艾滋病的检测和咨询，不但有必要，而且有可能。

二、艾滋病检测存在的问题

扩大艾滋病的检测和咨询首先要总结我们过去和目前艾滋病检测中存在的问题、经验和教训。

1. 自愿咨询检测（VCT）：目前我国已经在全国范围内建立 3000 余 VCT 门诊，但每天前来检测的人数偏少。其原因是：许多人还不知道有 VCT 门诊在哪里；有些门诊离受检者路太远；缺乏后续服务或后续服务质量不高；担心不能保密及可能受到污辱和歧视。VCT 的目标人群是"性工作者、吸毒人群、同性恋人群以及其他高危人群"，这使一些人踌躇不前。而"实名制"可能是有高危行为的人群不敢前往的一个重要原因。医患关系的恶化也可能是人们对 VCT 的医务人员不能信任的一个原因。

2. 在医疗机构由医务人员启动的检测（PITC）：当病人去医疗机构看病，医生发现病人的症状提示病人可能感染艾滋病病毒，要求病人作艾滋病检测，这种诊断性检测，伦理学上不成问题。问题主要在于，许多医疗机构为了保护医务人员而启动的艾滋病检测。这种保护性检测的目的，不是为了感染者的生命健康和遏制艾滋病蔓延，而是为了保护医务人员；无知情同意，受检人既不知情，又没有同意，缴纳费用时才知道做了检测；无保密，检测结果和其他化验条在一起可以任人随便翻阅，有时本人不知晓，却已为他人所知；无咨询，即使查出是阳性也不咨询；无后续服务，没有与 HIV 相关的治疗、预防、关怀、支持服务；要缴费，不明不白作了检测要缴费；有歧视，本来要作的检查或手术也不做了，将病人推出或转到传染病院，如此等等。

3. 强制性检查（Mandatory testing）：对供血、供移植的器官、组织和细胞者进行强制性检测是非常必要，并没有争议。但过去在若干地方为了地方政府的需要对目标人群进行强制性检测或筛查，虽然这类筛查达到了行政和公共卫生上的某些目的，但这类筛查没有提供咨询，没有后续服务，甚至也不告知，不必要地限制受检人知情同意的权利，容易加强对这些人群的歧视。因而难以成为常规服务。

三、扩大艾滋病检测的伦理准则

1. 艾滋病检测的目的是检出艾滋病病毒感染者，使他们早日和及时获得咨询、治疗、预防、关怀和支持等服务，有益于他们的生命健康；并通过他们的行为改变来防止传播艾滋病，以遏制艾滋病的蔓延，促进公众健康，实现公共卫生的目的。因此，第一，检测本身不是目的，而是为了更好地促进感染者的生命健康，促进公共卫生；第二，检测以及随后的咨询、治疗、关怀和支持都应该以个人感染者和病人为中心，考虑他们的需要和关注。

2. 艾滋病检测必须坚持知情同意原则。必须向潜在的受检人提供他们做出检测决定所需信息，关键是要使他们理解所提供的信息，在此基础上自由地做出检测或不检测的决定。知情同意原则的实施可以根据情况采取不同的形式："选择检测"（opt-in）和"选择不检测"（opt-out）。"选择检测"是默认不检测，当事人主动提出要检测。"选择不检测"是默认检测，当事人可以选择不要检测。其变化的背景是：过去对艾滋病没有有效治疗办法，社会和国家对艾滋病感染者和病人的支持缺如，检查出阳性也没有意义，反而容易遭致歧视。现在情况已经大为不同：有效的治疗已经可得，社会和国家对艾滋病的支持已经大有改进，对艾滋病的歧视也已减少，因此对检测采取鼓励的态度。即使是现在，在那些治疗及其他后继服务无法保证的地区，或污辱和歧视仍然非常严重的地区，或对于那些不能保护自身利益和权利的脆弱人群也许仍应采取"选择检测"的办法为妥。但不管是"选择检测"还是"选择不检测"的不同办法，都应该毫不含糊地贯彻知情同意原则。

3. 艾滋病检测也必须坚持保密原则。除了进行治疗的医生或相关公共卫生部门需要了解感染者的个人信息外，其余无关第三者都无权获得感染者的个人信息。为了更好地贯彻保密原则，VCT 门诊可考虑将实名制改为编码制，提供治疗服务不是实名制的理由。编码制同样可以提供各类服务。

4. 艾滋病检测必须与咨询服务相结合。根据情况和需要，可以着重提供检测后的咨询，主要对检测结果阳性者提供咨询。但决不能单纯进行检测而不提供任何咨询。

5. 艾滋病检测是整个预防、治疗、关怀和支持的链条中的一个环节。检测决不能孤立进行。检测本身不是目的，目的是实现预防、治疗、关怀和支持的普遍可及，从而控制艾滋病的流行。检测是普遍可及的必要前提，检测和咨询后必须有后续服务，包括治疗、预防、关怀和支持。这就必须在技术、财政上提供保证，并建立支持性的社会、政策、制度、法律环境。

四、"两条腿走路"

目前我国已经具备了扩大艾滋病检测和咨询的条件。2006 年国务院颁布了《艾滋病防治条例》，制订了《中国遏制与防治艾滋病行动计划（2006～2010）》，完成了"三个一"框架的建立，就是制定了一个国家的防治规划，建立了国家统一的协调机制，建立了统一的艾滋病防治监督与评估体系，提出和落实"四免一关怀"政策。

根据我国情况，我们应该"两条腿走路"，既要鼓励扩大多种形式的由病人启动的艾滋病检测和咨询，也要鼓励在医疗机构内由医务人员启动的艾滋病检测和咨询。

五、扩大由病人启动的艾滋病检测和咨询

目前 VCT 的数量远远不能满足需要，应更为广泛地建立 VCT 门诊，包括在广泛流行或密集流行地区有条件的医院都应该建立 VCT 门诊；

允许并鼓励社群组织建立 VCT 门诊，开展 VCT 服务；

建议中国疾病预防和控制中心（CDC）制订准入标准，进行人员资格认定和培训，对 VCT 门诊的工作进行检查和评估；

开展流动的 VCT 服务；

对已有 VCT 门诊要进行检查、监督和评估，人员的要培训，尤其是增加伦理培训。

六、鼓励在医疗机构由医务人员启动艾滋病检测和咨询

开展在医疗机构由医务人员启动的艾滋病检测和咨询（PITC）非常重要。如果不能将我国的医疗机构调动起来参与检测和咨询工作，那么扩大艾滋病检测就是一句空话。在全国范围内医疗机构是保卫人民健康生命的主力军。随着 HIV 从核心人群向一般人群转移，发现是 HIV 阳性的场所更多会是在医院。医疗机构检测出阳性后也更易提供后续服务。因此，在医务机构由医务人员启动艾滋病检测和咨询既是政府的义务，也是所有医疗机构和医务人员的义务。

七、根据不同流行类型扩大艾滋病检测和咨询

WHO/UNAIDS 根据不同流行类型决定扩大检测的对策比较适合我国的情况，艾滋病在我国不同省份的流行情况，甚至在一个省份内的流行情况，也都可以划分为广泛流行，密集流行和低度流行三种类型，应根据不同类型扩大检测和咨询：

1. 所有医疗机构应向以下人员推荐 HIV 检测和咨询：

其征候和症状或其病情表明有 HIV 感染（包括结核病）的人，以及接触过 HIV 的儿童或 HIV 阳性妇女生的儿童。

2. 在广泛流行地区，对前往以下机构诊疗的所有病人推荐检测和咨询：

住院和门诊病人服务机构，包括结核病门诊

产前、分娩和产后服务机构

性病门诊

为最高危人群服务的医疗机构

为 10 岁以下儿童服务的医疗机构

为青少年服务的医疗机构

外科服务机构

生殖健康服务机构，包括计划生育

3. 在密集和低度流行地区，则对前往以下机构诊疗的所有　病人推荐检测和咨询：

性病门诊

为最高危人群服务的机构

产前、分娩、产后服务机构

结核病服务机构

八、在医务人员启动的艾滋病检测中实施 opt-out 进路

Opt-out 必须有条件才能不致成为隐蔽的强制检查。实施 opt-out 的条件是：

在实施前必须通过政府公告和媒体告知全体居民，今后去医疗机构或某些医疗机构看病增加一项 HIV 检测；

在医院一揽子同意检查的项目中必须醒目地让病人知道其中有 HIV 检测；

在检测前应向病人提供信息服务，让病人有表示不参加检测的机会；

在病人表示不参加后对病人的治疗等服务不应受丝毫影响；

Opt-out 的实施过程应制定规范程序；

在医疗机构进行 opt-out 的检测应制订医务人员行为准则；

对医务人员进行伦理培训。

在过去的公共卫生工作中筛查和常规化往往有隐性的强制。如果缺乏伦理意识和必要的培训，筛查和常规化确实也容易导致变相的强制。因此在使用这些词时应比较慎重，避免有人利用它们实施强制的检测。

九、努力消除开展 PITC 的阻力

在我国开展 PITC 的阻力非常之大。可能的阻力有：

目前艾滋病防治的重担主要落在 CDC 和传染病院，因此为调动医疗机构和医务人员参与艾滋病检测工作，必须在政策和体制上改变这种在防治艾滋病任务上负担轻重不均的情况；

相当的医疗机构也不愿意承担这个任务，因为检测、治疗艾滋病，费用不高，影响医院收入；

如果承担艾滋病检测和咨询工作，许多其他病人因为无知和恐慌就不来医院看病，进一步影响医院收入；

公立医院方向性错误的医疗体制改革尚未扭转，不可能很好完成检测和咨询任务；

许多医疗机构的医务人员对艾滋病缺乏基本的知识，存在无知和恐慌；

对艾滋病感染者和病人的歧视 60%~70% 发生医疗机构。等等。

对这些阻力都需要通过教育、宣传、制度保证、行政指导等办法加以解决。

十、开展 PITC 的保证

用法规或条例规定医疗机构承担检测、咨询、医疗、关怀艾滋病感染者和病人的义务；

制订医务人员在医疗机构进行检测和咨询的工作流程和行为准则；

对全体医务人员进行有关艾滋病科学和伦理学知识的培训；

扭转医疗市场化、将医生收入与病人缴费挂钩的错误政策，政府恢复对公立医院的投入；

检测费用应该在各级政府预算中开支。

ETHICAL GUIDELINES AND ACTION REOMMENDATIONS ON SCALING UP HIV TESTING

Expert Workshop on Ethical and Policy Issues
in Scaling up HIV Testing
December 22 ~ 23, 2007

I The importance of scaling up HIV testing

According to the report of A Joint Assessment of HIV/AIDS Prevention, Treatment and Care in China published on November 29, 2007, China's HIV/AIDS epidemic currently is at a situation of overall low prevalence, but higher prevalence in specific populations and part of local area. The uprising rate of HIV/AIDS epidemic slowed, sex transmission became major route of transmission, regional distribution of HIV/AIDS is large, and HIV/AIDS epidemic factors exist widely. At the end of October 2007, the cumulative reported cases of HIV positives and AIDS patients all over mainland China were 223, 501, of which AIDS patients 62, 838 cases, deaths reported 22, 205. At the end of 2007 existing HIV positives and AIDS patients were about 700, 000, the infection rate of the whole population is about 0. 05%, of which 85, 000 people were AIDS patients. In 2007 new reported cases of HIV positives were 50, 000, and 20, 000 AIDS patients died. Among the estimated 700, 000 people living with AIDS about 476, 500 were without detection and diagnosis, accounting for 68% of 700, 000, it is higher than the average 25% ~ 35% undetected and undiagnosed in many of the developed countries.

The 2005 World Summit required that universal access to prevention, treatment and care be achieved as far as possible by 2010. To ensure this strategic goal, the strategic direction of World Health Organization in 2006 ~ 2010 is to scaling up testing and counselling, maximizing prevention, rapidly expanding treatment, and strengthening health care system, among which scaling up testing and counselling is prerequisite. Testing is to identify HIV positive, make it possible for HIV positives to know their infectious status, prevent to infect others, so as to effectively contain HIV epidemic. Scaling up testing enables more people to know their own infectious status prior to the onset of symptoms, and then the treatment is more effective. Data indicate that when people know their own positive status, the majority would change their risk behaviours. Furthermore, now there are reliable, effective, fast and more acceptable testing methods, so the costs are reasonable in comparison with expected benefits. Therefore, it is not only necessary but also possible to scaling up testing and counselling.

Ⅱ　Issues existing in HIV testing

In order to properly scaling up HIV testing and counselling, first we should review the problems, experiences ad lessons of past and present HIV testing and counselling.

1. Voluntary counselling and testing(VCT): At present mainland China has established more than 3,000 VCT clinics in the country, but relatively few people came to testing per day. The reason for this is: many have no idea what the VCT clinic is; some clinics are too far away from the place clients live; there is lack of follow-up service or follow-up service is not of high quality; clients fear confidentiality cannot be ensured and may be subject to stigma and discrimination. In the poster of some VCT clinics it was said that the target population of VCT is "sex workers, drug users, homosexuals and other high-risk groups", it makes clients holding back. "Real name system" may be the major reason why people with high risk behaviour don't dare to visit. The worsening of physician-patient relationship may also be a reason why people don't trust doctors in VCT clinics.

2. Providers-initiated testing and counselling in health care institutions(PITC): when a patient goes to a doctor in health care institutions, and doctor finds that the patient's symptoms suggesting being infected with HIV, and requests the patient to undergo HIV testing, this diagnostic test is not problematic ethically. The existing main problem is that many healthcare institutions initiate HIV testing only to protect medical staff. The purpose of this protective testing is not for the life and health of PLWIA and the containment of HIV epidemic, but only for protecting medical staff: no informed consent, testees not informed nor giving consent, they knew it only when requested to pay the testing cost; no confidentiality, the testing result with identification put together with other results of lab tests and casually read by anybody, sometimes testee did not knew the result but others knew it; no counselling, and no follow-up services, no HIV related treatment, prevention, care and support; testee has to pay testing fee unknowingly; and discrimination, doctors refused to perform operation on positive patients after testing, and referred her/him to the hospital of infectious diseases, and so on.

3. Mandatory testing: It is extremely necessary to mandatorily test blood for transfusion and organs, tissues and cells for transplantation, and there is no dispute on it. But in the past a number of local governments for administrative or public health purpose conducted mandatory testing or screening in target populations, but did not provide counselling and follow-up services, even did not provide any information to testees, unnecessarily restricted testees' right to informed consent. All these would strengthen the discrimination against these groups, and it is difficult to be a routine services.

Ⅲ　Ethical Guidelines on Scaling up HIV Testing

1. The purpose of HIV testing is to detect HIV positives and to make them timely obtain such services as counseling, treatment, prevention, care and support as earlier as possible in order to benefit their health and life, to contain HIV epidemic through the change of their behavior, and to achieve the goal of promoting public health. Therefore, first, testing itself is not the goal, but is for better promoting HIV positives' life and health and promoting public health; Second, testing as well as afterwards counseling, treatment, care and support all should be PLWIA-centered, and should consider their needs and concerns.

2. The principle of informed consent must be adhered in HIV testing. The information which is necessary for potential testees to make decision must be provided to them, the key is to make them understand provided information, and on the basis of such understanding they freely make decision to be tested or not. In the practices of informed consent principle different forms may be taken according to the situations, such as "opt-in" or "opt-out". "Opt-in" implies that the default is no testing, but the client requests testing in an active way. "Opt-out" implies that default is testing, but the client may choose no testing. The background of the change is: In the past there was no effective treatment to HIV/AIDS, lacks of support from society and state, and little could be done even though the testing was positive, instead, HIV positives tended to be discriminated against. Now the situation is quite different: the effective therapy is available, social and state support has been greatly improved, HIV/ AIDS related discrimination has also been reduced, so it needs to take encouraging attitude towards testing. Even now, in those areas where the treatment and other subsequent services cannot ensured, or the stigma and discrimination are still very serious, for those vulnerable populations who cannot protect their own interests and rights it is still appropriate to take the approach of "opt-in". However, either for "opt-in" or for "opt-out", the informed consent principle should be put into practice unequivocally.

3. In HIV testing the principle of confidentiality also must be adhered to. Apart from that the healing doctor or related public health department needs to know personal information about the testee, the rest of unrelated third party has no right to access to testee's personal information in order to better implement the principle of confidentiality, In VCT clinics the real name system should be changed to coding system. Providing treatment services is not the reason for real name system. Under the coding system all kinds of services can be provided too.

4. HIV testing must be combined with the counseling services. According to the conditions and needs, the focus can be put on providing post-testing counseling, and mainly to those whose test result is positive. s provide consultation number. However, by no means only testing is performed without providing counseling.

5. HIV testing is one ling of the whole chain of prevention, treatment, care and support. Testing must not be performed in isolation. Testing itself is not the goal, the purpose is to achieve the universal access to prevention, treatment, care and support so as to control the HIV epidemic. Testing is the precondition of universal access, follow-up services must be provided after testing and counseling, including treatment, prevention, care and support. This must be guaranteed technologically and financially, and enabling social, political, institutional and legal environment must be established.

Ⅳ "Walking on Two Legs"

The conditions for scaling up HIV testing and counseling have been ready in China. In 2006 the Regulations on HIV/AIDS Prevention and Treatment were promulgated by the State Council, the Action Programme in HIV/AIDS Control and Prevention/Treatment was laid down, the framework of Three One(developing a national programme in HIV/AIDS prevention and treatment, establishing a national unified coordination mechanism and a unified system for the surveillance and assessment of

HIV/AIDS prevention and treatment) was established, and the policy of "Four Frees and One Care" was formulated and implemented.

According to the situations of our country, we should take the course of action "Walking on Two Legs", that is, not only we should promote the scaling up various forms of client-initiated HIV testing and counseling, but also we should promote the scaling up of providers-initiated HIV testing and counseling in health care institutions.

V　Scaling up Client-Initiated HIV Testing and Counseling

Currently the number of VCT clinics is far from meeting the needs, so

-VCT clinics should be set up more widely. In t generalized or

concentrated HIV epidemic areas is all health care institutions should set up VCT clinics when the conditions are ready;

-Communiy-based organizations(CBOs) should be permitted and promoted to set up VCT clinics and provide VCT services;

-Suggesting CDC to develop licensing standards, review the qualifications of personnel, organize training, examine and assess the performance of VCT clinics run by CBO;

-Unfold movable VCT testing and counseling services;

-Examining, overseeing and assessing the performance of existing VCT clinics, training personnel, ethical training in particular.

VI　Promoting Providers-Initiated HIV Testing and Counseling in Health Care Institutions

It is very important to perform providers-initiated HIV testing and counseling in health care institutions. If we fail to mobilize health care institutions to participate in HIV testing and counseling, scaling up HV testing is only an empty word. Health care institutions are main force of safeguarding people's life and health in all over China. With the HIV infection shifting from core groups to general population, the site of detecting HIV positives will be more and more at health care institutions. Health care institutions are also the place of being more convenient to provide follow-up services after detecting positives. Therefore, scaling up providers-initiated HIV testing and counseling is the obligation of the government as well as the obligation of all medical personnel.

VII　Scaling up HIV Testing and Counseling according to Different Types of HIV Epidemic

The policy taken by WHO/UNAIDS to scaling up HIV testing based on different types of HIV epidemic is appropriate to China's situation. The HIV epidemic situation in different provinces or even in different areas in same province can be classified into generalized, concentrated and low-level HIV epidemic areas, and according to different types of HIV epidemic the requirement of scaling up HIV testing and counseling should be different:

1. All health care institutions recommend to the following persons to undergo to HIV testing and counseling:

-Those whose signs and symptoms indicate HIV infection(including TB) , and

-Those children who have contact HIV positive or who are given birth by positive woman

2. In generalized HIV epidemic areas recommending all patients who visit the following health

care institutions to undergo HIV testing and counseling:

-Institutions providing inpatient and outpatient services, including TB clinics

-Institutions providing prenatal, delivery and postnatal services

-STD clinics

-Medical institutions providing services to highest risk populations

-Medical institutions providing services to children less than 10 years old

-Medical Institutions providing services to adolescents

-Medical institutions providing surgery services

-Institutions providing reproductive health services including family planning

3. In concentrated and low-level HIV epidemic areas recommending all patients who visit the following health care institutions to undergo HIV testing and counseling:

-STD clinics

-Medical institutions providing services to highest risk populations

-Institutions providing prenatal, delivery and postnatal services

-TB clinics

Ⅷ Taking Opt-out Approach in Providers-initiated HIV Testing in Health Care Institutions

The following conditions must be met for preventing opt-out from transforming into hidden compulsory testing:

-The informaton about HIV testing being included in the package of tests when anybody goes to all or some heath care institutions to visit doctor must be disclosed to all residents by governmental notice or media;

-HIV testing included in the package of tests with broad consent must have explicit and clear sign to enable patient to know;

-The pre-testing counseling services must be provided to enable patient to have opportunity to opt-out;

-The treatment of the patient should not be affected after he/she opts out;

-The norms and procedures of opt-out should be developed;

-Code of conducts for medical personnel in health care institutions in which opt-out HIV testing would be taken;

-Ethical training should be organized for medical personnel.

There are usually hidden coercions in screening or routine testing for public health purpose. If there is no ethical sense or necessary ethical training, indeed, screening or routine testing does easily lead to disguised coercion. So it should be careful to use these terms, and prevent somebody from exploiting these terms to do coercive testing.

Ⅸ Making Every Efforts to Eliminate the Resistance to PITC

The ressistanc to PITC is great in China. The possible resistance may include:

-Currently the main burdens of HIV/AIDS prevention and treatment are imposed on CDC and hospitals for infectious diseases. In order to mobilize other health care institutions and their medical personnel to participate in HIV testing and counseling it is imperative to change politically and institutionally the situation in which the burdens of HIV/AIDS prevention and treatment are not even among health care institutions and medical personnel;

–Many health care institutions are not willing to take the work because the payment of HIV testing and treatment is not high, it will reduce the income of hospitals;

–If assuming the work of HIV testing and treatment many patients would not come owing to ignorance or panic, it further reduces the income of hospitals;

–The wrong orientation of hospitals after first term of health care sector reform has not been corrected, so currently they cannot perform HIV testing and counseling well;

–Many medical personnel in health care institutions lack fundamental knowledge about HIV/AIDS, they are ignorant and in panic;

–60 ~ 70% of cases in which HIV positives and AIDS patients were discriminated against took place at health care institutions, etc.

The resistance needs to be neutralized by education, dissemination of knowledge, instituional reform and administrative guidance, etc.

X　Guarantee of Scaling up PITC

–Stipulating the obligation of health care institutions for HIV testing, counseling, treatment and care of HIV positives and AIDS patients by statutes or regulations;

–Developing work procedures and code of conducts for medical personnel who do HIV testing and counseling at health care institutions;

–Organizing HIV scientific and ethical training to all medical personnel;

–Correcting the wrong policy of health care marketizaton and connecting doctor income with patient payment, and increasing the investment into public hospitals from the government;

–The costs of HIV testing and counseling in health care institutions be covered by governmental budget.

作者简介
Contributors

Judith Banister（班朱迪） 女，北京金戈铁马投资咨询有限公司

卜　卫 女，中国社会科学院新闻与传播研究所

曹南燕 女，清华大学人文社会科学学院科学技术与社会研究所

Elisabeth J. Croll 女，英国伦敦大学亚非学院

郭大平 男，中国人口与发展研究中心

顾宝昌 男，中国人口信息研究中心

Doo-Sub Kim（金斗燮） 男，韩国汉阳大学社会科学院

马永慧 女，中国医学科学院/北京协和医学院生命伦理学研究中心

李树茁 男，西安交通大学人口与经济研究所

李文晶（Eve Wen-Jing Lee） 女，福特基金会项目官员

林建军 男，中华女子学院法律系

刘鸿雁 女，中国人口与发展研究中心

刘中一 男，中国人民大学性社会学研究所

毛新志 男，武汉理工大学

娄彬彬 女，中国人口与发展研究中心

庞丽华 女，北京大学人口研究所

Michael Phillips（费立鹏） 男，北京市回龙观医院

邱仁宗 男，中国社会科学院哲学研究所

Krishna Roy（罗伊） 男，美国人口理事会

篠崎正美（Masami Shinozaki） 女，日本熊本大学/北九州亚洲妇女论坛

邵栀兰 女，南京师范大学妇女研究中心

睢素利 女，中国医学科学院/北京协和医学院生命伦理学研究中心

唐　灿 女，中国社会科学院社会学研究所研究员

Constance Thomas（康妮） 女，国际劳工组织中国和蒙古办事处主任

翁　正 男，山东省精神卫生研究中心

谢丽华 女，全国妇女《农家女》杂志社

解振明 男，中国人口与发展研究中心

许　容 男，全国妇联《农家女》杂志社

游允中 男，北京大学人口研究所

翟晓梅 女，中国医学科学院/北京协和医学院生命伦理学研究中心

张二力 男，中国人口信息研究中心

张敬悬 男，山东省精神卫生研究中心

郑晓瑛 女，北京大学人口研究所

周伟文 女，河北社会科学院

朱楚珠 女，西安交通大学人口与经济研究所